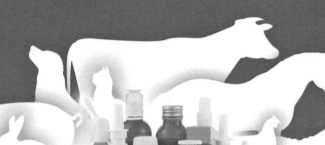

MANUAL DE
TERAPÊUTICA VETERINÁRIA

CONSULTA RÁPIDA

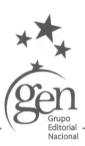

O GEN | Grupo Editorial Nacional – maior plataforma editorial brasileira no segmento científico, técnico e profissional – publica conteúdos nas áreas de ciências da saúde, exatas, humanas, jurídicas e sociais aplicadas, além de prover serviços direcionados à educação continuada e à preparação para concursos.

As editoras que integram o GEN, das mais respeitadas no mercado editorial, construíram catálogos inigualáveis, com obras decisivas para a formação acadêmica e o aperfeiçoamento de várias gerações de profissionais e estudantes, tendo se tornado sinônimo de qualidade e seriedade.

A missão do GEN e dos núcleos de conteúdo que o compõem é prover a melhor informação científica e distribuí-la de maneira flexível e conveniente, a preços justos, gerando benefícios e servindo a autores, docentes, livreiros, funcionários, colaboradores e acionistas.

Nosso comportamento ético incondicional e nossa responsabilidade social e ambiental são reforçados pela natureza educacional de nossa atividade e dão sustentabilidade ao crescimento contínuo e à rentabilidade do grupo.

MANUAL DE
TERAPÊUTICA VETERINÁRIA

CONSULTA RÁPIDA

Silvia Franco Andrade

Médica Veterinária formada pela Universidade José do Rosário Vellano (Unifenas). Especialista em Clínica Médica de Pequenos Animais pela Universidade do Oeste Paulista (Unoeste) e em Oftalmologia Veterinária pela Associação Nacional dos Clínicos Veterinários de Pequenos Animais (Anclipeva-SP). Mestre e Doutora em Medicina Veterinária pela Universidade Estadual Paulista (Unesp-Botucatu). Pós-Doutorado em Oftalmologia pela Universidade Federal de São Paulo (Unifesp). Professora das disciplinas Farmacologia Veterinária, Terapêutica Veterinária, Clínica Médica de Pequenos Animais e Prática Hospitalar em Clínica Médica de Pequenos Animais do curso de Medicina Veterinária da Unoeste. Professora do Programa de Pós-graduação (Mestrado/Doutorado) em Ciência Animal da Unoeste. Autora das obras *Manual de Terapêutica Veterinária* e *Manual de Toxicologia Veterinária*.

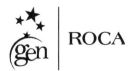

- A autora deste livro e a editora empenharam seus melhores esforços para assegurar que as informações e os procedimentos apresentados no texto estejam em acordo com os padrões aceitos à época da publicação, e todos os dados foram atualizados pela autora até a data da entrega dos originais à editora. Entretanto, tendo em conta a evolução das ciências, as atualizações legislativas, as mudanças regulamentares governamentais e o constante fluxo de novas informações sobre os temas que constam do livro, recomendamos enfaticamente que os leitores consultem sempre outras fontes fidedignas, de modo a se certificarem de que as informações contidas no texto estão corretas e de que não houve alterações nas recomendações ou na legislação regulamentadora.

- A autora e a editora se empenharam para citar adequadamente e dar o devido crédito a todos os detentores de direitos autorais de qualquer material utilizado neste livro, dispondo-se a possíveis acertos posteriores caso, inadvertida e involuntariamente, a identificação de algum deles tenha sido omitida.

- **Atendimento ao cliente:** (11) 5080-0751 | faleconosco@grupogen.com.br

- Direitos exclusivos para a língua portuguesa
  Copyright © 2017 by
  Editora Roca
  Uma editora integrante do GEN | Grupo Editorial Nacional
  Travessa do Ouvidor, 11
  Rio de Janeiro – RJ – 20040-040
  www.grupogen.com.br

- Reservados todos os direitos. É proibida a duplicação ou reprodução deste volume, no todo ou em parte, em quaisquer formas ou por quaisquer meios (eletrônico, mecânico, gravação, fotocópia, distribuição pela Internet ou outros), sem permissão, por escrito, da Editora Guanabara Koogan Ltda.

- Capa: Bruno Sales

- Editoração eletrônica: Lira Editorial

- Ficha catalográfica

A57m

Andrade, Silvia Franco
Manual de terapêutica veterinária : consulta rápida/Silvia Franco Andrade. – 1. ed. – [Reimpr.]. – Rio de Janeiro : Roca, 2024.
496 p.: il.; 21 cm.

Inclui bibliografia e índice
ISBN 978-85-277-3224-6

1. Veterinária – Manuais, guias, etc. I. Título.

17-43754   CDD: 636.089
                                                               CDU: 636.09

Às minhas filhas, Tatiana, que me ajudou muito na revisão e finalização deste livro, e Talita, minha colega de profissão, que me ensina e me atualiza sempre em outras áreas além da clínica médica. Carinho e amor imensuráveis.

Ao meu companheiro da vida, Júlio. Obrigada pela paciência, pelo amor e por ser meu porto seguro em uma rotina de trabalho muitas vezes extenuante.

Ao meu irmão, Paulo; à minha cunhada, Ana; e aos meus sobrinhos, Bruno e Bia. Obrigada por tudo. Amo muito vocês.

Aos meus pais, Alibério e Arminda. Sinto tanto a falta de vocês... Mas sei que, lá de cima, estão me olhando e sempre torcendo por mim.

Apresentação

Indicada para profissionais e estudantes de Medicina Veterinária, esta obra é de fácil compreensão e extremamente útil em trabalho de campo e ambulatorial. Apresenta, de A a Z, os princípios ativos de diversos medicamentos, com exemplos de nomes comerciais e suas características farmacológicas mais importantes.

Junto a tabelas de doses para diferentes animais, como cães, gatos, ruminantes, equinos, suínos, aves, entre outros, este manual conta ainda com informações adicionais sobre conversões de peso, volume e temperatura, além de exemplificar medicamentos genéricos de linha humana prescritos em Medicina Veterinária, medicamentos de uso oftalmológico, formulações de uso tópico dermatológico e otológico, fluidoterapia e transfusão sanguínea.

Manual de Terapêutica Veterinária | Consulta Rápida supre uma lacuna na literatura especializada, contribuindo enormemente para o desenvolvimento da disciplina. Escrita com a colaboração de diversas pessoas, entre elas os excelentes profissionais da Editora Roca e os colegas, residentes, alunos, estagiários e funcionários da Universidade do Oeste Paulista, além do convívio com os animais, esta obra é resultado e indicador do aprendizado contínuo de saúde e amor incondicional. Boa leitura.

Silvia Franco Andrade

Lista de Abreviaturas

(G): genérico
(H): apresentação humana
(V): apresentação veterinária
ACTH: hormônio adrenocorticotrófico
AINE: anti-inflamatório não esteroide
ALA: ácido alfa-linolênico
ALT: alanina aminotransferase
Anion gap: intervalo aniônico
assoc.: associação de medicamentos
AST: aspartato aminotransferase
A_{TOT}: concentração total de ácidos fracos não voláteis
ATP: trifosfato de adenosina
AVC: acidente vascular cerebral
BRA: bloqueador do receptor de angiotensina II
CK: creatinoquinase
Cl: cloro
comp.: comprimido
COX: enzima ciclo-oxigenase
DDT: diclorodifeniltricloroetano
DHA: ácido docosahexaenoico
DIF: diferença iônica forte
DIF: diferença iônica forte
dℓ: decilitros
DPOC: doença pulmonar obstrutiva crônica
ECA: enzima conversora da angiotensina
EPA: ácido eicosapentaenoico
FC: frequência cardíaca
FSH: hormônio folículo-estimulante

g: grama
GABA: ácido gama-aminobutírico
GH: hormônio do crescimento
GTF: fator de tolerância à glicose
h: hora
HCO_3: bicarbonato
HDL: lipoproteína de alta densidade
HPMC: hidroxipropilmetilcelulose
Ht: hematócrito
IA: intervalo aniônico
IC: intracardíaca
IM: intramuscular
IP: intraperitoneal
IPE: insuficiência pancrática exócrina
ISRS: inibidor seletivo da recaptação de serotonina
IV: intravenosa
K+: potássio
KCl: cloreto de potássio
kg: quilograma
ℓ: litros
LDL: lipoproteína de baixa densidade
LH: hormônio luteinizante
LVC: leishmaniose visceral canina
m^2: metro quadrado (área de superfície corporal)
MAO: monoamina oxidase
μg: micrograma
mEq: miliequivalente

mg: miligrama
min: minutos
mℓ: mililitros
Na: sódio
NMDA: N-metil D-aspartato
PABA: ácido para-aminobenzoico
PBP: proteínas ligadoras de penicilina
PCO₂: pressão parcial de gás carbônico
PCO₂: pressão parcial de gás carbônico
pH: potencial hidrogeniônico
PIC: pressão intracraniana
PIO: pressão intraocular
PPT: proteína plasmática total
PPT: proteína plasmática total
q: a cada tomada

SC: subcutânea
SF: solução fisiológica
SID: *strong ion difference*
SNC: sistema nervoso central
susp.: suspensão
TCL: triglicerídios de cadeia longa
TCM: triglicerídios de cadeia média
TOC: transtorno obsessivo compulsivo
TPC: tempo de perfusão capilar
TPC: tempo de preenchimento capilar
TVT: tumor venéreo transmissível
UI: unidade internacional
VLDL: lipoproteína de densidade muito baixa
VO: via oral
ZQD: zona de disparo do quimiorreceptor

Sumário

Parte 1 | Princípios Ativos e Doses 1
1 Fármacos em Ordem Alfabética 3
2 Princípios Ativos, Apresentações e Doses para Cães e Gatos 261
3 Princípios Ativos, Apresentações e Doses para Equinos, Bovinos,
  Ovinos, Caprinos e Suínos. 329
4 Princípios Ativos, Apresentações e Doses para Aves, Coelhos,
  Hamsteres e Ferretes. 381

Parte 2 | Conversões 413
5 Volumes, Soluções, Pesos e Temperatura 415
6 Peso em Quilogramas (kg) para Área de Superfície Corporal (m^2) 417

Parte 3 | Medicamentos Genéricos 419
7 Principais Medicamentos Genéricos da Linha Humana
  Prescritos na Medicina Veterinária 421

Parte 4 | Medicamentos de Uso Oftálmico 435
8 Medicamentos de Uso Oftálmico e Conceitos Básicos da Farmacologia Ocular 437

Parte 5 | Medicamentos de Uso Dermatológico e Otológico. 449
9 Formulações e Manipulações de Uso Tópico 451

Parte 6 | Tratamentos 459
10 Fluidoterapia e Transfusão Sanguínea 461

Bibliografia. 471

Índice Alfabético 473

Parte 1

Princípios Ativos e Doses

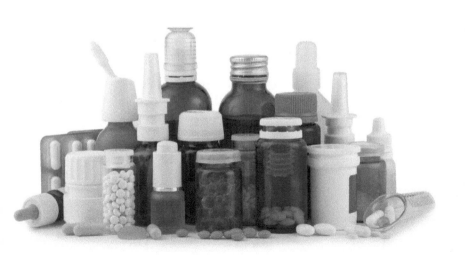

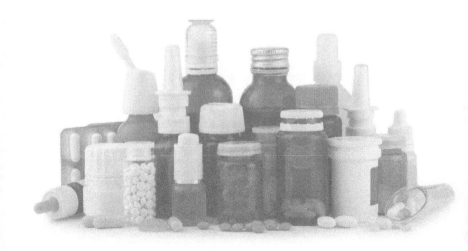

1 Fármacos em Ordem Alfabética

A

ABAMECTINA: Abafort®(V), Aba Gel Composto®(V), Abactin® 1%(V), Abactin Pour Abathor®(V), Avotan®(V), Duotin®(V), Virbamax®(V)

Grupo farmacológico
Lactonas macrocíclicas, avermectinas, endectocida.

Características
Promove abertura dos canais de cloro pela ligação aos receptores de glutamato, além de se ligar com alta afinidade aos canais de cloro controlados pelo GABA, aumentando o influxo de cloro nas sinapses de nematódeos e na placa motora, ou na junção neuromuscular em artrópodes, provocando hiperpolarização da membrana, com paralisia flácida, morte e eliminação do parasita.

Usos clínicos
- Endoparasiticida: nematódeos gastrintestinais e pulmonares
- Ectoparasiticida: ácaros, carrapatos, piolhos e bernes
- Administração SC e *pour-on*: bovinos
- Administração oral/ração: suínos
- Administração oral/gel: equinos.

Precauções e efeitos adversos
Não administrar em animais estressados e/ou debilitados. Não administrar em vacas lactantes que produzam leite para consumo humano. Não administrar em bovinos com menos de 4 meses de idade.

Sinais clínicos de intoxicação são característicos de sintomatologia do SNC, como ataxia, tremores, midríase, salivação, depressão e convulsões.

Espécies utilizadas
Bovinos, equinos e suínos.

ACARBOSE: Aglucose®(V), Glucobay®(H)

Grupo farmacológico
Hipoglicemiante oral.

Características
Atua por inibição enzimática da alfa-amilase e alfaglicosidase, diminuindo a absorção intestinal de carboidratos. Em pacientes diabéticos, essa inibição enzimática resulta em retardo da absorção da glicose e diminuição da hiperglicemia pós-prandial.

Uso clínico
Associado à dieta para tratamento de diabetes melito não insulinodependente ou adjuvante no insulinodependente.

Precauções e efeitos adversos
Animais com cetoacidose diabética, cirrose, doença intestinal inflamatória e obstrução intestinal. Gestação e/ou lactação.

4 Parte 1 • Princípios Ativos e Doses

A Os efeitos adversos mais comuns são flatulência, diarreia, perda de peso e hipoglicemia acentuada quando associada a outros hipoglicemiantes orais ou insulina.

Espécies utilizadas
Cães e gatos.

ACEPROMAZINA: Acepran® 0,2%$_{(V)}$, Acepran® 1%$_{(V)}$, Acepran® Gotas$_{(V)}$

Grupo farmacológico
Tranquilizante, neuroléptico, derivado fenotiazínico.

Características
Deprime a função do tronco cerebral bloqueando os receptores da dopamina na membrana pré e pós-sináptica. Mais especificamente, é antagonista dos receptores D1 e D2.
Atua também como anticolinérgico, anti-histaminérgico, antisserotoninérgico e antagonista alfa-adrenérgico. Além disso, tem ação sedativa, antiemética e antiespasmódica.
Afeta a temperatura corporal pela inibição do centro termorregulador no hipotálamo, com hipotermia leve em cães e acentuada em gatos.

Usos clínicos
- Sedativo
- Medicação pré-anestésica
- Antiemético
- Prevenção de cinetose
- Distúrbios de comportamento: fobias e agressividade por inibição das reações vegetativas emocionais
- Potencialização dos efeitos de hipnóticos, anestésicos gerais, opiáceos e analgésicos anti-inflamatórios
- Redução da pressão intrauretral; útil no manejo da obstrução uretral funcional felina
- Doença tromboembólica arterial em cães e gatos: promove vasodilatação arterial.

Precauções e efeitos adversos
Contraindicada em pacientes epilépticos. Hipotensão (bloqueio alfa-adrenérgico) e taquicardia reflexa, diminuição da temperatura corpórea e vasodilatação cutânea, diminuição do limiar convulsivo (não deve ser usado em animais com risco de convulsão ou em estado convulsivo), diminuição do hematócrito em função de sequestro esplênico de eritrócitos, depressão respiratória leve e priapismo em equinos.
Pode desencadear efeitos extrapiramidais, como movimentos musculares irregulares e involuntários, incapacidade de se manter imóvel, espasmos musculares do pescoço, dos olhos, da língua ou da mandíbula, rigidez muscular, tremor de repouso e instabilidade postural.

Espécies utilizadas
Cães, gatos, equinos, bovinos, suínos, ovinos, répteis e animais silvestres e exóticos.

ACETAZOLAMIDA: Diamox®$_{(H)}$

Grupo farmacológico
Diurético, inibidor oral da anidrase carbônica.

Características
Inibidor da anidrase carbônica utilizado VO, que provoca diurese por meio da inibição da reabsorção de bicarbonato nos túbulos contornados proximais renais. Provoca excreção aumentada de bicarbonato e alcalinização da urina.

Usos clínicos
- Glaucoma: redução da pressão intraocular. Atualmente, porém, inibidores tópicos da anidrase carbônica têm sido mais utilizados para essa finalidade
- Diurético: pouco utilizado atualmente, em virtude da existência de diuréticos mais eficazes e potentes
- Tratamento da alcalose metabólica: redução da produção do fluido cerebroespinal, podendo ser utilizado no manejo da hidrocefalia
- Paralisia hiperpotassêmica periódica em equinos: diurético leve, auxiliando na eliminação do potássio pela excreção urinária.

Precauções e efeitos adversos
- Pacientes com disfunção hepática ou renal
- Pacientes com hipersensibilidade a sulfonamidas ou derivados
- Diarreia, vômito, alterações neurológicas, hiperventilação, prurido, cristalúria, disúria, poliúria, hipercalciúria, hipopotassemia, hiperglicemia, hiponatremia, anemia, leucopenia e trombocitopenia.

O uso prolongado pode causar acidose metabólica.

Espécies utilizadas
Cães, gatos e equinos.

ACETIL TRIBUTILA ACETATO: Blo-Trol®$_{(V)}$

Grupo farmacológico
Antifisético.

Características
Reduz a tensão superficial das bolhas de gases no sistema digestivo favorecendo sua eliminação. Pode ser utilizado VO ou intrarrumenal.

Uso clínico
Tratamento do timpanismo.

Precauções e efeitos adversos
Animais debilitados e gestantes.

Espécies utilizadas
Bovinos, ovinos e caprinos.

ACETILCISTEÍNA: Fluimucil® Injetável 10%$_{(H)}$, Fluimucil® Oral$_{(H)}$, Fluimucil® Nasal$_{(H)}$, Mucocetil®$_{(H)}$, Mucomucil® Xarope$_{(V)}$, Pulmo® Plus Gel$_{(V)(associação)}$

Grupo farmacológico
Mucolítico, inibidor de colagenases.

Características
Inibe as colagenases e reduz a viscosidade do muco produzido pelas secreções respiratórias e oculares. Também atua como antioxidante e facilita a conjugação de metabólitos tóxicos no fígado pelo aumento da síntese de glutationa hepática.

Usos clínicos
- Mucolítico respiratório por nebulização, VO e nasal
- Mucolítico ocular por via tópica, na forma de colírio manipulado de 2 a 5%
- Antídoto na intoxicação por paracetamol em gatos, IV ou VO
- Prevenção de nefropatia induzida por contraste, em *bolus* IV
- Tratamento de estresse oxidativo em infusões IV durante 1 h
- Em equinos, no tratamento de concreções da bolsa gutural e retenção de mecônio.

Precauções e efeitos adversos
Reações cutâneas, vômito, diarreia, broncospasmo, taquicardia e hipotensão foram descritos em humanos.

Espécies utilizadas
Cães, gatos e equinos.

ACICLOVIR: Aciclovir$_{(H)}$, Zovirax®$_{(H)}$

Grupo farmacológico
Antiviral.

Características
Antiviral análogo sintético da purina com afinidade pela enzima TK.

A

Usos clínicos
- Tratamento de infecções por herpes-vírus
- Não apresenta muita eficácia no tratamento da infecção do herpes-vírus felino (FHV-1) em razão da resistência ao aciclovir, além de ser mal absorvido e poder ser tóxico em gatos
- Em equinos, é capaz de inibir a replicação do herpes-vírus equino (EHV-1) *in vitro*, porém, nessa espécie, é necessária a administração IV, pelo fato de a absorção ser pequena.

Precauções e efeitos adversos
- Em gatos, mielotoxicidade, hepatoxicidade e nefrotoxicidade
- Em equinos, pode ocorrer tromboflebite, insuficiência renal aguda e letargia
- Não utilizar em animais desidratados ou com insuficiência renal
- Usar com cautela em lactentes.

Espécies utilizadas
Gatos e equinos.

ÁCIDO ACÉTICO: Vinagre

Grupo farmacológico
Acidificante oral.

Características
Acidificante orgânico utilizado VO. É utilizado em concentrações de 3 a 5%.

Usos clínicos
- Acidificante VO em ruminantes e equinos
- Tratamento da intoxicação por ureia
- Prevenção de enterólitos em equinos.

Precauções e efeitos adversos
Irritação da mucosa oral.

Espécies utilizadas
Ruminantes e equinos.

ÁCIDO ACETILSALICÍLICO: AAS®(H), Ácido acetilsalicílico(H), Agespirin®(V)

Grupo farmacológico
Analgésico e AINE inibidor não seletivo de COX-2.

Características
Inibidor inespecífico da enzima ciclo-oxigenase (COX). Acetila irreversivelmente essa enzima. Altas doses podem provocar quadros de acidose metabólica que, em conjunto com o efeito antitrombótico, pode levar ao aumento de tempo de sangramento.

O gato metaboliza o ácido acetilsalicílico de maneira prolongada porque seu sistema microssomal hepático não metaboliza rapidamente substâncias que exigem conjugação com o ácido glicurônico para desintoxicação e excreção. Assim, nessa espécie, o intervalo entre doses do ácido acetilsalicílico é maior (a cada 48 ou 72 h).

Usos clínicos
- Analgésico, antitérmico e anti-inflamatório, com fraca ação antiespasmódica
- Ação trombolítica, pela inibição da agregação plaquetária
- Terapia anticoagulante na laminite equina.

Precauções e efeitos adversos
Gastrite, ulcerações gástricas, vômito, anorexia, acidose e reações de hipersensibilidade.

Espécies utilizadas
Cães, gatos, equinos, bovinos, suínos e aves.

ÁCIDO ASCÓRBICO: Vitamina C$_{(H)}$, Cebion®$_{(H)}$, Cewin®$_{(H)}$, Monovin C®$_{(V)}$, Vita-Vet C®$_{(V)}$

Grupo farmacológico
Vitamina hidrossolúvel, acidificante urinário.

Características
Utilizado na hidroxilação de várias reações bioquímicas nas células. Sua principal função é a hidroxilação do colágeno. Também é um poderoso antioxidante, utilizado para transformar os radicais livres de oxigênio em formas inertes. É usado também na síntese de algumas moléculas que servem como hormônios ou neurotransmissores. Pode ser utilizado como acidificante urinário.

Usos clínicos
- Suplementação dietética
- Antioxidante
- Acidificante urinário.

Precauções e efeitos adversos
Deve ser evitado em altas doses em pacientes com predisposição a urolitíases e diabéticos. Altas doses podem provocar diarreia e formação de urólitos de urato, oxalato ou cistina.

Espécies utilizadas
Animais domésticos, silvestres e exóticos.

ÁCIDO ÉPSILON-AMINICAPROICO: Ipsilon®$_{(H)}$

Grupo farmacológico
Inibidor de enzimas proteolíticas, antifibrinolítico, hemostático.

Características
Atua tanto por inibição competitiva da ativação do plasminogênio como por inibição da plasmina. Tal inibição está relacionada à presença de grupos amino e carboxila livres. Essa ação resulta em uma redução da atividade fibrinolítica da plasmina, aumentando a eficiência hemostática do coágulo, previamente formado na cascata da coagulação, ocasionando uma importante redução da perda sanguínea. Não ativa a cascata da coagulação.

Usos clínicos
- Tratamento das hemorragias em geral, principalmente nas induzidas por hiperfibrinólise e por agentes trombolíticos e no pós-cirúrgico de cirurgias que provocam muito sangramento
- Em cães, pode também ser utilizado na mielopatia degenerativa e em associação com hematínicos.

Precauções e efeitos adversos
Distúrbios gastrintestinais, diminuição da pressão arterial, fraqueza e convulsões.

Espécies utilizadas
Cães, equinos e suínos

ÁCIDO FÓLICO: Endofolin®$_{(H)}$, Folin®$_{(H)}$

Grupo farmacológico
Coenzima antianêmica, vitamina B$_9$.

Características
Vitamina hidrossolúvel pertencente ao complexo B necessária para a formação de proteínas estruturais e hemoglobina.
É efetivo no tratamento de certas anemias.

Uso clínico
Antianêmico.

Precauções e efeitos adversos
Reações de hipersensibilidade.

Espécies utilizadas
Cães, gatos, equinos, suínos.

ÁCIDO MEFENÂMICO: Ponstan®(H), Pontin®(H), Standor®(H)

Grupo farmacológico
Analgésico e AINE não seletivo de COX-2.

Características
Analgésico e AINE com boa eficácia antiespasmódica.

Usos clínicos
- Analgésico
- Anti-inflamatório
- Antiespasmódico.

Precauções e efeitos adversos
Hepatopatas, nefropatas, gestantes e animais com gastrite.

Espécies utilizadas
Cães, equinos e ruminantes.

ÁCIDO NALIDÍXICO: Wintomylon®(H)

Grupo farmacológico
Quimioterápico antimicrobiano, quinolona de 1ª geração.

Características
Quimioterápico antimicrobiano bactericida do grupo das quinolonas de 1a geração. Promove inibição da DNA girase bacteriana, enzima que controla a direção e a extensão do espiralamento das cadeias de DNA.

É considerado de pequeno espectro (*E. coli*, *Proteus* sp, *Pseudomonas*) e está em desuso por conta da resistência bacteriana que se desenvolveu a este agente.

Foi muito utilizado no passado para tratamento de infecções do trato urinário em humanos.

Uso clínico
Infecções sensíveis a este agente.

Precauções e efeitos adversos
Usar com cautela em hepatopatas e nefropatas. Pode causar neuropatia fatal em carnívoros. Vômitos, diarreia, artropatia em animais jovens.

Espécies utilizadas
Aves, suínos, bezerros, peixes, anfíbios.

ÁCIDO TRANEXÂMICO: Hemoblock®(H), Transamin®(H)

Grupo farmacológico
Hemostático, antifibrinolítico.

Características
Seu mecanismo de ação ocorre pelo bloqueio da formação de plasmina mediante a inibição da atividade proteolítica dos ativadores de plasminogênios, que evita a dissolução dos coágulos. Portanto, é classificado como antifibrinolítico. O ácido tranexâmico não ativa a cascata de coagulação. Sua ação preserva o coágulo, tornando o mecanismo hemostático mais eficiente, reduzindo a intensidade e os riscos de sangramento.

Uso clínico
Hemostático antifibrinolítico.

Precauções e efeitos adversos
Contraindicado em casos de portadores de coagulação intravascular ativa, vasculopatia oclusiva aguda e em pacientes com hipersensibilidade ao medicamento. Podem ocorrer reações alérgicas.

Espécies utilizadas
Cães e gatos.

ÁCIDO URSODESOXICÓLICO: Ursacol®(H)

Grupo farmacológico
Ácido biliar colerético litolítico.

Características
Promove diminuição da síntese hepática do colesterol pela inibição da beta-HMGCoA-redutase e aumento dos ácidos biliares (o colesterol insolúvel torna-se mais solúvel pelo sistema de micelas). Assim, promove efeito estabilizante da membrana hepática.
Melhora a secreção biliar e produz efeito modulador sobre a reação inflamatória hepática.

Uso clínico
Adjuvante no tratamento de hepatopatias crônicas.

Precauções e efeitos adversos
Distúrbios gastrintestinais.

Espécies utilizadas
Cães e gatos.

ÁCIDO VALPROICO/VALPROATO DE SÓDIO: Depakene®(H)

Grupo farmacológico
Anticonvulsivante.

Características
Seu mecanismo de ação ainda não está totalmente esclarecido, provavelmente aumenta as concentrações de GABA no SNC.
A meia-vida de eliminação em cães é muito curta, de aproximadamente 3 h, por isso, só é indicado em associação a fenobarbital ou brometo de potássio.

Uso clínico
Em associação com fenobarbital ou brometo de potássio em cães com epilepsia refratária à monoterapia com fenobarbital.

Precauções e efeitos adversos
Causa sedação. Não utilizar durante a gestação.

Espécies utilizadas
Cães.

ACTINOMICINA D: Cosmegen®(H)

Grupo farmacológico
Antineoplásico.

Características
Antineoplásico do grupo dos antibióticos que destrói o DNA celular e previne a replicação. É um medicamento fase não específico.
Não é absorvido pelo trato gastrintestinal, é amplamente distribuído por todos os tecidos, exceto SNC, e excretado inalterado pela bile e pela urina.

Usos clínicos
• Neoplasias linforreticulares

- Rabdomiossarcoma
- Coriocarcinoma.

Precauções e efeitos adversos
Extravasamento perivascular provoca graves danos teciduais. Náuseas, vômito, leucopenia.

Espécies utilizadas
Cães e gatos.

ADEMETIONINA: Transmetil® (H)

Grupo farmacológico
Nutracêutico.

Características
É um aminoácido modificado.

Usos clínicos
- Tratamento de intoxicação por paracetamol
- Adjuvante no tratamento de doenças hepáticas e articulares.

Precauções e efeitos adversos
Anorexia, náuseas, vômito, diarreia e excitação.

Espécies utilizadas
Cães e gatos.

AFOXOLANER: Nexgard® (V)

Grupo farmacológico
Ectoparasiticida, isoxazolina.

Características
É uma nova molécula pertencente ao grupo das isoxazalinos aprovado nos EUA e na União Europeia em 2013 para uso contra pulgas e carrapatos em cães. É semelhante ao fluralaner e ao sarolaner, outros derivados de isoxazolina recentemente introduzidos na medicina veterinária.

É administrado VO, rapidamente absorvido no sangue e distribuído por todo o corpo do animal tratado, eliminando pulgas e carrapatos nas primeiras 6 h e carrapatos em até 48 h, com proteção contra pulgas e carrapatos por 30 dias. O afoxolaner é um antagonista não competitivo do receptor GABA, muito mais seletivo para os receptores de GABA dos parasitas do que dos mamíferos, incluindo os seres humanos.

Ele se liga aos canais de cloro em células nervosas e musculares, o que bloqueia a transmissão de sinais neuronais; com isso, os parasitas afetados ficam paralisados e morrem.

Uso clínico
Tratamento e prevenção da infestação de pulgas e carrapatos.

Precauções e efeitos adversos
É bem tolerado e seguro em doses recomendadas VO em cães. Doses altas podem induzir vômito, diarreia e, em menor grau, anorexia, letargia e pele seca.

Espécie utilizada
Cães.

AGLEPRISTONA: Alizin® (V)

Grupo farmacológico
Hormônio esteroide antiprogestágeno sintético.

Características
Tem alta afinidade por receptores da progesterona, 3 vezes mais do que a própria progesterona, sem produzir os efeitos desse hormônio.

Ao ligar-se aos receptores da progesterona, produz um efeito antiprogestágeno e interrompe a gestação.

Usos clínicos
- Interrupção da gestação com até 45 dias, indução do parto, tratamento de hiperplasia mamária em gatas
- Piometra.

Precauções e efeitos adversos
Usar com cautela em animais com insuficiência hepática ou renal. Leve depressão e anorexia. Pode ocorrer dor, edema e ulceração no local de aplicação.
Após a interrupção da gestação em cadelas, pode ser observado corrimento mucoide. Não é indicado o uso em cadelas ou gatas com mais de 45 dias de gestação. O produto deve ser manipulado com cuidado por mulheres grávidas.

Espécies utilizadas
Cadelas e gatas.

ÁGUA OXIGENADA: Água oxigenada a 3%$_{(H)}$

Grupo farmacológico
Antisséptico tópico para limpeza de feridas e emético de ação periférica.

Características
Quando usada por via tópica, a água oxigenada, ou peróxido de hidrogênio, molécula quebrada por uma enzima quando entra em contato com a pele, libera oxigênio ativo que reage com micro-organismos. Quando usada por VO em animais carnívoros, induz o vômito por irritação da mucosa do trato gastrintestinal.

Usos clínicos
- Emético de ação periférica VO
- Antisséptico para limpeza de feridas.

Precauções e efeitos adversos
Irritação da mucosa oral e gástrica.
Por via tópica, pode provocar irritação de pele e mucosas. O uso excessivo ou muito prolongado em ferimentos pode aumentar a formação de tecido de granulação e retardar a cicatrização.

Espécies utilizadas
Animais domésticos, silvestres e exóticos.

ALBENDAZOL: Zentel®$_{(H)}$, Albendathor®$_{(V)}$, Calbendazol®$_{(V)}$, Ricobendazole®$_{(V)}$, Valbazen® 10 Cobalto$_{(V)}$, Prapi® Plus$_{(V)(associação)}$

Grupo farmacológico
Endoparasiticida.

Características
Endoparasiticida de amplo espectro do grupo dos benzimidazóis, seu mecanismo de ação ocorre pela ligação à betatubulina intracelular presente no parasita, impedindo a formação de microtúbulos. Consequentemente, ocorre perda de microtúbulos citoplasmáticos do tegumento e células intestinais do nematódeos, cestódeos e *Giardia*, determinando a redução do transporte de vesículas secretoras e do consumo de glicose, resultando em utilização dos estoques de glicogênio. Assim, várias funções dos parasitas, como a produção de ovos viáveis (ovicidas), a obtenção de energia e a excreção, são comprometidas, levando o agente parasitário à morte.

Uso clínico
Nematódeos gastrintestinais e pulmonares, cestódeos, *Fasciola hepatica* de ruminantes, giardíase em cães e gatos.

Precauções e efeitos adversos
Altas doses ou esquema terapêutico prolongado podem induzir mielotoxicidade em cães e gatos; por isso, nessas espécies, evitar o uso por mais de 5 dias e doses maiores do que a recomendada.
Não usar nos primeiros 45 dias de gestação. Pode causar anorexia, letargia, toxicidade à medula óssea.

A

Espécie utilizada
Cães, gatos, equinos, ruminantes, silvestres e exóticos.

ALBUMINA HUMANA: Albuminar®(H), Blaubimax®(H)

Grupo farmacológico
Coloide natural.

Características
Coloides são soluções de alto peso molecular que se mantêm exclusivamente no plasma. São utilizados para manter a pressão oncótica (expansores plasmáticos) por reter água no compartimento intravascular.

Usos clínicos
- Tratamento de hipoalbunemia
- Aumento da pressão oncótica intravascular e da perfusão tecidual.

Precauções e efeitos adversos
Reações de hipersensibilidade.

Espécies utilizadas
Cães e gatos.

ALENDRONATO DE SÓDIO: Alendil®(H), Bonalen®(H), Fosamax®(H), Osteoform®(H)

Grupo farmacológico
Anti-hipercalcêmico.

Características
Reduz a formação e a dissolução de cristais de hidroxiapatita. Reduz a renovação óssea ao inibir a atividade osteoclástica, retardando a reabsorção óssea.

Usos clínicos
- Hipercalcemia tumoral e intoxicação por vitamina D
- Tratamento de reabsorção odontoclástica em felinos
- Adjuvante na terapia do osteossarcoma
- Alívio da dor em pacientes acometidos por patologias ósseas.

Precauções e efeitos adversos
Transtornos gastrintestinais.

Espécies utilizadas
Cães e gatos.

ALFENTANILA: Alfast®(H), Rapifen®(H)

Grupo farmacológico
Analgésico opioide.

Características
Opioide sintético de curta latência e curta duração. Sua via de administração é IV e seu uso é feito especialmente na indução de anestesia geral.
   Tem de 7,5 a 25 vezes a potência analgésica quando comparada à morfina.

Usos clínicos
- Analgésico
- Indutor de anestesia geral.

Precauções e efeitos adversos
Pacientes debilitados, com problemas cardiorrespiratórios. Causa depressão do SNC e sistema respiratório.

Espécie utilizada
Cães.

ALOPURINOL: Zyloric® (H)

Grupo farmacológico
Análogo da purina uricosúrico.

Características
Reduz a produção de ácido úrico ao inibir as enzimas responsáveis por sua síntese.
Atua como leishmaniostático e tripanostático por ser biotransformado em substâncias que interrompem a síntese de RNA, interferindo na síntese proteica. Não promove a cura da leishmaniose, apenas melhora as lesões cutâneas e o dano renal, pela redução da proteinúria.

Uso clínico
Redução da formação de urólitos de ácido úrico.

Precauções e efeitos adversos
Usar com cautela em lactantes, hepatopatas e nefropatas. Podem ocorrer reações de hipersensibilidade.

Espécies utilizadas
Cães, gatos, equinos, aves e répteis.

ALPRAZOLAM: Frontal® (H)

Grupo farmacológico
Tranquilizante, ansiolítico, benzodiazepínico.

Características
Depressor do SNC com ação tranquilizante, hipnótica, miorrelaxante e ansiolítica. Seu mecanismo de ação consiste na potencialização do neurotransmissor GABA pela ligação em um local regulatório, ou seja, em uma subunidade específica do receptor $GABA_A$.

Uso clínico
Distúrbios de comportamento, principalmente associados à ansiedade.

Precauções e efeitos adversos
Sedação e excitação paradoxal em cães. Polifagia e ataxia.
 Em tratamentos prolongados, pode causar dependência e síndrome de abstinência quando interrompido.

Espécies utilizadas
Cães e gatos.

ALTEPLASE: Actilyse® (H)

Grupo farmacológico
Trombolítico, fibrinolítico.

Características
Ativador de plasminogênio tecidual (t-PA) recombinante (r-TPA).
 O papel clássico do t-PA no sistema de coagulação é catalisar a conversão do plasminogênio em plasmina, que é uma enzima fibrinolítica.

Usos clínicos
- O t-PA é utilizado em humanos em doenças que apresentam coágulos de sangue, como embolia pulmonar, infarto do miocárdio e acidente vascular cerebral, e em um tratamento médico chamado trombólise
- Utilizado em cirurgias oftálmicas para diminuir a formação de fibrina e, consequentemente, de coágulos ou hifema

- Na veterinária, tem sido utilizado como trombolítico em gatos e, mais especificamente em oftalmologia veterinária, como fibrinolítico no tratamento de uveítes ou para reduzir a incidência de coágulos ou hifema em cirurgias intraoculares em cães
- Há um relato do uso, em cão, de 1 mg de alteplase diluído em 10 mℓ de solução salina, e 5 mℓ dessa solução foram instilados por meio de um cateter de Foley na vesícula urinária para dissolução de coágulos de sangue, com sucesso.

Precauções e efeitos adversos
Na infusão IV, podem ocorrer vômitos e hemorragias.

Espécies utilizadas
Cães e gatos.

ALTRENOGESTE: Regumate®(V)

Grupo farmacológico
Hormônio progestágeno sintético.

Características
É um agonista de receptores da progesterona.

Usos clínicos
- Supressão ou sincronização do estro, manutenção da gestação na deficiência de progesterona em éguas e cadelas
- Promotor de crescimento em bovinos.

Precauções e efeitos adversos
- Não administrar em animais prenhes e em animais com infecções uterinas
- Utilizar luvas para manipular esse medicamento.

Espécies utilizadas
Cães, equinos, bovinos e suínos.

AMANTADINA: Mantidan®(H)

Grupo farmacológico
Antagonista NMDA, antiviral.

Características
Promove analgesia pela ação antagonista do receptor NMDA, a qual potencializa o efeito de outros analgésicos. Sua ação antiviral ocorre pela atuação na parede celular do vírus, impedindo sua penetração no hospedeiro.
   Em humanos, é utilizada como antiparkinsoniano em razão do aumento da liberação de dopamina.

Usos clínicos
- Adjuvante analgésico em cães e gatos não responsivos a outros analgésicos
- Opioides ou em tratamentos de dor crônica, como osteoartrite ou oriunda de câncer.

Precauções e efeitos adversos
Transtornos gastrintestinais.

Espécies utilizadas
Cães e gatos.

AMICACINA: Amicilon®(H), Sulfato de amicacina(H)

Grupo farmacológico
Antibiótico bactericida, aminoglicosídeo.

Características
Antibiótico bactericida de amplo espectro do grupo dos aminoglicosídeos.

O mecanismo de ação consiste na inibição da síntese proteica bacteriana por meio da ligação à subunidade 30S do ribossomo. Seu espectro de ação é principalmente contra bacilos Gram-negativos resistentes a outros antibióticos.

Uso clínico
Infecções por bactérias Gram-negativas.

Precauções e efeitos adversos
• Não administrar em gestantes e lactentes
• Nefrotoxicidade, ototoxicidade e bloqueio neuromuscular. Não administrar em animais desidratados, debilitados ou insuficientes renais
• Cães da raça Galgo são mais sensíveis aos efeitos adversos.

Espécies utilizadas
Cães, gatos, equinos e bovinos.

AMINOFILINA: Aminofilina Sandoz® (H), Aminolex® (H)

Grupo farmacológico
Broncodilatador.

Características
Broncodilatador que promove a inibição da fosfodiesterase e o aumento do AMP cíclico.

Usos clínicos
• Emergência de broncoconstrição
• Tratamento de edema pulmonar, colapso de traqueia, traqueobronquite, bronquite alérgica ou doenças obstrutivas das vias respiratórias. Pode ser feita VO, injetável ou inalatória.

Precauções e efeitos adversos
Taquicardia, hipertensão, tremores musculares e inquietação.

Espécies utilizadas
Cães, gatos, equinos e bovinos.

AMIODARONA: Amiobal® (H), Ancoron® (H), Miodaron® (H)

Grupo farmacológico
Antiarrítmico.

Características
Amiodarona é um antiarrítmico da classe III que atua principalmente por prolongar a duração do potencial de ação e do período refratário.

Uso clínico
Taquicardia ventricular recidivante e supraventricular.

Precauções e efeitos adversos
Hipotireoidismo, anorexia, hipotensão, bradicardia.

Espécies utilizadas
Cães e equinos.

AMITRAZ: Amipur® (V), Bovitraz® (V), Carvet® (V), Clipatic® (V), Preventic® (V), Triatox® (V)

Grupo farmacológico
Ectoparasiticida, formamidinas.

Características
Em artrópodes, ativa os receptores octapaminérgicos.

A Age como agonista alfa-2-adrenégico, além de provocar inibição da síntese de prostaglandinas e inibição da MAO.

Usos clínicos
- Ácaros, carrapatos, piolhos e pulgas
- Tratamento adjuvante da demodicose.

Precauções e efeitos adversos
Contraindicado em pacientes diabéticos, cardiopatas, hipotérmicos e em equinos.
Não deve ser administrado junto com inibidores da MAO e agonistas alfa-2-adrenérgicos. Deve-se evitar o uso em pele com ulcerações extensas, em virtude do aumento da absorção do amitraz.
Os proprietários devem ser orientados a usar luvas para a manipulação do produto. Pelo risco de exposição cutânea, deve-se evitar a prescrição desse princípio ativo em animais cujo proprietário se encaixe nas contraindicações, que estejam sob tratamento com inibidores da MAO, como selegelina (Elepril®(H), Jumexil®(H)), ou com agonista alfa-2-adrenérgico, como a clonidina utilizada como medicação anti-hipertensiva (Atensina®(H)), ou que tenham doença de Parkinson ou diabetes.
Os efeitos adversos decorrem sobretudo da estimulação alfa-2-adrenérgica e são caracterizados por sedação, perda de reflexos, letargia, ataxia, falta de coordenação motora, bradicardia, hipotensão, hipotermia, poliúria, hiperglicemia transitória, vômito, midríase, prolapso de terceira pálpebra e impactação intestinal. Os antagonistas alfa-2-adrenérgicos ioimbina e atipamezole são o antídoto.

Espécies utilizadas
Cães, gatos, bovinos, ovinos e suínos.

AMITRIPTILINA: Tryptanol®(H)

Grupo farmacológico
Antidepressivo tricíclico.

Características
Os antidepressivos tricíclicos aparentemente bloqueiam a captação das aminas (norepinefrina e serotonina) pelas terminações nervosas, provavelmente por competição pelo transportador que forma parte desse sistema de transporte de membrana.
Também tem ação anti-histamínica, anticolinérgica e anestésica local. Aparentemente, tem propriedade antipruriginosa em cães.
Os efeitos cardiovasculares incluem elevação da frequência cardíaca e hipotensão ortostática. Os efeitos anticolinérgicos incluem midríase, boca seca, redução de produção de lágrimas, retenção urinária e constipação intestinal.
Demora algumas semanas para fazer efeito e seu uso deve ser retirado gradualmente em tratamentos prolongados.

Usos clínicos
- Tratamento de distúrbios de comportamento em animais, principalmente ansiedade, ansiedade da separação e distúrbios compulsivos (lambedura excessiva e automutilação)
- Tratamento da cistite idiopática felina.

Precauções e efeitos adversos
Não utilizar em pacientes com epilepsia, diabéticos, hepatopatas, com ceratoconjuntivite seca, gestação e com problemas de tireoide.
Tem como efeitos colaterais: efeitos cardiovasculares, anticolinérgicos, anti-histamínicos e sedativos. Sedação, desorientação, hiperexcitabilidade, convulsões, retenção urinária, constipação intestinal, vômito, taquicardia, redução de produção de lágrimas e alterações hematológicas.

Espécies utilizadas
Cães e gatos.

AMOXICILINA: Amoxil®(H), Bactrosina®(V), Clamoxyl LA®(V), Duprancil® Oral(V), Suramox®(V), Trimoxil®(V), Vetrimoxin®(V)

Grupo farmacológico
Antibiótico bactericida, betalactâmico, aminopenicilina.

Características

Antibiótico betalactâmico. É uma aminopenicilina de amplo espectro bactericida resistente às betalactamases. É ativa frente a Gram-positivos, como *Staphylococcus* não produtor de penicilinases, *Streptococcus* beta-hemolíticos, algumas estirpes de *Bacillus anthracis* e a maioria dos clostrídios.
Entre os Gram-negativos, atua contra microrganismos como *Salmonella*, *Escherichia coli*, *Pasteurella* e *Mannheimia*.
A amoxicilina apresenta concentrações elevadas em secreções nasais, seios nasais, bile e orelha média.

Uso clínico

Infecções do trato urinário, respiratório, pele, tecidos moles e causadas por bactérias Gram-positivas, sobre as quais tem eficácia maior do que em Gram-negativas.

Precauções e efeitos adversos

Reações de hipersensibilidade que podem ocorrer de modo cruzado com as penicilinas naturais, mas geralmente são raras. Diarreia e vômito.

Espécies utilizadas

Animais domésticos, silvestres e exóticos.

AMOXICILINA + CLAVULANATO DE POTÁSSIO: Clavulin®$_{(H)}$, Claxam®$_{(H)}$, Sinulox®$_{(V)}$

Grupo farmacológico

Antibiótico bactericida, betalactâmico, aminopenicilina.

Características

A associação da amoxicilina com um inibidor da betalactamase (clavulanato de potássio) aumenta o espectro de ação, inclusive para cepas de *Staphylococcus* produtoras de betalactamase (não resistente à meticilina) e muitas cepas de bacilos Gram-negativos.
Atualmente, só existem apresentações VO desta associação, sendo, portanto, indicada para pequenos animais.

Usos clínicos

- Infecções do trato urinário, respiratório, pele, tecidos moles
- Infecções causadas por bactérias Gram-positivas e Gram-negativas.

Precauções e efeitos adversos

Reações de hipersensibilidade que podem ocorrer de modo cruzado com as penicilinas naturais e cefalosporinas, mas geralmente são raras. Diarreia e vômito.

Espécies utilizadas

Cães e gatos.

AMPICILINA: Benzatina + sódica – Ampicilina Calbos®$_{(V)}$, sódica – Ampicilina$_{(H)}$, Ampicilina 2 g$_{(V)}$, Ampicilina Univet®$_{(V)}$, Amplacilina®$_{(H)}$, Amplatil®$_{(H)}$

Grupo farmacológico

Antibiótico bactericida, betalactâmico, aminopenicilina.

Características

Antibiótico betalactâmico. É uma aminopenicilina de espectro de ação similar à da amoxicilina e inclui bactérias Gram-positivas e Gram-negativas, porém a ocorrência de resistência vem aumentando nesse grupo, principalmente entre bacilos e estafilococos entéricos Gram-negativos.
A absorção oral é inferior a 50% em cães e gatos e menor do que 4% em equinos.
Somente a formulação sódica pode ser feita em infusão IV.

Usos clínicos

- Infecções causadas por germes sensíveis
- Infecções renais de cães (leptospirose, *Enterococcus*)
- Gastrenterites (*Pasteurella*)
- Piodermites por estafilococos e estreptococos
- Pneumonias.

Precauções e efeitos adversos
Reações de hipersensibilidade que podem ocorrer de modo cruzado com as penicilinas naturais e cefalosporinas, mas geralmente são raras. Diarreia e vômito.

Espécies utilizadas
Cães, gatos, equinos e bovinos.

AMPICILINA + SULBACTAM: Ampicilina sódica + sulbactam sódico$_{(H)}$, Unasyn® Injetável$_{(H)}$

Grupo farmacológico
Antibiótico bactericida, betalactâmico, aminopenicilina.

Características
A associação da ampicilina com um inibidor da betalactamase (sulbactam) aumenta o espectro de ação da ampicilina e inclui cepas de *Staphylococcus* e bacilos Gram-negativos produtores de betalactamase.
O sulbactam tem atividade similar ao clavulanato (que é associado à amoxicilina), mas não é tão ativo contra algumas enzimas Gram-negativas.
Só existe apresentação injetável desta associação.

Uso clínico
Infecções bacterianas agudas graves como pneumonia e septicemia.

Precauções e efeitos adversos
Reações de hipersensibilidade que podem ocorrer de modo cruzado com as penicilinas naturais e cefalosporinas, mas geralmente são raras. Diarreia e vômito.

Espécies utilizadas
Cães, gatos, equinos e bovinos.

AMPRÓLIO: Amprolbase®$_{(V)}$, Amprocox®$_{(V)}$, Amprosil®$_{(V)}$

Grupo farmacológico
Coccidiostático.

Características
Coccidiostático solúvel em água e administrado VO para o tratamento da coccidiose.
Atua nos esquizontes de 1a geração e merozoítos, competindo com receptores de tiamina do coccídeo.

Uso clínico
Coccidiose por *Eimeria* spp.

Precauções e efeitos adversos
Podem ocorrer casos de deficiência de tiamina em superdosagens, que são revertidos pela adição de tiamina à dieta dos animais.

Espécies utilizadas
Aves, cães, gatos, bovinos, ovinos e caprinos.

ANFOTERICINA B: Anforicin B®$_{(H)}$, Ambisome®$_{(H)}$

Grupo farmacológico
Antifúngico, antibiótico macrolídio poliênico.

Características
A anfotericina B liga-se ao ergosterol – um componente da membrana citoplasmática dos fungos –, conduzindo a saída de água e eletrólitos essenciais ao organismo fúngico, desestabilizando seu metabolismo.
A deterioração metabólica do fungo pode ter efeito fungicida ou fungistático, dependendo da concentração do fármaco. A anfotericina B não é absorvida VO, sendo utilizada preferencialmente IV.
Após sua absorção, a substância permanece depositada no fígado, no pulmão, nos rins e no baço, onde sofre lenta metabolização. Isso permite concentrações séricas fungistáticas por até 48 h.

Usos clínicos
- Tratamento das infeções fúngicas, principalmente sistêmicas, IV
- Topicamente, como creme para combater infecções vaginais por *Candida* em cadelas, embora essa condição raramente acometa essa espécie
- Os agentes sensíveis à anfotericina B são *Histoplasma capsulatum, Coccidioides immitis, Blastomyces dermatidis, Cryptococcus neoformans, Candida albicans, Sporothrix schenckii, Penicillium, Mucor, Rhizopus, Rhodotorulla, Microsporum, Trychophytom, Madurella, Leptosphaeria* e Zigomicetos
- Espécies de *Aspergillus* costumam ser resistentes ao medicamento.

Precauções e efeitos adversos
Nefrotoxicidade decorrente de vasoconstrição e necrose tubular aguda, provocando azotemia, acidose tubular renal, hipopotassemia, calcinose renal, cilindrúria e proteinúria. Anemia arregenerativa pode ocorrer durante a diminuição da produção de eritropoetina pelos rins.
Tromboflebites. Necrose hepatocelular, causando elevação das transaminases hepáticas. Cardiotoxicidade pela ligação às células do miocárdio, causando distúrbios na condução dos impulsos cardíacos e miocardite tóxica. Pirexia, hipotensão, náuseas e vômitos.

Espécies utilizadas
Cães, gatos e equinos.

ANLODIPINO: Norvasc® (H)

Grupo farmacológico
Vasodilatador, bloqueador de canais de cálcio.

Características
Causa vasodilatação principalmente por interferir na contração muscular dependente de cálcio. É utilizado em cães e gatos, mas é mais indicado em gatos.

Usos clínicos
- Anti-hipertensivo
- Parece proteger o nervo ótico da lesão de reperfusão quando a PIO é reduzida pelo tratamento de glaucoma, acarretando súbita liberação de cálcio pelas mitocôndrias, o que pode lesionar o nervo óptico.

Precauções e efeitos adversos
Não deve ser utilizado em gestantes. Usar com cautela em pacientes com insuficiência cardíaca congestiva, choque cardiogênico e hepatopatas.

Espécies utilizadas
Cães e gatos.

APRAMICINA: Apralan® (V)

Grupo farmacológico
Antibiótico, bactericida.

Características
A apramicina é um antibiótico aminoglicosídio produzido por uma cepa de *Streptomyces tenebrarius*, utilizada na medicina veterinária como sulfato para tratar e prevenir doenças infecciosas produzidas por bactérias Gram-negativas em porcos, bezerros e aves domésticas.
As preparações comerciais disponíveis são pré-mistura para adição em rações e pó oral solúvel.

Uso clínico
Tratamento ou controle das enterites bacterianas causadas por *Escherichia coli* e *Salmonella* sp sensíveis à apramicina.

Precauções e efeitos adversos
Nefrotoxicidade pode ocorrer com os aminoglicosídeos, porém a apramicina tem pouca descrição desse efeito.
É necessário um período de carência de 28 dias antes do abate de suínos destinados ao consumo humano.
Não administrar em felinos.

Espécies utilizadas
Aves, bovinos e suínos.

APREPITANTO: Emend®(H)

Grupo farmacológico
Antiemético.

Características
Antiemético de ação central antagonista do receptor NK-1. É um medicamento de uso humano e de alto custo, o que limita seu uso na veterinária.

Uso clínico
Antiemético potente utilizado no tratamento de vômito induzido na quimioterapia do câncer.

Precauções e efeitos adversos
Não há relatos em animais.

Espécies utilizadas
Cães e gatos.

ASPARAGINASE OU L-ASPARAGINASE: Elspar®(H)

Grupo farmacológico
Antineoplásico.

Características
É uma enzima que hidroliza o aminoácido L-asparagina, levando à diminuição dos níveis circulantes. Ao contrário das células normais, certas células neoplásicas não conseguem sintetizar a L-asparagina e necessitam de uma fonte exógena para sobreviver.

Usos clínicos
- Tratamento de neoplasias linfoides (principalmente linfoma linfoblástico) em cães e gatos
- Utilizada em protocolos combinada com outras substâncias
- Utilizada IM ou SC.

Precauções e efeitos adversos
Não utilizar em gestantes, pacientes com pancreatite, hepatopatas e nefropatas.
  Reações de hipersensibilidade, distúrbios gastrintestinais e alterações hematológicas.

Espécies utilizadas
Cães e gatos.

ATENOLOL: Angipress®(H)

Grupo farmacológico
Bloqueador beta-1-seletivo, antiarrítmico, anti-hipertensivo.

Características
Antiarrítmico de classe II útil no tratamento de taquiarritmias supraventriculares e ventriculares, além de modulação neuroendócrina na insuficiência cardíaca.
  Em gatos, é utilizado no tratamento de cardiomiopatias e hipertireoidismo, mas não deve ser utilizado como hipertensivo único, ou seja, como monoterapia nas hipertensões primárias.

Usos clínicos
- Antiarrítmico
- Anti-hipertensivo.

Precauções e efeitos adversos
Não utilizar em animais com doença pulmonar obstrutiva e insuficiência do miocárdio, bradicardia, BAV e broncospasmo.

Espécies utilizadas
Cães e gatos.

ATIPAMEZOLE: Antisedan®(V)

Grupo farmacológico
Antagonista alfa-2-adrenérgico.

Características
Potente e seletivo antagonista alfa-2-adrenérgico, apresenta menos efeitos colaterais do que outros antagonistas alfa-2-adrenérgicos, como ioimbina e tolazolina.

Uso clínico
Reversão dos efeitos farmacológicos e toxicológicos dos agonistas alfa-2-adrenérgicos (xilazina, romifidina, detomidina, medetomidina, dexmedetomidina e amitraz). Essa reversão ocorre de maneira bastante rápida e eficiente.

Precauções e efeitos adversos
Excitação e taquicardia.

Espécies utilizadas
Animais domésticos, silvestres e exóticos.

ATRACÚRIO: Tracur®(H), Tracrium®(H)

Grupo farmacológico
Bloqueador neuromuscular competitivo ou não despolarizante.

Características
Promove bloqueio competitivo do receptor NM por se ligar a ele sem ativá-lo, promovendo relaxamento muscular. A vantagem desse grupo em relação aos bloqueadores neuromusculares despolarizantes é que eles promovem um relaxamento muscular mais tranquilo e têm antídoto (fisostigmina e neostigmina).

Usos clínicos
- Relaxamento muscular na indução anestésica para facilitar a intubação endotraqueal em procedimentos cirúrgicos
- Durante o uso de ventilação mecânica (p. ex., cirurgias torácicas e hérnia diafragmática)
- Cirurgias oftálmicas (catarata), pois facilita o posicionamento e a manipulação cirúrgica do olho, além de prevenir o reflexo oculomotor.

Precauções e efeitos adversos
Animais com distúrbios cardiorrespiratórios graves e portadores de miastenia.
Relaxamento muscular prolongado, reações alérgicas cutâneas, laringobroncospasmo e hipotensão.

Espécies utilizadas
Cães, gatos, equinos e coelhos.

ATROPINA: Atropina 1%(V), Atropion®(H), Pasmodex® 0,25 mg/mℓ(H), Sulfato de atropina 1%(V), Colírio de atropina 0,5 e 1%(H)

Grupo farmacológico
Anticolinérgico, bloqueador muscarínico.

Características
Promove bloqueio competitivo dos receptores muscarínicos.
Tem efeito antibradicardizante, diminui a salivação e a secreção gastrintestinal, diminui o peristaltismo, promove broncodilatação, midríase e cicloplegia.

Usos clínicos
- MPA
- Antiarrítmico para combater a bradicardia sinusal no choque cardiogênico

- Na oftalmologia, promove cicloplegia e midríase de longa duração em cirurgias intraoculares
- Antídoto na intoxicação por agentes anticolinesterásicos (organofosforados e carbamatos)
- Na intoxicação por cogumelo, se a muscarina for o agente tóxico
- No tratamento de cólica renal e biliar, quando associada a opioides.

Precauções e efeitos adversos
Contraindicada em pacientes com glaucoma de ângulo fechado, taquicardia, obstrução intestinal e urinária, íleo paralítico e miastenia.

Os efeitos adversos são taquicardia, redução do peristaltismo e constipação intestinal, aumento da pressão intraocular em glaucoma de ângulo fechado, fotofobia, xerostomia, aumento da temperatura corporal decorrente da diminuição da transpiração, desorientação, ataxia e estimulação do SNC (doses elevadas podem causar excitação e até convulsões, principalmente em cães, gatos e equinos).

O tratamento da intoxicação por atropina consiste no uso de agentes anticolinesterásicos (neostigmina ou fisostigmina) e benzodiazepínicos para controle das convulsões.

Espécies utilizadas
Animais domésticos, silvestres e exóticos.

AURANOFINA: Ridaura® (H)

Grupo farmacológico
Antirreumático e antiartrítico.

Características
Sal de ouro com ação anti-inflamatória, antirreumática e antiartrítica.

Usos clínicos
- Poliartrite idiopática
- Pênfigo foliáceo.

Precauções e efeitos adversos
Trombocitopenia e anemia hemolítica imunomediada, leucopenia, diarreia, dermatose, hepatotoxicidade e úlcera de córnea.

Espécies utilizadas
Cães e gatos.

AZAPERONA: Destress® (V), Stresnil® (V)

Grupo farmacológico
Tranquilizante, neuroléptico, derivado da butirofenona.

Características
Tranquilizante antagonista dos receptores D_2 e alfa-adrenérgicos. Tem ação neuroléptica, sendo de uso específico para suínos, provocando sedação psicomotora com narcose.
 As reações de defesa, agressão e fuga são reduzidas ou até mesmo inibidas completamente.
 Na suinocultura, também é utilizada para diminuição da agressividade e socialização de suínos recém-agrupados.

Uso clínico
Tranquilizante, sedativo e para reduzir agressividade em suínos.

Precauções e efeitos adversos
Sialorreia, excitação, tremores musculares e prolapso do pênis.

Espécie utilizada
Suínos.

AZATIOPRINA: Imunen®(H), Imuran®(H), Imussuprex®(H)

Grupo farmacológico
Imunossupressor.

Características
Tiopurina imunossupressora que inibe a função dos linfócitos T.

Usos clínicos
- Tratamento de doenças imunossupressoras, como anemia hemolítica imunomediada, pênfigo, síndrome uveodermatológica e doença intestinal inflamatória
- Pode ser associada à prednisona ou à prednisolona
- Início de ação pode ocorrer somente em 4 a 6 semanas em cães e gatos.

Precauções e efeitos adversos
Uso com cautela em gatos (mielotoxidade), lactentes e gestantes (teratogenicidade). Mielossupressão e hepatoxicidade. Diarreia, vômito, hipotricose e indução de pancreatite aguda, principalmente quando associada a corticosteroides.
Os gatos são mais sensíveis à indução de mielotoxicidade do que os cães.

Espécies utilizadas
Cães e gatos (com cautela).

AZITROMICINA: Azi®(H), Azitrax®(H), Azitromicina(H), Zitromax®(H), Aziplus 200®(V), Zitrex-100®(V), Zitrex-500®(V), Azicox-2® 50 mg(V)(associação), Azicox-2® 200 mg(V)(associação)

Grupo farmacológico
Antibiótico bacteriostático, macrolídio.

Características
Considerada o primeiro antibiótico da classe dos azalídeos. São derivados da classe dos macrolídios, por meio da inserção de um átomo de nitrogênio no anel lactônico da eritromicina. Em relação aos macrolídios, a azitromicina tem um espectro de ação mais amplo frente aos microrganismos Gram-positivos, sua difusão tecidual é mais rápida e mais elevada e sua meia-vida biológica é mais prolongada do que a de outros macrolídios. Seu mecanismo de ação é inibir a síntese proteica bacteriana por meio de sua ligação com a subunidade ribossômica SOB, impedindo, assim, a translocação dos peptídios. Seu espectro de ação é semelhante ao da eritromicina.

Uso clínico
Infecções bacterianas, principalmente as causadas por bactérias Gram-positivas *Mycoplasma* e *Chlamydia*.

Precauções e efeitos adversos
Vômito e diarreia.

Espécies utilizadas
Cães, gatos e equinos.

AZTREONAM: Azanem®(H), Azeus®(H), Uni Aztreonam®(H)

Grupo farmacológico
Antibiótico bactericida, betalactâmico.

Características
Antibiótico monobactâmico sintetizado por actinomicetos da espécie *Nocardia*, caracterizados por um anel betalactâmico sem ligação com qualquer outro grupo cíclico.
É ativo frente a germes Gram-negativos, especialmente as enterobactérias, podendo também atuar sobre *Pseudomonas*.

Usos clínicos
- Infecções hospitalares

- Infecções causadas por Gram-negativos resistentes a outros antimicrobianos, especialmente infecções abdominais e ósseas.

Precauções e efeitos adversos
Distúrbios gastrintestinais, flebite e erupções cutâneas.

Espécie utilizada
Cães.

AZUL DE METILENO: Cystex®(H)

Grupo farmacológico
Antisséptico urinário, antídoto de nitratos e nitritos.

Características
Corante tiazínico com propriedades antissépticas, antifúngicas e antiparasitárias, também utilizado na intoxicação por nitratos e clorados em ruminantes, como marcador vital de neoplasias pancreáticas e no tratamento de metemoglobinemia.

Usos clínicos
- Antisséptico urinário, marcador vital de neoplasias pancreáticas e no tratamento de metemoglobinemia em cães
- Tratamento de metemoglobinemia em gatos e equinos
- Intoxicação por nitratos e clorados em ruminantes.

Precauções e efeitos adversos
Anemia, alterações hematológicas e abscessos necróticos se houver extravasamento do leito vascular.

Espécies utilizadas
Cães, gatos, equinos e ruminantes.

B

BACITRACINA: Nebacetin®(H)(associação), Cicatrene®(H)(associação), Crema 6 A®(V)(associação), Mastijet Forte®(V)(associação), Neomastic®(V)(associação)

Grupo farmacológico
Antibiótico bactericida, polipeptídio.

Características
Antibiótico do grupo dos polipeptídios. Inibe a síntese da parede celular porque se liga a um transportador lipídico de pirofosfato.
  Espectro de ação contra bactérias Gram-positivas.

Usos clínicos
- Infecções de pele
- Em rações, como promotora de crescimento, prevenção e tratamento de enterites por *Clostridium* em aves e suínos
- Mastite bovina.

Precauções e efeitos adversos
Topicamente, podem ocorrer reações alérgicas.

Espécies utilizadas
Cães, gatos, bovinos, suínos e aves.

BENAZEPRIL: Fortekor 20®(V), Fortekor 5®(V), Lotensin®(H)

Grupo farmacológico
Vasodilatador, inibidor da ECA.

Características
Os inibidores da ECA inibem a enzima responsável pela conversão de angiotensina I em angiotensina II, promovendo vasodilatação e evitando a retenção adicional de líquidos.
Apresentam ampla margem de segurança e eficácia de utilização. O efeito da vasodilatação é misto, ou seja, atuam em leitos arteriolares e venosos. O benazepril tem uma ação mais longa (24 h) do que o enalapril (12 a 14 h).

Usos clínicos
- Tratamento de hipertensão arterial e insuficiência cardíaca em cães
- Insuficiência renal crônica em gatos.

Precauções e efeitos adversos
Gestação. Hipotensão, azotemia, fraqueza, vômito, diarreia, hiperpotassemia.
Pode provocar polifagia e obesidade em gatos.

Espécies utilizadas
Cães e gatos.

BENZIDAMINA: Benflogin®(H)

Grupo farmacológico
AINE inibidor preferencial de COX-2.

Características
Muito utilizado na pediatria humana e em cães de pequeno porte, em virtude de sua apresentação e segurança.

Uso clínico
Processos inflamatórios leves a moderados.

Precauções e efeitos adversos
Gestantes. Transtornos gastrintestinais, alterações hematológicas e excitação.

Espécie utilizada
Cães.

BETAMETASONA: Celestone®(H)

Grupo farmacológico
Anti-inflamatório esteroide, corticosteroide de ação longa.

Características
Corticosteroide de ação longa (36 a 72 h) e potência alta, aproximadamente 30 vezes mais do que a potência do cortisol.

Usos clínicos
- Potente anti-inflamatório
- Imunossupressor
- Antipruriginoso.

Precauções e efeitos adversos
Contraindicado na gravidez, em pacientes com processo ulcerativo e cicatrizante (p. ex., úlcera de córnea), gastrite e úlcera gástrica, diabetes melito, pancreatite, insuficiência cardíaca e renal e doenças infecciosas.
  Em tratamentos prolongados, os efeitos adversos são hipoadrenocorticismo iatrogênico, osteoporose e fraturas ósseas decorrentes da absorção de cálcio pelo trato gastrintestinal e maior excreção pelo rim; em altas doses, insuficiência suprarrenal aguda em casos de retirada abrupta e retardo do crescimento em animais jovens.

Poliúria e polidipsia, polifagia e aumento da predisposição à obesidade, hipertensão por aumento do volume plasmático e sensibilização às catecolaminas, acúmulo de gordura intra-abdominal, aumento da concentração urinária de potássio levando à hipopotassemia e alcalose metabólica, hiperglicemia e glicosúria, hiperlipidemia (hipercolesterolemia e hipertrigliceridemia), aumento do tempo de cicatrização, miopatias com fraqueza muscular ou hipertonia, degeneração hepática em cães, aumento da viscosidade das secreções pancreáticas, gastrite e ulceração gastrintestinal, aumento da suscetibilidade às infecções em virtude da ação imunossupressora, atrofia da pele em terapias prolongadas, aborto na gestação avançada e distúrbios de comportamento em altas doses em cães e humanos.

Espécies utilizadas
Cães, gatos, equinos, bovinos e suínos.

BETANECOL: Liberan®(H)

Grupo farmacológico
Agente colinérgico.

Características
Agente colinérgico procinético e estimulante da contratilidade vesical.

Usos clínicos
- Tratamento de retenção urinária funcional e não obstrutiva
- Disautonomia.

Precauções e efeitos adversos
Contraindicação em obstruções urinárias e intestinais, peritonite, arritmias, hipotensão e bradicardia.
  Vômito, diarreia, sialorreia, hipotensão, arritmias e dispneia. Equinos podem apresentar dor abdominal aguda.

Espécies utilizadas
Cães, gatos, equinos e bovinos.

BEZAFIBRATO: Bezafibrato(H)

Grupo farmacológico
Hipolipemiante.

Características
Atua reduzindo os níveis séricos elevados de lipídios (triglicerídios e colesterol) por redução das lipoproteínas aterógenas (VLDL e LDL) e elevando de maneira duradoura as lipoproteínas antiaterógenas (HDL), por meio de um provável mecanismo de inibição enzimática.

Uso clínico
Controle da hipercolesterolemia.

Precauções e efeitos adversos
Monitorar os níveis das enzimas hepáticas ALT e CK em terapias prolongadas.
  Não administrar sinvastatina concomitantemente.

Espécie utilizada
Cães.

BICARBONATO DE SÓDIO: Bicarbonato de sódio a 8,4%(H)

Grupo farmacológico
Alcalinizante.

Características
Alcalinizante e antiácido. A apresentação injetável mais utilizada no Brasil é de 8,4%, em que 1 mℓ equivale a 1 mEq.

Usos clínicos
- Alcalinizante IV para corrigir a acidose e para hiperpotassemia grave
- Alcalinização urinária.

Precauções e efeitos adversos
Não administrar em animais com hipocalcemia e com perda excessiva de cloretos decorrente de vômitos. Alcalose metabólica, hipopotassemia, hipocalcemia e hipernatremia.

Espécies utilizadas
Animais domésticos, silvestres e exóticos.

BIMATOPROSTA: Glamigan®(H), Latisse®(H), Lumigan®(H), Ganfort®(H)(associação)

Grupo farmacológico
Hipotensor ocular, análogo sintético da PGF2-alfa.

Características
Potente atividade hipotensora ocular, pois aumenta o fluxo de saída do humor aquoso através das malhas trabeculares e aumenta o fluxo de saída uveoescleral.

É sintetizada a partir de uma anandamida por uma via envolvendo a COX-2, mas não a COX-1, sugerindo uma nova via que leva à síntese de amidas lipídicas endógenas que reduzem a PIO. A bimatoprosta difere das prostaglandinas, pois não estimula os receptores prostanoides e não contrai o útero. Causa miose acentuada em cães.

Usos clínicos
- Agente antiglaucomatoso em cães
- Os análogos sintéticos da prostaglandina PGF2-alfa aparentemente não são eficazes em gatos porque essa espécie não tem o número de receptores necessários para esse grupo de fármaco.

Precauções e efeitos adversos
Não utilizar em gestantes e lactantes. Pode ocorrer irritação ocular.

Em humanos, são descritos hiperemia conjuntival, prurido ocular, crescimento dos cílios e pigmentação da íris.

Espécie utilizada
Cães.

BISACODIL: Bisalax®(H), Dulcolax®(H), Lacto-Purga®(H)

Grupo farmacológico
Laxante.

Características
Catártico estimulante da motilidade gastrintestinal com ação laxativa.

Usos clínicos
- Constipação intestinal
- Remoção de venenos do trato intestinal
- Prevenção do tenesmo em gravidez prolongada
- Evacuação intestinal antes de cirurgia ou exames radiográficos.

Precauções e efeitos adversos
Evitar o uso excessivo e em pacientes com problemas renais. Cólica, diarreia e desidratação.

Espécies utilizadas
Cães e gatos.

BISMUTO: Peptulan®(H), Pepto-Zil® Suspensão(H)

Grupo farmacológico
Protetor de mucosa.

Características

Vários sais de bismuto são utilizados como protetor de mucosa, como subcitrato, subsalicilato, salicilato, galato e subgalato.
O mecanismo de ação inclui uma proteção sobre as células da mucosa gástrica, ao formar com as glicoproteínas do muco um complexo antiácido estável. Além disso, estimula a síntese local de prostaglandinas que, por sua vez, aumentam a produção de secreção alcalina gastroduodenal, além de ter atividade bactericida sobre o *Helicobacter pylori*.

Usos clínicos
- Gastrites
- Ulcerações gástricas
- Intoxicações orais agudas.

Precauções e efeitos adversos
Uso com cautela em pacientes com problemas renais, gestantes, lactentes e gatos.
Pode causar náuseas e vômitos.

Espécies utilizadas
Cães e gatos.

BLEOMICINA: Bonar®(H), Cinaleo®(H), Tecnomicina®(H), Tevableo®(H)

Grupo farmacológico
Antineoplásico.

Características
Antibiótico antineoplásico que atua especificamente na fase G_2 do ciclo celular destruindo o DNA celular e evitando a replicação.
Não é absorvida pelo trato gastrintestinal. É amplamente distribuída, alcançando altas concentrações na pele e nos pulmões, porém não atravessa a barreira hematencefálica.

Usos clínicos
- Tumor testicular
- Carcinoma de células escamosas
- Linfoma.

Precauções e efeitos adversos
Náuseas, fibrose pulmonar, hepatoxicidade, nefrotoxidade, úlceras de pele e mielossupressão mínima.

Espécies utilizadas
Cães e gatos.

BOLDENONA: Equi Boost®(V), Equifort®(V), Solpoise®(V)

Grupo farmacológico
Esteroide anabolizante derivado da testosterona.

Características
Desenvolvido para o uso veterinário exclusivo em cavalos. Seu estímulo é principalmente anabólico, com baixa potência andrógena e baixa agressão ao fígado.

Usos clínicos
- Cavalos de competição debilitados ou com problemas de distrofia muscular, osteoporose, anemia aplásica, caquexia e anorexia.

Precauções e efeitos adversos
Não administrar em equinos destinados ao abate para consumo humano, éguas prenhes e garanhões.
Por ser um produto à base de hormônio, não deve ser manuseado por mulheres grávidas. Pode ocorrer hipertrofia clitoriana, alteração do comportamento sexual e agressividade, além de redução do volume testicular, espermogênese e ovulação.

Espécie utilizada
Equinos.

BRIMONIDINA: Accera®(H), Alphagan®(H), Glaub®(H)

Grupo farmacológico
Hipotensor ocular tópico, agonista alfa-2-adrenérgico.

Características
Em cães, diminui a PIO apenas moderadamente, induz miose e, em doses terapêuticas, pode causar bradicardia.
Os gatos são mais sensíveis às alterações cardiovasculares.

Uso clínico
Glaucoma.

Precauções e efeitos adversos
Bradicardia. Não deve ser utilizado em gatos.

Espécie utilizada
Cães.

BRINZOLAMIDA: Azopt®(H)

Grupo farmacológico
Hipotensor ocular, inibidor tópico da anidrase carbônica.

Características
Inibição da anidrase carbônica isoenzima II no epitélio do corpo ciliar pigmentado e não pigmentado do olho. A anidrase carbônica é uma enzima essencial para a produção de humor aquoso. A inibição da enzima diminui a produção do humor aquoso e, consequentemente, diminui a PIO.
A anidrase carbônica é também encontrada em outros locais, como eritrócitos e rim.
A inibição sistêmica dessa enzima pode levar a aumento da diurese e depleção de potássio, podendo provocar acidose metabólica. A administração tópica minimiza esses efeitos sistêmicos.
Parece ser menos efetiva do que a dorzolamida em gatos, porém tem menos efeitos adversos.

Uso clínico
Glaucoma.

Precauções e efeitos adversos
Salivação, hiperemia e reações alérgicas oculares.

Espécies utilizadas
Cães e gatos.

BROMETO DE POTÁSSIO/BROMETO DE SÓDIO: Manipulação

Grupo farmacológico
Anticonvulsivante.

Características
Há decréscimo da excitabilidade neuronal. Os íons brometo competem pelo transporte de cloro através da membrana celular, resultando em hiperpolarização desta.
São muito utilizados VO em associação com o fenobarbital quando este, isoladamente, não tem eficácia. Pode ser utilizado sozinho, mas em doses maiores.
Recentemente, também tem sido indicado para gatos.
Sua atividade anticonvulsivante também está relacionada com o seu nível sérico, como acontece com o fenobarbital. Os níveis séricos terapêuticos devem estar em torno de 1 a 3 mg/dℓ.

Não existe apresentação comercial do brometo de potássio, por isso, são preparados em farmácias de manipulação. Existe também o brometo de sódio, mais indicado para pacientes renais.

Uso clínico
Anticonvulsivante em associação com o fenobarbital em pacientes refratários a este isoladamente.

Precauções e efeitos adversos
Poliúria, polidipsia, polifagia, ataxia, sedação, vômito, constipação intestinal e pancreatite. Tosse, dispneia e perda de peso em gatos.

Espécies utilizadas
Cães, gatos e equinos.

BROMEXINA: Aliv V®$_{(V)}$, Bisolvon®$_{(H)(V)}$, Bisolphar®$_{(H)}$, Bromespect® a 10%$_{(V)}$, Fluibron®$_{(V)}$

Grupo farmacológico
Expectorante, mucolítico.

Características
Diminui a viscosidade das secreções pulmonares, auxiliando na expectoração das secreções.

Usos clínicos
- Expectorante
- Mucolítico.

Precauções e efeitos adversos
Evitar o uso em gestantes e lactentes. Reações de hipersensibilidade.

Espécies utilizadas
Animais domésticos, silvestres e exóticos.

BROMOCRIPTINA: Parlodel®$_{(H)}$

Grupo farmacológico
Alcaloide de ergot, agonista dopaminérgico, inibidor da prolactina.

Características
Alcaloide de ergot agonista dopaminérgico que inibe a secreção do hormônio da hipófise anterior, a prolactina, sem afetar os níveis normais de outros hormônios hipofisários.

Usos clínicos
- Inibidor da lactação, abortivo, tratamento da hiperplasia pituitária em equinos
- Pseudociese em cães e gatos
- Acromegalia em gatos.

Precauções e efeitos adversos
Hepatopatas e gestantes nas quais não se deseja o aborto.
Pode causar vômito, diarreia, sedação, hipotensão.

Espécies utilizadas
Cães, gatos e equinos.

BROMOPRIDA: Digesan®$_{(H)}$, Plamet®$_{(H)}$

Grupo farmacológico
Antiemético, procinético.

Características
Bloqueador D_2 que age centralmente, deprimindo o centro do vômito e a ZQD. Atua perifericamente restabelecendo as contrações peristálticas fisiológicas e a motricidade gastrintestinal.

Usos clínicos
- Antiemético
- Procinético.

Precauções e efeitos adversos
Não usar em gestantes e lactentes.

Espécie utilizada
Cães.

BUCLIZINA: Buclina®(H)

Grupo farmacológico
Orexígeno, anticinetose.

Características
Inibidor de receptores de histamina H_1 e anticolinérgico com ação orexígena e anticinetose.

Usos clínicos
- Orexígeno
- Controle de cinetose (vômito induzido por movimento).

Precauções e efeitos adversos
Não usar em gestantes. Sedação e excitação.

Espécie utilizada
Cães.

BUDESONIDA: Busonid®(H), Budecort Aqua®(H), Entocort®(H)

Grupo farmacológico
Corticosteroide de ação local.

Características
Glicorticoide metabolizado aproximadamente em 90% na primeira passagem pelo fígado; desse modo, produz menos efeitos colaterais sistêmicos.
Sua ação ocorre mais localmente de acordo com a via de administração utilizada.

Usos clínicos
- Por VO: para tratamento de doenças inflamatórias intestinais
- Por VI ou VN: para processos respiratórios obstrutivos e alérgicos, como asma, bronquite e rinite.

Precauções e efeitos adversos
Não deve ser utilizada em gestantes, lactentes, pacientes com hiperadrenocorticismo, pancreatite e insuficiência renal.

Espécies utilizadas
Cães e gatos.

BUPIVACAÍNA: BUP®(H), Bupican®(H), Bupstésic®(H), Neocaína®(H)

Grupo farmacológico
Anestésico local.

Características
Anestésico local do tipo amida, que bloqueia a condução nervosa e o potencial de ação de modo reversível na membrana celular, pela interação com os canais de sódio, reduzindo a sua permeabilidade aos íons sódio, impedindo a despolarização da célula.
   Como os impulsos nociceptivos são conduzidos por fibras Aδ e C, a sensação de dor é bloqueada mais rapidamente do que outras modalidades sensitivas (tátil, propriocepção etc.).

Tem alta potência e lipossolubilidade, com tempo de ação prolongada. A bupivacaína é metabolizada pelas enzimas microssomais hepáticas.

Uso clínico
Anestésico local de ação prolongada.

Precauções e efeitos adversos
Uso com cautela em hepatopatas.

Espécies utilizadas
Animais domésticos.

BUPRENORFINA: Restiva® Adesivo Transdérmico$_{(H)}$, Temgesic®$_{(H)}$

Grupo farmacológico
Opioide agonista parcial.

Características
Opioide agonista parcial de alta afinidade por receptores µ (50 vezes mais que a morfina), mesmo sendo apenas um agonista parcial deste receptor.
É resistente ao antagonismo pela naloxona, por sua alta afinidade pelo receptor µ.

Uso clínico
Tratamento de dor moderada a grave.

Precauções e efeitos adversos
Depressão respiratória menor do que a causada pela morfina.
Transtornos gastrintestinais também menores.

Espécies utilizadas
Cães e gatos.

BUSPIRONA: Ansitec®$_{(H)}$, Buspanil®$_{(H)}$

Grupo farmacológico
Ansiolítico, agonista parcial serotoninérgico.

Características
Agonista parcial dos receptores 5-HT$_{1A}$ utilizada como ansiolítico em distúrbios de comportamento em cães e gatos.
Leva alguns dias a semanas para fazer seu efeito farmacológico.

Uso clínico
Ansiolítico para tratamento de distúrbios de comportamento.

Precauções e efeitos adversos
Evitar a utilização em hepatopatas e nefropatas, além de animais muito agressivos.
Efeitos colaterais menores do que os benzodiazepínicos e incluem vômito, diarreia e agitação.

Espécies utilizadas
Cães e gatos.

BUSERELINA OU BUSERRELINA: Conceptal®$_{(V)}$, Suprefact Depot®$_{(H)}$

Grupo farmacológico
Análogo do hormônio GnRH.

Características
Estimula a secreção de LH e FSH do lóbulo anterior da hipófise.
Indicada para terapêutica dos transtornos da fertilidade de origem ovariana, indução da ovulação e incremento do índice de concepção.

Usos clínicos
* Indutor da ovulação
* Regularização e sincronização do estro
* Tratamento de cistos foliculares.

Precauções e efeitos adversos
Dor e prurido no local de aplicação.

Espécies utilizadas
Vacas, éguas, coelhas, porcas e peixes ornamentais.

BUSSULFANO: Myleran®(H)

Grupo farmacológico
Antineoplásico.

Características
Antineoplásico alquilante do grupo das mostardas nitrogenadas.
 Evita a replicação celular pela interferência no DNA. A alquilação das proteínas e RNA pode ocorrer, também inibindo a transcrição.
 Tem efeito seletivo sobre a medula óssea, deprimindo a formação de granulócitos e plaquetas em dose baixa e de hemácias em doses mais altas.

Usos clínicos
* Leucemias granulocíticas
* Distúrbios mieloproliferativos.

Precauções e efeitos adversos
Não utilizar em gestantes e em pacientes imunossuprimidos e com infecções graves. Leucopenia, trombocitopenia e anemia.

Espécies utilizadas
Cães e gatos.

BUTORFANOL: Torbugesic®(V)

Grupo farmacológico
Analgésico opioide, agonista-antagonista opioide.

Características
Analgésico opioide que atua como agonista dos receptores *kappa* com alta afinidade e moderada ativação e como antagonista fraco ou agonista parcial dos receptores µ.
 O butorfanol produz sedação e analgesia pelo agonismo no receptor *kappa*. Em comparação com outros opioides agonistas puros do receptor µ, é considerado um analgésico fraco, por isso geralmente é utilizado em associação com outros sedativos ou analgésicos.

Usos clínicos
* Analgésico perioperatório utilizado geralmente em combinação com outros agentes sedativos ou analgésicos
* Dor crônica
* Alívio da dor na cólica equina
* Antitussígeno em gatos e para reverter os efeitos dos m agonistas (fentanila e morfina), porém esse uso clínico é pouco empregado.

Precauções e efeitos adversos
Sedação, ataxia, depressão respiratória em altas doses, bradicardia.
 Em equinos, pode ocorrer excitação e, em altas doses, sialorreia, hipertermia e diminuição da motilidade intestinal transitória.

Espécies utilizadas
Cães, gatos, equinos, suínos e bovinos.

C

CABERGOLINA: Dostinex® (H)

Grupo farmacológico
Alcaloide de ergot, agonista dopaminérgico.

Características
É um derivado dopaminérgico do ergot, que apresenta uma potente e prolongada atividade redutora de prolactina. Atua por estimulação direta dos receptores dopaminérgicos D_2 da hipófise.

Usos clínicos
- Indução do estro
- Pseudociese
- Abortivo.

Precauções e efeitos adversos
Não usar em gestantes nas quais o aborto não é desejado nem em hepatopatas. Náuseas, vômitos, diarreia e hipotensão.

Espécies utilizadas
Cães e gatos.

CÁLCIO: Cálcio magnesiado(V)(associação), Calciotrat SM® Oral(V)(associação), Calfon® (V)(associação), Cal-Pet® (V)(associação), Glucalcina fosforada(V)(associação), Gluconato de Cálcio Reforçado Vigor® (V)(associação), Inducálcio® (V)(associação), Valléecálcio® Glicosado(V)(associação)

Grupo farmacológico
Macromineral.

Características
Macromineral importante na formação de ossos e dentes, na excitação muscular, sobretudo cardíaca, na coagulação sanguínea, na integridade da membrana, na transmissão nervosa e na produção de leite.

Usos clínicos
- Suplemento mineral para tratamento ou prevenção de deficiências de cálcio
- Hipocalcemia
- Síndrome da vaca caída
- Febre do parto
- Febre do leite
- Tetania de viagens
- Eclâmpsia.

Precauções e efeitos adversos
A administração IV deve ser lenta para não induzir alterações cardíacas como arritmias.

Espécies utilizadas
Animais domésticos.

CALCITONINA: Miacalcic® (H)

Grupo farmacológico
Hormônio tireoidiano, inibidor da reabsorção óssea.

Características
A calcitonina injetável comercializada é a sintética de salmão, utilizada para inibir a reabsorção óssea e a hipercalcemia.
A eficácia é notada geralmente de 4 a 12 h após a administração.

Usos clínicos
- Terapia adjuvante com fluidoterapia, diuréticos e corticosteroides no manejo da hipercalcemia
- Evitar a reabsorção óssea em algumas patologias, como carcinoma, mieloma múltiplo e hiperparatireoidismo primário
- Evitar a intoxicação por colecalciferol, utilizado como rodenticida, aditivo alimentar, suplemento vitamínico e mineral.

Precauções e efeitos adversos
Náuseas, vômito, anorexia, reações de hipersensibilidade e inflamação no local de aplicação.

Espécies utilizadas
Cães e equinos.

CALCITRIOL: Calcijex®(H), Ostriol®(H), Rocaltrol®(H), Sigmatriol®(H)

Grupo farmacológico
Análogo da vitamina D_3.

Características
Promove a absorção intestinal do cálcio e regula a formação óssea. O efeito de uma dose única de calcitriol em humanos dura de 3 a 5 dias.

Usos clínicos
- Tratamento primário de hipocalcemia
- Adjuvante no tratamento de hiperparatireoidismo renal secundário na insuficiência renal crônica em cães e gatos e hipocalcemia em gatos que se submeteram à remoção das paratireoides
- Não deve ser utilizado como suplemento de vitamina D.

Precauções e efeitos adversos
As apresentações humanas podem conter concentrações muito altas para cães e gatos e devem ser reformuladas se necessário.
Hipercalcemia com sinais clínicos de anorexia, polidipsia e poliúria.

Espécies utilizadas
Cães e gatos.

CAMBEDAZOL: Cambem®(H)

Grupo farmacológico
Endoparasiticida, benzimidazólico.

Características
Interfere na síntese do ergosterol, essencial para a manutenção da integridade da membrana celular.

Uso clínico
Indicado para tratamento de estrongiloidíase.

Precauções e efeitos adversos
Não utilizar em gatos, gestantes, insuficientes renais e hepáticos. Anorexia, náuseas, vômitos e letargia.

Espécie utilizada
Equinos.

CANAMICINA: Kanainjecto-250®(V)

Grupo farmacológico
Antibiótico bactericida, aminoglicosídio.

Características
Antibiótico produzido a partir do Streptomyces kanamyceticus.

Usos clínicos
- Contra germes Gram-positivos e, principalmente, Gram-negativos
- Contra bactérias ácido-resistentes (*Mycobacterium*).

Precauções e efeitos adversos
Nefrotoxicidade, ototoxicidade e bloqueio neuromuscular.

Espécies utilizadas
Cães, gatos, equinos, bovinos, suínos e aves.

CAPTOPRIL: Capobal®$_{(H)}$, Captotrat®$_{(H)}$, Captocord®$_{(H)}$, Captotec®$_{(H)}$, Hipoten®$_{(H)}$

Grupo farmacológico
Vasodilatador anti-hipertensivo, inibidor da ECA.

Características
Inibe a conversão de ECA I em ECA II, promovendo vasodilatação e evitando retenção adicional de líquidos. O captopril foi o primeiro inibidor da ECA e tem curta ação (3 a 4 h), necessitando de 2 a 3 administrações por dia; também apresenta muitos efeitos colaterais, por isso, é muito pouco utilizado atualmente, sendo substituído por outros inibidores da ECA, como o enalapril e o benazepril.

Usos clínicos
- Tratamento da hipertensão
- Insuficiência cardíaca congestiva.

Precauções e efeitos adversos
Não utilizar em hepatopatas e nefropatas. Transtornos gastrintestinais como vômito, diarreia, hiperpotassemia, hipotensão, azotemia, anorexia e fraqueza.

Espécies utilizadas
Cães e gatos.

CARBACOL/CARBAMICOLINA: Colentim®$_{(V)}$

Grupo farmacológico
Parassimpatomimético.

Características
Medicamento parassimpatomimético, agonista colinérgico que estimula principalmente as secreções glandulares, como peristaltismo gastrintestinal e ruminação, além de ter atividade procinética e poder causar miose.

Usos clínicos
- Tratamento de cólica em equinos
- Tratamento de timpanismo, atonia gastrintestinal e ruminal.

Precauções e efeitos adversos
Em gestantes, pode causar aborto.
  Não utilizar em animais debilitados, cardiopatas, com problemas respiratórios e obstruções intestinais ou urinárias.

Espécies utilizadas
Equinos, bovinos, ovinos e suínos.

CARBAMAZEPINA: Tegretard®$_{(H)}$, Tegretol®$_{(H)}$

Grupo farmacológico
Anticonvulsivante.

Características
Quimicamente parecida com a imipramina e demais antidepressivos tricíclicos. Bloqueadora dos canais de sódio nas membranas neuronais, reduzindo o potencial de ação, além de potencializar a ação do GABA. Anticonvulsivante bastante utilizado em humanos e pouco utilizado em cães porque o metabolismo desta substância é muito rápido nessa espécie.

Usos clínicos
- Anticonvulsivante em associação com outros anticonvulsivantes quando o animal é refratário ao uso de fenobarbital isolado
- Em distúrbios de comportamento e em equídeos para controle da cinetose.

Precauções e efeitos adversos
Não utilizar em hepatopatas. Vômito, sedação e nistagmo.

Espécies utilizadas
Cães e equinos.

CARBOCISTEÍNA: Mucofan® (H), Mucoflux® (H), Mucolitic® (H), Mucotoss® (H)

Grupo farmacológico
Mucolítico, expectorante.

Características
Derivado da cisteína com ações mucolíticas, fluidificantes e expectorantes úteis no tratamento de problemas respiratórios.

Usos clínicos
- Mucolítico
- Expectorante
- Fluidificante das secreções de problemas do trato respiratório.

Precauções e efeitos adversos
Náuseas, vômitos e broncospasmo.

Espécies utilizadas
Cães e gatos.

CARBONATO DE CÁLCIO: Calsan® (H)

Grupo farmacológico
Suplemento de cálcio, antiácido, protetor de mucosa.

Características
Suplemento à base de carbonato de cálcio.

Usos clínicos
- Tratamento de deficiências de cálcio, como antiácido oral
- Protetor de mucosa gástrica.

Precauções e efeitos adversos
Evitar o uso em nefropatas e cardiopatas. Hipercalcemia.

Espécies utilizadas
Cães e gatos.

CARBONATO DE LÍTIO: Carbolitium® (H)

Grupo farmacológico
Derivado do lítio, modulador de humor.

Características
Altera o transporte do sódio nas células nervosas e musculares provocando uma alteração no metabolismo intraneural das catecolaminas. Também estimula a granulopoese e aumenta o *pool* de neutrófilos em animais.
Em humanos, é utilizado para restabelecer o humor nos transtornos bipolares, diminuindo a frequência dos episódios maníacos e a intensidade desses quadros, na profilaxia da mania recorrente, prevenção da fase depressiva e tratamento de hiperatividade psicomotora.

Usos clínicos
- Tratamento de distúrbios mieloproliferativos, como aplasia de medula causada por intoxicação de estrógeno
- Aumento da contagem de neutrófilos após terapia de câncer
- Prevenção de citotoxicidade causada pelos medicamentos anticancerígenos
- Tratamento de distúrbios de humor, como agressão direcionada ao dono e comportamento psicótico (foi descrito o uso de 75 mg, 2 vezes/dia, VO, em um cão da raça Cocker Spaniel)
- Os níveis plasmáticos em cães devem ser monitorados semanalmente, sendo o nível terapêutico ideal entre 0,6 e 1,8 mmol/ℓ.

Precauções e efeitos adversos
Não usar em gatos, gestantes, lactentes, pacientes com leucemia, hipotireoidismo, cardiopatas e nefropatas. Pode causar poliúria, polidipsia e tremores musculares.

Espécie utilizada
Cães.

CARBOPLATINA: B-Platin®(H), Fauldcarbo®(H), Platamine®(H), Tecnocarb®(H)

Grupo farmacológico
Antineoplásico.

Características
Provoca inibição competitiva da síntese de DNA. Tem ações similares à cisplatina, porém é mais tolerada, produzindo menos efeitos adversos do que a cisplatina.

Uso clínico
Tratamento de carcinomas e sarcomas por infusão IV.

Precauções e efeitos adversos
Distúrbios gastrintestinais, hepatotoxicidade, nefrotoxicidade, ototoxicidade e aplasia de medula.

Espécies utilizadas
Cães e gatos.

CARMUSTINA: Becenun®(H)

Grupo farmacológico
Antineoplásico.

Características
Agente alquilante do DNA na posição O6-guanina. É uma substância fase-não específica. Tem as mesmas propriedades da lomustina, porém é utilizada via IV.

Uso clínico
Seu uso é pouco documentado na veterinária; alguns trabalhos citam utilização no tratamento de linfoma canino, associada a vincristina e prednisona.

Precauções e efeitos adversos
Mielossupressão e hepatotoxicidade.

Espécie utilizada
Cães.

CARNITINA/L-CARNITINA: Carni Fast®(V)(associação), Energy Pet®(V)(associação), Nutracor®(V)(associação), Nutração® Líquido(V)(associação), Carnabol®(H)(associação), Laviz M.O Horse®(V)(associação), Nutrimaiz SM®(H)(associação), Pet Slim L-Carnitina®(V)(associação)

Grupo farmacológico
Aminoácido.

Características
Aminoácido que aumenta a contração muscular esquelética e cardíaca.
Promove a oxidação de gordura nos músculos, inclusive no coração, e reduz o colesterol.

Usos clínicos
- Tratamento de cardiomiopatia dilatada, lipidose hepática e obesidade em cães e gatos
- Em equinos, para melhorar o desempenho muscular.

Precauções e efeitos adversos
Diarreias e vômitos.

Espécies utilizadas
Cães, gatos e equinos.

CARPROFENO: Carproflan®(V), Rimadyl®(V)

Grupo farmacológico
AINE inibidor preferencial de COX-2.

Características
Produz analgesia e efeitos anti-inflamatórios por inibir a síntese de prostaglandinas. Em equinos, sua atividade na inibição de COX-2 não é tão seletiva quanto em cães.

Uso clínico
Anti-inflamatório e analgésico em dores articulares e musculoesqueléticas induzidas por traumas ou cirurgias.

Precauções e efeitos adversos
Contraindicado em portadores de distúrbios de coagulação. Evitar o uso em gestantes, portadores de doenças inflamatórias intestinais, gastrite, hepatopatas e nefropatas.
Anorexia, vômito, diarreia; foi descrito na literatura casos raros de intoxicação hepática idiossincrática aguda após 2 a 3 semanas de tratamento em cães.

Espécie utilizada
Cães.

CARVÃO ATIVADO: Carbovet®(V)(associação), Enterex®(V)(associação)

Grupo farmacológico
Adsorvente.

Características
De origem vegetal, tem propriedade adsorvente, ou seja, capacidade de unir substâncias à sua superfície, o que lhe permite fixar toxinas bacterianas irritantes e gases. Atua também como protetor de mucosa. Outra função é adsorver diversas substâncias tóxicas ou venenos no trato gastrintestinal.

Usos clínicos
- Adsorvente de toxinas e venenos presentes no trato gastrintestinal nos casos de envenenamentos e intoxicações diversas
- Auxiliar em diarreias e gastrenterites.

Precauções e efeitos adversos
Vômito, diarreia ou constipação intestinal.

Espécies utilizadas
Cães e gatos.

CARVEDILOL: Cardilol®(H), Carvedilat®(H), Coreg®(H), Cronocor®(H), Ictus®(H), Karvil®(H)

Grupo farmacológico
Antiarrítmico.

Características
Antiarrítmico da classe II, ou seja, bloqueador alfa-1 e beta-adrenérgico não seletivo. Aparentemente, também tem propriedades antioxidantes.

Usos clínicos
- Tratamento de taquiarritmias supraventriculares e ventriculares
- Modulação neuroendócrina na insuficiência cardíaca.

Precauções e efeitos adversos
Não utilizar em pacientes com problemas respiratórios, bradiarritmias e choque cardiogênico. Depressão, hipotensão, broncospasmo.

Espécie utilizada
Cães.

CÁSCARA SAGRADA: Cáscara Sagrada Herbarium®(H)

Grupo farmacológico
Laxante.

Características
A cáscara sagrada (*Rhamus purshiana*) é um catártico que estimula localmente a motilidade intestinal.

Uso clínico
Laxante para tratamento de constipação intestinal ou para evacuação intestinal na realização de procedimentos como exames de imagem ou cirurgias.

Precauções e efeitos adversos
Diarreia grave e perdas de eletrólitos.

Espécies utilizadas
Cães, gatos, equinos e bovinos.

CAULIM + PECTINA: Kaomagna®(H), Kaobiotic®(V)(associação com antibiótico), Kaopek®(V)(associação com antibiótico)

Grupo farmacológico
Adsorvente e protetor de mucosa.

Características
O caolim ou caulim é um minério (silicato de alumínio), ou seja, uma argila natural adsorvente. A pectina é um polissacarídio de plantas cítricas, com propriedades adsorvente e hidrofílica, que diminui o excesso de água presente nas fezes diarreicas e protege a superfície da mucosa intestinal da ação irritante de toxinas e bactérias pela formação de uma camada protetora.
  As formulações veterinárias vêm associadas com antibióticos, como neomicina e sulfas.

Usos clínicos
- Adsorvente
- Protetor de mucosa no tratamento adjuvante das diarreias.

Precauções e efeitos adversos
Constipação intestinal.

Espécies utilizadas
Cães, gatos, equinos, bovinos, suínos e ovinos.

CEFACLOR: Ceclor®(H), Cefaclor(H)

Grupo farmacológico
Antibiótico bactericida, cefalosporina de 2ª geração.

Características
Antibiótico betalactâmico, cefalosporina de 2ª geração, de amplo espectro, bactericida, que inibe a síntese da parede bacteriana e provoca morte do microrganismo.

Usos clínicos
- Infecções por bactérias Gram-positivas e negativas, porém é mais ativo contra bactérias Gram-negativas, mais resistentes à betalactamase
- Tratamento de infecções provocadas por microrganismos resistentes às cefalosporinas de 1a geração.

Precauções e efeitos adversos
Reações de hipersensibilidade, anorexia, vômito, diarreia. Em altas doses ou tratamentos prolongados, neurotoxicidade, distúrbios hematológicos, hepatite e nefrite intersticial.

Espécies utilizadas
Cães, gatos, equinos e bovinos.

CEFADROXILA: Cefa-Cure®(V), Cefa-Drops®(V), Cefamox®(H)

Grupo farmacológico
Antibiótico bactericida, cefalosporina de 1a geração.

Características
Antibiótico betalactâmico, cefalosporina de 1a geração, bactericida que inibe a síntese da parede bacteriana e provoca morte do microrganismo.

Usos clínicos
- Infecções por *Staphylococcus*, *Streptococcus* e alguns bacilos Gram-negativos, como *Pasteurella*, *E. coli* e *Klebsiella*
- É comum resistência às bactérias Gram-negativas
- Não é ativa contra *Pseudomonas aeruginosa*
- É utilizada somente VO para tratamento de infecções do trato urinário inferior, pele, tecidos moles e trato respiratório.

Precauções e efeitos adversos
Reações de hipersensibilidade, anorexia, vômito, diarreia. Em altas doses ou tratamentos prolongados, neurotoxicidade, distúrbios hematológicos, hepatite e nefrite intersticial.

Espécies utilizadas
Cães, gatos e potros.

CEFALEXINA: Desflex®(V), Lexin®(V), Keflex®(H), Rilexine®(V), Celesporin®(V)

Grupo farmacológico
Antibiótico bactericida, cefalosporina de 1ª geração.

Características
Antibiótico betalactâmico, cefalosporina de 1ª geração, bactericida que inibe a síntese da parede bacteriana e provoca morte do microrganismo.

Usos clínicos
- Infecções por *Staphylococcus*, *Streptococcus* e alguns bacilos Gram-negativos, como *Pasteurella*, *E. coli* e *Klebsiella*

- É comum resistência às bactérias Gram-negativas
- Não é ativa contra *Pseudomonas aeruginosa*
- Utilizada para tratamento de infecções do trato urinário inferior, pele, tecidos moles e trato respiratório
- Utilizada por via intramamária em vacas para tratamento de mastite.

Precauções e efeitos adversos
Reações de hipersensibilidade, anorexia, vômito, diarreia. Em altas doses ou tratamentos prolongados, neurotoxicidade, distúrbios hematológicos, hepatite e nefrite intersticial.

Espécies utilizadas
Cães, gatos e bovinos.

CEFALOTINA SÓDICA: Cefalotil® (H), Cefariston® (H), Kefalomax® (H), Keflin® (H)

Grupo farmacológico
Antibiótico bactericida, cefalosporina de 1ª geração.

Características
Antibiótico betalactâmico, cefalosporina de 1ª geração, bactericida que inibe a síntese da parede bacteriana e provoca morte do microrganismo.

Usos clínicos
- Infecções por *Staphylococcus*, *Streptococcus* e alguns bacilos Gram-negativos, como *Pasteurella*, *E. coli* e *Klebsiella*
- É comum resistência às bactérias Gram-negativas
- Não é ativa contra *Pseudomonas aeruginosa*
- Utilizada somente por via parenteral (IM ou IV) para tratamento de infecções do trato urinário inferior, pele, tecidos moles e trato respiratório
- Utilizada em infusão IV para tratamento de infecções graves, como septicemia
- É inativada pelo lactato de Ringer, portanto deve ser diluída em solução fisiológica ou glicose a 5%.

Precauções e efeitos adversos
Reações de hipersensibilidade, anorexia, vômito, diarreia. Em altas doses ou tratamentos prolongados, neurotoxicidade, distúrbios hematológicos, hepatite e nefrite intersticial.

Espécies utilizadas
Cães, gatos e equinos.

CEFAZOLINA SÓDICA: Cefazolina sódica (H), Kefazol® (H)

Grupo farmacológico
Antibiótico bactericida, cefalosporina de 1ª geração.

Características
Antibiótico betalactâmico, cefalosporina de 1ª geração, bactericida que inibe a síntese da parede bacteriana e provoca morte do microrganismo.

Usos clínicos
- Infecções por *Staphylococcus*, *Streptococcus* e alguns bacilos Gram-negativos, como *Pasteurella*, *E. coli* e *Klebsiella*
- É comum resistência às bactérias Gram-negativas
- Não é ativa contra *Pseudomonas aeruginosa*
- Utilizada somente por via parenteral (IM ou IV) e é muito utilizada como antibiótico profilático antes de cirurgias.

Precauções e efeitos adversos
Reações de hipersensibilidade, anorexia, vômito, diarreia. Em altas doses ou tratamentos prolongados, neurotoxicidade, distúrbios hematológicos, hepatite e nefrite intersticial.

Espécies utilizadas
Cães, gatos e equinos.

CEFEPIMA: Cemax®(H), Maxcef®(H), Unifepim®(H)

Grupo farmacológico
Antibiótico bactericida, cefalosporina de 4ª geração.

Características
Antibiótico betalactâmico, cefalosporina de 4ª geração, bactericida que inibe a síntese da parede bacteriana e provoca morte do microrganismo.

Usos clínicos
- Espectro de ação contra bactérias Gram-negativas, porém é mais potente contra Gram-positivas do que as cefalosporinas de 3ª geração
- Mais resistentes à degradação por betalactamase (mais eficaz contra estirpes parcialmente resistentes)
- Utilizada somente por via parenteral (IM ou IV) para infecções hospitalares ou resistentes a outras cefalosporinas de 1ª, 2ª ou 3ª geração.

Precauções e efeitos adversos
Reações de hipersensibilidade, anorexia, vômito, diarreia. Em altas doses ou tratamentos prolongados, neurotoxicidade, distúrbios hematológicos, hepatite e nefrite intersticial.

Espécies utilizadas
Cães, gatos e equinos.

CEFOTAXIMA: Cefotaxima sódica(H), Ceforan®(H)

Grupo farmacológico
Antibiótico bactericida, cefalosporina de 3ª geração.

Características
Antibiótico betalactâmico, cefalosporina de 3ª geração, de amplo espectro, bactericida que inibe a síntese da parede bacteriana e provoca morte do microrganismo.

Usos clínicos
- Tratamento de infecções de pele por cepas suscetíveis de *Staphylococcus intermedius*, *Streptococcus canis* e *Escherichia coli*
- Tratamento de infecções do trato urinário causadas por cepas suscetíveis de *Escherichia coli* e *Proteus mirabilis*.

Precauções e efeitos adversos
Reações de hipersensibilidade, anorexia, vômito, diarreia, dor no local de aplicação (IM) e tromboflebite (IV).

Espécies utilizadas
Cães, gatos e equinos.

CEFOVECINA SÓDICA: Convenia®(V)

Grupo farmacológico
Antibiótico bactericida, cefalosporina de 3ª geração.

Características
Antibiótico betalactâmico, cefalosporina de 3ª geração, de amplo espectro, bactericida que inibe a síntese da parede bacteriana e provoca morte do microrganismo. É uma cefalosporina de longa ação e uma das explicações para essa característica é a sua ligação a proteínas: 99% em cães e 98% em gatos. A meia-vida da cefovecina sódica em cães é de 5 dias e, em gatos, de 7 dias, com concentrações eficazes mantidas nos fluidos teciduais dessas espécies por 14 dias.

Usos clínicos
- Em cães, é indicada para o tratamento de infecções de pele por cepas suscetíveis de *Staphylococcus intermedius*, *Streptococcus canis* e *Escherichia coli* e para o tratamento de infecções do trato urinário causadas por cepas suscetíveis de *Escherichia coli* e *Proteus mirabilis*

- Em gatos, é indicada para o tratamento de infecções de pele causadas por cepas suscetíveis de *Pasteurella multocida* e para o tratamento de infecções do trato urinário associadas à *Escherichia coli*.

Precauções e efeitos adversos
Usar somente via SC. Não usar em cães e gatos com menos de 4 meses de idade, em animais prenhes, em lactação e em animais usados para procriação. Reações de hipersensibilidade, anorexia, vômito, diarreia. Em altas doses ou tratamentos prolongados, neurotoxicidade, distúrbios hematológicos, hepatite e nefrite intersticial.

Espécies utilizadas
Cães e gatos.

CEFOXITINA SÓDICA: Cefton®(H)

Grupo farmacológico
Antibiótico bactericida, cefalosporina de 2ª geração.

Características
Antibiótico betalactâmico, cefalosporina de 2ª geração, de amplo espectro, bactericida que inibe a síntese da parede bacteriana e provoca morte do microrganismo.

Usos clínicos
- Infecções por bactérias Gram-positivas e negativas, porém é mais ativo contra bactérias Gram-negativas, mais resistentes à betalactamase
- Tratamento de infecções provocadas por microrganismos resistentes às cefalosporinas de 1ª geração
- Utilizada somente IV.

Precauções e efeitos adversos
Reações de hipersensibilidade, anorexia, vômito, diarreia. Em altas doses ou tratamentos prolongados, neurotoxicidade, distúrbios hematológicos, hepatite e nefrite intersticial.

Espécies utilizadas
Cães, gatos e equinos.

CEFTAZIDIMA: Cefazima®(H), Ceftafor®(H), Cefatzidon®(H), Cetaz®(H), Fortaz® 1 g e 2 g(H)

Grupo farmacológico
Antibiótico bactericida, cefalosporina de 3ª geração.

Características
Antibiótico betalactâmico, cefalosporina de 3ª geração, de amplo espectro, bactericida que inibe a síntese da parede bacteriana e provoca morte do microrganismo.

Usos clínicos
- Muito ativa contra bacilos Gram-negativos e muito eficaz contra *Pseudomonas aeruginosa*, mais do que outras cefalosporinas de 3ª geração
- Não é tão ativa contra a *Enterobacteriaceae* quanto à cefotaxima.

Precauções e efeitos adversos
Reações de hipersensibilidade, anorexia, vômito, diarreia. Em altas doses ou tratamentos prolongados, neurotoxicidade, distúrbios hematológicos, hepatite e nefrite intersticial.

Espécies utilizadas
Cães, gatos e equinos.

CEFTIOFUR SÓDICO: Accent®(V), Cefthal®(V), Excenel®(V), Topcef®(V)

Grupo farmacológico
Antibiótico bactericida, cefalosporina de 3ª geração.

Características
Antibiótico betalactâmico, cefalosporina de 3ª geração, de amplo espectro, bactericida que inibe a síntese da parede bacteriana e provoca morte do microrganismo.

Usos clínicos
- Em bovinos, no tratamento de pneumonias e febre do transporte (*Pasteurella haemolytica, P. multocida, Haemophilus somnus*) e enterites (*Salmonella* spp)
- Em suínos, no tratamento e no controle da doença respiratória bacteriana (pleuropneumonia e pneumonia bacteriana suína) associada à *Actinobacillus* (*Haemophillus*) pleuropneumonia, *Pasteurella multocida*, enterites (*Salmonella choleraesuis*), meningoencefalite (*Streptococcus suis* tipo 2) e infecções geniturinárias
- Em aves, no controle da mortalidade na 1ª semana, associada à *Escherichia coli* e *Staphylococcus aureus* suscetíveis ao ceftiofur
- Em equinos, no tratamento de infecções respiratórias bacterianas associadas à *Streptococcus zooepidemicus, Streptococcus equi, Pasteurella* spp, *Staphylococcus* spp e *Escherichia coli*
- Em cães e gatos, no tratamento de infecções urinárias associadas a *Escherichia coli* e *Proteus mirabilis*.

Precauções e efeitos adversos
Reações de hipersensibilidade, anorexia, vômito, diarreia. Em altas doses ou tratamentos prolongados, neurotoxicidade, distúrbios hematológicos, hepatite e nefrite intersticial.

Espécies utilizadas
Cães, gatos, equinos, suínos, bovinos, ovinos, caprinos e aves.

CEFTRIAXONA SÓDICA: Ceftriax® IM$_{(H)}$, Rocefin® Injeção Intramuscular$_{(H)}$, Rocefin® Injeção Intravenosa$_{(H)}$, Triaxin®$_{(H)}$, Triaxton®$_{(H)}$, Trioxina®$_{(H)}$

Grupo farmacológico
Antibiótico bactericida, cefalosporina de 3ª geração.

Características
Antibiótico betalactâmico, cefalosporina de 3ª geração, de amplo espectro, bactericida que inibe a síntese da parede bacteriana e provoca morte do microrganismo.

Usos clínicos
- Indicada nas infecções provocadas por Gram-positivos e Gram-negativos suscetíveis, como infecções urinárias, faringites, sinusites, infecções respiratórias, infecções da pele e tecidos moles, otite média e amigdalites
- Não tem atividade sobre enterococos e estafilococos resistentes à meticilina
- As indicações principais são as infecções graves, particularmente causadas por bactérias Gram-negativas multirresistentes, e tratamento de meningites bacterianas por bactérias Gram-negativas
- Utilizada somente por via parenteral (IM ou IV).

Precauções e efeitos adversos
Reações de hipersensibilidade, anorexia, náuseas, vômito, diarreia. Em altas doses ou tratamentos prolongados, neurotoxicidade, distúrbios hematológicos, hepatite e nefrite intersticial.

Espécies utilizadas
Cães, gatos e equinos.

CEFUROXIMA AXETIL: Zinnat® Comprimidos$_{(H)}$, Zinnat® Suspensão Oral
CEFUROXIMA SÓDICA: Medcef®$_{(H)}$, Monocef®$_{(H)}$, Zinacef®$_{(H)}$

Grupo farmacológico
Antibiótico bactericida, cefalosporina de 2ª geração.

Características
Antibiótico betalactâmico, cefalosporina de 2ª geração, de amplo espectro, bactericida que inibe a síntese da parede bacteriana e provoca morte do microrganismo.

Usos clínicos
- Infecções por bactérias Gram-positivas e negativas, porém é mais ativo contra bactérias Gram-negativas, mais resistentes à betalactamase

- Tratamento de infecções provocadas por microrganismos resistentes às cefalosporinas de 1ª geração e, por via parenteral, de infecções hospitalares
- A cefuroxima sódica é utilizada somente por via parenteral (IM ou IV) e a cefuroxima axetil é utilizada por VO.

Precauções e efeitos adversos
Reações de hipersensibilidade, anorexia, vômito, diarreia. Em altas doses ou tratamentos prolongados, neurotoxicidade, distúrbios hematológicos, hepatite e nefrite intersticial.

Espécies utilizadas
Cães, gatos, equinos, ruminantes e suínos.

CELECOXIBE: Celebra®(H)

Grupo farmacológico
AINE inibidor seletivo de COX-2.

Características
Foi o primeiro AINE seletivo de COX-2 do grupo dos coxibes, sendo considerada a primeira geração desse grupo. Por ser seletivo de COX-2, produz menos efeitos colaterais gástricos e renais. É muito utilizado na Medicina humana, com excelentes ações anti-inflamatórias e analgésicas, porém o aumento de riscos cardiovasculares em pacientes humanos, como infarto do miocárdio, levou à retirada desse medicamento do mercado por um tempo, sendo agora novamente comercializado com receita controlada em duas vias. Ainda há poucos estudos em animais.

Uso clínico
Analgésico e anti-inflamatório potente.

Precauções e efeitos adversos
Alterações gastrintestinais, hepáticas, renais e hematológicas.

Espécies utilizadas
Cães e gatos.

CETAMINA: Ketalar®(H), Ketamin®(H), Vetaset®(V)

Grupo farmacológico
Anestésico geral dissociativo.

Características
É um anestésico geral dissociativo cujo mecanismo de ação é ser antagonista do receptor NMDA. Este último é o receptor dos aminoácidos excitatórios rápidos do SNC, glutamato e aspartato, e seu antagonismo provoca dissociação do ambiente e analgesia.
  Não produz um estado anestésico verdadeiro, mas sim uma dissociação do ambiente com analgesia e perda sensorial. Não suprime os reflexos laríngeo e faríngeo e a deglutição persiste em grau variável. Catatonia, aumento do tônus muscular e olhos abertos são Características desta anestesia.
  Geralmente são associados aos agonistas alfa-2-adrenérgicos (xilazina e medetomidina) e benzodiazepínicos (diazepam e zolazepam).

Usos clínicos
- Sedação e procedimentos cirúrgicos de curta duração
- Indução anestésica para anestesia inalatória.

Precauções e efeitos adversos
Evitar o uso em cardiopatas, epilépticos, com glaucoma e úlcera de córnea. Pode induzir taquicardia e convulsões.
  Hipersalivação e aumento das secreções brônquicas. Aumento da PIO. Como o olho permanece aberto, recomenda-se o uso de lubrificante ocular.

Espécies utilizadas
Animais domésticos, silvestres e exóticos.

CETIRIZINA: Aletir®$_{(H)}$, Cetihexal®$_{(H)}$, Zetalerg®$_{(H)}$, Zyrtec®$_{(H)}$

Grupo farmacológico
Anti-histamínico, antagonista H_1.

Características
Fármaco anti-histamínico com alta afinidade e seletividade pelos receptores H_1 de histamina, sem apresentar efeitos anticolinérgicos e antisserotoninérgicos significativos. O dicloridrato de cetirizina é um derivado carboxilado da hidroxizina. Como os anti-histamínicos de nova geração, a cetirizina caracteriza-se por sua seletividade de ação e ausência de efeitos depressores (sedação e sonolência).

Usos clínicos
- Tratamento da rinite alérgica
- Conjuntivite alérgica
- Urticária e outras afecções alérgicas.

Precauções e efeitos adversos
Reações de hipersensibilidade, sialorreia, vômitos e sonolência.

Espécies utilizadas
Cães, gatos e equinos.

CETOANÁLOGOS + AMINOÁCIDOS ESSENCIAIS: Ketosteril®$_{(H)}$

Grupo farmacológico
Nutracêutico.

Características
Utilizado como adjuvante na prevenção ou tratamento da insuficiência renal crônica, evitando ou diminuindo danos causados pelo metabolismo falho ou deficiente de proteínas, em conjunto com uma ingestão proteica limitada.

Uso clínico
Adjuvante na prevenção ou tratamento de insuficiência renal crônica.

Precauções e efeitos adversos
Contraindicado em caso de hipersensibilidade a algum dos princípios ativos, pacientes com hipercalcemia ou com distúrbios de aminoácidos, anorexia grave e vômitos, ingestão calórica inadequada, hipertensão arterial grave resistente a tratamento conservador, doenças infecciosas.

Espécies utilizadas
Cães e gatos.

CETOCONAZOL: Candoral®$_{(H)}$, Cetonax®$_{(H)}$, Ceto-C® 200 mg$_{(V)}$, Ceto-C® 400 mg$_{(V)}$, DocPet®$_{(V)}$, Nizoral®$_{(H)}$

Grupo farmacológico
Antifúngico, azólico.

Características
Antifúngico azólico do grupo dos imidazóis, que inibe a síntese de ergosterol da membrana citoplasmática do fungo pelo bloqueio do citocromo P-450. É fungistático.
   Tem apresentação oral e tópica, é bem absorvido VO em cães e gatos, sendo distribuído amplamente pelo organismo, exceto SNC.
   Em equinos, sua absorção oral é muito baixa, o que restringe seu uso nessa espécie.
   É metabolizado extensamente pelas vias oxidativas hepáticas e excretado pela bile. Ocorre sinergismo com anfotericina B.

Usos clínicos
- Dermatofitoses
- Candidíase mucocutânea

- Micoses sistêmicas, preferencialmente em associação com a anfotericina B.

Precauções e efeitos adversos
Contraindicado na gravidez, pode provocar náuseas, vômitos e disfunção hepática. Em cães, pode ocasionar distúrbios reprodutivos. Também pode alterar o metabolismo da testosterona e do cortisol; em altas doses, pode provocar neutralização da responsividade suprarrenal ao ACTH (por isso, pode ser utilizado no tratamento de hiperadrenocorticismo em cães e gatos, porém com pouca eficiência).

Espécies utilizadas
Cães e gatos.

CETOPROFENO: Ketofen® 10%$_{(V)}$, Ketoflex®$_{(V)}$, Profenid®$_{(H)}$, Profenid® Gel$_{(H)}$

Grupo farmacológico
AINE inibidor não seletivo de COX-2.

Características
AINE não seletivo na inibição de COX-2 do grupo dos ácidos propiônicos, aprovado como anti-inflamatório, analgésico e antipirético. Inibe COX e a lipo-oxigenase, apesar de esta última ação ainda não estar totalmente comprovada.

Usos clínicos
- Anti-inflamatório
- Analgésico
- Antipirético
- Osteoartrites em cães e gatos.

Precauções e efeitos adversos
Gestantes e lactantes.
Não utilizar por mais de 5 dias em cães e gatos e por mais de 3 dias em equinos, bovinos e suínos. Não associar a outro AINE, diuréticos ou anticoagulantes. Não utilizar em animais com problemas de coagulação, nefropatas e hepatopatas. Anorexia, vômito, gastrite e ulceração gástrica, insuficiência renal e hepática e laminite aguda em equinos.

Espécies utilizadas
Cães, gatos, equinos, bovinos e suínos.

CETOROLACO DE TROMETAMINA/TROMETAMOL: Acular®$_{(H)}$, Cetrolac®$_{(H)}$, Toradol®$_{(H)}$, Toragesic®$_{(H)}$, Trometamol cetorolaco 0,5%$_{(H)}$

Grupo farmacológico
AINE inibidor não seletivo de COX-2.

Características
Muito empregado na medicina humana para tratamento de dor aguda.

Usos clínicos
- Por VO para tratamentos curtos de dor moderada a grave e em pós-operatórios nas situações de dor aguda a grave pela via parenteral
- Por via tópica em forma de colírio como analgésico e anti-inflamatório ocular.

Precauções e efeitos adversos
Gestantes e lactentes. Não associar a outro AINE, diuréticos ou anticoagulantes. Utilizar VO ou parenteral em cães no máximo em duas doses.
Não utilizar em animais com problemas de coagulação, nefropatas e hepatopatas. Anorexia, vômito, gastrite e ulceração gástrica, insuficiência renal e hepática.

Espécie utilizada
Cães.

CICLOFOSFAMIDA: Evociclo®(H), Fosfaseron®(H), Genuxal®(H)

Grupo farmacológico
Antineoplásico.

Características
Agente alquilante do grupo das mostardas nitrogenadas que atua evitando a replicação celular pela interferência no DNA. A alquilação das proteínas e RNA também pode ocorrer, inibindo a transcrição.
É uma substância fase-não específica, um dos agentes mais comumente empregados na quimioterapia em Veterinária.
É bem absorvida pelo trato gastrintestinal e amplamente distribuída por todos os tecidos corporais, exceto o SNC. É hidroxilada no fígado e excretada pelas rins em 48 a 72 h.
É administrada por via oral ou intravenosa.
É utilizada sozinha ou em combinação em protocolos terapêuticos como o COP (ciclofosfamida, Oncovin® e prednisona). Também é utilizada como imunossupressora.

Usos clínicos
- Antineoplásico e imunossupressor
- Neoplasias linforreticulares
- Carcinomas
- Sarcomas
- Mielomas múltiplos
- Linfomas
- Mastocitoma.

Precauções e efeitos adversos
Não usar em gestantes. Usar com cautela em pacientes imunossuprimidos, com insuficiência renal ou hepática. A diurese deve ser estimulada para reduzir a irritação da bexiga.
Náuseas, vômito, diarreia, mielossupressão, alopecia e cistite hemorrágica estéril (causada por um metabólito, acroleína, que irrita a mucosa da bexiga).

Espécies utilizadas
Cães, gatos e equinos.

CICLOPENTOLATO: Ciclolato®(H), Cicloplégico®(H)

Grupo farmacológico
Parassimpatolítico, cicloplégico.

Características
Agente anticolinérgico que bloqueia a resposta dos músculos do esfíncter da íris e do corpo ciliar à estimulação colinérgica, produzindo dilatação pupilar (midríase) e paralisia da acomodação (cicloplegia).

Usos clínicos
- Inibir os efeitos dolorosos da inflamação do segmento anterior (p. ex., uveítes)
- Prevenir a formação de sinéquias.

Precauções e efeitos adversos
Contraindicado em pacientes que apresentam glaucoma de ângulo fechado e ceratoconjuntivite seca.
Salivação, vômito, redução da produção lacrimal, redução do ângulo iridocorneano, redução da atividade mioelétrica intestinal em equinos.

Espécies utilizadas
Cães e gatos.

CICLOSPORINA: Sandimmun®(H), Restasis®(H), Optimune®(V)

Grupo farmacológico
Imunossupressor.

Características
A CsA é derivada do fungo *Tolypocladium inflatum*, imunossupressor não citotóxico que inibe a proliferação de linfócitos T mediante a síntese de IL-2 no nível de transcrição. A ação é mais específica para linfócitos T do que para linfócitos B.

Usos clínicos
- Imunossupressor no tratamento de doenças autoimunes, fístula perianal, atopia e para bloquear a rejeição a transplante
- Como imunossupressor e lacrimomimético no tratamento de ceratoconjuntivite seca.

Precauções e efeitos adversos
Não utilizar em gestantes. Usar com cautela em nefropatas e hepatopatas.

Vômito, diarreia, papilomatose oral em cães, crescimento de pelos em gatos e salivação. O uso tópico oftálmico da ciclosporina pode causar irritação ocular e blefarospasmo.

Espécies utilizadas
Cães e gatos.

CIMETIDINA: Tagamet® (H)

Grupo farmacológico
Bloqueador H_2, antiácido.

Características
Bloqueia o receptor H_2, inibindo seletivamente a secreção ácida estomacal e reduzindo a produção de pepsina. A histamina ativa as células T-supressoras por meio dos receptores H_2, que suprime as respostas mediadas por células e resposta imune humoral.

A cimetidina parece bloquear a ativação dessas células supressoras, aumentando a resposta mediada por célula e resposta imune humoral. Alguns estudos recentes demonstram que este efeito imunomodulador da histamina parece ser útil no tratamento adjuvante de melanomas em equinos.

Usos clínicos
- Gastrite
- Úlcera gástrica
- Úlcera duodenal
- Esofagite péptica e outros distúrbios gástricos
- Imunomodulador adjuvante no tratamento de melanomas em equinos.

Precauções e efeitos adversos
Redução na contagem leucocitária, inclusive agranulocitose, elevações nas transaminases séricas e raros casos de hepatite, febre, nefrite intersticial, pancreatite, bradicardia sinusal, taquicardia, bloqueio cardíaco e vasculite de hipersensibilidade.

A cimetidina pode apresentar atividade antiandrogênica (perda de libido e impotência sexual), além de ter atividade inibidora sobre o citocromo P450.

Espécies utilizadas
Cães, gatos, equinos e suínos.

CINARIZINA: Antigeron® (H), Stugeron® (H)

Grupo farmacológico
Bloqueador H_1, vasodilatador periférico.

Características
Bloqueador dos receptores H_1 da histamina e vasodilatador cerebral, derivado da piperazina, que bloqueia os canais de cálcio.

Uso clínico
Distúrbios circulatórios cerebrais, periféricos e do equilíbrio.

Precauções e efeitos adversos
Náuseas, vômito e sonolência.

Espécie utilizada
Cães.

CIPERMETRINA: Alatox®(V)(associação), Barrage®(V)(associação), Cipervet®(V), Cyperbio®(V), Duplatic®(V)(associação), Ectoplus®(V), Supocade®(V)(associação), Xandog®(V)

Grupo farmacológico
Piretroide, ectoparasiticida.

Características
Piretroide do tipo I, cujo mecanismo de ação é prolongar o influxo de sódio e suprimir o efluxo de potássio, além de inibir a ATPase e diminuir o potencial de ação, provocando, no parasita, excitação, incoordenação, tremores, convulsões e o efeito *knock-down*, ou seja, queda.

Uso clínico
Contra ácaros, moscas, carrapatos, piolhos e pulgas.

Precauções e efeitos adversos
Tremores, excitação e paralisia.

Espécies utilizadas
Animais domésticos.

CIPRO-HEPTADINA: Cobactin®(H), Cobavital®(H)

Grupo farmacológico
Anti-histamínico, bloqueador H_1.

Características
Além de anti-histamínico dos receptores H_1, também bloqueia os receptores 5-HT.
   Bloqueia a serotonina em diversos locais, inclusive no centro do apetite, sendo esta a possível ação para estímulo do apetite.

Usos clínicos
- Orexígeno
- Anti-histamínico.

Precauções e efeitos adversos
Aumento de peso, aumento do apetite, constipação intestinal e sonolência.

Espécies utilizadas
Cães e gatos.

CIPROFLOXACINO: Cipro®(H), Floxocip®(H), Quinoflox®(H), Ciprodez®(V), Ciproflox® 50(V), Ciprovet® Colírio(V)

Grupo farmacológico
Antimicrobiano bactericida, quinolona de 2ª geração.

Características
Promove inibição da DNA girase bacteriana, enzima que controla a direção e a extensão do espiralamento das cadeias de DNA.
   Tem espectro de ação principalmente contra bactérias Gram-negativas, além de ação contra Gram-positivas, *Mycoplasma* e *Chlamydia*.

Usos clínicos
- Infecções do trato urinário, principalmente aquelas causadas por *Pseudomonas aeruginosa*
- Infecções do trato respiratório por Gram-negativos

- Infecções do trato gastrintestinal
- Prostatites
- Otites externas
- Infecções cutâneas, como piodermites
- Osteomielites por Gram-negativos
- Meningoencefalites
- Endocardite estafilocócica.

Precauções e efeitos adversos
Artropatia por erosão da cartilagem articular em cães jovens de crescimento rápido e, portanto, deve ser evitado em cães de pequeno e médio porte nos primeiros 8 meses de vida e naqueles de grande porte nos primeiros 18 meses de vida. Pode causar tremores e convulsão em pacientes suscetíveis.

Ocorre interação medicamentosa com AINE (excitação do SNC), varfarina (aumento do tempo de protrombina), metilxantinas (toxicidade do SNC), antiácidos contendo zinco, magnésio, alumínio ou cálcio (decréscimo da biodisponibilidade de quinolona).

Espécies utilizadas
Cães e gatos.

CISPLATINA: C-Platin®$_{(H)}$, Fauldcispla®$_{(H)}$, Incel®$_{(H)}$, Platistine®$_{(H)}$, Tecnoplatin®$_{(H)}$

Grupo farmacológico
Antineoplásico.

Características
Atua como um alquilante bifuncional do DNA, estabelecendo uma ligação coordenativa com duas bases de guanina e originando ligações intra e intercadeias que induzem alterações estruturais. Seu efeito citotóxico é, assim, causado pela inibição da transcrição e replicação, induzindo a apoptose. A síntese de proteínas e RNA também é afetada, mas em menor grau.

A cisplatina não é absorvida pelo trato gastrintestinal, acumulando-se nele e nos rins, por onde é excretada.

Usos clínicos
- Principalmente em tumores sólidos
- Em cães, no tratamento de carcinomas e sarcomas, como carcinoma broncogênico, osteossarcoma (aumenta a sobrevida pós-amputação de osteossarcoma), carcinoma de células de transição e mastocitoma
- Em equinos, no tratamento de sarcoides, carcinomas de células escamosas, papilomas e melanomas.

Precauções e efeitos adversos
Não usar em gatos, pois provoca toxicose pulmonar primária. Não usar em gestantes e pacientes com insuficiência renal.

Náuseas, vômito, nefrotoxicidade (pelo acúmulo de cisplatina), mielossupressão, ototoxicidade e neurotoxicidade (raras) e reações de hipersensibilidade.

Espécies utilizadas
Cães e equinos.

CITALOPRAM: Alcytam®$_{(H)}$, Cipramil®$_{(H)}$, Maxapram®$_{(H)}$, Zoxipam®$_{(H)}$

Grupo farmacológico
Antidepressivo ISRS.

Características
O mecanismo de ação consiste em aumentar a concentração de serotonina centralmente pelo bloqueio pré-sináptico neuronal nos receptores 5-HT. Seu uso não é aprovado em cães, porém existem alguns estudos experimentais nessa espécie.

Uso clínico
Experimentalmente em cães, para tratamento de distúrbios compulsivos, automutilação, ansiedade da separação e agressividade relativa à alta dominância.

Precauções e efeitos adversos
Sedação, distúrbios gastrintestinais como anorexia, náuseas, diarreia ou constipação intestinal. Não deve ser administrado concomitantemente com inibidores da MAO.

Espécie utilizada
Cães.

CITARABINA: Aracytin®(H), Citarax®(H), Darbin®(H), Fauldcita®(H), Tabine®(H)

Grupo farmacológico
Antineoplásico do grupo dos antimetabólitos.

Características
Apresenta especificidade de fase celular, destruindo inicialmente as células que realizam síntese de DNA (fase S) e bloqueando a progressão das células da fase G1 para a fase S.
Embora o mecanismo de ação não seja completamente conhecido, a citarabina parece agir inibindo a DNA polimerase.

Usos clínicos
- Linfoma
- Leucemia
- Meningoencefalite granulomatosa
- Via IV ou SC, em virtude de sua meia-vida curta (aproximadamente de 20 min).

Precauções e efeitos adversos
Não usar em gestantes. Mielossupressão, náuseas e vômitos.

Espécies utilizadas
Cães, gatos e equinos.

CLARITROMICINA: Klaricid®(H), Klaritril®(H)

Grupo farmacológico
Antibiótico bacteriostático, macrolídio.

Características
Liga-se reversivelmente à fração 50S do ribossomo bacteriano, impedindo a síntese proteica.
Em comparação à eritromicina, a claritromicina apresenta maior absorção, meia-vida mais longa e maior penetração celular.

Uso clínico
Tratamento de infecções por bactérias Gram-positivas e algumas espécies de micoplasmas.

Precauções e efeitos adversos
Náuseas, vômito e diarreia. O uso VO em equinos e bovinos pode levar ao desequilíbrio da microbiota entérica, com manifestação de processos diarreicos, predispondo inclusive a infecções por *Salmonella*.

Espécies utilizadas
Cães, gatos e potros.

CLEMASTINA: Agasten®(H), Alergovet C® 0,7 mg(V), Alergovet C® 1,4 mg(V)

Grupo farmacológico
Anti-histamínico.

Características
Bloqueador H_1 com ação anticolinérgica do grupo das etanolaminas. Tem atividade antimuscarínica significativa e tendência acentuada para produzir sedação.

Usos clínicos
- Tratamento de alergias
- Cinetose.

Precauções e efeitos adversos
Usar com cautela em animais com insuficiência cardíaca grave, glaucoma de ângulo fechado, obstruções intestinais e uretrais e hipertrofia prostática.
Sedação, mucosa seca, diarreia, retenção urinária e hiperatividade paroxística.

Espécies utilizadas
Cães e gatos.

CLEMBUTEROL: Pulmonil® Gel$_{(V)}$

Grupo farmacológico
Agonista beta-2-adrenérgico, broncodilatador.

Características
Provoca relaxamento bronquiolar, aumento da motilidade do epitélio respiratório, aumento da secreção de fluido do trato respiratório, estabilização dos mastócitos, inibição da liberação de histamina, dilatação vascular, aumento da liberação de neurotransmissores adrenérgicos, ativação miocárdica, relaxamento uterino, glicogenólise e captação de potássio no músculo esquelético e glicogenólise e gliconeogênese no fígado.

Usos clínicos
- Broncodilatador
- Relaxante uterino
- Preventivo de ulceração abomasal.

Precauções e efeitos adversos
Excitação, taquicardia, tremores musculares, sudorese e ataxia.

Espécies utilizadas
Equinos e ruminantes.

CLINDAMICINA: Clindoxyl®$_{(H)(associação)}$, Dalacin C®$_{(H)}$, Antirobe®$_{(V)}$, Oralguard® 50$_{(V)}$

Grupo farmacológico
Antibiótico bacteriostático, lincosamina.

Características
Antibiótico bacteriostático do grupo das lincosaminas que inibe a síntese proteica pela ligação à subunidade ribossômica 50S bacteriana.
 É ativa contra bactérias Gram-positivas aeróbicas e anaeróbicas, *Toxoplasma* sp, *Mycoplasma* sp e *Neospora caninum*. A atividade antibacteriana da clindamicina é maior do que a lincomicina, especialmente contra anaeróbios.

Usos clínicos
- Tratamento de osteomielite
- Piodermites
- Doenças periodontais e infecções profundas de tecidos moles causadas por bactérias Gram-positivas
- Toxoplasmose
- *Neospora caninum*.

Precauções e efeitos adversos
Não usar em equinos, coelhos, *hamsters* e porquinhos-da-índia.
 Enterocolotoxicidade, lesão do revestimento mucoso das vias gastrintestinais (p. ex., colite pseudomembranosa), provocando diarreia grave e até fatal por conta de alterações na flora gastrintestinal.
 Os animais suscetíveis são equinos, coelhos, *hamsters* e porquinhos-da-índia. Bloqueio neuromuscular em cães, gatos e suínos é um efeito colateral raro que pode ocorrer em altas doses ou quando administrados junto com anestésicos.

Espécies utilizadas
Cães e gatos.

CLOFAZIMINA: Clofazimina(H)

Grupo farmacológico
Antimicrobiano bacteriostático.

Características
Inibe o crescimento micobacteriano e liga-se preferencialmente ao DNA da micobactéria.
É altamente lipofílico, tendendo a se depositar sobretudo em tecido adiposo e em células do sistema reticuloendotelial.
É transportado por macrófagos por todo o organismo.

Usos clínicos
- Tratamento de micobacterioses resistentes a outros agentes, como a hanseníase felina
- Alguns estudos recentes indicam alguma atividade leishmaniostática.

Precauções e efeitos adversos
Alteração da coloração de algumas secreções, como lágrima, suor e outros fluidos corporais (cor rósea ou amarronzada que pode persistir por meses até depois do tratamento), diarreia e vômito.

Espécies utilizadas
Cães e gatos.

CLOMIPRAMIDA: Anafranil®(H), Clo®(H)

Grupo farmacológico
Antidepressivo tricíclico.

Características
Os antidepressivos tricíclicos aparentemente bloqueiam a captação das aminas (norepinefrina e serotonina) pelas terminações nervosas, provavelmente por competição pelo transportador que forma parte desse sistema de transporte de membrana.

Usos clínicos
- Distúrbios de comportamento
- Dermatite psicogênica
- Automutilação.

Precauções e efeitos adversos
Animais com problemas cardíacos ou das vias urinárias.
Efeitos cardiovasculares, anticolinérgicos, anti-histamínicos e sedativos.

Espécies utilizadas
Cães e gatos.

CLONAZEPAM: Clopam®(H), Rivotril®(H)

Grupo farmacológico
Anticonvulsivante, benzodiazepínico.

Características
Potencialização do neurotransmissor GABA pela ligação em um local regulatório, ou seja, em uma subunidade específica do receptor $GABA_A$ ligada aos canais de cloreto, cuja abertura aumenta a entrada de cloro, causando hiperpolarização e redução da excitabilidade da membrana.

Usos clínicos
- Anticonvulsivante
- Tratamento de distúrbios de comportamento.

Precauções e efeitos adversos
Não usar em gestantes. Excitação paradoxal em alguns animais, dependência e tolerância.

Espécies utilizadas
Cães e gatos.

CLONIDINA: Atensina®(H), Clonidina(H)

Grupo farmacológico
Agonista alfa-2-adrenérgico, anti-hipertensivo, tranquilizante.

Características
Atua reduzindo o fluxo adrenérgico simpático e diminuindo a resistência vascular periférica e renal, a frequência cardíaca e a pressão arterial.

Usos clínicos
- Em humanos, é utilizada como anti-hipertensivo e tranquilizante
- Na anestesiologia veterinária, como tranquilizante, para diagnóstico da deficiência do hormônio de crescimento em cães e no tratamento adjuvante de doenças inflamatórias intestinais refratárias
- Estudos recentes citam o uso da clonidina em distúrbios comportamentais em cães relacionados com fobias, principalmente aquelas ligadas a ruídos, ansiedade da separação e agressão excessiva baseada em medo, com gatilhos identificáveis.

Precauções e efeitos adversos
Sedação, bradiarritmias, hipotensão, hiperglicemia transitória e constipação intestinal.

Espécies utilizadas
Cães e gatos.

CLOPIDOGREL: Iscover®(H), Plavix®(H)

Grupo farmacológico
Antiplaquetário.

Características
Inibidor da agregação plaquetária com ação superior à do ácido acetilsalicílico. Atua inibindo a atividade plaquetária mediada pelo receptor de ADP. Em gatos, produz efeitos antiplaquetários que persistem por 3 semanas após a interrupção do tratamento.

Usos clínicos
- Prevenção de tromboembolismo arterial cardiogênico associado a cardiopatias
- Tratamento de tromboembolismo pulmonar.

Precauções e efeitos adversos
Sangramentos, prurido, erupções cutâneas, anorexia, vômito e diarreia.

Espécies utilizadas
Cães, gatos e equinos.

CLOPROSTENOL: Ciosin®(V), Eurosin®(V), Preloban®(V), Prolise®(V), Prostaglandina Tortuga®(V), Sincrocio®(V)

Grupo farmacológico
Prostaglandina sintética.

Características
Análogo à PGF2-alfa, com ação luteolítica direta sobre o corpo lúteo e produção de contração uterina.

Usos clínicos
- Sincronização de cio
- Indução de aborto

- Tratamento de piometra
- Endometrites
- Cistos luteinizados.

Precauções e efeitos adversos
Mulheres em idade fértil devem manipular o produto com luvas. Não usar em gestantes caso não seja indicado o aborto.
Salivação, diarreia, vômito, taquicardia, ataxia, choque e morte.

Espécies utilizadas
Cadelas, equinos, bovinos e suínos.

CLORAMBUCILA: Leukeran®(H)

Grupo farmacológico
Antineoplásico, imunossupressor.

Características
Mostarda nitrogenada de ação lenta, por isso não é muito eficaz em tumores de rápido crescimento.
Atua prevenindo a replicação celular pela interferência no DNA.
A alquilação das proteínas e RNA pode ocorrer, também inibindo a transcrição.
É administrada VO, tem ação citotóxica e imunossupressora e, ocasionalmente, é usada como substituto da ciclofosfamida.

Usos clínicos
- Antineoplásico no tratamento de leucemia linfocítica crônica, linfoma, macroglobulinemia, policitemia vera
- Imunossupressor no tratamento de doenças imunomediadas em cães e gatos
- Em gatos, no tratamento de dermatopatias imunomediadas, como pênfigo e complexo granuloma eosinofílico, e no tratamento de doença inflamatória intestinal.

Precauções e efeitos adversos
Mielossupressão pode ocorrer após várias semanas de tratamento, mas é revertida rapidamente após o término do tratamento. Vômito, diarreia e alopecia.

Espécies utilizadas
Cães, gatos e equinos.

CLORANFENICOL: Quemicetina®(H), Arifenicol®(H), Vixmicina®(H)

Grupo farmacológico
Antibiótico bacteriostático.

Características
Antibiótico bacteriostático do grupo dos anfenicóis e, em doses mais elevadas contra germes como *Mannhemia* e *Pasteurella*, é bactericida. Sua elevada lipossolubilidade propicia sua penetração no citoplasma celular e sua ligação à fração 30S do ribossomo bacteriano, competindo com o RNA-mensageiro e impedindo a síntese proteica.
Tem boa ação sobre Gram-positivos e Gram-negativos, inclusive anaeróbicos, clamídias, riquétsias e micoplasmas. *Pseudomonas* em geral é resistente.

Usos clínicos
- Tratamento de infecções por bactérias Gram-positivas e Gram-negativas
- Clamídias
- Micoplasmas
- Riquétsias.

Precauções e efeitos adversos
Proibido o uso em animais de produção. Uso com cautela em gatos por sua dificuldade em metabolização. Mielossupressão, vômito, diarreia e depressão.

Espécies utilizadas
Cães, gatos e equinos.

CLORAZEPATO: Tanxilene® (H)

Grupo farmacológico
Anticonvulsivante e ansiolítico.

Características
Benzodiazepínico, metabólito ativo do diazepam, com efeitos similares a este, porém com tempo de duração maior.

Usos clínicos
- Distúrbios de comportamento
- Epilepsia refratária a outros anticonvulsivantes.

Precauções e efeitos adversos
Evitar uso em gestantes. Podem ocorrer tolerância e síndrome de abstinência quando o tratamento prolongado é interrompido. Sedação ou excitação paradoxal e polifagia.

Espécies utilizadas
Cães e gatos.

CLORDIAZEPÓXIDO: Psicosedin® (H)

Grupo farmacológico
Ansiolítico, benzodiazepínico.

Características
Tranquilizante do grupo dos benzodiazepínicos, com propriedades ansiolítica, sedativa e hipnótica.
Atualmente, é comercializado em associação com a amitriptilina, um antidepressivo tricíclico, no tratamento de distúrbios de comportamento.

Usos clínicos
- Distúrbios de comportamento
- Síndrome do cólon irritável.

Precauções e efeitos adversos
Em gatos, pode causar hepatoxicidade. Excitação paradoxal, sedação, letargia, vômito e inapetência.

Espécies utilizadas
Cães e gatos.

CLORETO DE POTÁSSIO: Cloreto de potássio a 19,1%(H), Clotássio® Xarope(H)

Grupo farmacológico
Solução eletrolítica.

Características
Solução eletrolítica acidificante para reposição de potássio em caso de deficiência.

Usos clínicos
- Acidificante
- Reposição de potássio
- Eutanásia em associação com agentes tranquilizantes e anestésicos gerais.

Precauções e efeitos adversos
Usar com cautela em pacientes em uso de digitálicos, insuficientes cardíacos e renais. Hiperpotassemia. Por via IV, pode provocar flebite; em doses altas ou administração muito rápida, morte por parada cardíaca.

Espécies utilizadas
Animais domésticos, silvestres e exóticos.

CLORETO DE SÓDIO: Cloreto de sódio a 0,9%₍H₎

Grupo farmacológico
Solução eletrolítica.

Características
Solução eletrolítica acidificante para reposição de sódio em caso de deficiência.

Usos clínicos
- Acidificante e reposição de sódio.

Precauções e efeitos adversos
Uso com cautela na insuficiência renal e cardíaca. Hipernatremia.

Espécies utilizadas
Animais domésticos, silvestres e exóticos.

CLOREXIDINA: Clordip®₍V₎, Clorexiderm® 4%₍V₎, Green Pet Sabonete Herbal®₍V₎, Magdog® Shampoo Antisséptico₍V₎, Periogard®₍H₎, Vetriderm®₍V₎

Grupo farmacológico
Antisséptico, bactericida e antifúngico.

Características
O gliconato de clorexidina é um antisséptico químico, com ação antifúngica e bactericida, capaz de eliminar tanto bactérias Gram-positivas quanto Gram-negativas. Também tem ação bacteriostática, inibindo a proliferação bacteriana.

O mecanismo de ação decorre da ruptura da membrana celular. Tem sido utilizado no preparo de cirurgiões e pacientes antes de cirurgias, além de formulações antissépticas e bactericidas na forma de xampu, sabonetes, *spray* e enxaguantes bucais.

Tem amplo espectro de ação germicida, não é irritante e se liga fortemente à pele, onde permanece ativo por pelo menos 6 h; é bem absorvido por superfícies com carga negativa (p. ex., dentes e mucosa oral). Sangue ou matéria orgânica causam efeito negativo mínimo em sua atividade. Não é efetivo contra dermatofitoses.

Usos clínicos
- Antisséptico
- Bactericida
- Antifúngico.

Precauções e efeitos adversos
Causa irritação quando em contato com olhos e canal auditivo, mesmo em baixas concentrações.

Espécies utilizadas
Animais domésticos, silvestres e exóticos.

CLORFENIRAMINA: Anagripe®₍H₎₍associação₎, Apracur®₍H₎₍associação₎, Benegripe®₍H₎₍associação₎, Descon®₍H₎₍associação₎

Grupo farmacológico
Anti-histamínico, bloqueador H_1.

Características
Anti-histamínico do grupo das alquilaminas, antagonista dos receptores H_1 muito utilizado na medicina humana em associação com outros agentes para tratamento de estados gripais. Tem propriedades sedativas suaves.

Uso clínico
Tratamento de processos alérgicos.

Precauções e efeitos adversos
Usar com cautela em gatos, pois pode causar excitação paradoxal.
Sedação, excitação paradoxal, vômito, diarreia, retenção urinária.

Espécies utilizadas
Cães e gatos.

CLOROBUTANOL: Verruclin® (V), Verrudel® (V), Verrutrat® (V)

Grupo farmacológico
Antisséptico, conservante antimicrobiano.

Características
Utilizado no tratamento de papilomatose em animais de produção e cães. Provavelmente age no metabolismo do vírus causador da papilomatose, impedindo o seu crescimento, além de ser antisséptico e ter fraca ação anestésica local.

Uso clínico
Tratamento de papilomatose por via SC ou tópica.

Precauções e efeitos adversos
Usar com cautela em animais debilitados, com insuficiência hepática ou renal. Reação no local da aplicação.

Espécies utilizadas
Cães, bovinos, ovinos e caprinos.

CLORPROMAZINA: Amplictil® (H), Clorpromaz® (H), Longactil® (H)

Grupo farmacológico
Tranquilizante, neuroléptico, derivado fenotiazínico.

Características
Deprime a função do tronco cerebral bloqueando os receptores da dopamina na membrana pré- e pós-sináptica; mais especificamente, é antagonista dos receptores D_1 e D_2. Além disso, atua também como anticolinérgico, anti-histaminérgico e antagonista alfa-adrenérgico.

Tem ação sedativa, além de ação antiemética e antiespasmódica. Afeta a temperatura corporal pela inibição do centro termorregulador no hipotálamo, com hipotermia leve em cães e acentuada em gatos.

Usos clínicos
- Sedativo
- Medicação pré-anestésica
- Antiemético
- Distúrbios de comportamento como fobias
- Potencialização dos efeitos de hipnóticos, anestésicos gerais e opiáceos.

Precauções e efeitos adversos
Contraindicada em pacientes epilépticos. Hipotensão (bloqueio alfa-adrenérgico) e taquicardia reflexa, diminuição da temperatura corpórea e vasodilatação cutânea, diminuição do limiar convulsivo (não deve ser usada em animais com risco de convulsão ou em estado convulsivo), diminuição do hematócrito em virtude do sequestro esplênico de eritrócitos, depressão respiratória leve e priapismo em equinos.

Pode desencadear efeitos extrapiramidais, como movimentos musculares irregulares e involuntários, incapacidade de se manter imóvel, espasmos musculares do pescoço, olhos, língua ou mandíbula, rigidez muscular, tremor de repouso e instabilidade postural.

Espécies utilizadas
Cães, gatos, bovinos, suínos, ovinos e caprinos.

Capítulo 1 • Fármacos em Ordem Alfabética 61

CLORPROPAMIDA: Diabecontrol®(H), Diabenese®(H)

Grupo farmacológico
Hipoglicemiante oral, sulfonilureia.

Características
Sulfonilureia de 1ª geração, também denominada secretagogos, promove a liberação de insulina a partir das células beta do pâncreas, promovendo aumento da secreção insulínica basal e pós-prandial.

Usos clínicos
- Pouco eficiente no controle de diabetes melito tipo I (insulinodependente)
- Pode ser mais eficaz no cão do que no gato, já que o mecanismo do diabetes melito é diferente nessas duas espécies.

Precauções e efeitos adversos
Hipoglicemia, anorexia e perda de peso, diarreia, alergia (raro), hepatotoxicidade e alterações hematológicas.

Espécies utilizadas
Cães e gatos.

CLORTALIDONA: Higroton®(H)

Grupo farmacológico
Diurético tiazídico.

Características
Atua sobretudo na redução da permeabilidade da membrana ao sódio e ao cloreto no túbulo distal contorcido. Ocorre perda moderada de sódio. Potência natriurética moderada.
É ineficaz quando o fluxo sanguíneo renal está baixo, o que explica sua baixa eficácia quando usado isoladamente em pacientes com insuficiência cardíaca grave.

Usos clínicos
- Em animais que desenvolveram resistência à furosemida, a clortalidona pode ser adicionada ao tratamento para promover sinergismo. Dessa maneira, os tiazídicos são conhecidos como diuréticos de resgate
- Raramente são utilizados como monoterapia em cães.

Precauções e efeitos adversos
Hipopotassemia. Diminui a filtração renal e não deve ser utilizado na presença de azotemia.

Espécies utilizadas
Cães e gatos.

CLORTETRACICLINA: Chlortet FG 150®(V), Clortetraciclina 20 Premix®(V), Clortetraciclina solúvel(V)

Grupo farmacológico
Antibiótico bacteriostático, tetraciclina.

Características
Antibiótico bacteriostático do grupo das tetraciclinas, de amplo espectro contra germes Gram-positivos e Gram-negativos, riquétsias e clamídias, utilizado principalmente na ração em avicultura, suinocultura e bovinocultura no combate às doenças dos tratos digestório e respiratório.

Usos clínicos
- Antibiótico e promotor de crescimento na avicultura, suinocultura e bovinocultura
- Combate às doenças dos tratos digestório e respiratório.

Precauções e efeitos adversos
Em aves, deve-se obedecer o período de carência de 5 dias antes do abate. Durante o período de tratamento em poedeiras e até 5 dias depois, a produção de ovos deverá ter destinação exclusivamente in-

dustrial. Em bovinos e suínos, carência de 20 dias antes do abate. Pode induzir hepatoxicidade e nefrotoxicidade, descoloração dentária em animais de crescimento, náuseas, vômito e diarreia.

Espécies utilizadas
Aves, equinos, ruminantes e suínos.

CLOSANTEL: Taitec® Injetável(V), Taitec® Oral(V)

Grupo farmacológico
Endectocida, salicilanilida.

Características
Em ruminantes: ação contra vermes gastrintestinais, como nematódeos *Haemonchus* spp, *Oesophagostomum* spp, *Bunostomum* spp, *Strongyloides* spp, *Ostertagia* spp, *Trichostrongylus* spp e *Chabertia* spp e fasciolose. Ácaros: *Boophilus microplus*, *Sarcoptes* spp, *Psoroptes* spp, *Mallophaga* spp e *Anoplura* spp. Dípteros: *Dermatobia hominis*, *Cochliomyia hominivorax*, *Oestrus ovis* e *Melophagus ovinus*. Em equinos: ação contra nematódeos *Parascaris equorum*, *Triodontophorus* spp e *Strongyloides* spp. Dípteros: *Gasterophilus intestinalis*. Ácaros: *Sarcoptes* spp, *Mallophaga* spp e *Anoplura* spp.

Uso clínico
Endectocida contra vermes gastrintestinais, sarnas, piolhos e carrapatos.

Precauções e efeitos adversos
Midríase, anorexia e morte.

Espécies utilizadas
Ruminantes e equinos.

CLOXACILINA: Anamastit®(V), Cloxacum®(V), Cloxambiotic®(V)(associação)

Grupo farmacológico
Antibiótico bactericida, penicilina semissintética.

Características
Antibiótico betalactâmico bactericida pertencente ao grupo das penicilinas semissintéticas. Seu espectro de ação é limitado a bactérias Gram-positivas.

Usos clínicos
- Tratamento de infecções por bactérias Gram-positivas
- Tratamento de mastite por via intramamária.

Precauções e efeitos adversos
Reações de hipersensibilidade. Alterações gastrintestinais. Período de carência: suspender o medicamento 30 dias antes do parto.
Nenhum animal submetido a tratamento com cloxacilina deve ser sacrificado para alimentação antes de decorridos 30 dias após a última aplicação.

Espécies utilizadas
Vacas, éguas, ovelhas e porcas.

CODEÍNA: Codein® Comprimidos(H), Codein® Solução Oral(H), Codein® Solução Injetável(H)

Grupo farmacológico
Analgésico opioide, antitussígeno.

Características
A codeína é um agonista opioide de receptores *mu* e *kappa* que inibe a liberação de substância P, diminuindo a transmissão do estímulo doloroso, com 1/10 da potência da morfina. A absorção oral da codeína é baixa em cães.

Usos clínicos
- Analgésico
- Antitussígeno
- Antidiarreico.

Precauções e efeitos adversos
Nunca utilizar preparações associadas ao paracetamol em gatos. Tolerância e dependência. Sedação, anorexia, vômito, constipação intestinal, hiperexcitabilidade em felinos.

Espécies utilizadas
Cães e gatos.

COLCHICINA: Colchis®(H), Colcitrat®(H)

Grupo farmacológico
Anti-inflamatório, antifibrótico.

Características
Inibidor da formação de colágeno. Seus efeitos anti-inflamatórios decorrem da inibição da migração de neutrófilos e células mononucleares. A inibição da fibrose e da formação de colágeno é útil no tratamento da insuficiência hepática. Além disso, inibe a síntese e a secreção sérica de amiloide A, o que a torna recomendada para controle de amiloidose. Em humanos, é utilizada no tratamento de gota.

Usos clínicos
- Tratamento de amiloidose, fibrose ou cirrose hepática em cães e gatos
- Tratamento de gota e fibrose ou cirrose hepática em aves.

Precauções e efeitos adversos
Não usar em gestantes. Diarreia, vômito e dor abdominal.

Espécies utilizadas
Cães, gatos e aves.

CONDROITINA: Artroglycan® Cães e Gatos(V)(associação), Artroglycan® Equinos(V)(associação), Condromax®(V)(associação), Condroton®(V)(associação), CondroPlex®(V), Osteocart® Plus(V)(associação), Ártico®(H)(associação), Artrolive®(H)(associação), Condroflex®(H)(associação), Dunason® Colírio(H), Tears® Colírio(V)

Grupo farmacológico
Mucopolissacarídeo.

Características
Polissacarídeo que consiste em cadeias repetidas de moléculas, denominadas mucopolissacarídios. É o maior constituinte da cartilagem, promovendo estrutura, retenção de água e nutrientes, permitindo que outras moléculas se movam através da cartilagem.
   Acelera a cicatrização de úlceras e feridas e promove a ativação da enzima digestiva lipase. Geralmente é associada à glucosamina, um precursor de glicosaminoglicanos. Também é considerada um lubrificante ocular.

Usos clínicos
- Artropatias
- Em formulações oftálmicas como lubrificante ocular.

Precauções e efeitos adversos
Pode ocorrer flatulência e diarreia no uso VO.

Espécies utilizadas
Cães, gatos, equinos e suínos.

CORTICOTROPINA: Synacthen®(H)

Grupo farmacológico
Hormônio adrenocorticotrófico.

Características
Polipeptídio sintético similar ao ACTH natural.

Uso clínico
Como teste de estimulação do eixo hipotálamo-hipófise-suprarrenal para diagnóstico de hiperadrenocorticismo ou hipoadrenocorticismo.

Precauções e efeitos adversos
Contraindicada em gestantes. Uso por períodos prolongados pode agravar doenças fúngicas e úlcera gástrica.

Espécies utilizadas
Cães e gatos.

CROMO: Chromo Dog Tabs®(V)(associação), Sbelt Cat®(V)(associação)

Grupo farmacológico
Nutracêutico, mineral adjuvante no tratamento da diabetes melito.

Características
A principal ação do cromo no organismo animal é sua participação como componente integral e biologicamente ativo no GTF, que potencializa a ação da insulina na célula. O átomo de cromo encontrado no fator de tolerância à glicose (GTF) facilita a interação entre a insulina e os receptores dos tecidos musculares e gordurosos. A suplementação de picolinato de cromo na dieta pode melhorar a utilização da glicose sanguínea em cães e a tolerância à glicose em gatos normais e obesos. O cromo influi na homeostase da glicose, contribuindo para a melhora da condição corporal durante a perda de peso.

Usos clínicos
- Suplementação oral adjuvante no tratamento do diabetes melito
- Melhora da utilização de energia dos carboidratos da dieta.

Precauções e efeitos adversos
O consumo excessivo de picolinato ou tripicolinato de cromo pode causar disfunção renal, erupções cutâneas, dano ao fígado e perda de apetite.

Espécies utilizadas
Cães e gatos.

CROMOGLICATO DISSÓDICO: Cromolerg® 2% e 4%(H), Rilan® Nasal 2% e 4%(H)

Grupo farmacológico
Antialérgico tópico ocular ou nasal.

Características
Impede uma das etapas de degranulação de mastócitos, posterior à fixação antígeno-anticorpo, evitando o processo alérgico. Tem efeito profilático na conjuntivite e na rinite alérgica.
Não é útil no tratamento de sintomas agudos. A melhora geralmente ocorre 2 semanas após o início da terapia.

Uso clínico
Adjuvante no tratamento de conjuntivite e rinite alérgica.

Precauções e efeitos adversos
Hipersensibilidade e irritação após a administração.

Espécies utilizadas
Cães, gatos e equinos.

D

DACARBAZINA: Dacarb® (H), Evodazin® (H), Fauldacar® (H)

Grupo farmacológico
Antineoplásico.

Características
Agente alquilante do grupo das mostardas nitrogenadas, atua prevenindo a replicação celular pela interferência no DNA. A alquilação das proteínas e RNA pode ocorrer, também inibindo a transcrição.
É uma substância fase-não específica. Funciona como um agente metilante após ativação metabólica no fígado.

Usos clínicos
- Tratamento de melanoma maligno
- Neoplasia linforreticular
- Sarcomas variados, como sarcomas de tecido mole (fibrossarcoma).

Precauções e efeitos adversos
Não usar em gestantes e lactentes. Leucopenia, trombocitopenia, anemia, náuseas, vômito e diarreia.

Espécies utilizadas
Cães e gatos.

DALTEPARINA: Fragmin® (H)

Grupo farmacológico
Anticoagulante.

Características
Heparina de baixo peso molecular, aproximadamente de 5.000, se comparada com a heparina de peso molecular 15.000. Também é conhecida como heparina fragmentada.
  Age potencializando a inibição do fator Xa e da trombina, diminuindo, assim, a chance de ocorrência de eventos tromboembólicos.
  Em humanos, a vantagem da dalteparina em relação à heparina é seu tempo de ação maior com administrações menos frequentes, porém, em cães, a meia-vida da dalteparina é em torno de 2 h e, em gatos, de 1,5 h, muito menor do que em humanos, o que reduz essa vantagem.

Usos clínicos
- Distúrbios de hipercoagulação
- Tromboembolismo
- Trombose venosa
- CIVD
- Tromboembolismo pulmonar.

Precauções e efeitos adversos
Não usar em animais com trombocitopenia ou problemas de coagulação. Não administrar IM pelo risco de hematoma; utilizar somente a SC. Usar com cautela em nefropatas.

Espécies utilizadas
Cães, gatos e equinos.

DANAZOL: Ladogal® (H)

Grupo farmacológico
Andrógeno sintético.

Características
Derivado da testosterona, inibidor de gonadotrofina que suprime o LH, o FSH e a síntese de estrógeno. Em humanos, é utilizado no tratamento de endometriose e doença fibrocística de mama e no tratamento profilático de angioedema. Em cães e gatos, é utilizado em distúrbios sanguíneos imunomediados.
Seu papel no tratamento de doenças imunomediadas parece ser o aumento que causa nos níveis séricos do inibidor da esterase C1, o que origina um aumento dos níveis do componente C4 do sistema do complemento.

Uso clínico
Tratamento adjuvante de trombocitopenia e anemia hemolítica imunomediada.

Precauções e efeitos adversos
Não utilizar em gestantes e lactentes. Aumento de peso, masculinização de fêmeas, ganho de peso, letargia e hepatoxicidade.

Espécies utilizadas
Cães e gatos.

DANOFLOXACINO: Advocin 180®(V), Advocin® Solução Injetável a 2,5%(V)

Grupo farmacológico
Quimioterápico bactericida.

Características
Quinolona de 2ª geração, de amplo espectro, com ação contra bactérias Gram-negativas, Gram-positivas, *Mycoplasma* e *Chlamydia*.
A absorção oral é rápida, sua distribuição é ampla e inclui SNC, osso e próstata. A excreção ocorre por via renal e biliar.
A secreção renal tubular ativa resulta em alta concentração urinária.

Usos clínicos
- Infecções do trato urinário, principalmente as causadas por *Pseudomonas aeruginosa*
- Infecções do trato respiratório por Gram-negativos
- Infecções do trato gastrintestinal
- Prostatites
- Otites externas
- Infecções cutâneas como piodermites
- Osteomielites por Gram-negativos
- Meningoencefalites e endocardite estafilocócica.

Precauções e efeitos adversos
O leite de vacas em tratamento não deve ser usado para consumo humano.
Suspender a medicação 5 dias antes do abate para bovinos e 21 dias antes do abate para suínos destinados ao consumo humano.

Espécies utilizadas
Bovinos e suínos.

DANTROLENO: Dantrolen®(H)

Grupo farmacológico
Relaxante muscular.

Características
Derivado hidantoínico lipossolúvel que inibe a liberação de cálcio do retículo sarcoplasmático durante o acoplamento excitação-contração, causando redução dose-dependente das concentrações de cálcio intracelular, com consequente relaxamento muscular.
Na hipertermia maligna, ocorre uma mutação em um ponto do canal de liberação do cálcio do retículo sarcoplasmático no músculo esquelético, também chamado de receptor de rianodina (RYR1).

O dantroleno tem ação seletiva sobre esses receptores RYR1, o que parece ser útil no tratamento da hipertermia maligna.

Usos clínicos
- Relaxante muscular e da musculatura uretral em gatos
- Tratamento da hipertermia maligna
- Rabdomiólise equina
- Miosite equina pós-anestésica
- Síndrome do estresse suíno.

Precauções e efeitos adversos
Usar com cautela em animais debilitados e fracos. Hepatoxicidade.

Espécies utilizadas
Cães, gatos, equinos e suínos.

DAPSONA: Furp-Dapsona® (H)

Grupo farmacológico
Antibacteriano.

Características
Diaminodifenilsulfona com atividade antimicrobiana, principalmente contra protozoários e micobactérias, além de propriedades anti-inflamatórias, particularmente direcionadas aos leucócitos úteis no tratamento de doenças autoimunes.

Na medicina humana, é utilizada no tratamento de hanseníase, lúpus eritematoso bolhoso, pênfigo, alguns tipos de vasculites cutâneas e lesões cutâneas da dermatomiosite.

Usos clínicos
- Em cães: dermatose pustular subcorneal, dermatite herpetiforme e pênfigo
- Em equinos: pneumocistose.

Precauções e efeitos adversos
Não usar em gatos pelo risco de neurotoxicidade e anemia. Hepatite, discrasias sanguíneas e erupções cutâneas.

Espécies utilizadas
Cães e equinos.

DEFEROXAMINA: Desferal® (H)

Grupo farmacológico
Quelante de ferro e alumínio.

Características
O mesilato de deferoxamina é utilizado para remover o excesso de ferro ou alumínio do organismo, os quais são excretados via urina e fezes.

Usos clínicos
- Intoxicação por ferro e acúmulo crônico de alumínio em pacientes com doença grave nos rins que necessitam de diálise regularmente
- Casos de lesão por reperfusão.

Precauções e efeitos adversos
Não usar em gestantes. Uso com cautela em animais com insuficiência renal grave. Podem ocorrer reações alérgicas, neurotoxicidade, alterações gastrintestinais e reação no local de aplicação.

Espécies utilizadas
Aves, cães e gatos.

DEFLAZACORTE: Calcort®(H), Deflazacorte®(H)

Grupo farmacológico
Anti-inflamatório esteroide.

Características
Glicocorticosteroide com propriedades anti-inflamatórias e imunossupressoras. Por sua propriedade de não afetar substancialmente a espoliação de cálcio ósseo e seus reduzidos efeitos diabetogênicos, é indicado em pacientes diabéticos ou pré-diabéticos e com problemas de absorção de cálcio.

Uso clínico
Uso extrabula em cães e gatos como imunossupressor e anti-inflamatório para processos crônicos, como tratamento da atopia.

Precauções e efeitos adversos
Contraindicado na gravidez, em processo ulcerativo e cicatrizante (p. ex., úlcera de córnea), gastrite e úlcera gástrica, insuficiência cardíaca e renal e doenças infecciosas.

Os efeitos adversos são hipoadrenocorticismo iatrogênico em tratamentos prolongados; em altas doses, insuficiência suprarrenal aguda em casos de retirada abrupta do medicamento durante tratamentos prolongados, poliúria e polidipsia, polifagia e aumento da predisposição à obesidade, hipertensão por aumento do volume plasmático e sensibilização às catecolaminas, acúmulo de gordura intra-abdominal, aumento da concentração urinária de potássio, levando à hipopotassemia e alcalose metabólica, aumento do tempo de cicatrização, gastrite e ulceração gastrintestinal e aumento da suscetibilidade às infecções por causa da ação imunossupressora.

Espécies utilizadas
Cães e gatos.

DESLORRELINA: Sincrorrelin®(V)

Grupo farmacológico
Análogo sintético da gonadorrelina.

Características
Durante o estro, estimula a liberação de LH e reduz a duração do estro.

Usos clínicos
- Indução da ovulação em éguas
- Experimentalmente, como anticoncepcional em várias espécies.

Precauções e efeitos adversos
Não administrar IV ou em animais destinados ao consumo humano. Edema, hipertermia e dor no local de aplicação.

Espécie utilizada
Equinos.

DESMOPRESSINA: Acetato de desmopressina(H), DDAVP®(H)

Grupo farmacológico
Hormônio hipofisário sintético.

Características
Medicação antidiurética que reduz a eliminação de água do organismo. Atua sobre os rins suprindo a deficiência de vasopressina natural, substância produzida por uma glândula do organismo chamada hipófise.

Uso clínico
Tratamento de diabetes insípido de origem central e síndrome de Von Willebrand tipo I.

Precauções e efeitos adversos

Pacientes com risco de aumento da pressão intracraniana e com desequilíbrios hidreletrolíticos. Reações de hipersensibilidade e hiponatremia.

Espécies utilizadas

Cães, gatos e equinos.

DETOMIDINA: Detomidina 1%$_{(V)}$, Dormiun V®$_{(V)}$, Eqdomin®$_{(V)}$

Grupo farmacológico

Agonista alfa-2-adrenérgico, sedativo e analgésico.

Características

Ativa receptores alfa-2 pré-sinápticos centrais, diminuindo a liberação de dopamina e norepinefrina, reduzindo o tônus simpático e produzindo sedação, analgesia e bradicardia.

Usos clínicos

- Sedativo
- Analgésico
- Relaxante muscular
- Medicação pré-anestésica.

Precauções e efeitos adversos

Contraindicado para gestantes e cardiopatas.
Hipotensão, bradicardia, bradiarritmias, piloereção, salivação e prolapso de pênis.

Espécie utilizada

Equinos.

DEXAMETASONA: Alergocort®$_{(V)}$, Azium®$_{(V)}$, Dexacort®$_{(V)}$, Decadron®$_{(H)}$

Grupo farmacológico

Anti-inflamatório esteroide, corticosteroide de ação prolongada.

Características

Potente ação anti-inflamatória e imunossupressora. Sua potência anti-inflamatória é cerca de 25 vezes maior do que a hidrocortisona e 7,5 vezes maior do que a prednisona.

Usos clínicos

- Anti-inflamatório
- Imunossupressor.

Precauções e efeitos adversos

Não utilizar em gestantes nem em animais portadores de processo ulcerativo e cicatrizante (p. ex., úlcera de córnea), gastrite e úlcera gástrica, diabetes melito, pancreatite, insuficiência cardíaca e renal e doenças infecciosas.
 Em tratamentos prolongados, pode haver hipoadrenocorticismo iatrogênico, insuficiência suprarrenal aguda em casos de retirada abrupta, osteoporose e fraturas ósseas por causa da absorção de cálcio pelo trato gastrintestinal e maior excreção deste pelo rim, catarata em humanos, especialmente crianças, atrofia de pele, retardo do crescimento em animais jovens e em altas doses. Poliúria e polidipsia, polifagia e aumento da predisposição à obesidade, hipertensão por aumento do volume plasmático e sensibilização às catecolaminas, acúmulo de gordura intra-abdominal, aumento da concentração urinária de potássio, levando a hipopotassemia e alcalose metabólica, hiperglicemia e glicosúria, hiperlipidemia (hipercolesterolemia e hipertrigliceridemia), aumento do tempo de cicatrização, miopatias com fraqueza muscular ou hipertonia, degeneração hepática em cães, aumento da viscosidade das secreções pancreáticas, gastrite e ulceração gastrintestinal, aumento da suscetibilidade a infecções em decorrência da ação imunossupressora e aborto em gestação avançada.

Espécies utilizadas

Animais domésticos, silvestres e exóticos.

DEXCLORFENIRAMINA: Alergyo®$_{(H)}$, Polaramine®$_{(H)}$, Polaren®$_{(V)}$

Grupo farmacológico
Anti-histamínico, bloqueador H$_1$.

Características
Anti-histamínico do grupo das alquilaminas, com potente ação bloqueadora dos receptores H$_1$. Provoca pouca sedação e está indicado para uso diurno em humanos. Pode apresentar estimulação do SNC como efeito colateral.

Uso clínico
Processos alérgicos.

Precauções e efeitos adversos
Sedação, letargia, vômito, diarreia, retenção urinária e excitação paradoxal.

Espécies utilizadas
Cães e gatos.

DEXMEDETOMIDINA: Dexdomitor®$_{(V)}$

Grupo farmacológico
Agonista alfa-2-seletivo, sedativo e analgésico.

Características
Agonista dos receptores alfa-2-adrenérgicos de elevadas seletividade e potência. Os efeitos sedativos são mediados centralmente no cerúleo, onde se concentra uma grande quantidade de receptores do tipo alfa-2-adrenérgicos.

Assim, os nervos presentes nessa região, responsáveis pela transmissão de estímulos ao córtex cerebral e ao sistema límbico, tornam-se hiperpolarizados, inibindo o impulso e, consequentemente, produzindo sedação. A sedação promovida pela dexmedetomidina raramente necessita de medicação complementar para sua manutenção.

A analgesia é produzida pela estimulação dos receptores espinais e supraespinais, havendo evidências do envolvimento de mecanismos inibitórios pré e pós-sinápticos.

No sistema musculoesquelético, os efeitos miorrelaxantes dos agonistas alfa-2 aparentemente não são mediados na junção neuromuscular, mas sim centralmente, de maneira semelhante aos benzodiazepínicos.

A dexmedetomidina produz flacidez muscular, evitando a rigidez causada pelos opioides. No trato gastrintestinal, os efeitos incluem a inibição da secreção gástrica, pela ativação de adrenorreceptores alfa-2 centrais e periféricos, e da motilidade intestinal em cães sob jejum ou não. Há aumento transitório da glicemia porque este agente atua nos receptores alfa-2 pós-sinápticos das células beta do pâncreas, diminuindo o nível de insulina circulante. Também ocorre diminuição da reabsorção de água nos néfrons, da liberação da vasopressina e do ADH pela pituitária, aumentando o débito urinário. No sistema genital feminino, a motilidade uterina pode ser reduzida. A hipotermia decorre da presença de receptores alfa-2 no hipotálamo, os quais são deprimidos pelos agonistas alfa-2.

Usos clínicos
- Procedimentos e exames não invasivos, de baixa a moderada intensidade dolorosa, que exijam contenção, sedação e analgesia em cães e gatos
- Sedação profunda e analgesia em cães, com a administração concomitante de outros sedativos ou anestésicos gerais, para procedimentos médicos e pequenas cirurgias
- Pré-medicação em cães e gatos antes da indução e manutenção de anestesia geral.

Precauções e efeitos adversos
Não utilizar em cães e gatos com peso menor do que 2 kg. Não administrar em animais com doenças cardiovasculares ou com hipoxia, bradicardia ou hipotensão preexistentes. Não administrar em animais com distúrbios respiratórios, hepáticos ou renais, com doenças sistêmicas graves, debilitados ou em choque. Não utilizar em fêmeas prenhes ou lactantes, em animais destinados à reprodução ou em idosos, já que a segurança do uso do produto nesses animais não foi avaliada. Não administrar em caso de hipersensibilidade conhecida à dexmedetomidina.

Recomenda-se que os animais sejam mantidos em jejum alimentar por 12 h e jejum hídrico por 2 h antes da administração da dexmedetomidina e que a aplicação IV em cães seja realizada lentamente.

Os animais devem ser mantidos em ambiente tranquilo e silencioso durante 15 min após a administração do produto. A sedação e a analgesia ocorrem dentro de 5 a 15 min, com o pico de eficácia ocorrendo 30 min após a administração. Podem ocorrer efeitos adversos como vômito, frequente após 5 a 10 min da administração da dexmedetomidina, embora possa ocorrer também durante o período de recuperação.

Tremores musculares podem ocorrer durante a sedação, especialmente em cães, bem como diminuição da temperatura corporal, frequência cardíaca e respiratória, bradiarritmias, como bloqueio atrioventricular de 1º e 2º grau, e parada sinusal; em casos raros, pode-se observar complexos supraventriculares e ventriculares prematuros, pausa sinusal e bloqueio atrioventricular de 3º grau.

A pressão arterial tende a elevar-se no início (em virtude da vasoconstrição periférica) para, posteriormente, voltar à normalidade ou a valores mais baixos.

A vasoconstrição também pode promover a ocorrência de membranas mucosas pálidas ou levemente cianóticas.

Espécies utilizadas
Cães e gatos.

DEXRAZOXANO: Cardioxane®(H)

Grupo farmacológico
Quelante, derivado do EDTA.

Características
Pode atravessar rapidamente as membranas celulares, sofrendo hidrólise na fibra muscular cardíaca e transformando-se em um agente quelante de anel aberto, que estabelece ligações com os íons metálicos. A captação e a sucessiva hidrólise de dexrazoxano protege o miocárdio da cardiotoxicidade da doxorrubicina, evitando a formação do complexo Fe^{3+}-doxorrubicina e a liberação dos radicais livres reativos.

Uso clínico
Redução da incidência e da gravidade das cardiomiopatias associadas à administração da doxorrubicina (antineoplásico).

Precauções e efeitos adversos
Leucopenia, trombocitopenia, náuseas, vômito, diarreia, reações cutâneas e alopecia.

Espécie utilizada
Cães.

DEXTRANA: Dextrana 40(H), Dextrana 70(H), Lacribell® Colírio(H)(associação), Lacrima-Plus®(H)(associação), Trisorb®(H)(associação)

Grupo farmacológico
Expansor plasmático, lubrificante ocular.

Características
Coloide sintético utilizado como expansor plasmático, disponível em baixo peso molecular (Dextrana 40) e em alto peso molecular (Dextrana 70), administrado por via IV para a manutenção do volume intravascular no tratamento agudo de hipovolemia e choque.

Por ser um polímero derivado de glicose com propriedades lubrificantes, também é utilizada por via tópica como lubrificante ocular em forma de colírios em associação com outros lubrificantes.

Usos clínicos
- Expansor plasmático IV no tratamento de hipovolemia e choque
- Por via tópica, como lubrificante ocular.

Precauções e efeitos adversos
Reações de hipersensibilidade, coagulopatias e falência renal aguda. Gatos são mais sensíveis à sobrecarga de fluidos do que cães, portanto, doses menores devem ser usadas nessa espécie.

Espécies utilizadas
Cães, gatos, equinos e bovinos.

DEXTROMETORFANO: Benalet TSC®(H), Silencium®(H), Trimedal® Tosse(H), Xarope 44E®(H)(associação)

Grupo farmacológico
Antitussígeno.

Característica
Isômero da codeína que aumenta o limiar para o reflexo da tosse.

Uso clínico
Antitussígeno.

Precauções e efeitos adversos
Náuseas, vômito, diarreia, ataxia e sedação.

Espécies utilizadas
Cães, gatos e equinos.

DIACETURATO DIMINAZENO/DIAZOAMINODIBENZAMIDINA: Babecid® Cães(V), Ganaseg®(V), Pirofort®(V), Plasmothal®(V), Tristec®(V)

Grupo farmacológico
Quimioterápico babesicida e tripanossomicida.

Características
Eficaz contra *Babesia bigemina, B. argentina, B. bovis, Trypanosoma congolense* e *T. vivax*. Foi relatada também alguma atividade contra o *Anaplasma marginale*, mas em dosagem substancialmente maior do que a utilizada para tratar infecções causadas por *Trypanosoma* ou *Babesia*.

Usos clínicos
- Babesicida
- Tripanossomicida.

Precauções e efeitos adversos
Usar com cautela em hepatopatas e nefropatas. Efeitos colinérgicos (salivação, tremores, vômito, diarreia) são os efeitos adversos mais comuns e, por isso, deve-se observar o animal por 30 min após a aplicação e, no caso de intoxicação, utilizar atropina. Pode ocorrer dor no local de aplicação.

Espécies utilizadas
Cães, gatos, equinos e bovinos.

DIAZEPAM: Compaz®(H), Dienpax®(H), Valium®(H)

Grupo farmacológico
Benzodiazepínico, ansiolítico, anticonvulsivante.

Características
Potencializa o neurotransmissor GABA pela ligação em um local regulatório, ou seja, em uma subunidade específica do receptor $GABA_A$ ligada aos canais de cloreto cuja abertura aumenta a entrada de cloro, causando hiperpolarização e redução da excitabilidade da membrana.

Existe sinergismo entre barbitúricos e benzodiazepínicos, provavelmente pela proximidade de ligação desses dois agentes no receptor $GABA_A$.

Em cães, a meia-vida IV é curta, em média menor do que 1 h; em gatos, a meia-vida IV é de aproximadamente 5 h. Tem como antagonista o flumazenil no caso de superdosagens e intoxicação.

Usos clínicos
- Medicação pré-anestésica, sedativo, ansiolítico, anticonvulsivante, miorrelaxante, estimulante de apetite e no tratamento de obstrução uretral em gatos
- Tratamento de distúrbios de comportamento como ansiedade da separação.

Precauções e efeitos adversos

Não administrar em hepatopatas. Sedação, excitação paradoxal, vômito e ataxia. Em gatos, foi relatada necrose hepática idiopática fatal. A administração crônica pode induzir dependência, tolerância e síndrome de abstinência caso o tratamento seja descontinuado abruptamente. A administração IM ou SC pode ser dolorosa e a administração IV pode causar flebite.

Espécies utilizadas

Animais domésticos, silvestres e exóticos.

DIAZINOM: Bullcat®(V), Coleira Preventef®(V), Diazitag®(V), Neocidol® B 40(V), Patriot®(V)

Grupo farmacológico

Ectoparasiticida, organofosforado tiocomposto.

Características

Lipossolúvel, absorvido por toda a superfície corporal, especialmente trato gastrintestinal, pele, pulmões e olhos. A distribuição e a excreção são rápidas. Provocam inibição irreversível da AChE, enzima que inativa a ACh por meio da ligação no local esterásico da enzima, fosforilando-a irreversivelmente. Dessa maneira, ocorre acúmulo de ACh na fenda sináptica, aumentando excessivamente o número de despolarizações, com morte do parasita por paralisia espástica.

Uso clínico

Como ectoparasiticida, sob a forma de brinco ou coleira, contra carrapatos, piolhos, moscas e pulgas.

Precauções e efeitos adversos

No animal, a intoxicação aguda produz efeitos muscarínicos (náuseas, vômito, dor abdominal, hipermotilidade gastrintestinal, sudorese, lacrimejamento, sialorreia, bradicardia, dispneia, miose), efeitos nicotínicos (contrações musculares, espasmos, tremores, hipertonicidade que causa marcha e postura rígida) e efeitos no nível do SNC (estimulação seguida de depressão).

A morte ocorre por parada respiratória resultante da hipertonicidade dos músculos respiratórios.

Espécies utilizadas

Cães, gatos e bovinos.

DIAZÓXIDO: Tensuril®(H)

Grupo farmacológico

Anti-hipertensivo, vasodilatador, hiperglicemiante.

Características

Derivado da benzotiadiazina com semelhança química ao diurético tiazídico clorotiazida, porém sem ação diurética, que desenvolve um potente efeito vasodilatador arterial sem afetar os vasos venosos de capacitância, como ocorre com o nitroprussiato de sódio. O diazóxido provoca redução da pressão arterial por diminuição da resistência vascular periférica, em virtude da vasodilatação arteriolar direta por depressão da musculatura lisa, enquanto o estímulo cardíaco é secundário e de natureza reflexa e também atribuído à liberação de catecolaminas desde a medula suprarrenal, que é ativada. Em tratamentos crônicos em humanos, o diazóxido produz hiperglicemia que dura de 12 a 24 h após a injeção IV e pode ser neutralizado pela administração de insulina ou de hipoglicemiantes orais. Esse efeito decorre da inibição da secreção de insulina pelo pâncreas e, em parte, da liberação de catecolaminas.

Usos clínicos

- Anti-hipertensivo
- Tratamento de hipoglicemias causadas por insulinomas.

Precauções e efeitos adversos

Não usar em pacientes que estão recebendo diuréticos tiazídicos.

Vômito, diarreia, anorexia, diabetes melito, catarata, alterações hematológicas e retenção de água e sódio.

Espécies utilizadas

Cães, gatos e ferretes.

DICICLOVERINA: Bentyl®(H)

Grupo farmacológico
Anticolinérgico antiespasmódico gastrintestinal.

Características
Bloqueador específico dos receptores muscarínicos com aproximadamente 1/8 da potência da atropina e um efeito direto sobre o músculo liso.

Uso clínico
Tratamento de distúrbio funcional da síndrome do cólon irritável (colón irritável, cólon espástico e colite).

Precauções e efeitos adversos
Não usar em atonia intestinal, colite ulcerativa, obstrução intestinal, miastenia e obstrução urinária.
Aumento da pressão intraocular, taquicardia, constipação intestinal, anorexia, vômito e supressão de lactação.

Espécie utilizada
Cães.

DICLAZURILA: Coccimax Pig Doser®(V), Coxifarm®(V), Marclazuril®(V)(associação)

Grupo farmacológico
Coccidiostático.

Características
A diclazurila é um antiprotozoário triazinona.

Usos clínicos
- Ação potente contra *Isospora* ssp, *Toxoplasma gondii*, *Eimeria* spp.
- Combate aos protozoários *Sarcocystis neurona* causadores da MPE.

Precauções e efeitos adversos
Reações de hipersensibilidade, cólica e diarreia.

Espécies utilizadas
Aves, equinos e suínos.

DICLOFENACO SÓDICO: Diclofenaco 50(V), Diclofenaco Bravet®(V), Vetflogin®(V), Still® Colírio(H)

Grupo farmacológico
AINE inibidor indistinto de COX.

Características
Promove inibição indistinta tanto de COX-1 quanto de COX-2 e lipo-oxigenase, com alta potência anti-inflamatória e analgésica. Muitos dos efeitos colaterais decorrem da inibição de COX-1, que tem um importante papel fisiológico no estômago, no rim, no endotélio e nas plaquetas, ou da inibição de COX-2 que, no endotélio, é a principal enzima responsável pela produção de prostaciclina, de função vasodilatadora e antitrombótica.

Usos clínicos
- Anti-inflamatório e analgésico por VP no tratamento de distúrbios musculoesqueléticos, claudicações, cólicas, diarreias dos recém-nascidos, mastites agudas, paresias pós-parto, infecções agudas, síndrome MMA (metrite-mastite-agalaxia) ou inflamação do aparelho locomotor
- Por via tópica, é bastante utilizado na oftalmologia em forma de colírio, e em contusões e distúrbios musculoesqueléticos em forma de gel ou pomada.

Precauções e efeitos adversos
Em cães e gatos, pode causar grave gastrenterite hemorrágica, podendo ser fatal, por isso não deve ser utilizado nessas espécies por VO ou parenteral.

O uso tópico do diclofenaco diminui a incidência de efeitos colaterais por causa da baixa absorção sistêmica, por isso, pode ser utilizado nessas espécies por via tópica em forma de colírios ou pomadas. Os principais efeitos adversos são no sistema gastrintestinal, com bloqueio da síntese de prostaglandinas gástricas, aumentando a secreção ácida do estômago, e podem ocorrer gastrites, úlceras gástricas, hemorragias gástricas e gastrenterites. Insuficiência renal aguda decorrente da inibição de PGE2 e PGI2 envolvidos na manutenção da dinâmica sanguínea renal e, mais particularmente, na vasodilatação compensatória mediada por PGE2, que ocorre em resposta à ação da norepinefrina ou da angiotensina II.
O uso crônico pode causar nefropatia analgésica, que compreende nefrite crônica e necrose papilar renal. Bloqueio da agregação plaquetária em virtude da inibição da síntese de tromboxanos, aumentando o risco de hemorragias em animais com coagulopatias. Evitar o uso em hepatopatas. Podem ocorrer reações de hipersensibilidade.

Espécies utilizadas
Bovinos, equinos, ovinos, caprinos e suínos. Para cães e gatos, somente uso tópico.

DIETILESTILBESTROL: Destibenol®(H)

Grupo farmacológico
Estrógeno sintético.

Características
Inibe a secreção do hormônio luteinizante pela hipófise, levando a uma diminuição das concentrações de testosterona. É um antineoplásico de uso oral ou injetável que destrói as células cancerígenas, inibindo o crescimento de tumores e também a secreção do LH.

Usos clínicos
- Anticoncepcional, indução de aborto, tratamento de incontinência urinária em cadelas castradas
- Hiperplasia benigna de próstata em cães
- Adjuvante em tratamentos antineoplásicos
- Em humanos, é utilizado no tratamento de câncer de próstata não operável.

Precauções e efeitos adversos
Não usar em animais de produção, gestantes cujo feto se deseja preservar, portadores de neoplasias estrógeno-dependentes e animais com problemas hematológicos.
Alterações hematológicas, hiperplasia endometrial cística, piometra, estro persistente e feminilização de machos.

Espécies utilizadas
Cães e gatos.

DIFENIDRAMINA: Difenidrin®(H), Benatux®(H)(associação), Tossilerg®(H)(associação)

Grupo farmacológico
Anti-histamínico, bloqueador H_1.

Características
Anti-histamínico bloqueador H_1 e sedativo, derivado da etanolamina. Tem atividade antimuscarínica significativa e tendência acentuada para produzir sedação. Útil no combate da cinetose.

Usos clínicos
- Anti-histamínico utilizado no tratamento de alergias
- Cinetose
- Em aves: utilizado como tranquilizante.

Precauções e efeitos adversos
Sedação, ataxia, retenção urinária, vômito, diarreia e excitação paradoxal.

Espécies utilizadas
Cães, gatos, equinos e bovinos.

DIFENOXILATO: Lomotil® (H)(associação)

Grupo farmacológico
Opioide antidiarreico.

Características
Opioide congênere da meperidina com ação constipante. Atua inibindo a liberação de acetilcolina com consequente diminuição da motilidade intestinal. Além disso, atua diretamente estimulando a absorção de fluidos e eletrólitos via receptores μ-opiáceos no SNC e mucosa intestinal.

Uso clínico
Antidiarreico para diarreia aguda inespecífica.

Precauções e efeitos adversos
Não utilizar em diarreias infecciosas. Contraindicado em felinos, pois pode provocar excitação. Não utilizar em pacientes debilitados ou portadores de hipotireoidismo, insuficiência suprarrenal, hepática, respiratória ou renal, abdome agudo e traumatismo craniano.

Espécie utilizada
Cães.

DIFLUBENZURONA: Difly® (V), Difly® WP (V)

Grupo farmacológico
Inseticida inibidor da síntese de quitina.

Características
Na ausência de quitina, a cutícula do parasita se torna fina e frágil, incapaz de suportar seu corpo. O processo de ecdise (muda de pele) é afetado pela inabilidade de formar uma nova cutícula normal.

Usos clínicos
• Prevenção do desenvolvimento de infestação por mosca-do-chifre (*Haematobia irritans*), mosca doméstica (*Musca domestica*), mosca do estábulo (*Stomoxys calcitrans*) e carrapato (*Boophilus microplus*)
• Deve ser utilizado no meio ambiente, com auxílio de pulverizador ou misturado ao sal mineralizado ou à ração e servido no cocho.

Precauções e efeitos adversos
Vômito e diarreia.

Espécie utilizada
Bovinos.

DIGOXINA: Digobal® (H), Digoxina (H), Funed® Digoxina (H), Furp-Digoxina® (H)

Grupo farmacológico
Digitálico, glicosídio cardíaco.

Características
Promove efeito inotrópico positivo por aumento do Ca2+ intracelular por meio da inibição reversível da enzima Na+/K+-ATPase pela competição no mesmo local de ligação na membrana celular miocárdica.
    Produz efeito antiarrítmico por aumentar o tônus parassimpático nos nós atrioventricular (AV) e sinoatrial (SA) e nos átrios, além de prolongar o tempo de condução e o período refratário no nó AV.
    Promove sensibilização dos barorreceptores, com redução da ativação simpática e atividade da renina-angiotensina. Tem estreita margem de segurança (dose terapêutica próxima da dose tóxica).

Usos clínicos
• Insuficiência cardíaca congestiva
• Fibrilação atrial
• Taquicardias supraventriculares

Precauções e efeitos adversos
Contraindicado em pacientes com cardiomiopatia hipertrófica, pericardite e arritmias, como taquiarritmia ventricular e bloqueio AV. Uso com cautela em pacientes com insuficiência renal e hepática, hipopotassemia, hipercalcemia e hipomagnesemia.
Gatos são mais sensíveis aos efeitos colaterais.

Espécies utilizadas
Cães, gatos, bovinos e equinos.

DI-HIDROESTREPTOMICINA: Di-hidroestreptomicina$_{(V)}$, Agrovet® Plus$_{(V)(associação)}$, Partocilina®$_{(V)(associação)}$, Pencivet® Plus$_{(V)(associação)}$, Prontocilin®$_{(V)(associação)}$, Pronto Pen®$_{(V)(associação)}$, Zoopen® S Reforçado$_{(V)(associação)}$

Grupo farmacológico
Antibiótico bactericida, aminoglicosídios.

Características
Aminoglicosídio que atua como uma chave falsa, ligando-se ao ribossomo bacteriano e causando a produção de proteínas defeituosas.
Não é absorvida VO e é pouco lipossolúvel.
Tem efeito sinérgico com os betalactâmicos.

Usos clínicos
- Indicada para infecções entéricas por Gram-negativos
- A estreptomicina e a di-hidroestreptomicina são as escolhas na eliminação de *Leptospira* nos túbulos renais de animais portadores.

Precauções e efeitos adversos
Evitar o uso na gravidez e em coelhos.
Potencialmente nefrotóxico, ototóxico ao 8º par de nervos cranianos, bloqueio neuromuscular, erupção cutânea e distúrbios hematológicos.

Espécies utilizadas
Cães, gatos, bovinos, equinos e suínos.

DILTIAZEM: Angiolong®$_{(H)}$, Balcor® IV$_{(H)}$, Balcor® Retard$_{(H)}$, Cardizem®$_{(H)}$, Incoril AP®$_{(H)}$

Grupo farmacológico
Vasodilatador, bloqueador de canal de cálcio.

Características
Bloqueador de canal de cálcio que causa vasodilatação, principalmente por interferir na contração muscular dependente de cálcio. Utilizado em cães e gatos, mas é mais indicado em cães.

Usos clínicos
- Vasodilatador no tratamento da hipertensão arterial
- Cardiomiopatia hipertrófica
- Fibrilação atrial
- Taquicardia supraventricular.

Precauções e efeitos adversos
Hipotensão, letargia, anorexia e vômito.

Espécies utilizadas
Cães e gatos.

DIMENIDRATO: Dramin®$_{(H)}$, Dramin® B6$_{(H)(associação)}$, Emet®$_{(H)(associação)}$

Grupo farmacológico
Anti-histamínico.

Características
Bloqueador H$_1$ com ação anticolinérgica do grupo das etanolaminas. Tem atividade antimuscarínica significativa e tendência acentuada para produzir sedação.

Usos clínicos
- Tratamento de alergias
- Mais utilizado em cinetose e como antiemético.

Precauções e efeitos adversos
Usar com cautela em animais com insuficiência cardíaca grave, glaucoma de ângulo fechado, obstruções intestinais e uretrais e hipertrofia prostática. Sedação, mucosa seca, diarreia, retenção urinária, hiperatividade paroxística.

Espécies utilizadas
Cães e gatos.

DIMERCAPROL: Dimercaprol(H)

Grupo farmacológico
Agente quelante.

Características
Agente quelante de metais arsenicais, chumbo, mercúrio e ouro.

Uso clínico
Agente quelante no tratamento da intoxicação por arsênico, chumbo, mercúrio e ouro.

Precauções e efeitos adversos
Contraindicado nas intoxicações por ferro, cádmio ou selênio, pois o complexo quelado pode ser mais tóxico do que o metal puro.

Uso com cautela em pacientes com insuficiência renal ou hepática.

Espécies utilizadas
Cães, gatos, equinos, ruminantes e suínos.

DIMETICONA: Flagass®(H), Luftal®(H), Simeticona(H), Sintaflat®(H)

Grupo farmacológico
Antifisético.

Características
Silicone antifisético também conhecido como medicação antiespumante. Tem a propriedade de modificar a tensão superficial das bolhas de ar no tubo digestivo, promovendo seu rompimento e facilitando a eliminação dos gases.

Uso clínico
Tratamento do excesso de gases no tubo digestivo.

Precauções e efeitos adversos
Contraindicado em animais com perfuração ou obstrução intestinal.

Espécies utilizadas
Cães e gatos.

DIMETILSULFÓXIDO: Dimesol®(V)

Grupo farmacológico
Anti-inflamatório, ligante de radicais hidroxilas livres.

Características
Solvente capaz de remover radicais livres derivados de oxigênio.

É considerado um anti-inflamatório fraco e, por sua propriedade solvente, favorece a penetração de outras substâncias na pele.

Usos clínicos
- Por via tópica ou sistêmica, como anti-inflamatório, imunomodulador, inibidor de radicais livres
- Transportador de outras substâncias para aumentar seu poder de penetração.

Precauções e efeitos adversos
Reações cutâneas no local de aplicação (usar luvas). Alterações oftálmicas, hepatoxicidade e nefrotoxicidade. Por via IV, hemólise, hemoglobinúria, hematúria, convulsões, dispneia e edema pulmonar.

Espécies utilizadas
Cães, gatos, equinos e bovinos.

DINOPROSTA: Lutalyse®(V)

Grupo farmacológico
Prostaglandina F2-alfa.

Características
Induz a luteólise por sua ação direta sobre o corpo lúteo.

Usos clínicos
- Sincronização do cio
- Tratamento de piometra
- Indução de parto ou aborto.

Precauções e efeitos adversos
Não utilizar em gestantes, caso o aborto não seja desejável, nem em animais com problemas respiratórios. Usar com cautela na piometra de cérvice fechada. Hipertermia, taquicardia, sialorreia, ataxia e diarreia.

Espécies utilizadas
Cães, gatos, equinos, bovinos, ovinos e suínos.

DIPIRIDAMOL: Persantin®(H)

Grupo farmacológico
Inibidor da agregação plaquetária, vasodilatador.

Características
Inibe a formação de trombos quando administrado cronicamente, pelo aumento do AMP cíclico plaquetário. Provoca vasodilatação quando administrado em doses elevadas durante curto período.

Uso clínico
Tratamento de tromboembolismo.

Precauções e efeitos adversos
Náuseas, vômito, diarreia, ataxia e hipotensão.

Espécies utilizadas
Cães e gatos.

DIPIRONA: Algivet®(V), Analget®(V), D-500®(V), Dornil®(V), Vetalgin®(V), Novalgina®(H), Buscopan®(H)(V)(associação)

Grupo farmacológico
Analgésico, antitérmico, antiespasmódico.

Características
Analgésico pirazolônico derivado de compostos fenólicos, antipirético e antiespasmódico com fraca ação anti-inflamatória. Isso se deve provavelmente à sua baixa ligação às proteínas plasmáticas, o que, consequentemente, diminui sua concentração no local inflamado.

Tem sido bastante utilizada em equinos no alívio da dor na cólica e em outros quadros de hipermotilidade gastrintestinal em pequenos e grandes animais. Também é utilizada em associação com hioscina (antiespasmódico), que aumenta o efeito antiespasmódico da dipirona.

Usos clínicos
- Analgésico
- Antitérmico
- Antiespasmódico
- Em associação com opioides como tramadol para tratamento de dores profundas.

Precauções e efeitos adversos
Os efeitos colaterais incluem sedação, agranulocitose, leucopenia e convulsões. Pode provocar hipotermia grave quando associada à clorpromazina. A administração IM pode provocar reação local e formação de abscessos.

Os gatos são muito sensíveis aos derivados de compostos fenólicos, em função da difícil conjugação com o ácido glicurônico, além da rápida saturação do mecanismo de desintoxicação com sulfato.

As reservas de sulfato no organismo são limitadas e facilmente exauridas. A retenção de compostos fenólicos não metabolizados leva ao acúmulo de quinonas tóxicas; dessa maneira, por ser um derivado fenólico, a dipirona é metabolizada lentamente em gatos, de maneira que doses elevadas podem levar a uma intoxicação nessa espécie.

Espécies utilizadas
Cães, gatos (com cautela), equinos, bovinos, ovinos e suínos.

DISOFENOL: Ancylex® Comprimido(V), Ancylex® Injetável(V), Rumivac® 30 Injetável(V), Rumivac® Suspensão Oral(V), Rumivac® Tabletes(V)

Grupo farmacológico
Endoparasiticida, substituto fenólico.

Características
Inibe a fosforilação oxidativa das mitocôndrias, impedindo a síntese de ATP.

Usos clínicos
- Controle e tratamento de nematódeos hematófagos de caninos e felinos (ancilostomídeos e *Spirocerca*). Tem a vantagem de ser administrado por via SC em animais com quadros eméticos por problemas gastrintestinais de origem parasitária
- Em ruminantes, é indicado no tratamento de verminose gastrintestinal causada por *Haemonchus* sp, *Bunostomum* sp e *Oesophagostomum* sp
- Também atua contra formas maduras e imaturas da *Fasciola hepatica*.

Precauções e efeitos adversos
Opacidade de córnea, vômito, taquicardia, taquipneia, hipertermia e óbito.

Espécies utilizadas
Cães, gatos e ruminantes.

DOBUTAMINA: Dobtan®(H), Dobutrex®(H), Hibutan®(H)

Grupo farmacológico
Inotrópico positivo, catecolamina sintética.

Características
Catecolamina sintética desenvolvida na busca de uma substância com atividade inotrópica positiva seletiva e, se possível, desprovida de ações vasculares e cronotrópicas. Embora esteja próxima disso, a resposta cardiovascular a esta medicação é consideravelmente mais complexa.

A ação inotrópica positiva acontece pelo aumento da contratilidade, com elevação relativamente pequena da frequência cardíaca. A resistência periférica é pouco afetada. Embora não cause vasodilatação renal direta, a melhora no débito cardíaco pode aumentar o fluxo urinário.

Uso clínico
Insuficiência cardíaca grave.

Precauções e efeitos adversos
Os efeitos cardiovasculares da dobutamina são dose-dependentes. A utilização de doses superiores à terapêutica predispõe à ocorrência de reações indesejáveis, como arritmias (taquiarritmias), hipertensão, vômitos e, em gatos, convulsões e vômitos.
Em geral, a interrupção ou a redução da velocidade de infusão é suficiente para o desaparecimento desses sintomas.

Espécies utilizadas
Cães, gatos e equinos.

DOLASETRONA: Anzemet® (H)

Grupo farmacológico
Antiemético, antagonista 5-HT$_3$.

Características
Potente antiemético, antagonista seletivo de receptores 5-HT$_3$ da serotonina.

Uso clínico
Tratamentos de náuseas e vômitos decorrentes de quimioterapia ou outras situações, como cirurgia e uremia.

Precauções e efeitos adversos
Usar com cautela em associação com diuréticos e antiarrítmicos e em animais portadores de arritmias com hipopotassemia ou hipomagnesemia.

Espécies utilizadas
Cães e gatos.

DOMPERIDONA: Domperix® (H), Motilium® (H), Peridal® (H)

Grupo farmacológico
Procinético, antiemético, antagonista dopaminérgico.

Características
Aumenta a ação da acetilcolina no trato gastrintestinal. Tem ações semelhantes à metoclopramida, porém não atravessa a barreira hematencefálica, não apresentando, portanto, efeitos colaterais no SNC.

Usos clínicos
- Procinético
- Antiemético
- Estimulante da lactação.

Precauções e efeitos adversos
Não utilizar em animais com obstrução gástrica.
Aumento transitório de aldosterona, ACTH e prolactina. Galactorreia e ginecomastia.

Espécies utilizadas
Cães, gatos e equinos.

DOPAMINA: Dopacris® (H), Revivan® (H)

Grupo farmacológico
Agonista adrenérgico, catecolamina endógena.

Características
Precursor imediato de norepinefrina e epinefrina, além de atuar como neurotransmissor central e periférico. Tem efeitos farmacológicos únicos e complexos em virtude da ativação dos receptores dopami-

nérgicos D_1 e D_2 e da liberação de norepinefrina do neurônio pós-ganglionar terminal simpático, com estimulação dos receptores alfa-1 e beta-1-adrenérgicos. A ativação de receptores D_1 causa vasodilatação renal, mesentérica e coronariana quando administrada em baixas doses de infusão IV. A ativação de receptores D_2 no SNC causa diminuição da pressão arterial e da frequência cardíaca, além de vasodilatação renal e mesentérica. A ativação de receptores beta-1 ocorre em doses medianas de infusão IV, produzindo um efeito inotrópico positivo no coração. Em doses superiores de infusão IV, observa-se uma progressiva ativação dos receptores alfa-1 vasculares, provocando vasoconstrição e aumento da pressão arterial média, com perda importante do efeito vasodilatador renal.

Usos clínicos
- Infusão intravenosa dose-dependente
- Doses baixas: tratamento de insuficiência renal aguda oligúrica
- Doses intermediárias: tratamento de choque cardiogênico ou séptico
- Doses altas: tratamento da falência cardíaca aguda.

Precauções e efeitos adversos
Taquicardia, hipertensão e dispneia.

Espécies utilizadas
Cães, gatos, equinos, ruminantes e suínos.

DORAMECTINA: Dectomax®(V)

Grupo farmacológico
Endectocida, avermectina.

Características
Lactona macrocíclica que atua sobre nematódeos e artrópodes, aumentando a permeabilidade muscular ao cloro, em decorrência da abertura dos canais de cloro, pela ligação da molécula aos receptores de glutamato.
Também potencializa outros canais de cloreto, incluindo os canais de GABA. Isso inibe a atividade elétrica das células nervosas dos nematódeos e das células musculares dos artrópodes, causando paralisia e morte do parasita.

Usos clínicos
- Nematódeos gastrintestinais e pulmonares
- Ácaros
- Moscas
- Carrapatos
- Pulgas
- Piolhos
- Bernes
- Larvas.

Precauções e efeitos adversos
Não utilizar a carne de bovinos e ovinos para consumo humano antes do prazo de 35 dias após o tratamento. Não aplicar em vacas produzindo leite para consumo humano. Não utilizar a carne de suínos para consumo humano antes do prazo de 28 dias após o tratamento. Não usar em cães da raça Collie, Border Collie, Pastor Australiano, Pastor de Shetland e mestiços dessas raças, por causa da sensibilidade às avermectinas em virtude de uma mutação no gene resistente a multidroga (MDR1) que codifica a bomba de membrana pela P-glicoproteína, afetando o efluxo de substâncias na barreira hematencefálica e causando acúmulo da avermectina no cérebro, promovendo toxicidade neurológica, cujos sinais clínicos são ataxia, alterações visuais, coma e morte.

Espécies utilizadas
Cães, bovinos, ovinos e suínos.

DORZOLAMIDA: Cloridrato de dorzolamida(H), Ocupress®(H), Trusopt®(H), Cosopt®(H)(associação), Drusolol®(H)(associação)

Grupo farmacológico
Inibidor da anidrase carbônica tópica, hipotensor ocular.

Características
Potente inibidor da anidrase carbônica por via tópica. A inibição da anidrase carbônica nos processos ciliares do olho diminui a secreção do humor aquoso, provavelmente por reduzir a velocidade de formação dos íons bicarbonato, com subsequente redução do transporte de sódio e fluido. O resultado é uma redução da PIO.
A dorzolamida também é associada ao timolol, bloqueador beta-adrenérgico que também reduz a PIO, para promover sinergismo.

Uso clínico
Tratamento do glaucoma para redução da PIO.

Precauções e efeitos adversos
Irritação e desconforto ocular. Blefarite, conjuntivite e ceratite.
Quando associada ao timolol, não administrar em casos de uveíte ou luxação anterior de cristalino em razão da miose induzida.
Contraindicada em pacientes com insuficiência hepática ou renal grave.

Espécies utilizadas
Cães, gatos e equinos.

DOXAPRAM: Dopram-V®(V)

Grupo farmacológico
Estimulante respiratório de ação central.

Características
Estimulante respiratório e também do SNC de ação curta.
Seu mecanismo de ação é estimular os quimiorreceptores da região da aorta e carótida.

Usos clínicos
- Estimular a respiração durante a anestesia geral e em neonatos após parto cesariano ou distócico
- Acelerar o despertar e a recuperação dos reflexos após a anestesia.

Precauções e efeitos edversos
Não misturar cloridrato de doxapram com soluções alcalinas. É contraindicado aos animais com edema cerebral, epilépticos, com obstrução das vias respiratórias, insuficiência cardíaca descompensada e hipertensão. Doses excessivas podem produzir hiperventilação e levar à alcalose respiratória, e podem ser observadas náuseas, tosse, agitação e taquicardia.

Espécies utilizadas
Animais domésticos, silvestres e exóticos.

DOXICICLINA: Doxifin®(V), Doxigram® 10(V), Doxitrat®(V), Doxi-100®(V), Doxi-400®(V), Vibradoxin®(H), Vibramicina®(H)

Grupo farmacológico
Antibiótico bacteriostático, tetraciclina.

Características
Tetraciclina semissintética de ação longa de amplo espectro. Inibe a síntese proteica ligando-se ao ribossomo 30S da bactéria e impedindo o acesso do RNAt aminoacil ao local receptor (A) no complexo mRNA-ribossomo.

Usos clínicos
- Tratamento de doenças do trato respiratório, urinário, gastroentérico e doenças oftálmicas bacterianas dos animais domésticos
- Doenças específicas: anaplasmose (*Anaplasma* sp), actinobacilose (*Actinobacillus lignieresii*), actinomicose (*Actinomyces bovis*), borreliose (*Borrelia burgdorferi* – doença de Lyme), brucelose (*Brucella* sp), ceratoconjuntivite infecciosa bovina (*Moraxela bovis*), hemobartonelose (*Haemobartonella* sp)
- Doenças por *Chlamydia* e *Mycoplasma* e erliquiose (*Ehrlichia* sp).

Precauções e efeitos adversos

Não usar em lactantes, animais em crescimento, em gestantes, principalmente no início de gestação, e em equinos por via IV.

Não administrar ferro e doxiciclina na mesma tomada, pois esse antibiótico quela o ferro, formando um complexo insolúvel que resulta na incapacidade de absorção de ambas as soluções; desse modo, administrar a doxiciclina e o ferro em períodos diferentes.

Anorexia, vômito, diarreia, superinfecções, esofagite com estenose em felinos.

Espécies utilizadas

Cães, gatos e equinos.

DOXORRUBICINA: Adriblastina® RD(H), Doxolem®(H), Evorubicin®(H), Fauldoxo®(H)

Grupo farmacológico

Antineoplásico.

Características

Antineoplásico do grupo dos antibióticos que destrói o DNA celular e evita a replicação. Não é absorvida pelo trato gastrintestinal. É amplamente distribuída por todos os tecidos, exceto SNC, e metabolizada pelo fígado. É excretada pela bile e fezes.

Pode provocar reações de hipersensibilidade (urticária), por isso, pode-se fazer um pré-tratamento com corticosteroides e anti-histamínicos.

Caso haja extravasamento, pode ocorrer necrose tecidual.

Usos clínicos

- Linfoma
- Sarcomas de tecido mole
- Osteossarcoma
- Hemangiossarcoma.

Precauções e efeitos adversos

Pode causar alopecia, nefrotoxicidade e cardiotoxicidade. Extravasamento perivascular provoca graves danos teciduais.

- Em cães: mielossupressão, gastrenterites, cardiomopatia (via radicais livres que danificam a membrana miocárdica) e urticária.
- Em gatos: nefropatia, leucopenia, trombocitopenia, vômito e urticária.

Espécies utilizadas

Cães e gatos.

DROPERIDOL: Droperdal®(H)

Grupo farmacológico

Tranquilizante, neuroléptico, derivado da butirofenona.

Características

Tranquilizante derivado da butirofenona antagonista D_2 e alfa-adrenérgico.

Usos clínicos

- Tranquilizante, antiemético e antipsicótico no tratamento de distúrbios de comportamento
- Em associação com analgésicos (opioides) para produzir neuroleptoanalgesia
- Sedação em tratamento intensivo.

Precauções e efeitos adversos

Catatonia, reações extrapiramidais, hipotensão leve a moderada com taquicardia reflexa.

Espécies utilizadas

Equinos e suínos.

DROPROPIZINA/LEVODROPROPIZINA: Antux®(H), Atossion®(H), Vibral®(H), Vibrazin®(H)

Grupo farmacológico
Antitussígeno não opioide.

Características
Antitussígeno não opioide que atua sobre as fibras-c e os neuropeptídios sensoriais.

Usos clínicos
- Antitussígeno
- Tem alguma atividade anti-histamínica, possivelmente útil em tosse associada a condição alérgica
- A dose veterinária é extrapolada da humana.

Precauções e efeitos adversos
Em doses elevadas, produz efeito hipotensor por ação antiadrenérgica.

Espécies utilizadas
Cães e gatos.

E

EBASTINA: Ebastel®(H)

Grupo farmacológico
Anti-histamínico.

Características
Pertencente ao grupo das piperidinas, quimicamente relacionada com a terfenadina, sendo totalmente transformada via CYP3A4 em metabólitos, entre os quais o ativo é a carebastina. É altamente seletiva para receptores H_1 e isenta de ações anticolinérgicas significativas. Tem má penetração no SNC e, dessa maneira, não produz sedação, sonolência e ataxia.

Uso clínico
Alergias.

Precauções e efeitos adversos
Cães da raça Collie, Border Collie, Pastor Australiano e animais portadores de arritmias. Efeitos colaterais foram descritos em raças de sensibilidade de multidroga por conta da mutação do gene MDR-1, como Collie e raças correlacionadas, com a ocorrência de prolongação da onda QT e arritmias.

Espécie utilizada
Cães.

EDETATO DE CÁLCIO DISSÓDICO (EDTA): Ácido etilenodiaminotetracético(H), EDTA dissódico colírio a 0,35%(H)

Grupo farmacológico
Quelante, anticolagenase.

Características
Composto orgânico que age como agente quelante, formando complexos muito estáveis com diversos íons metálicos. Entre eles estão magnésio, cálcio, manganês, ferro, zinco, cobalto, cobre, chumbo e níquel. Também atua como agente anticolagenase.

Usos clínicos
- Quelante no tratamento de intoxicação por metais pesados, principalmente chumbo e zinco IV, SC ou IM, em uma concentração de 10 mg/mℓ diluído em solução de dextrose 5%

- Em forma de colírio a 0,35%, por via tópica, para inibir a formação de colagenase e impedir a ação dessa enzima sobre o estroma corneano
- Como quelante de cálcio nas opacidades de córnea em que há depósito desse íon, como ocorre em algumas endocrinopatias.

Precauções e efeitos adversos
Não administrar por via parenteral em animais com insuficiência renal. Por via parenteral, pode ocorrer vômito, diarreia e toxicidade renal.

Espécies utilizadas
Cães, gatos, equinos, bovinos e suínos.

EFEDRINA: Efedrina(H), Unifedrine®(H), Rinisone®(H)(associação), Franol®(H)(associação)

Grupo farmacológico
Agonista adrenérgico.

Características
Substância simpatomimética com efeito similar às anfetaminas, liberando norepinefrina e estimulando os receptores adrenérgicos.

Usos clínicos
- Broncodilatadora, vasopressora, descongestionante nasal
- Tratamento da incontinência urinária.

Precauções e efeitos adversos
Taquicardia, hipertensão, excitação e anorexia.

Espécies utilizadas
Cães, gatos, equinos, ruminantes e suínos.

ELIXIR PAREGÓRICO: Elixir paregórico(H)

Grupo farmacológico
Opioide, antidiarreico.

Características
O elixir paregórico ou tintura de ópio é um dos medicamentos mais antigos utilizados para tratar diarreia.
Seu mecanismo de ação ocorre pela estimulação dos receptores μ no intestino, causando diminuição do peristaltismo intestinal. Atualmente, é um fármaco que está em desuso.

Uso clínico
Antidiarreico.

Precauções e efeitos adversos
Usar com cautela em gatos (excitação) e em equinos e ruminantes (impactação intestinal). Constipação intestinal, bradicardia e sedação ou excitação.

Espécies utilizadas
Cães e gatos (com cautela).

EMBUTRAMIDA: T-61®(V)(associação)

Grupo farmacológico
Opioide analgésico.

Características
Potente opioide analgésico e sedativo estruturalmente relacionado com a metadona, foi desenvolvido em 1958 e investigado como um agente anestésico geral, mas tem margem de segurança muito estreita, além de causar depressão respiratória e arritmia ventricular. Por causa dessas características, é utilizado somente

para eutanásia em medicina veterinária no produto T-61®, uma associação de embutramida, iodeto de mebezônio (agente curarizante) e tetracaína (anestésico local).

Uso clínico
Eutanásia por via IV e intrapulmonar.

Precauções e efeitos adversos
Não consumir a carne de animais submetidos à eutanásia com T-61®, além de evitar o contato do produto com a pele e mucosas do corpo humano. Após manusear o produto, lavar as mãos com água e sabão. Se houver alguma ferida no profissional que está efetuando a eutanásia e, por acidente, cair alguma gota do produto nessa ferida, ou se o profissional for furado pela agulha por conta de algum movimento brusco do animal, deve-se lavar a ferida ou o local perfurado com água corrente e pressionar ao redor do ponto do inchaço com a finalidade de eliminar o produto. Os antídotos são antagonistas opioides e fisostigmina (contra a ação curarizante). É importante proteger as mãos com luvas, manter o produto fora do alcance de crianças e inutilizar a embalagem após o uso.

Segundo o boletim de farmacovigilância europeu de 2016, foram notificados alguns casos apresentando distúrbios neurológicos (acompanhados de surdez e cegueira), reações alérgicas, letargia e anorexia em cães e gatos.

Espécies utilizadas
Cães, gatos, equinos, bovinos e silvestres.

ENALAPRIL: Maleato de enalapril$_{(H)}$, Renitec®$_{(H)}$, Enalaprev® 5 mg$_{(V)}$, Enalaprev® 20 mg$_{(V)}$

Grupo farmacológico
Inibidor da ECA, anti-hipertensivo.

Características
Inibidor da ECA, a enzima responsável pela conversão de angiotensina I em angiotensina II, promovendo vasodilatação e evitando a retenção adicional de líquidos.

Apresenta ampla margem de segurança e eficácia de utilização. O efeito da vasodilatação é misto, isto é, atua em leitos arteriolares e venosos.

Usos clínicos
- Hipertensão arterial
- Insuficiência cardíaca
- Insuficiência renal crônica.

Precauções e efeitos adversos
Anorexia, vômito, diarreia, fraqueza muscular.

Espécies utilizadas
Cães e gatos.

ENILCONAZOL: Clinafarm® Smoke$_{(V)}$, Clinafarm® Spray$_{(V)}$

Grupo farmacológico
Antifúngico.

Características
Antifúngico do grupo azólico para uso somente tópico, em solução, em aerossol ou em nebulização.

Usos clínicos
- Tópico: tratamento de dermatofitoses
- Em nebulizações: desinfecção de incubadoras e nascedouros, instalações de coelhos e estábulos ou qualquer ambiente que seja sujeito à infecção por *Aspergillus fumigatus*
- Spray: tratamento de outros dermatófitos
- Solução a 10%: no tratamento de aspergilose nasal em cães e gatos
- Solução a 2%, com cateter nasal a cada 12 h (25 a 100 mℓ): no tratamento de rinite por *Aspergillus rhinitis*.

Precauções e efeitos adversos
Anorexia, vômito e reações cutâneas.

Espécies utilizadas
Cães e gatos.

ENOXAPARINA SÓDICA: Clexane®$_{(H)}$, Endocris®$_{(H)}$, Enoxalow®$_{(H)}$, Versa®$_{(H)}$

Grupo farmacológico
Anticoagulante.

Características
Assim como a dalteparina, é uma heparina de baixo peso molecular, de aproximadamente 5.000, se comparada com a heparina, que tem peso molecular de 15.000. Também é conhecida como heparina fragmentada. Age potencializando a inibição do fator Xa e da trombina, diminuindo, assim, a chance de ocorrência de eventos tromboembólicos.

Em humanos, a vantagem da enoxaparina em relação à heparina é ter um tempo de ação maior com administrações menos frequentes, porém, em cães, a meia-vida da dalteparina é em torno de 5 h e, em gatos, de 1,9 h, muito menor do que em humanos, o que reduz essa vantagem.

Usos clínicos
- Distúrbios de hipercoagulação
- Tromboembolismo
- Trombose venosa
- CIVD
- Tromboembolismo pulmonar.

Precauções e efeitos adversos
Não usar em animais com trombocitopenia ou problemas de coagulação. Não administrar IM pelo risco de hematoma; utilizar somente SC. Usar com cautela em nefropatas.

Espécies utilizadas
Cães, gatos e equinos.

ENROFLOXACINO: Baytril®$_{(V)}$, Biofloxacin®$_{(V)}$, Chemitril®$_{(V)}$, Duotril®$_{(V)}$, Enropet®$_{(V)}$, Flotril®$_{(V)}$, Kinolox®$_{(V)}$, Quinolon®$_{(V)}$, Trigental®$_{(V)}$, Zelotril®$_{(V)}$

Grupo farmacológico
Antimicrobiano bactericida, quinolona de 2ª geração.

Características
Antimicrobiano bactericida do grupo das quinolonas de 2ª geração, que promove inibição da DNA girase bacteriana, enzima que controla a direção e a extensão do espiralamento das cadeias de DNA. Tem espectro de ação principalmente contra bactérias Gram-negativas, além de ação contra Gram-positivas, *Mycoplasma* e *Chlamydia*.

Usos clínicos
- Infecções do trato urinário, principalmente aquelas causadas por *Pseudomonas aeruginosa*
- Infecções do trato respiratório por Gram-negativos
- Infecções do trato gastrintestinal
- Prostatites
- Otites externas
- Infecções cutâneas como piodermites
- Osteomielites por Gram-negativos
- Meningoencefalites
- Endocardite estafilocócica.

Precauções e efeitos adversos
Contraindicada em cães jovens e potros. Usar com cautela em animais com tendências a convulsão ou pacientes epilépticos. Não administrar doses acima de 5 mg/kg/dia em gatos. Pode induzir artropatia por

erosão da cartilagem articular em cães jovens de crescimento rápido, portanto, deve ser evitado em cães de pequeno a médio porte nos primeiros 8 meses de vida e em cães de grande porte nos primeiros 18 meses de vida. A administração prolongada do enrofloxacino tem desencadeado, experimentalmente, lesões de cartilagem, articulares e laminite principalmente em potros. Pode causar tremores e convulsão em pacientes suscetíveis. Altas doses em felinos podem causar atrofia de retina, midríase e cegueira.

Ocorre interação medicamentosa com AINE (excitação do SNC), varfarina (aumento do tempo de protrombina), metilxantinas (toxicidade do SNC), antiácidos contendo zinco, magnésio, alumínio ou cálcio (decréscimo da biodisponibilidade de quinolona). Não administrar ferro e enrofloxacino na mesma tomada, porque as fluoroquinolonas quelam o ferro, formando um complexo insolúvel que resulta na incapacidade de absorção de ambas as soluções; dessa maneira, administrar enrofloxacino em período diferente do ferro. Pode ocorrer reação no local da aplicação SC, com aparecimento de paniculite, principalmente na apresentação a 10%, porque o pH 10,5 da solução é bastante irritante aos tecidos, em especial na administração IM ou SC em pequenos animais.

Espécies utilizadas
Cães, gatos, aves, equinos, bovinos e suínos.

EPIRRUBICINA: Farmorubicina® CS$_{(H)}$, Farmorubicina® RD$_{(H)}$, Tecnomax®$_{(H)}$

Grupo farmacológico
Antineoplásico.

Características
Antineoplásico do grupo dos antibióticos que destrói o DNA celular e previne a replicação.

Uso clínico
Em cães por via IV, no tratamento de linfoma, com eficácia similar à da doxorrubicina. É recomendada a administração prévia de dexametasona e anti-histamínicos por causa do risco de reações de hipersensibilidade.

Precauções e efeitos adversos
Pode causar alopecia, nefrotoxicidade e cardiotoxicidade. Extravasamento perivascular provoca graves danos teciduais.
  Em cães: mielossupressão, gastrenterites, cardiomiopatia (via radicais livres que danificam a membrana miocárdica) e urticária.

Espécie utilizada
Cães.

EPRINOMECTINA: Eprinex Pour-On®$_{(V)}$

Grupo farmacológico
Endectocida, avermectina.

Características
Endectocida do grupo das avermectinas. Sua ação é principalmente mediada pela potencialição e/ou ativação direta dos canais de cloro controlados pelo glutamato, além de também se ligar com alta afinidade aos canais de cloro controlados pelo GABA.

Usos clínicos
- Espectro de ação contra nematódeos como endoparasiticida.
- Contra ácaros, carrapatos, bernes, piolhos e pulgas como ectoparasiticida.

Precauções e efeitos adversos
Doses elevadas podem causar sintomatologia nervosa, como ataxia e midríase, além de sialorreia.

Espécie utilizada
Bovinos.

ERGOMETRINA/METILERGOMETRINA: Ergotrate®(H), Ergometrina(H), Methergin®(H)

Grupo farmacológico
Alcaloide de ergot, anti-hemorrágico uterino.

Características
Alcaloide de ergot agonista parcial dos receptores alfa-adrenérgicos e receptores 5-HT. Pode se comportar como alfabloqueador e, ao mesmo tempo, elevar a pressão arterial, pois produz vasoconstrição intensa, principalmente no útero, promovendo diminuição da hemorragia uterina. Atua diretamente no músculo liso uterino e aumenta o tônus basal, a frequência e a amplitude das contrações rítmicas. Comparado com outros alcaloides do ergot, o efeito do maleato de metilergometrina no SNC e no sistema cardiovascular é menos pronunciado.
O efeito ocitócico forte e seletivo da metilergometrina resulta de suas ações específicas como agonista parcial e antagonista em receptores alfa-adrenérgicos, serotoninérgicos e dopaminérgicos. Todavia, isso não exclui totalmente o aparecimento de complicações vasoconstritoras.

Uso clínico
Prevenção e tratamento de hemorragia pós-parto e pós-aborto pela atonia uterina.

Precauções e efeitos adversos
Contraindicado na gravidez, hipertensão grave, portadores de cardiopatia isquêmica, septicemia e insuficiência hepática ou renal.
Hipertensão, reações de hipersensibilidade, cólicas, náuseas, vômito, diarreia, ataxia e dispneia.

Espécies utilizadas
Cães, gatos, equinos, bovinos, suínos, ovinos e caprinos.

ERITROMICINA: Eritrex®(H), Ilosone®(H)

Grupo farmacológico
Antibiótico bacteriostático, macrolídio.

Características
Antibiótico bacteriostático do grupo dos macrolídios. Seu mecanismo de ação consiste na ligação reversível à fração 50S do ribossomo bacteriano, impedindo a síntese proteica. Tem pequeno efeito bactericida, principalmente contra *Streptococcus*, dependendo do tempo de exposição ao fármaco. Outros antibióticos que competem pelo mesmo local de ligação (cloranfenicol, lincosaminas, clindamicina) não devem ser utilizados em associação com esses fármacos.

Usos clínicos
- Infecções por bactérias Gram-positivas, *Staphylococcus* e *Streptococcus* e algumas espécies de micoplasmas
- Bactérias Gram-negativas como *Pasteurella* e *Campylobacter*, alguns anaeróbios, riquétsias e clamídias também são sensíveis ao medicamento
- As enterobactérias costumam ser resistentes.

Precauções e efeitos adversos
Hepatotoxicidade em doses elevadas e/ou prolongadas; evitar o uso concomitante com fármacos que sobrecarregam o metabolismo hepático, como o fenobarbital, ou quando existirem condições que prejudiquem o metabolismo hepático.
O uso oral em equinos e bovinos pode levar ao desequilíbrio da microbiota entérica com manifestação de processos diarreicos, predispondo inclusive a infecções por *Salmonella*.

Espécies utilizadas
Cães e gatos.

ERITROPOETINA/EPOETINA (EPO): Alfaepoetina®(H), Eprex®(H), Eritromax®(H), Hemax®(H)

Grupo farmacológico
Estimulante da eritropoese.

Características
Hormônio glicoproteico produzido pelos rins (90%) e fígado (10%) cuja função principal é regular a eritropoese, ou seja, a produção de células vermelhas do sangue.
Estimula a liberação de reticulócitos na medula óssea a proliferarem e produzirem eritrócitos. A hipoxia (anemia, isquemia) é o estímulo para iniciar a sua produção e liberação de tecidos renais e fígado. O sensor primário da célula-alvo renal é o receptor A_2 de adenosina. Além da eritropoese, a eritropoetina desempenha um papel importante na resposta do cérebro à lesão neuronal e também está envolvida no processo de cicatrização de ferida. A EPO utilizada é a eritropoetina humana produzida pela tecnologia de DNA recombinante.

Usos clínicos
- Tratamento de anemias graves causadas por insuficiência renal crônica, distúrbios imunossupressivos e quimioterapia do câncer
- Recomenda-se a suplementação de ferro associada ao tratamento com EPO.

Precauções e efeitos adversos
Contraindicado em hipertensos, gestantes e lactantes. Reações alérgicas locais e sistêmicas podem ocorrer. Hipertensão arterial, taquicardia, convulsões, febre, diarreia e vômito. Manter sob refrigeração entre 2 e 8°C ao abrigo da luz.
Não pode ser congelada ou agitada.
Após o uso, descartar imediatamente (as sobras não podem ser reutilizadas).

Espécies utilizadas
Cães e gatos.

ERTAPENÉM: Invanz® (H)

Grupo farmacológico
Antibiótico bactericida, betalactâmico.

Características
Antibiótico betalactâmico da classe carbapeném ou carbapenêmicos. É sintetizado por actinomicetos do grupo *Streptomyces* e apresenta um anel pentacíclico de estrutura variável ligado ao anel betalactâmico. Liga-se às transpeptidases de membrana, assim como as outras betalactaminas, impedindo a síntese de parede celular e causando lise osmótica.

Usos clínicos
- Infeções hospitalares resistentes causadas por bactérias resistentes a outros antibióticos, principalmente por *Escherichia coli* e *Klebsiella pneumoniae*
- Não é efetivo contra *Pseudomonas*
- O uso de ertaneném em animais não é tão comum quanto o de outros carbapenêmicos, como meropeném e imipeném.

Precauções e efeitos adversos
Convulsões e tremores musculares.

Espécies utilizadas
Cães e gatos.

ESCITALOPRAM: Exodus® (H), Lexapro® (H), Neuropram® (H), Serolex® (H)

Grupo farmacológico
Antidepressivo ISRS.

Características
O oxalato de escitalopram é um antidepressivo da classe dos ISRS. Trata-se de uma molécula extremamente seletiva, ou seja, age somente na recaptação de serotonina, sem afetar outros receptores. O mecanismo de ação consiste em aumentar a concentração de serotonina centralmente pelo bloqueio pré-sináptico neuronal nos receptores 5-HT. Seu uso não é aprovado em cães, porém existem alguns estudos experimentais nessa espécie.

Uso clínico
Experimentalmente em cães para tratamento de distúrbios compulsivos, automutilação, ansiedade da separação e agressividade relativa a alta dominância.

Precauções e efeitos adversos
Sedação, distúrbios gastrintestinais como anorexia, náuseas, diarreia ou constipação intestinal.
Não deve ser administrado concomitantemente com inibidores da MAO.

Espécie utilizada
Cães.

ESMOLOL: Brevibloc®(H)

Grupo farmacológico
Bloqueador beta-1-adrenérgico de curta ação antiarrítmico.

Características
Útil no tratamento de taquiarritmias supraventriculares e ventriculares, além de modulação neuroendócrina na insuficiência cardíaca.

Uso clínico
Tratamento de taquiarritmias.

Precauções e efeitos adversos
Contraindicado em pacientes com bloqueio atrioventricular, bradicardia sinusal, choque cardiogênico, broncospasmo e diabetes melito. Depressão e hipotensão.

Espécies utilizadas
Cães e gatos.

ESPINOSADE: Confortis®(V), Elector®(V), Trifexis®(V)

Grupo farmacológico
Ectoparasiticida, lactona macrocíclica.

Características
Pertence a uma nova família de inseticidas – lactonas macrocíclicas – desenvolvida a partir da fermentação de um fungo naturalmente encontrado no solo denominado *Saccharopolyspora spinosa*.
Tem amplo espectro de ação e baixa toxicidade quando utilizado em mamíferos. Os componentes ativos dessa molécula são uma combinação de Spinosyn A e Spinosyn D.
Uma característica importante dessa molécula é não requerer período de carência para o consumo da carne e do leite. Atua no SNC do parasita, alterando a função dos receptores nicotínicos e GABA.

Usos clínicos
- Antipulgas oral em cães
- Carrapaticida, bernicida e piolhicida por via tópica em bovinos.

Precauções e efeitos adversos
Não utilizar com doses altas de ivermectina nem em animais com menos de 1,3 kg ou 14 semanas de idade.
Usar com cautela em animais epilépticos.
Náuseas, vômito, sialorreia, anorexia, prurido, ataxia e convulsões podem ocorrer.

Espécie utilizada
Cães.

ESPIRAMICINA: Rovamicina®(H), Periodontil®(H)(associação), Espiramix® 500(V), Spiraphar® 5(V)(associação), Spiraphar® 10(V)(associação), Stomorgyl® 2(V)(associação), Stomorgyl® 10(V)(associação), Stomorgyl® 20(V)(associação)

Grupo farmacológico
Antibiótico bacteriostático, macrolídio.

Características
A espiramicina é um antibiótico do grupo dos macrolídios, bacteriostática e liga-se reversivelmente à fração 50S do ribossomo bacteriano, impedindo a síntese proteica. Atinge concentrações na saliva e no sistema respiratório alto. É muito utilizada em associação ao metronidazol para infecções da cavidade oral, gástricas e intestinais.

Uso clínico
Infecções da cavidade oral, gástricas e intestinais.

Precauções e efeitos adversos
Náuseas, vômito, diarreia e reações cutâneas.

Espécies utilizadas
Cães, gatos e aves.

ESPIRONOLACTONA: Aldactone®(H), Aldosterin®(H), Spiroctan®(H), Aldazida®(H)(associação), Lasilactona®(H)(associação)

Grupo farmacológico
Diurético poupador de potássio.

Características
É estruturalmente semelhante à aldosterona e liga-se competitivamente aos locais de ligação da aldosterona no túbulo distal. Em virtude do seu antagonismo à aldosterona, também é considerada um inibidor do SRAA e, portanto, um modulador neuroendócrino. Potência natriurética fraca.

Usos clínicos
- Não deve ser utilizada como agente único em animais com insuficiência cardíaca, pois sua potência diurética é baixa
- Utilizada em animais hipopotassêmicos com outros diuréticos e nos refratários a outros agentes, sendo, nesses casos, administrada em combinação com a furosemida.

Precauções e efeitos adversos
Contraindicada em gestantes, lactantes e animais com hiperadrenocorticismo. Hiperpotassemia, principalmente em altas doses ou tratamento prolongado ou quando associada a inibidores da ECA.
Anorexia, vômito e letargia. Em gatos, pode provocar dermatite facial. Atrofia prostática foi relatada em alguns cães machos.

Espécies utilizadas
Cães e gatos.

ESTRADIOL – BENZOATO: Cronibest®(V), Estrogin®(V)
CIPIONATO: E.C.P.®(V)

Grupo farmacológico
Estrógeno.

Características
O benzoato, o cipionato e o valerato são ésteres do estradiol. Os estrógenos são necessários para crescimento, desenvolvimento e função do trato reprodutivo feminino e para as **Características** sexuais secundárias.
Causam a proliferação e a cornificação do epitélio vaginal, a proliferação endometrial e o aumento do tônus uterino. Produzem um efeito de retroalimentação negativa na secreção da gonadotrofina pituitária. Serve de mediador de luteólise via liberação de PGF2-alfa.

Usos clínicos
- Indutor de estro
- Abortivo
- Tratamento de corpo lúteo persistente
- Retenção de placenta
- Piometra.

Precauções e efeitos adversos
Pode ocorrer feminilização ou indução ou prolongamento do estro, além trombocitopenia, leucocitose, leucopenia, hipoplasia de medula, hiperplasia endometrial cística, piometra e redução da produção de leite.

Espécies utilizadas
Cães, gatos, equinos, bovinos, ovinos, caprinos e suínos.

ESTREPTOMICINA: Furp-Estreptomicina®(H), Estreptomicina Fort Dodge®(V), Estreptomicina Farmavet®(V), Streptomic®(V), Agrovet® 5.000.000(V)(associação), Pencivet® Plus(V)(associação), Penfort®(V)(associação), Pentabiótico®(V)(associação), Pulmodrazin®(V)(associação)

Grupo farmacológico
Antibiótico bactericida, aminoglicosídio.

Características
Antibiótico bactericida de amplo espectro do grupo dos aminoglicosídios. O mecanismo de ação consiste na inibição da síntese proteica bacteriana por meio da ligação à subunidade 30S do ribossomo.
Seu espectro de ação é principalmente contra bacilos Gram-negativos resistentes a outros antibióticos.
É muito utilizada na veterinária em associação às penicilinas naturais para aumentar o espectro de ação (atuação também contra bactérias Gram-positivas) e potencializar o efeito promovendo sinergismo.

Usos clínicos
- Infecções por bactérias Gram-negativas
- Tratamento de infecções por bactérias Gram-negativas e Gram-positivas quando associada às penicilinas naturais
- Tratamento da brucelose canina
- Eliminação de *Leptospira* dos túbulos renais de animais portadores, desde que a função renal esteja recuperada.

Precauções e efeitos adversos
Nefrotoxicidade, ototoxicidade e bloqueio neuromuscular. Não administrar em animais desidratados, debilitados ou insuficientes renais.
Cães da raça Galgo são mais sensíveis aos efeitos adversos. Não administrar em gestantes e lactentes.

Espécies utilizadas
Cães, gatos, equinos, ruminantes e suínos.

ESTREPTOQUINASE: Estreptase®(H), Solustrep®(H)

Grupo farmacológico
Fibrinolítico.

Características
Proteína não enzimática, produzida pelos estreptococos beta-hemolíticos do grupo C de Lancefield.
Atua sobre o sistema fibrinolítico endógeno, ligando-se, estequiometricamente, ao plasminogênio, formando o complexo ativador chamado estreptoquinase-plasminogênio.
O efeito da estreptoquinase sobre o sistema fibrinolítico pode persistir por muitas horas após o final da infusão. A atividade da estreptoquinase é medida em Unidades Internacionais (UI).
Como a estreptoquinase é um antígeno estreptocócico fraco, quando administrada IV, é inicialmente neutralizada pelos anticorpos circulantes. Somente quando os níveis séricos de estreptoquinase superam os níveis de anticorpos circulantes é que se desencadeia o estado fibrinolítico. No entanto, a trombólise se inicia assim que a estreptoquinase penetra no trombo e forma o complexo ativador com o plasminogênio.

Usos clínicos
- Tromboembolismo pulmonar agudo
- Tromboembolismo arterial ou coronariano agudos
- Trombose venosa profunda
- Oclusão de artéria ou veia central da retina
- Limpeza da cânula arteriovenosa e do cateter IV.

Precauções e efeitos adversos
Hemorragias, flebite, reações alérgicas, febre, hiperpotassemia e arritmias.

Espécies utilizadas
Cães, gatos, equinos, bovinos e suínos.

ESTRIOL: Ovestrion® Comprimidos(H)
SUCCINATO: Styptanom®(H)

Grupo farmacológico
Estrógeno, anti-hemorrágico.

Características
O succinato de estriol é utilizado na terapia e na profilaxia de hemorragias capilares por seu efeito vasoconstritor. Não tem nenhuma influência no mecanismo de coagulação sanguínea e, portanto, não é indicado para o tratamento de hemorragias de grandes veias ou hemorragias traumáticas em pacientes em uso de anticoagulantes.
O estriol é utilizado para reposição de estrógeno em mulheres e, em cadelas, pode ser utilizado para tratamento de incontinência urinária associada à deficiência de estrógeno decorrente do aumento do tônus do esfíncter uretral, porém sua eficácia é limitada.

Usos clínicos
- Succinato de estriol: anti-hemorrágico
- Estriol: tratamento de incontinência urinária associada à deficiência de estrógeno em cadelas.

Precauções e efeitos adversos
Não usar em gestantes, lactantes, pacientes com tromboembolismo ou com neoplasias estrógeno-dependentes. Usar com cautela em hepatopatas.

Espécies utilizadas
Cães e gatos.

ETODOLACO: Flancox®(H)

Grupo farmacológico
AINE inibidor preferencial de COX-2.

Características
Analgésico e anti-inflamatório inibidor preferencial de COX-2 e COX-1 em cães. Em cavalos, é mais seletivo de COX-2 e tem ação mais potente do que em cães. A meia-vida do etodolaco é de aproximadamente 7,6 a 14 h em cães e de 3 h em cavalos, com efeito de aproximadamente 24 h nessa espécie. No Brasil, não há apresentação veterinária, somente humana.

Usos clínicos
- Tratamento de osteoartrite em cães
- Alívio da dor associada a cirurgias abdominais e no tratamento da laminite em cavalos.

Precauções e efeitos adversos
Pode induzir ceratoconjuntivite seca em tratamentos prolongados. Não utilizar em animais com tendência a olho seco, gastrite ou nefropatas. Pode causar reações cruzadas com sulfonamidas em pacientes sensíveis.

Espécies utilizadas
Cães, gatos, equinos e suínos.

ETOMIDATO: Etomidato(H), Hypnomidate®(H)

Grupo farmacológico
Anestésico geral injetável, indutor anestésico.

Características
Ativa o receptor GABA$_A$ resultando em abertura de canais de cloreto, causando hiperpolarização da membrana celular, com consequente perda de consciência. É um imidazol carboxilado de ação curta (5 a 10 min) e recuperação rápida (15 min). Produz alterações cardiovasculares mínimas, por isso, é de eleição para cardiopatas.

Usos clínicos
- Procedimentos cirúrgicos de curta duração
- Indução anestésica para anestesia inalatória
- Anticonvulsivante.

Precauções e efeitos adversos
Pode inibir a síntese suprarrenal de esteroides, por isso é contraindicado em pacientes com hipoadrenocorticismo e em corticoterapia prolongada.
Não utilizar em animais sem medicação pré-anestésica pelo risco de excitação.

Espécies utilizadas
Cães e gatos.

ETORICOXIBE: Arcoxia®(H)

Grupo farmacológico
AINE inibidor seletivo de COX-2.

Características
AINE inibidor seletivo de COX-2 do grupo dos coxibes. A enzima COX-2 é responsável pela síntese das prostaglandinas PGE e PGI2, mediadoras de inflamação, de modo que tem uma potente ação anti-inflamatória com menos efeitos colaterais gástricos e renais.

Usos clínicos
- Anti-inflamatório
- Analgésico.

Precauções e efeitos adversos
Náuseas, vômito e diarreia.

Espécies utilizadas
Cães e gatos.

F

FAMOTIDINA: Famox®(H)

Grupo farmacológico
Bloqueador H$_2$, antiácido.

Características
Exerce bloqueio competitivo reversível sobre os receptores histaminérgicos H$_2$, diminuindo a secreção de ácido clorídrico. Ao contrário da cimetidina, a famotidina não está associada à inibição do citocromo P450.

Uso clínico
Antiácido.

Precauções e efeitos adversos
Náuseas, vômito, diarreia, anorexia e agranulocitose.

Espécies utilizadas
Cães, gatos e equinos.

FANCICLOVIR: Fanclomax®(H), Penvir®(H)

Grupo farmacológico
Antiviral.

Características
Pró-substância (éster diacetil do penciclovir) sem atividade antiviral intrínseca. Depois de transformado em penciclovir, um análogo acíclico do nucleosídio guanidina, é que surge sua ação antiviral, ou seja, é um inibidor da síntese do DNA viral.

Uso clínico
Tratamento de herpes-vírus felino 1 (HVF-1).

Precauções e efeitos adversos
Náuseas, vômito, anorexia e diarreia. Em estudos em animais e *in vitro* com células humanas, o fanciclovir demonstrou efeito mutagênico e carcinogênico, prejudicando a fertilidade (toxicidade testicular). Altas doses podem induzir alterações renais e neutropenia.

Espécie utilizada
Gatos.

FEBANTEL: Bulvermin®(V)(associação), Canex®(V)(associação), Drontal®(V)(associação), Endal®(V)(associação), Endogard®(V)(associação), Tridal®(V)(associação), Vermotrix®(V)(associação)

Grupo farmacológico
Endoparasiticida, pró-benzimidazóis.

Características
Endoparasiticida do grupo dos pró-benzimidazóis, que atua impedindo a absorção de glicose, causando inanição do parasita. Após absorção intestinal, este composto é biotransformado no fígado em metabólitos ativos, principalmente em fembendazol.

Uso clínico
Antinematódeo.

Precauções e efeitos adversos
Aborto e malformações fetais.

Espécies utilizadas
Cães, gatos, equinos e ruminantes.

FEMBENDAZOL: Panacur®(V), Panacur® Composto(V)(associação), Panacur® Comprimidos Plus(V)(associação), Dipilex® Plus(V)(associação), Silverm®(V)(associação)

Grupo farmacológico
Endoparasiticida, benzimidazólico.

Características
Pertence ao grupo dos benzimidazóis, cujo mecanismo de ação está relacionado com a inibição do transporte e do metabolismo da glicose, interferindo na produção de energia; reduz a enzima fumarato redutase, reduzindo a geração de energia em nível mitocondrial, e causa degeneração dos microtúbulos, promovendo a inibição conjunta da acetilcolinesterase do parasita.

Uso clínico
Espectro de ação contra nematódeos e cestódeos.

Precauções e efeitos adversos
Vômito, diarreia e sialorreia.

Espécies utilizadas
Animais domésticos, silvestres e exóticos.

FEMPIRIDINA/FENAZOPIRIDINA: Pyridium®(H), Pyrisept®(H)

Grupo farmacológico
Analgésico e antisséptico das vias urinárias.

Características
Seu mecanismo de ação ainda é desconhecido.

Uso clínico
Analgésico e antisséptico das vias urinárias.

Precauções e efeitos adversos
Contraindicada em gatos. Usar com cautela em pacientes geriátricos e portadores de insuficiência hepática ou renal. Provoca coloração vermelho-alaranjada na urina e nas fezes.

Espécies utilizadas
Cães e equinos.

FENILBUTAZONA: Butazona® Cálcica(H), Butafenil®(V), Equipalazone® Injetável(V), Fenilvet®(V)

Grupo farmacológico
AINE não seletivo de COX-2.

Características
AINE não seletivo de COX-2 potente utilizado principalmente em equinos. Tem meia-vida de 37 h em bovinos, 3 a 8 h em equinos, 4 a 6 h em suínos e 4 a 6 h em cães.

Usos clínicos
- Anti-inflamatório, analgésico e antitérmico
- Tratamento de distúrbios musculoesqueléticos
- Osteoartrites
- Laminite
- Inflamações de tecidos moles.

Precauções e efeitos adversos
Gastrite, úlcera gástrica, distúrbios gastrintestinais, discrasias sanguíneas, hepatotoxicidade e nefropatias. É contraindicada em animais com insuficiência cardíaca, hepática ou renal.

Espécies utilizadas
Cães, equinos, ruminantes e suínos.

FENILEFRINA: Fenilefrin®(H), Fenilefrina® 10% Colírio(H), Coristina D®(H)(associação)

Grupo farmacológico
Agonista alfa-1-seletivo.

Características
Causa acentuada vasoconstrição, com aumento da pressão sistólica e diastólica, podendo ocorrer bradicardia reflexa resultante da ativação dos reflexos vagais (bradicardia sinusal).
    A ação pressora é menos potente que a epinefrina, mas a duração é maior. A ação vasoconstritora permite seu uso como descongestionante por VN, além de estar presente em vários antigripais utilizados em humanos. A fenilefrina também é utilizada em oftalmologia como midriático.

Usos clínicos
- Hipertensor arterial
- Vasoconstritor, como descongestionante nasal
- Em oftalmologia, como midriático.

Precauções e efeitos adversos
Hipertensão, arritmias cardíacas, convulsão e hemorragia cerebral.

Espécies utilizadas
Cães, gatos e equinos.

FENITOÍNA/DIFENIL-HIDANTOÍNA: Episol®(V)(associação), Epelin®(H), Fenital® Comprimidos(H), Fenital® Injetável(H), Hidantal® Comprimidos(H), Hidantal® Injetável(H)

Grupo farmacológico
Anticonvulsivante, antiarrítmico.

Características
Pertencente à classe I, deprime a condução nervosa via bloqueio dos canais de sódio e cálcio nas membranas neuronais. No coração, aumenta o limiar de disparo de arritmias ventriculares e também diminui a velocidade de condução.

É um anticonvulsivante VO muito utilizado em humanos com epilepsia, porém sua farmacocinética VO em cães limita seu uso por causa de sua metabolização VO ser muito rápida e exigir doses altas em várias tomadas, o que pode levar a efeitos colaterais. Nessa espécie, atualmente é recomendado o uso em infusão IV.

Usos clínicos
- Recentemente, alguns estudos recomendam seu uso em infusão contínua IV em cães com arritmias induzidas pela intoxicação digitálica ou no *status epilepticus* refratário ao diazepam
- Em equinos, é utilizada em arritmias ventriculares, controle da miotomia, da rabdomiólise e da paresia periódica hipercalcêmica.

Precauções e efeitos adversos
Sedação, reações cutâneas e toxicidade ao SNC. Em equinos, decúbito e excitação em altas doses.

Espécies utilizadas
Cães e equinos.

FENOBARBITAL: Barbitron®(H), Fenocris®(H), Gardenal®(H)

Grupo farmacológico
Anticonvulsivante.

Características
Oxibarbitúrico de longa ação, cujo mecanismo de ação é se ligar a um local alostérico do receptor $GABA_A$ que aumente a ação do GABA e sua concentração e prolongue a duração da abertura dos canais de cloreto, causando hiperpolarização da membrana. Diminui os efeitos excitatórios do neurotransmissor glutamato. Atua como anticonvulsivante, sedativo e hipnótico.

Uso clínico
Manutenção da epilepsia VO. Pode ser utilizado por via IV no controle do *status epilepticus*, porém nunca como primeira escolha por via IV, porque seu início de ação demora de 20 a 30 min.

Precauções e efeitos adversos
Contraindicado em hepatopatas, lactantes e gestantes. É um potente inibidor das enzimas microssomais hepáticas, o que pode interferir em sua metabolização e também induzir hepatotoxicidade. Sedação, polifagia, ataxia, letargia, alterações hematológicas, poliúria e polidipsia.

Como há muita variação na sua absorção e metabolização, o fenobarbital deve ter seus níveis séricos monitorados pelo menos a cada 6 meses para garantir eficácia terapêutica, sendo os níveis séricos ideais em cães de 15 a 40 mg/mℓ (65 a 180 mmol/ℓ) e, se estiver recebendo também brometo associado, 10 a 36 mg/mℓ (99 a 120 mmol/ℓ); em gatos, de 23 a 38 mg/mℓ; e, em equinos, de 15 a 20 mg/mℓ (65 a 86 mmol/ℓ). Para converter mg/mℓ para mmol/ℓ, multiplicar por 4,3. Para converter mmol/ℓ para mg/mℓ, multiplicar por 0,232.

Espécies utilizadas
Cães, gatos e equinos.

FENOTEROL: Berotec®(H)

Grupo farmacológico
Broncodilatador, agonista beta-2-seletivo.

Características
Tem potente ação broncodilatadora. Inibe a degranulação de mastócitos e a consequente liberação de mediadores inflamatórios e aumenta a função mucociliar.

Usos clínicos
- Broncodilatador
- Pode ser utilizado por via inalatória (inalação ou aerossol) ou VO
- A via inalatória é preferível em casos mais graves, porque age diretamente nos pulmões, sendo mais rápida.

Precauções e efeitos adversos
Usar com cautela em pacientes epilépticos, hipertensos, diabéticos e cardiopatas. Por sua seletividade, tem pouco estímulo cardíaco, porém podem ocorrer taquicardia, tremores musculares e inquietação em pacientes suscetíveis ou com o aumento da dose.

Espécies utilizadas
Cães e gatos.

FENTANIL/FENTANILA: Durogesic® D-Trans(H), Fentanest®(H), Fentanest® Adesivo Transdérmico(H), Fentanil(H), Inifental®(H), Nilperidol®(H)(associação)

Grupo farmacológico
Hipnoanalgésico, agonista opioide.

Características
Hipnoanalgésico opioide, µ-agonista, aproximadamente 75 a 125 vezes mais potente do que a morfina, e de curta duração (30 a 60 min).

Usos clínicos
- Na anestesiologia, como indutor
- Em neuroleptoanalgesia (droperidol + fentanila – Nilperidol®), em infusão contínua controlada, para promover analgesia
- Na forma de adesivo, para alívio da dor no perioperatório e no controle da dor crônica.

Precauções e efeitos adversos
Depressão respiratória e bradicardia. O uso de adesivo transdérmico pode causar irritação na pele.

Espécies utilizadas
Cães, gatos, equinos e suínos.

FENTION: Tiguvon® 15 Spot-On(V)

Grupo farmacológico
Ectoparasiticida, organofosforado.

Características
Agente anticolinesterásico, ou seja, provoca inibição irreversível da AChE, enzima que inativa a ACh por meio da ligação no local esterásico da enzima, fosforilando-a irreversivelmente. Dessa maneira, ocorre acúmulo de ACh na fenda sináptica, aumentando o número de despolarizações, que levam o parasita à morte por paralisia espástica. É rapidamente absorvido pela pele, distribuindo-se via corrente sanguínea por todo o corpo do animal.

Uso clínico
Em ruminantes como bernicida, mosquicida, piolhicida e larvicida.

Precauções e efeitos adversos
No animal, a intoxicação aguda produz efeitos muscarínicos, nicotínicos e no SNC, caracterizados clinicamente por náuseas, vômitos, dor abdominal, hipermotilidade gastrintestinal, sudorese, lacrimejamento, sialorreia, bradicardia, dispneia, miose, contrações musculares, espasmos, tremores, hipertonicidade que causa marcha e postura rígida, e estimulação do SNC seguida de depressão.

Espécie utilizada
Ruminantes.

FERRO: Ferrodex®$_{(V)}$, Ferrosil®$_{(V)}$, Hemocell® Pet$_{(V)(associação)}$, Hemolitan® Pet$_{(V)(associação)}$, Lectron®$_{(V)}$, Nutrifer®$_{(V)}$, Metacell®$_{(V)(associação)}$

Grupo farmacológico
Suplemento de ferro, hematínico.

Características
Importante elemento da hemoglobina, formada pela união de 1 molécula de globina (proteína) + 4 moléculas do grupo heme, o qual é constituído de ferro bivalente ou íon ferroso (Fe2+) capaz de fixar o oxigênio de modo reversível. Assim, o ferro é um importante hematínico, utilizado por via oral ou parenteral para tratamento de anemias, principalmente ferropriva.

Uso clínico
Tratamento e prevenção de anemias por deficiência de ferro.

Precauções e efeitos adversos
Náuseas, vômitos, diarreia, úlceras gástricas, constipação intestinal e reações anafiláticas. As fezes podem ficar com coloração preta na administração VO. A administração IM pode provocar miosite transitória e fraqueza muscular.
Os antibióticos tetraciclina e fluoroquinolona quelam o ferro, formando um complexo insolúvel que resulta na incapacidade de absorção de ambas as soluções; por isso, evitar administrar ferro na mesma tomada desses antibióticos, ou seja, fazê-lo em horários diferentes.

Espécies utilizadas
Cães, gatos, répteis, suínos (leitões) e ruminantes (bezerros e cordeiros).

FERTIRELINA: Fertigen®$_{(V)}$

Grupo farmacológico
Hormônio liberador de gonadotrofina hipotalâmica.

Características
Análogo sintético do hormônio liberador de gonadotrofina hipotalâmica.

Uso clínico
Tratamento de cistos foliculares ovarianos em vacas.

Precauções e efeitos adversos
Dor e prurido no local de aplicação.

Espécie utilizada
Bovinos.

FILGRASTIM: Filgrastim$_{(H)}$, Filgrastine®$_{(H)}$, Granulen®$_{(H)}$, Granulokine®$_{(H)}$

Grupo farmacológico
Fator estimulante de colônia.

Características
Está envolvido no controle do equilíbrio do crescimento hematopoético. Estimula as células progenitoras comprometidas a proliferar. O filgrastim é o rhG-CSF.

Usos clínicos
- Em cães e gatos, principalmente na redução da intensidade e duração das neutropenias associadas à quimioterapia
- Na neutropenia induzida por outros medicamentos, após transplante de medula e na neutropenia cíclica do Collie cinza
- Na hipoplasia granulocítica causada por erliquiose crônica, o uso é controverso.

Precauções e efeitos adversos
Dor e edema no local da injeção.

Espécies utilizadas
Cães e gatos.

FINASTERIDA: Fendical®(H), Finastil®(H), Propecia®(H), Proscar®(H)

Grupo farmacológico
Antagonista hormonal.

Características
Esteroide sintético tipo II inibidor da 5-alfa-redutase, que inibe a conversão da testosterona em DHT, a qual estimula o crescimento da próstata; dessa maneira, por inibir a DHT, a finasterida é útil para tratar a hiperplasia benigna de próstata em cães.

Uso clínico
Tratamento da hiperplasia benigna de próstata em cães.

Precauções e efeitos adversos
Redução da libido e do volume ejaculado em humanos. Ainda não há relatos de reações adversas em cães.

Espécie utilizada
Cães.

FIPRONIL: Fiprolex Drop Spot®(V), Fiproline BV®(V), Frontline®(V), Superhion®(V)(associação), Tick Gard®(V), Topline®(V)

Grupo farmacológico
Ectoparasiticida.

Características
Molécula sintética pertencente à família dos fenilpirazóis, com potente propriedade inseticida e acaricida. Tem ampla margem de segurança e longo poder residual. Seu mecanismo de ação consiste na ligação ao receptor GABA, bloqueando o canal de cloro.

Usos clínicos
- Tratamento e prevenção de pulgas e carrapatos em cães e gatos
- Em cães, trabalhos demonstram a sua eficiência como acaricida em pulverizações semanais por até 4 a 6 semanas
- Em bovinos, como carrapaticida, bernicida e auxiliar no controle da mosca-dos-chifres.

Precauções e efeitos adversos
Reações alérgicas com o uso do *spray* podem ocorrer, como urticária e dermatite. A preparação *top spot* não deve ser utilizada em filhotes de gatos com menos de 3 meses de idade e cães com peso inferior a 1 kg.

Espécies utilizadas
Cães, gatos e bovinos.

FIROCOXIBE: Previcox®(V)

Grupo farmacológico
AINE inibidor seletivo de COX-2.

Características
Primeiro AINE seletivo de COX-2 do grupo dos coxibes de apresentação veterinária. Por ser seletivo de COX-2, produz menos efeitos colaterais gástricos e renais. Estudos mostram segurança na utilização desse princípio até 30 dias de tratamento em cães.

Uso clínico
Manejo da dor e inflamação de osteoartrite e de cirurgias de tecidos moles em cães.

Precauções e efeitos adversos
Não utilizar em gestantes e lactentes e em animais com problemas gástricos, renais ou hepáticos. Vômito, diarreia, anorexia e ulceração gástrica.

Espécie utilizada
Cães.

FLORFENICOL: Chemiflor®(V), Florcol®(V), Floroxin®(V), Florthal®(V), Maxflor®(V), Nuflor®(V), Resflor Gold®(V)(associação)

Grupo farmacológico
Antibiótico bacteriostático.

Características
Tem amplo espectro de ação e pertence ao grupo dos anfenicóis, o mesmo grupo do cloranfenicol. Sua elevada lipossolubilidade permite que ele penetre no citoplasma celular e se ligue à fração 30S do ribossomo bacteriano, competindo com o mRNA e impedindo a síntese proteica. Diferentemente do cloranfenicol, o florfenicol é aprovado para animais de produção e, apesar de não ser aprovado para uso em cães e gatos, alguns estudos mostram boa eficácia deste antibiótico nessas espécies. Em equinos, alguns estudos mostram reações adversas; assim, recomenda-se evitar o uso de florfenicol nessa espécie.

Usos clínicos
- Bactérias Gram-positivas e Gram-negativas, inclusive anaeróbicos, clamídias, riquétsias e micoplasmas
- *Pseudomonas*, em geral, é resistente
- Tem espectro de ação superior ao cloranfenicol, pois sofre menor ação de enzimas que degradam esses fármacos.

Precauções e efeitos adversos
Anorexia, diarreia e reação no local de administração.

Espécies utilizadas
Cães, gatos, bovinos e suínos.

FLUAZURONA: Acatak®(V), Acatak® Pour On(V), Contratack® Max(V), Effective®(V)(associação), Forbox®(V), Fluron® Gold(V)(associação), Solutick®(V), Superhion®(V)(associação), Tick Gard®(V)(associação)

Grupo farmacológico
Ectoparasiticida, inibidor da síntese de quitina.

Características
Benzoilfenilureia que inibe a síntese de quitina. É utilizada no controle estratégico de carrapatos em bovinos e cães e de pulgas em cães, protegendo os animais contra o aparecimento de formas adultas durante um período de 8 a 12 semanas.

Usos clínicos
- Controle de carrapatos em bovinos
- Controle de carrapatos e pulgas em cães.

Precauções e efeitos adversos
Não administrar em gestantes. Tem um período de carência em bovinos de 42 dias antes do abate.

Espécies utilizadas
Bovinos e cães.

FLUBIPROFENO: Ocufen® Colírio(H), Strepsils®(H)

Grupo farmacológico
AINE.

Características
AINE pertencente aos derivados do ácido propiônico (ibuprofeno, cetoprofeno). Tem forte ação inibidora da síntese de prostaglandinas, que poderia estar relacionada com suas propriedades analgésicas, antipiréticas e anti-inflamatórias.
 Comercialmente, é apresentado na forma ácida, para uso oral como pastilhas para dor de garganta em humanos, e como sal sódico, para uso tópico em forma de colírio em oftalmologia.

Uso clínico
Anti-inflamatório em inflamações oculares, como ceratite, conjuntivite, uveíte e nas cirurgias oculares.

Precauções e efeitos adversos
Pode causar irritação ocular. Os AINE podem aumentar a PIO e retardar a cicatrização do epitélio corneano, então, deve-se utilizar com cautela em pacientes com predisposição ao glaucoma e em ceratites ulcerativas.

Espécies utilizadas
Cães, gatos e equinos.

FLUCITOSINA: Ancobon®(H)(importado)

Grupo farmacológico
Antifúngico.

Características
A flucitosina, 5-fluocitosina ou fluorocitosina é um análogo da pirimidina modificada estruturalmente para conter átomos de flúor. Inicialmente utilizada como antineoplásico, demonstrou atividade diante de leveduras sistêmicas. Esse fármaco interfere no metabolismo da pirimidina inibindo a síntese e o metabolismo do DNA no organismo fúngico. A 5-fluocitosina é ativa contra *Cryptococcus neoformans*, *Candida* e *Cladosporium* e apresenta pouco ou nenhum efeito sobre fungos filamentosos, como espécies de *Aspergillus* e de dermatófitos.

Uso clínico
Tratamento de meningite criptocócica em associação com a anfotericina B em cães e gatos.

Precauções e efeitos adversos
Anemia e trombocitopenia.

Espécies utilizadas
Cães e gatos.

FLUCONAZOL: Flucazol®(H), Flucodan®(H), Zelix®(H), Zolsan®(H), Zoltec®(H)

Grupo farmacológico
Antifúngico.

Características
Derivado triazólico, hidrossolúvel, de amplo espectro de atividade e longa meia-vida, indicado para tratamento de infecções micóticas sistêmicas suscetíveis. Apresenta boa penetração na pele, unhas, glândula salivar, sistema respiratório, urinário e reprodutor. Também se distribui amplamente nos tecidos oculares e no SNC, sendo sua concentração no líquido cefalorraquidiano de 50 a 90% da concentração plasmática. Sua meia-vida em cães é de aproximadamente 14 a 15 h, em gatos, 13 a 25 h, e em equinos, 38 h.

Usos clínicos
- Malasseziase, candidíase, criptococose, histoplasmose, blastomicose e coccidioidomicose
- Excelentes resultados na terapia das criptococoses felina nasal e cutânea
- Em virtude de sua ampla difusão nos fluidos corporais e da alta concentração no líquido cefalorraquidiano, também se observou eficácia em casos de criptococose ocular e na neurocriptococose, o que melhorou nitidamente o prognóstico da criptococose em animais de companhia e em seres humanos

- Por sua hidrossolubilidade, é a medicação de escolha no tratamento de infecções micóticas das vias urinárias, principalmente as causadas por *Candida* ou *Torulopsis*
- Tem sido empregado com sucesso na terapia da blastomicose, em cães com intolerância à anfotericina B
- Medicação antifúngica de escolha para pulsoterapia, em virtude de sua farmacocinética (meia-vida longa).

Precauções e efeitos adversos
Hepatotoxicidade em altas doses ou tratamento prolongado. Anorexia, vômito e dor abdominal têm sido eventualmente observados.

Espécies utilizadas
Cães, gatos e equinos.

FLUDROCORTISONA: Florinefe®(H)

Grupo farmacológico
Corticosteroide, mineralocorticoide.

Características
Corticosteroide com intensa ação mineralocorticoide, ou seja, com potência de retenção de sódio de 125 vezes superior à da hidrocortisona.

Uso clínico
Tratamento de manutenção da insuficiência adrenocortical.

Precauções e efeitos adversos
Polifagia, polidipsia, poliúria, ganho de peso, vômito, diarreia, ulceração gástrica, fraqueza muscular, depressão e letargia.

Espécies utilizadas
Cães e gatos.

FLUMAZENIL: Flumazil®(H), Flunexil®(H), Lanexat®(H)

Grupo farmacológico
Antagonista benzodiazepínico.

Características
Antagonista competitivo pelos receptores GABA; por isso, bloqueia a ação dos benzodiazepínicos nesses receptores.

Uso clínico
Antagonista de benzodiazepínicos.

Precauções e efeitos adversos
Reação no local de administração, vômito, convulsão e ataxia.

Espécies utilizadas
Cães, gatos, equinos e suínos.

FLUMETASONA: Algitam®(V), Flucortan®(V), Flumast®(V)

Grupo farmacológico
Anti-inflamatório corticosteroide.

Características
Corticosteroide de ação longa com potência anti-inflamatória cerca de 30 vezes superior à da hidrocortisona.

Usos clínicos
- Anti-inflamatório potente
- Tratamento de doenças imunomediadas.

Precauções e efeitos adversos

Polifagia, polidipsia, poliúria, ganho de peso, vômito, diarreia, ulceração gástrica, fraqueza muscular, depressão e letargia.

Espécies utilizadas

Cães, gatos, equinos, bovinos e suínos.

FLUMETRINA: Bayticol® Pour-On$_{(V)}$, Seresto® Coleira$_{(V)(associação)}$

Grupo farmacológico

Ectoparasiticida, piretroide.

Características

Piretroide do tipo II (p. ex., deltametrina, cipermetrina, flumetrina, ciflutrina, cialotrina, fenvalerato), cujo grupo contém a estrutura alfaciana e geralmente é mais tóxico do que o tipo I, cujo grupo não contém a estrutura alfaciana (p. ex., piretrina, aletrina, permetrina, cismetrina).

O mecanismo de ação é bastante complexo, envolvendo canais de sódio voltagem-dependente, interferência com a enzima ATPase, transmissão gabaérgica e, mais recentemente, o conhecimento do envolvimento com receptores nicotínicos. Atua em canais de sódio da membrana dos axônios, diminuindo e retardando a condutância de sódio para o interior da célula e suprimindo o efluxo de potássio. Além disso, inibe a enzima ATPase, diminuindo o potencial de ação.

Outro local de ação dos piretroides tipo II é na ligação de receptores GABA$_A$ e do ácido glutâmico, principalmente na neurotransmissão gabaérgica, podendo também bloquear competitivamente os receptores nicotínicos.

Uso clínico

Ácaros, carrapatos, moscas, piolhos e pulgas.

Precauções e efeitos adversos

Salivação, vômito, hiperexcitabilidade, tremores, convulsões, dispneia, fraqueza, prostração e morte, que geralmente se dá por insuficiência respiratória.

Espécie utilizada

Bovinos.

FLUNARIZINA: Vertix®$_{(V)}$

Grupo farmacológico

Bloqueador de canal de cálcio.

Características

Recomendado no tratamento de distúrbios circulatórios cerebrais e de equilíbrio. Por meio do bloqueio seletivo da entrada de cálcio para o interior da célula, quando este é estimulado a entrar em excesso, a flunarizina inibe o vasoespasmo induzido pelo cálcio e previne as consequências deletérias em nível celular dessa sobrecarga. Dessa maneira, a flunarizina influencia favoravelmente os sintomas relacionados com distúrbios vasculares nos territórios cerebral e periférico, proporcionando maior fluxo sanguíneo e melhor perfusão tecidual.

Uso clínico

Tratamento de labirintopatias, distúrbios vasculares cerebrais e periféricos em cães e gatos.

Precauções e efeitos adversos

Não deve ser utilizada na fase aguda de um AVC, em lactantes e em pacientes portadores de cardiopatias descompensadas, insuficiência hepática ou renal, doenças infecciosas graves e depressões graves.

Espécie utilizada

Cães e gatos.

FLUNITRAZEPAM: Rohydorm®$_{(H)}$, Rohypnol®$_{(H)}$

Grupo farmacológico

Tranquilizante, ansiolítico, benzodiazepínico.

Características
Apresenta ações ansiolíticas, miorrelaxantes e indutoras do sono, sem o efeito rebote ao cessar sua ação. Sua vantagem é que altera pouco os parâmetros fisiológicos, especialmente em suínos e equinos.

Usos clínicos
- Sedativo
- Ansiolítico
- Tranquilizante
- Como medicação pré-anestésica.

Precauções e efeitos adversos
Excitação paradoxal.

Espécie utilizada
Cães.

FLUNIXINA MEGLUMINA: Aplonal®$_{(V)}$, Banamine®$_{(V)}$, Desflan®$_{(V)}$ Flumedin®$_{(V)}$, Flumegan®$_{(V)}$, Flunixil®$_{(V)}$, Meflosyl®$_{(V)}$

Grupo farmacológico
AINE não seletivo de COX-2.

Características
Potente analgésico, anti-inflamatório e antipirético utilizado em cães, gatos, equinos, bovinos e suínos. É um inibidor não seletivo de COX. Do ponto de vista analgésico, é considerado mais potente do que fenilbutazona, pentazocina e meperidina.

Usos clínicos
- Tratamento de processos inflamatórios e dolorosos agudos associados a distúrbios musculoesqueléticos para tratamento de curta duração
- Alívio da dor em cólicas equinas
- Tratamento do choque séptico por via IV
- Bastante efetivo no tratamento emergencial da uveíte por via IV e no pré e pós-operatório de cirurgias oftálmicas.

Precauções e efeitos adversos
Em cães e gatos, o período de tratamento não deve ultrapassar 3 dias, por causa do potencial risco de gastrite e gastrenterite hemorrágica. Em equinos, não deve ultrapassar 5 dias de tratamento. Contraindicada em pacientes com gastrite, insuficiência renal e hepática. Vômito, diarreia, diarreia sanguinolenta, ulcerações gástricas e insuficiência renal.

Espécies utilizadas
Cães, gatos, equinos, bovinos e suínos.

FLUORURACILA/5-FLUORURACILA: Fauldfluor®$_{(H)}$, Fluoruracila$_{(H)}$, Efurix® Creme$_{(H)}$

Grupo farmacológico
Antineoplásico.

Características
Análogo pirimidínico. Atua na fase S por meio de inibição competitiva da síntese de DNA. Sua absorção intestinal é imprevisível. Distribui-se amplamente pelos tecidos, incluindo fluido cerebrospinal. É metabolizada pelo fígado. É administrada por via IV.

Usos clínicos
- Por via IV, para tratamento de carcinomas do trato gastrintestinal, glândulas mamárias, fígado e pulmão
- Por via tópica, para tratamento de carcinoma de células escamosas e células basais.

Precauções e efeitos adversos
Náuseas, vômito, mielossupressão e toxicidade ao SNC (excitação, ataxia, tremores e convulsão). Não pode ser administrada em gatos por conta da neurotoxicidade.

Espécie utilizada
Cães.

FLUORXETINA: Cloridrato de fluoxetina$_{(H)}$, Daforin®$_{(H)}$, Fluoxetin®$_{(H)}$, Prozac®$_{(H)}$

Grupo farmacológico
Antidepressivo ISRS.

Características
Aumenta a concentração de serotonina centralmente pelo bloqueio pré-sináptico neuronal nos receptores 5-HT.

Usos clínicos
- Tratamento de distúrbios compulsivos ou TOC, automutilação, ansiedade da separação, agressividade relativa à alta dominância em cães
- Em gatos, é utilizada também para diminuir a marcação de território com urina.

Precauções e efeitos adversos
Distúrbios gastrintestinais como anorexia, náuseas e diarreia. Na superdosagem, podem ocorrer convulsões. Não utilizar em conjunto com inibidores da MAO, como amitraz e selegilina.

Espécies utilizadas
Cães e gatos.

FLURALANER: Bravecto®$_{(V)}$

Grupo farmacológico
Ectoparasiticida, isoxazolina.

Características
Antiparasitário pertencente a uma nova classe de ectoparasiticidas denominada isoxazolina, que atua como potente bloqueador do receptor GABA e glutamato, aumentando a abertura dos canais de cloro, causando hiperpolarização das membranas musculares e, consequentemente, paralisia dos artrópodes.
  O início da ação ectoparasiticida ocorre dentro de 8 h para pulgas e 12 h para carrapatos. Estudos relatam que o fluralaner administrado VO em cães foi eficaz durante 12 semanas no controle contra pulgas e carrapatos.

Uso clínico
Controle de pulgas e carrapatos VO em cães.

Precauções e efeitos adversos
Contraindicado em cães com menos de 8 semanas de idade ou com peso inferior a 2 kg. O produto não deve ser administrado em intervalos menores do que 8 semanas porque não há estudos de segurança nesse sentido. Vômito, diarreia, flatulência e inapetência.

Espécie utilizada
Cães.

FLURAZEPAM: Dalmadorm®$_{(H)}$

Grupo farmacológico
Tranquilizante, ansiolítico, benzodiazepínico.

Características
Apresenta ações tranquilizantes, ansiolíticas e miorrelaxantes.

Usos clínicos
- Pré-anestésico
- Ansiolítico
- Hipnótico
- Estimulante do apetite.

Precauções e efeitos adversos
Fraqueza, ataxia, letargia, vômito e excitação paradoxal.

Espécies utilizadas
Cães e gatos.

FLUTAMIDA: Eulexin®(H), Teflut®(H)

Grupo farmacológico
Antineoplásico.

Características
Antiandrogênico não esteroide, isento de outra atividade hormonal. Provavelmente age após conversão *in vivo* para 2-hidroxiflutamida, um potente inibidor competitivo da ligação da DHT com o receptor andrógeno.

Uso clínico
Tratamento de neoplasias prostáticas.

Precauções e efeitos adversos
Ginecomastia, anorexia, náuseas, vômito, cólicas, diarreia, constipação intestinal e eczemas.

Espécie utilizada
Cães.

FLUTICASONA: Flixonase® Spray Nasal(H), Flutican®(H), Fluticaps®(H), Plurair®(H)

Grupo farmacológico
Glicocorticosteroide de ação local.

Características
Esteroide sintético de boa atuação local, principalmente em vias respiratórias, com maior biodisponibilidade pulmonar e menor biodisponibilidade sistêmica, com alta afinidade pelos receptores de Glicocorticosteroides e com 80% de metabolização na sua primeira passagem pelo fígado, minimizando seus efeitos colaterais sistêmicos.

Uso clínico
Anti-inflamatório por via inalatória, nasal ou aerossol para as vias respiratórias.

Precauções e efeitos adversos
Faringite e irritação das vias respiratórias superiores.

Espécies utilizadas
Cães e equinos.

FLUVOXAMINA: Lescol® XL(H), Luvox®(H)

Grupo farmacológico
Antidepressivo ISRS.

Características
Aumenta a concentração de serotonina centralmente pelo bloqueio pré-sináptico neuronal nos receptores 5-HT.

Uso clínico
Tratamento de distúrbios compulsivos ou TOC, automutilação, ansiedade da separação, agressividade relativa à alta dominância em cães.

Precauções e efeitos adversos
Distúrbios gastrintestinais como anorexia, náuseas e diarreia. Na superdosagem, podem ocorrer convulsões.

Espécies utilizadas
Cães e gatos.

FOSFOMICINA TROMETAMOL: Monuril® (H)

Grupo farmacológico
Antibacteriano das vias urinárias.

Características
Inibe a síntese da parede celular de bactérias suscetíveis e pode diminuir a virulência pela inibição da aderência dessas bactérias à mucosa da bexiga. Alcança altas concentrações na urina. Em cães, a meia-vida é curta, aproximadamente 1,3 h IV e 2,2 h VO, e a absorção oral é de 30%.

Usos clínicos
- Adjuvante ou tratamento de infecções urinárias
- Em mulheres, é usada em dose única
- Ainda não há estudos em animais para estabelecer o período e a frequência de tratamento e seu uso ainda é empírico.

Precauções e efeitos adversos
Foi relatada diarreia em humanos. Em felinos, pode ocorrer nefrotoxicidade grave.

Espécie utilizada
Cães.

FTALILSULFATIAZOL/SULFATIAZOL: Antidiarreico(V)(associação), Curacurso® (V)(associação), Enterobacter® (V)(associação), Kaopek® (V)(associação)

Grupo farmacológico
Quimioterápico bacteriostático, sulfonamida.

Características
Quimioterápico bacteriostático pertencente ao grupo das sulfonamidas. As sulfas são quimioterápicos bacteriostáticos que competem com o ácido para-aminobenzoico (PABA), um precursor do ácido fólico, substância necessária para a síntese de DNA bacteriano. Alguns fluidos corporais são ricos em PABA, que também é abundante em tecidos necróticos e pus. Nesses ambientes, as bactérias captam o PABA presente do meio, mesmo na presença das sulfas, diminuindo ou impedindo seu efeito bacteriostático.

Uso clínico
Contra bacilos Gram-negativos entéricos, cocos aeróbicos Gram-positivos, clamídias, *Toxoplasma* e outros coccídios.

Precauções e efeitos adversos
Náuseas, vômito e diarreia. As sulfas não devem ser administradas junto com medicamentos de efeito hepatotóxico, para evitar sobrecarga hepática.

Espécies utilizadas
Aves, equinos, bovinos, ovinos e caprinos.

FURAZOLIDONA: Giarlam® (H)

Grupo farmacológico
Quimioterápico antimicrobiano, nitrofurano.

Características
Quimioterápico protozoostático e bacteriostático que pertence ao grupo dos nitrofuranos. Seu mecanismo de ação é inibir a acetilcoenzima A do ciclo de Krebs, causando bloqueio no metabolismo bacteriano.

Usos clínicos
- Tratamento de giárdia em cães e gatos
- Também tem alguma atividade contra bactérias Gram-positivas, Gram-negativas, *Trypanossoma*, *Trichomonas* e *Candida*.

Precauções e efeitos adversos
Doses elevadas causam neurotoxicidade periférica. Em doses adequadas, pode provocar náuseas, vômito e, com menos frequência, discrasias sanguíneas e problemas alérgicos. É proibido o uso em animais de produção.

Espécies utilizadas
Cães e gatos.

FUROSEMIDA: Lasix®(H), Semidin®(V), Urolab®(V), Zalix®(V)

Grupo farmacológico
Diurético de alça.

Características
Tem alta potência. Inibe a reabsorção de sódio, potássio e cloreto na porção espessa ascendente da alça de Henle. Além disso, aumenta a produção intrarrenal de prostaglandina (PGI_2) que faz aumentar o fluxo renal. São os mais potentes natriuréticos e eliminam 20 a 25% da carga de sódio filtrada. A meia-vida plasmática é curta em animais, aproximadamente 2 a 3 h IV e em média de 4 h VO. Em equinos, a absorção oral é tão baixa que essa via não é indicada nessa espécie.

Usos clínicos
- Em cães e gatos, como diurético no tratamento de edema pulmonar, insuficiência renal aguda e cardíaca, doença hepática e vascular
- Tratamento de hiperpotassemia e hipercalcemia
- Em equinos, no tratamento de edemas e síndromes associadas à congestão
- Em bovinos, ovinos e suínos, para o tratamento de condições edematosas, insuficiência cardíaca e hipertensão pulmonar.

Precauções e efeitos adversos
Ocorrem em altas doses ou em tratamentos prolongados em doses máximas e/ou em animais anoréxicos, principalmente em gatos, e são hipopotassemia, hiponatremia, hipocloremia e desidratação (altas doses). É considerado doping o uso de furosemida para cavalos de corrida antes da prova.

Espécies utilizadas
Cães, gatos, equinos, bovinos, ovinos e suínos.

G

GABAPENTINA: Gabaneurin®(H), Gabatin®(H), Neurotin®(H)

Grupo farmacológico
Anticonvulsivante, analgésico.

Características
Análogo do neurotransmissor inibitório GABA, seu mecanismo de ação ainda não está totalmente esclarecido, mas há evidências de que seja mediado via bloqueio dos canais dependentes de cálcio. O bloqueio dos canais de cálcio leva a uma redução do influxo de cálcio necessário para liberação de neurotransmissores, principalmente os aminoácidos excitatórios.

Usos clínicos
- Anticonvulsivante e analgésico
- Adjuvante no tratamento da dor crônica ou neuropática.

Precauções e efeitos adversos
Sedação, ataxia e diarreia.

Espécies utilizadas
Cães, gatos e equinos.

GATIFLOXACINO: Zymar® 0,3% Colírio(H), Zymar® XD 0,5% Colírio(H)

Grupo farmacológico
Antimicrobiano bactericida, quinolona de 3ª geração.

Características
Antimicrobiano bactericida de amplo espectro do grupo das quinolonas de 3ª geração, que promove inibição da DNA girase bacteriana, enzima que controla a direção e a extensão do espiralamento das cadeias de DNA.

Uso clínico
Por via tópica, na forma de colírio: tratamento de infecções causadas por estafilococos, estreptococos e *Haemophilus influenzae*.

Precauções e efeitos adversos
Reações de hipersensibilidade.

Espécies utilizadas
Cães, gatos e equinos.

GENCITABINA: Evozar®(H), Gemcit®(H), Gemzar®(H), Genlibbs®(H), Pamigen®(H)

Grupo farmacológico
Antineoplásico.

Características
Antineoplásico análogo da pirimidina, tem sido utilizado experimentalmente IV no protocolo de tratamento de neoplasias mamárias em cadelas em associação com a carboplatina.

Uso clínico
Experimentalmente, no tratamento de carcinomas e neoplasias mamárias.

Precauções e efeitos adversos
Mielossupressão, vômito, diarreia e hemorragia subretiniana.

Espécie utilizada
Cães.

GENFIBROZILA: Lopid®(H)

Grupo farmacológico
Agente hipolipemiante.

Características
Reduz o colesterol, os triglicerídios e as VLDL no plasma e aumenta as HDL. Seu mecanismo de ação consiste na inibição da lipólise periférica e da extração hepática reduzida de ácidos graxos livres.

Uso clínico
Tratamento de hiperlipidemia.

Precauções e efeitos adversos
Náuseas, vômito, flatulência, cólicas, alterações hematológicas e reações cutâneas.

Espécies utilizadas
Cães e gatos.

GENTAMICINA: Aurivet®(V), Garamicina®(H), Gentamicina(H), Garasone® Colírio(H), Gentamax®(V), Gentasil®(V), Gentocin®(V)

Grupo farmacológico
Antibiótico bactericida, aminoglicosídio.

Características
Antibiótico bactericida de amplo espectro, protótipo do grupo dos antibióticos aminoglicosídios. Seu mecanismo de ação consiste na ligação irreversível à fração 30S do ribossomo bacteriano e no bloqueio do tRNA e mensageiro. Como resultado, a translação errônea do tRNA causa a produção de proteínas defeituosas.

Uso clínico
Espectro de ação principalmente contra bactérias Gram-negativas e algumas Gram-positivas.

Precauções e efeitos adversos
Evitar o uso na gravidez e em coelhos. Potencialmente nefrotóxico, ototóxico ao 8º par de nervo craniano, bloqueio neuromuscular, erupção cutânea e distúrbios hematológicos.

Espécies utilizadas
Cães, gatos, bovinos, equinos e suínos.

GLIBENCAMIDA/GLIBURIDA: Daonil®$_{(H)}$, Glibencamida$_{(H)}$

Grupo farmacológico
Hipoglicemiante oral, sulfonilureia.

Características
Utilizado por VO, pertence ao grupo das sulfonilureias. Age aumentando a secreção de insulina basal e pós-prandial, provavelmente pela interação com os receptores de sulfonilureia nas células beta do pâncreas ou interferindo nos canais de potássio sensíveis à ATP nas células beta, aumentando, assim, a secreção de insulina.

Os hipoglicemiantes orais são pouco eficientes no controle de diabetes melito tipo I (insulinodependente), por isso, não são indicados em cães, uma vez que a maioria tem uma deficiência de insulina absoluta irreversível.

O uso de hipoglicemiantes orais pode ser mais eficaz no gato do que no cão, já que o diabetes melito ocorre de modo diferente nessas espécies.

Uso clínico
Hipoglicemiante oral em gatos.

Precauções e efeitos adversos
Hipoglicemia, vômitos relacionados com a dose, aumento da bilirrubina e das enzimas hepáticas.

Espécie utilizada
Gatos.

GLICERINA: Clisterol®$_{(H)}$, Glicerina$_{(H)}$, Glicerina 12%$_{(H)}$

Grupo farmacológico
Diurético, laxante.

Características
Diurético osmótico VO e laxativo lubrificante utilizado por VO ou retal em forma de enema ou supositório.

Usos clínicos
- Diurético de manutenção VO no tratamento de glaucoma após o uso de manitol IV no controle emergencial
- Laxante lubrificante VO ou retal.

Precauções e efeitos adversos
Diarreia e desidratação.

Espécies utilizadas
Cães, gatos, equinos, ruminantes e suínos.

GLICONATO DE CÁLCIO: Gliconato de cálcio 10%$_{(H)}$, Glucafós® Injetável$_{(V)}$

Grupo farmacológico
Solução eletrolítica.

Características
Solução eletrolítica, antiácida e ligante de fósforo.

Usos clínicos
- Reposição de cálcio
- Solução antiácida
- Ligante de fósforo.

Precauções e efeitos adversos
Hipercalcemia, arritmias cardíacas; por VO, constipação intestinal e irritação do trato gastrintestinal.

Espécies utilizadas
Animais domésticos, silvestres e exóticos.

GLICOSAMINA + SULFATO DE CONDROITINA: Ártico®(H), Artrolive®(H), Condroflex®(H), Condroplex®(V), Cartilage® Plus(V), Condro-Equi®(V), Condroton®(V)

Grupo farmacológico
Nutracêuticos.

Características
Aminoaçúcar sintetizado a partir da glicose e da glutamina. É um intermediário na formação de vários compostos no corpo, incluindo os glicosaminoglicanos das cartilagens, e na produção de colágeno. A glicosamina estimula a produção de proteoglicanos articulares que estabilizam a membrana, resultando em um efeito anti-inflamatório. A condroitina é um mucopolissacarídio também designado como glicosaminoglicano.

O sulfato de condroitina A é extraído da cartilagem bovina e suína. Tanto a glicosamina quanto a condroitina estimulam a síntese de fluido sinovial auxiliando na lubrificação e na nutrição, inibem a degradação e melhoram a cicatrização da cartilagem articular.

Podem ser associados ao manganês, que é um cofator de glicosiltransferases que colabora na síntese de mucopolissacarídios da matriz orgânica do sistema esquelético, além do manganês auxiliar na eliminação de radicais livres, por ser também um cofator da piruvato carboxila e superoxidodismutase.

Uso clínico
Alívio da dor em problemas articulares degenerativos.

Precauções e efeitos adversos
Por VO, pode induzir fezes amolecidas e flatulência. Por via IM ou SC, pode provocar dor e edema no local da aplicação.

Espécies utilizadas
Cães, gatos, bovinos e equinos.

GLIPIZIDA: Minidiab®(H)

Grupo farmacológico
Hipoglicemiante oral, sulfonilureia.

Características
Hipoglicemiante utilizado por VO pertencente ao grupo das sulfonilureias, o mais utilizado dessa classe em gatos. Age aumentando a secreção de insulina basal e pós-prandial, provavelmente pela interação com os receptores de sulfonilureia nas células beta do pâncreas, ou interferindo nos canais de potássio sensíveis à ATP nas células beta, aumentando assim a secreção de insulina.

Os hipoglicemiantes orais são pouco eficientes no controle de diabetes melito tipo I (insulinodependente), por isso, não são indicados em cães, uma vez que a maioria tem uma deficiência de insulina absoluta irreversível. O uso de hipoglicemiantes orais pode ser mais eficaz em gatos, já que o diabetes melito ocorre de modo diferente do cão.

Uso clínico
Hipoglicemiante oral em gatos como adjuvante no tratamento de diabetes melito.

Precauções e efeitos adversos
Hipoglicemia, vômitos relacionados com a dose, aumento da bilirrubina e das enzimas hepáticas.

Espécie utilizada
Gatos.

GLUCAGON: GlucaGen® HypoKit₍H₎

Grupo farmacológico
Hormônio pancreático.

Características
Agente hiperglicemiante que mobiliza o glicogênio hepático para liberação na corrente sanguínea como glicose. Em resposta aos baixos níveis de glicose circulante, o glucagon é secretado dentro da veia porta pelas células alfa das ilhotas pancreáticas. O principal local de ação do glucagon é o fígado. O glucagon liga-se aos GCGR na membrana plasmática dos hepatócitos, iniciando eventos de alerta para produção de AMP cíclico intracelular, que indica a produção de glicose, a qual é liberada no fluxo sanguíneo. Age de modo rápido e transitório, com uma meia-vida de minutos no plasma.
A administração de glucagon exógeno aumenta os níveis de glicose sanguínea em animais e humanos, o que é utilizado clinicamente para tratar episódios de hipoglicemia.

Usos clínicos
- Tratamento emergencial de hipoglicemia em cães e gatos
- Esteatose hepática em vacas no início da lactação.

Precauções e efeitos adversos
O glucagon não será efetivo em animais cujo glicogênio hepático está esgotado; por essa razão, tem pouco ou nenhum efeito em animais em jejum ou com insuficiência suprarrenal. Na presença de feocromocitoma, o glucagon pode induzir o tumor a liberar uma grande quantidade de catecolaminas, o que causa reação hipertensiva aguda. O glucagon inibe o tônus e a motilidade da musculatura lisa no trato gastrintestinal. Náuseas, vômito, constipação intestinal, hiperpotassemia e reações de hipersensibilidade.

Espécies utilizadas
Cães, gatos e vacas.

GONADORRELINA: Fertagyl®₍V₎, Profértil®₍V₎

Grupo farmacológico
Hormônio hipotalâmico.

Características
Hormônio decapeptídico liberado pelo hipotálamo. Estimula a síntese e a secreção tanto do FSH como do LH da hipófise.

Usos clínicos
- Hormônio hipotalâmico para indução do estro
- Tratamento do cisto folicular e criptorquidismo.

Precauções e efeitos adversos
Reações de hipersensibilidade.

Espécies utilizadas
Cães, gatos, equinos, bovinos, ovinos e caprinos.

GONADOTROFINA CORIÔNICA EQUINA: Folligon®₍V₎

Grupo farmacológico
Hormônio gonadotrófico sérico equino.

Características
Liberador em especial de FSH e LH, para uso em vacas na superovulação e anestro, para o aumento da fertilidade do rebanho e indução do cio. Em ovelhas e cabras, para indução e sincronização do cio.

Uso clínico
Indução e sincronização do cio e superovulação.

Precauções e efeitos adversos
Reações de hipersensibilidade, dor no local de administração e aborto.

Espécies utilizadas
Bovinos, ovinos e caprinos.

GONADOTROFINA CORIÔNICA HUMANA: Choriomon-M®$_{(H)}$, Chorulon® 5000 UI$_{(V)}$

Grupo farmacológico
Hormônio gonadotrófico humano.

Características
Liberador em especial de FSH e LH, para indução da ovulação, tratamento de criptorquidismo, cisto folicular e infertilidade.

Usos clínicos
- Indução da ovulação
- Tratamento de criptorquidismo
- Cisto folicular
- Infertilidade.

Precauções e efeitos adversos
Reações de hipersensibilidade, dor no local de administração e aborto.

Espécies utilizadas
Aves, caninos, bovinos, equinos, caprinos, ovinos e suínos.

GRANISETRONA: Cloridrato de granisetrona$_{(H)}$, Kytril IV®$_{(H)}$

Grupo farmacológico
Antiemético antagonista de receptores 5-HT$_3$.

Características
Potente antiemético de uso hospitalar IV. É um antagonista altamente seletivo dos receptores 5-HT$_3$. Os receptores 5-HT$_3$ da serotonina estão localizados perifericamente nas terminações nervosas vagais e centralmente no quimiorreceptor da zona de desencadeamento da área postrema. Durante o vômito induzido pela quimioterapia, as células mucosas enterocromafins liberam serotonina, que estimula os receptores 5-HT$_3$. Isso evoca uma descarga vagal aferente, induzindo o vômito.
Estudos com substâncias marcadas radioativamente demonstraram que a granisetrona tem uma afinidade insignificante com outros tipos de receptores, incluindo locais de ligação de 5-HT e dopamina D$_2$.

Uso clínico
Antiemético potente utilizado principalmente nos vômitos induzidos por quimioterapia.

Precauções e efeitos adversos
Constipação intestinal, reações extrapiramidais, hipotensão e arritmias.

Espécie utilizada
Cães.

GRISEOFULVINA: Fulcin®$_{(H)}$, Sporostatin®$_{(H)}$, Crema 6 A®$_{(V)}$, Dufulvin® Suspensão Oral$_{(V)}$, Griseoderm®$_{(V)}$

Grupo farmacológico
Antifúngico.

Características
Antimicótico produzido do *Penicillium griseofulvin*. É um fungistático que interfere na função dos microtúbulos e dos centrômeros durante a metáfase, interrompendo a atividade mitótica celular. A griseofulvina também inibe a formação da parede celular de fungos quitinosos (dermatófitos). Este fármaco não é capaz de combater infecções micóticas quando aplicado topicamente. O tamanho das partículas de griseofulvi-

na interfere em sua absorção, sendo a forma ultramicrocristalina mais bem absorvida que a forma microcristalina. Este fármaco se difunde por diversos órgãos, depositando-se de maneira importante nos tecidos queratinizados como pele, pelos, unhas e cascos. Várias semanas de administração são necessárias para sua completa deposição na camada córnea e promoção da inibição do crescimento fúngico. Sua metabolização ocorre por enzimas do sistema microssomal hepático e sua eliminação se dá por via urinária e biliar.

Usos clínicos
- Ação efetiva somente sobre micoses superficiais causadas por fungos dermatófitos (*Microsporum* e *Trychophytom*)
- Leveduras como *Malassezia pachydermatis* e *Candida* não são combatidas eficientemente por este fármaco.

Precauções e efeitos adversos
Efeitos na esfera reprodutiva, como teratogenia, impedem seu uso em fêmeas prenhes, entretanto, este fármaco não tem efeitos deletérios na espermatogênese e na qualidade do sêmen dos cães. Hiporexia, anorexia, vômito e diarreia e degeneração hepatocelular têm sido descritos em cães e gatos, mas esses efeitos são mais comumente observados em seres humanos. Eles podem ser minimizados dividindo a dose de administração diária. Distúrbios hematopoéticos, podendo ocasionar supressão da medula óssea e grave leucopenia, principalmente em gatos, sendo contraindicada sua utilização em felinos com infecções retrovirais ou em animais anêmicos.

Gatos podem se intoxicar com o uso prolongado da forma ultramicrocristalina, apresentando letargia, anorexia, vômito, diarreia, icterícia, neurotoxicidade, angioedema e neutropenia.

A metabolização da griseofulvina é influenciada por substâncias que interferem no sistema microssomal hepático, como a varfarina, o fenobarbital e a ciclosporina. Por ter efeito fungistático, a griseofulvina deve sempre ser administrada com medicações tópicas fungicidas e não deve ser ofertada junto com medições imunossupressoras.

Espécies utilizadas
Cães, gatos, equinos, ruminantes e suínos.

GUAIFENESINA: Transpulmin® Guaifenesina(H), Xarope Vick®(H), Aeroflux Edulito®(H)(associação), Bricanyl® Composto(H)(associação), Lipocânfora Oxitetraciclina®(V)(associação)

Grupo farmacológico
Expectorante reflexo.

Características
A guaifenesina (gliceril-guaiacolato) é um expectorante reflexo que atua por estimulação de terminações nervosas vagais (faringe, esôfago e até mucosa gástrica). Desse modo, promove a secreção da mucosa das vias respiratórias, facilitando sua expulsão, e fluidifica o catarro, tornando-o mais viscoso, o que ajuda na sua eliminação em tosses produtivas.

Uso clínico
Expectorante em processos respiratórios com muco.

Precauções e efeitos adversos
Náuseas, vômitos, diarreia, erupção cutânea e sonolência.

Espécies utilizadas
Cães, gatos, equinos, bovinos e suínos.

H

HALOPERIDOL: Haldol®(H)

Grupo farmacológico
Tranquilizante, neuroléptico, derivado da butirofenona.

Características
Antagonista D_2 e antagonista alfa-adrenérgico.

Usos clínicos
- Tranquilizante
- Sedativo
- MPA
- Tratamento de distúrbios de comportamento.

Precauções e efeitos adversos
Usar com cautela em pacientes com epilepsia, cardiopatias, hepatopatias e nefropatias. Catatonia, excitação, efeitos extrapiramidais e hipotensão.

Espécie utilizada
Cães.

HALOTANO: Tanohalo® (H)

Grupo farmacológico
Anestésico inalatório.

Características
Primeiro anestésico inalatório introduzido após o éter e óxido nitroso na década de 1950, sendo considerado o mais seguro na época. É aprovado para a maioria das espécies animais domésticas, porém, atualmente, é considerado o menos seguro, em razão de seus efeitos adversos (hipotensor, risco de lesão hepática, hipertermia maligna e aumento da pressão intracraniana).
Tem rápida indução e recuperação e causa depressão generalizada e reversível do SNC. Metabolização hepática em torno de 20%.

Uso clínico
Hipotensor.

Precauções e efeitos adversos
Contraindicado em pacientes com PIC elevada, com disfunção cardíaca ou hepática. Risco de lesão hepática, hipertermia maligna e aumento da PIC.

Espécies utilizadas
Animais domésticos, silvestres e exóticos.

HEMOGLOBINA GLUTAMER: Oxyglobin® (V)(importada)

Grupo farmacológico
Hemoglobina semissintética.

Características
Hemoglobina bovina polimerizada ultrapurificada, utilizada para tratamento de anemia em cães como transportador de oxigênio. Sua meia-vida em cães é de aproximadamente 24 h (14 a 43 h).
Embora seja aprovada pelo fabricante somente para cães, também é utilizada em gatos.

Uso clínico
Tratamento de anemias causadas por perdas sanguíneas, hemólise ou diminuição da produção de hemácias.

Precauções e efeitos adversos
Pode ocorrer sobrecarga circulatória em altas doses ou administração rápida. Hipertensão pulmonar, principalmente em pacientes com risco de sobrecarga circulatória, como aqueles com doença cardíaca e respiratória, com hipertensão, edema cerebral e insuficiência renal. Descoloração de pele e das membranas mucosas pode persistir por 3 a 5 dias. Vômito, diarreia e anorexia.

Espécies utilizadas
Cães e gatos.

HEPARINA SÓDICA: Heparina sódica₍H₎, Hemofol®₍H₎, Hepamax-S®₍H₎, Heptar®₍H₎, Liquemine®₍H₎

Grupo farmacológico
Anticoagulante.

Características
Aumenta a inibição da síntese e a atividade do fator Xa mediada pela AT-III.

Usos clínicos
- Distúrbios de coagulação
- Doenças tromboembólicas
- CIVD
- Limpeza e desentupimento de cateteres.

Precauções e efeitos adversos
Hemorragias, trombocitopenias, redução da função renal e hiperpotassemia. Não administrar IM, pois pode provocar hematoma.

Espécies utilizadas
Cães e gatos.

HIALURONATO DE SÓDIO/ÁCIDO HIALURÔNICO: Adaptis® Fresh₍H₎, Hialuronato de Sódio Vetnil®₍V₎, Hyabak®₍H₎, Hyalovet® 20₍V₎, Hylartil Vet®₍V₎, Hylo-Gel®₍H₎, Polireumin®₍H₎

Grupo farmacológico
Mucopolissacarídio.

Características
Mucopolissacarídio de alto peso molecular, macromolécula do grupo das glicosaminoglicanos, amplamente encontrado em tecidos e fluidos intercelulares. Mantém uma matriz gelificada quando ligado a proteínas, outros mucopolissacarídios e água.
No mercado, o ácido hialurônico, obtido por biotecnologia a partir de culturas bacterianas, apresenta-se na forma de sal sódico (hialuronato de sódio a 1%).

Usos clínicos
- Tratamento de sinovites e doenças articulares
- Dermatologia: indicado em concentrações que variam entre 1 e 10%, em géis, géis-cremes, emulsões hidratantes e cremes
- Oftalmologia: utilizado como lubrificante ocular ou lágrima artificial.

Precauções e efeitos adversos
Reações no local de aplicação.

Espécies utilizadas
Cães, gatos, equinos e ruminantes.

HIALURONIDASE: Hyalozima®₍H₎
HIALURONIDASE TÓPICA: Oto-Xilodase®₍H₎₍associação₎, Postec®₍H₎₍associação₎

Grupo farmacológico
Enzima.

Características
Enzima facilitadora da difusão de líquidos injetáveis, extraída de testículos bovinos. Age despolimerizando reversivelmente o ácido hialurônico existente no cimento ao redor das células do tecido conjuntivo, reduzindo, assim, temporariamente a viscosidade desse tecido e tornando-o mais permeável à difusão de líquidos.

Uso clínico
Associada a outros princípios ativos para aumentar a absorção de fluidos ou medicamentos e acelerar o retorno anestésico.

Precauções e efeitos adversos
Reações no local de aplicação.

Espécies utilizadas
Animais domésticos, silvestres e exóticos.

HIDRALAZINA: Apresolina®(H), Nepressol®(H)

Grupo farmacológico
Vasodilatador arterial.

Características
Age diretamente nos vasos, provavelmente aumentando a concentração de prostaciclina. É um vasodilatador potente, com início de ação rápida, o que o torna particularmente útil na crise hipertensiva.

Uso clínico
Vasodilatador arterial no tratamento de crise hipertensiva.

Precauções e efeitos adversos
Taquicardia reflexa, hipotensão grave, retenção de líquidos, anorexia e vômito. Diminuir a excreção renal de cálcio em gatos.

Espécies utilizadas
Cães, gatos e equinos.

HIDRATO DE CLORAL: Hidrato de cloral manipulado a 5, 7 ou 12%

Grupo farmacológico
Hipnótico.

Características
Hipnótico e sedativo, com propriedades semelhantes às dos barbitúricos. Em doses terapêuticas, tem efeito leve sobre a respiração e a pressão arterial. É um sedativo em desuso na medicina veterinária.

Uso clínico
Hipnótico e sedativo.

Precauções e efeitos adversos
Taquicardia reflexa, hipotensão, vômito, diarreia, fraqueza muscular e letargia.

Espécies utilizadas
Equinos, bovinos e suínos.

HIDROCLOROTIAZIDA: Clorana®(H), Drenol®(H), Hidroless®(H), Moduretic®(H)(associação), Selopress®(H)(associação), Torlós-H®(H)(associação), Vasopril® Plus(H)(associação)

Grupo farmacológico
Diurético, tiazídico.

Características
Atua na redução da permeabilidade da membrana ao sódio e ao cloreto no túbulo contorcido distal. Ocorre perda moderada de sódio. Potência natriurética moderada. É ineficaz quando o fluxo sanguíneo renal está baixo, o que explica sua baixa eficácia quando usado isoladamente em pacientes com insuficiência cardíaca grave.

Usos clínicos
- Anti-hipertensivo
- Como os diuréticos tiazídicos diminuem a excreção renal de cálcio, também é usado para evitar ou tratar animais com urólitos de oxalato de cálcio.

Precauções e efeitos adversos
Hipopotassemia, hiponatremia, hipomagnesemia, vômito e diarreia.

Espécies utilizadas
Cães, gatos, equinos e ruminantes.

HIDROCORTISONA SUCCINATO: Solu-Cortef®(H), Gliocort®(H)
HIDROCORTISONA TÓPICA ASSOCIAÇÕES: Otosporin®(H), Terra-Cortril® Pomada(H), Berlison®(H), Gingilone®(H), Proctosan®(H), Xiloproct®(H), Keravit®(V), Neodexa® Shampoo(V), Terra-Cortril® Spray(V), Unguento intramamário(V),

Grupo farmacológico
Corticosteroide.

Características
Glicocorticosteroide de ação curta, com menos efeitos anti-inflamatórios do que a prednisona ou dexametasona.

Usos clínicos
- Anti-inflamatório
- Reposição glicorticoide na insuficiência suprarrenal
- O succinato de hidrocortisona é injetável e é utilizado quando se necessita de uma resposta imediata, como no caso do choque ou na crise aguda da insuficiência suprarrenal.

Precauções e efeitos adversos
Não utilizar em gestantes, em animais portadores de processo ulcerativo e cicatrizante (p. ex., úlcera de córnea), gastrite e úlcera gástrica, diabetes melito, pancreatite, insuficiência cardíaca e renal, doenças infecciosas.

Pode causar poliúria, polidipsia, polifagia, aumento da predisposição à obesidade, hipertensão por aumento do volume plasmático, sensibilização às catecolaminas, acúmulo de gordura intra-abdominal, aumento da concentração urinária de potássio levando à hipopotassemia e alcalose metabólica, hiperglicemia, glicosúria, hiperlipidemia (hipercolesterolemia e hipertrigliceridemia), aumento do tempo de cicatrização, osteoporose em tratamentos prolongados e fraturas ósseas resultantes da absorção de cálcio pelo trato gastrintestinal e maior excreção do mesmo pelo rim, miopatias com fraqueza muscular ou hipertonia, degeneração hepática em cães, aumento da viscosidade das secreções pancreáticas, gastrite e ulceração gastrintestinal, aumento da suscetibilidade às infecções pela ação imunossupressora, catarata em terapias prolongadas em humanos, especialmente crianças, atrofia de pele em terapias prolongadas, retardo do crescimento em altas doses e em tratamento prolongado em animais jovens e aborto em gestação avançada.

Espécies utilizadas
Cães, gatos, equinos, bovinos, ovinos e suínos.

HIDRÓXIDO DE ALUMÍNIO: Hidróxido de alumínio comprimidos(H), Hidróxido de alumínio suspensão(H), Pepsamar®(H)

Grupo farmacológico
Antiácido.

Características
Atua localmente no estômago neutralizando o ácido clorídrico e inibindo a secreção de pepsina. Os antiácidos de ação local são utilizados como adjuvantes no tratamento de gastrite, úlceras gástricas e duodenais e gastrenterites. Os sais de alumínio aumentam a excreção fecal de fosfato, sendo usados em casos de hiperfosfatemia.

Uso clínico
Antiácido e tratamento de hiperfosfatemia pelo aumento da excreção fecal de fosfato.

Precauções e efeitos adversos
Constipação intestinal e hipofosfatemia.

Espécies utilizadas
Animais domésticos, silvestres e exóticos.

HIDRÓXIDO DE MAGNÉSIO: Leite de Magnésia de Phillips® (H), Droxaine® (H)(associação), Kolantyl® (H)(associação), Mylanta® Plus (H)(associação)

Grupo farmacológico
Antiácido, laxante.

Características
Atua localmente no estômago neutralizando o ácido clorídrico e inibindo a secreção de pepsina. Os antiácidos de ação local são utilizados como adjuvantes no tratamento da gastrite, úlceras gástricas e duodenais e gastrenterites. Além disso, o hidróxido de magnésio atua como um catártico salino, isto é, um agente osmótico que retém água para o lúmen intestinal, aumentando o volume e favorecendo o amolecimento da massa fecal é aumentado o peristaltismo.

Usos clínicos
- Antiácido
- Laxante.

Precauções e efeitos adversos
Diarreia, hipofosfatemia e hipermagnesemia.

Espécies utilizadas
Animais domésticos, silvestres e exóticos.

HIDROXIETILAMIDO: Voluven® 6% (H), Plasmin® (H)

Grupo farmacológico
Expansor plasmático.

Características
Coloide sintético, ou seja, uma solução de alto peso molecular que se mantém exclusivamente no plasma. É utilizado para manter a pressão oncótica (expansor plasmático) por reter água no compartimento intravascular. Tem duração de expansão de volume de 12 a 48 h em cães e gatos.

Uso clínico
Expansor plasmático de emergência no tratamento de choque hipovolêmico, hipoproteinemia grave, queimaduras, hemorragias e obstruções.

Precauções e efeitos adversos
Diminuição de fatores de coagulação, das proteínas do sangue e do hematócrito. Reações de hipersensibilidade.

Espécies utilizadas
Cães e gatos.

HIDROXIUREIA: Hydrea® (H)

Grupo farmacológico
Antineoplásico.

Características
Antineoplásico antimetabólico dependente do ciclo celular, atuando na fase S da mitose. Parece interferir na síntese de DNA em células neoplásicas e na atividade da hemoglobina. Ainda há poucos estudos na veterinária do uso deste antineoplásico.

Uso clínico
Policitemia vera, anemia falciforme, leucemia, mastocitoma, meningiomas e hipereosinofilia felina.

Precauções e efeitos adversos
Anemia, leucopenia e trombocitopenia. Os felinos são mais sensíveis e podem desenvolver mielossupressão grave.

Espécies utilizadas
Cães e gatos.

HIDROXIZINA: Drixi®(H), Hidroalerg®(H), Hixizine®(H)

Grupo farmacológico
Anti-histamínico.

Características
Bloqueador H_1 do grupo das piperazinas. Tem ação prolongada com pronunciada atividade antipruriginosa.

Usos clínicos
- Em cães e gatos: como antialérgico, antipruriginoso e para distúrbios de comportamento
- Em aves: para combater automutilação.

Precauções e efeitos adversos
Usar com cautela em pacientes com retenção urinária, glaucoma de ângulo fechado e obstrução piloro-duodenal. Sedação ou excitação paradoxal, tremores, convulsão, ataxia e letargia.

Espécies utilizadas
Aves, cães e gatos.

HIOSCINA/ESCOPOLAMINA: Buscopan®(H), Buscopan® Composto(H)(associação), butilbrometo de escopolamina(H) Buscofin® Composto(V)

Grupo farmacológico
Anticolinérgico, alcaloide beladona.

Características
Alcaloide extraído da planta *Atropa beladona* com propriedades anticolinérgicas e antiespasmódicas.

Uso clínico
Como agente antiespasmódico, principalmente de cólicas intestinais, renais e biliares.

Precauções e efeitos adversos
Taquicardia, excitação, redução do peristaltismo e constipação intestinal, aumento da PIO em glaucoma de ângulo fechado, fotofobia, xerostomia, aumento da temperatura corporal por causa da diminuição da transpiração, desorientação e ataxia.

Espécies utilizadas
Cães, bovinos, equinos, ovinos e caprinos.

HIPROMELOSE: Artelac®(H), Filmcel®(H), Genteal®(H), Lacribell®(H)(associação), Lacrima® Plus(H)(associação), Trisorb®(H)(associação)

Grupo farmacológico
Lubrificante ocular.

Características
Substituto da lágrima ou lubrificante ocular, viscoelástico do polímero derivado de celulose, HPMC.

Usos clínicos
- Lubrificante ocular na ceratoconjuntivite seca ou olho seco
- Veículo de outros medicamentos oftálmicos.

Precauções e efeitos adversos
Irritação ocular, pálpebras pegajosas e sensibilidade à luz.

Espécies utilizadas
Cães e gatos.

HORMÔNIO LUTEINIZANTE: Pluset®(V)

Grupo farmacológico
Hormônio hipofisário estimulante da ovulação.

Características
Estimulante da ovulação.

Usos clínicos
- Indução da superovulação
- Fonte de complementação de FSH, em sua carência ou necessidade.

Precauções e efeitos adversos
Não consumir o leite proveniente de vacas em tratamento.

Espécie utilizada
Bovinos.

I

IBUPROFENO: Advil®(H), Alivium®(H), Artril®(H), Motrin®(H), Novalfem®(H), Uniprofen®(H)

Grupo farmacológico
AINE não seletivo de COX-2.

Características
Pertencente ao grupo dos ácidos propiônicos, foi a primeira substância desse grupo a ser desenvolvida. Inibe COX-1 e COX-2 na mesma proporção e de modo irreversível.

É muito utilizada em humanos para tratamento de osteoartrites, porém seu uso em animais ainda é restrito, pois tem baixa margem de segurança em cães em razão da longa meia-vida da substância nessa espécie.

Em cavalos, a meia-vida é de aproximadamente 60 a 90 min. Gatos são mais suscetíveis à toxicose do ibuprofeno, com aproximadamente metade da dosagem que causa toxicose em cães, por causa de uma capacidade de metabolização glucuronil-conjugada limitada.

A toxicidade de ibuprofeno é mais grave em furões do que em cães que consomem dosagens semelhantes.

Uso clínico
Tratamento de processos inflamatórios articulares e musculoesqueléticos.

Precauções e efeitos adversos
Não utilizar em gatos e ferretes. Usar com cautela em cães, pelo risco de indução de gastrite, úlceras gástricas, trombocitopenia e insuficiência renal.

Espécies utilizadas
Cães, gatos e equinos.

IDARRUBICINA: Evomid®(H), Zavedos®(H)

Grupo farmacológico
Antineoplásico.

Características
Antineoplásico antracíclico do grupo dos antibióticos que destrói o DNA celular e previne a replicação.

Usos clínicos
- Carcinomas
- Sarcomas
- Leucemias.

Precauções e efeitos adversos
Extravasamento perivascular provoca graves danos teciduais. Mielossupressão, gastrenterites, cardiomiopatia (via radicais livres que danificam a membrana miocárdica), urticária, vômito, diarreia, insuficiência cardíaca, hepática e renal.

Espécies utilizadas
Cães e gatos.

IDOXURIDINA: Herpesine®(H)

Grupo farmacológico
Antiviral.

Características
Inibe a replicação do herpes-vírus simples por via tópica em humanos. A idoxuridina interfere no desenvolvimento do herpes-vírus, alterando suas estruturas. Esse vírus modificado, além de se tornar menos agressivo, também perde sua capacidade de gerar novos vírus. Essas alterações diminuem a intensidade e a duração das crises.

Usos clínicos
- Tratamento de herpes-vírus por via tópica em pele e mucosas
- Pode ser manipulado a 0,1% em forma de colírio ou a 0,5% em forma de gel ou pomada oftálmica para o tratamento de ceratite por herpes-vírus em gatos, 1 gota, 5 a 6 vezes/dia.

Precauções e efeitos adversos
Reações de hipersensibilidade. No olho, ardor e irritação ocular.

Espécie utilizada
Gatos.

IFOSFAMIDA: Evolox®(H), Holoxane®(H), Ifosfamida(H)

Grupo farmacológico
Antineoplásico.

Características
Pertencente ao grupo das mostardas nitrogenadas, atua prevenindo a replicação celular pela interferência no DNA. A alquilação das proteínas e do RNA também pode ocorrer inibindo a transcrição. É uma substância fase-não específica.

Usos clínicos
- Neoplasias linforreticulares
- Carcinomas
- Sarcomas
- Mielomas múltiplos
- Linfomas
- Mastocitoma.

Precauções e efeitos adversos
Contraindicada em pacientes com problemas cardíacos. Náuseas, vômito, diarreia, mielossupressão, alopecia, cistite, nefrotoxicidade e neurotoxicidade.

Espécies utilizadas
Cães e gatos.

IMIDACLOPRIDA: Advantage®(V), Advantage® Max3(V)(associação), Advocate® Cães(V)(associação), Advocate® Gatos(V)(associação), Dominol® Spray(V), Seresto® Coleira(V)(associação)

Grupo farmacológico
Ectoparasiticida.

Características
Pertencente ao grupo das nitroguanidinas. O mecanismo de ação consiste na ligação ao receptor póssináptico nicotínico, promovendo paralisia e morte das pulgas e larvas.

Usos clínicos
- Eliminação de pulgas adultas em cães e gatos por via tópica
- Associado à permetrina (Advantage® Max3): utilizado por via tópica contra carrapatos, pulgas e moscas
- Associado à flumetrina (Seresto® coleira): comercializado em forma de coleira para prevenção de carrapatos, pulgas, piolhos e o vetor da leishmaniose.

Precauções e efeitos adversos
Irritação no local de aplicação e sialorreia.

Espécies utilizadas
Cães, gatos e coelhos.

IMIDOCARBE: Imicarb®$_{(V)}$, Imizol®$_{(V)}$

Grupo farmacológico
Hemoparasiticida.

Características
Principal representante do grupo da carbanilida. O mecanismo de ação consiste em provocar alterações morfológicas e funcionais do núcleo e do citoplasma do parasita.

Usos clínicos
- Tratamento da babesiose (*Babesia caballi*) e da teileriose (*Theileria equi*) equina e dos agentes da tristeza parasitária bovina (*Babesia bovis*, *Babesia bigemina* e *Anaplasma marginale*)
- Embora não recomendado para caninos e felinos, o imidocarbe pode ser utilizado em cães na tentativa de tratamento de infecções por *Babesia canis* e *Hepatozoon canis* (hepatozoonose) SC, na dose única de 5 mg/kg
- Há estudos em gatos no tratamento de hemobartonelose por *Mycoplasma haemofelis* e *Mycoplasma haemominutum* e pelo protozoário *Cytauxzoon felis* na dose de 5 mg/kg IM ou SC a cada 14 dias em duas aplicações. Há alguns protocolos que associam imidocarbe à doxiciclina
- Utiliza-se IM em equinos e SC em bovinos, cães e gatos.

Precauções e efeitos adversos
Deixa resíduos nos rins e fígado por longo período, podendo levar à necrose hepática ou renal. Pode provocar efeitos colinérgicos (salivação, vômito, diarreia, tremores e convulsões), devendo-se, nesse caso, administrar sulfato de atropina. Exige-se um período de carência para abate de animais destinados ao consumo humano de 30 dias. Também não é recomendado para vacas produtoras de leite para industrialização ou consumo. Pode causar irritação no local de aplicação quando esta é realizada pela via SC, principalmente em equinos, por isso, nessa espécie, a via de administração é IM. Os frascos parcialmente utilizados devem ser conservados sob refrigeração.

Espécies utilizadas
Cães, gatos, equinos e bovinos.

IMIPENÉM + CILASTATINA: Imipeném + cilastatina sódica$_{(H)}$, Imicil®$_{(H)}$, Tienam®$_{(H)}$, Tiepem®$_{(H)}$

Grupo farmacológico
Antibiótico bactericida, betalactâmico

Características
O imipeném é um antibiótico do tipo carbapeném ou carbapenêmico sintetizado por actinomicetos do grupo *Streptomyces*, apresenta um anel pentacíclico de estrutura variável ligado ao anel betalactâmico. Os carbapenêmicos ligam-se às transpeptidases de membrana, assim como as outras betalactaminas, impedindo a síntese de parede celular e causando lise osmótica. A cilastatina bloqueia a enzima antagonista do efeito do imipeném em nível renal, minimizando um possível efeito nefrotóxico do imipeném.

Usos clínicos
- Amplo espectro de ação contra bactérias aeróbicas e anaeróbicas Gram-positivas e Gram-negativas
- Tratamento de infecções resistentes a outros antibióticos ou nas infecções hospitalares, sendo ativo contra *Acinetobacter* e outros microrganismos multirresistentes.

Precauções e efeitos adversos
Os carbapenêmicos podem produzir efeitos gastrintestinais, discrasias sanguíneas, convulsões e flebites, além de induzir resistência aos outros betalactâmicos. Pode ser nefrotóxico se não for utilizado com cilastatina. O imipeném é incompatível com lactato, não devendo ser diluído em sua presença.

Espécies utilizadas
Cães, gatos e equinos.

IMIPRAMINA: Clomipran®(H), Imipra®(H), Tofranil®(H)

Grupo farmacológico
Antidepressivo tricíclico.

Características
Aparentemente bloqueia a captação das aminas (norepinefrina e serotonina) pelas terminações nervosas, provavelmente por competição pelo transportador que faz parte desse sistema de transporte de membrana.

Usos clínicos
- Tratamento de distúrbios de comportamento em animais, principalmente ansiedade, ansiedade da separação
- Distúrbios compulsivos (lambedura excessiva e automutilação)
- Incontinência urinária
- Disfunções ejaculatórias.

Precauções e efeitos adversos
Efeitos cardiovasculares (elevação da frequência cardíaca e hipotensão ortostática), anticolinérgicos (midríase, boca seca, redução de produção de lágrimas, retenção urinária e constipação intestinal), anti-histamínicos e sedativos.

Espécies utilizadas
Cães e gatos.

IMUNOGLOBULINA HUMANA: Imunoglobulin®(H)

Grupo farmacológico
Imunoglobulina.

Características
Agente imunizante passivo. Bloqueia o receptor Fc dos macrófagos, aumenta a função C_8, causa supressão da biossíntese policlonal B e inibe a inflamação. Em humanos, o uso de imunoglobulinas IV faz a taxa de plaquetas elevar-se rapidamente e está indicado em casos de hemorragia grave em pacientes com púrpura trombocitopênica imune.

Uso clínico
Tratamento de anemia hemolítica autoimune e trombocitopenia imunomediada de cães.

Precauções e efeitos adversos
Reações de hipersensibilidade, náuseas, vômito, flebite, hipertermia e hipertensão.

Espécie utilizada
Cães.

INDOXACARBE: Activyl®(V)

Grupo farmacológico
Ectoparasiticida, pulicida.

Características
Pertencente ao grupo das oxadiazinas. É uma pré-substância que precisa ser ativada pelas enzimas do inseto e o metabólito ativo age como antagonista do canal de sódio voltagem-dependente em insetos, resultando em uma rápida cessação da alimentação, seguida por cessação da postura de ovos e paralisia e morte do parasita. O indoxacarbe é distribuído por toda a superfície corporal e pode ser detectado na pele até 4 semanas após o tratamento. É metabolizado pelo fígado e excretado principalmente pelas fezes.

Uso clínico
Pour-on em gatos para tratamento e prevenção de infestações por pulgas.

Precauções e efeitos adversos
Não utilizar em animais prenhes ou em lactação.

Segundo o boletim de farmacovigilância europeu de 2016, foram notificados alguns casos apresentando distúrbios neurológicos (acompanhados de surdez e cegueira), reações alérgicas, letargia e anorexia em cães e gatos.

Espécie utilizada
Gatos.

INSULINA – AÇÃO CURTA: Humulin® R(H), Novolin® R(H)
INSULINA – AÇÃO INTERMEDIÁRIA: Humulin® N(H), Novolin® N(H)
INSULINA – AÇÃO LENTA/GLARGINA: Lantus®(H), Levemir®(H), Veluxus®(H)
INSULINA – AÇÃO RÁPIDA: Humalog®(H), Novorapid®(H);
INSULINA – BOVINA+SUÍNA: Iolin®(H); DETEMIR: Levemir®(H);
MISTURAS: Humalog® Mix 25(H), Humalog® Mix 50(H), Humulin® 70N/30R(H)
INSULINA RECOMBINANTE HUMANA: Humulin®(H), Lantus®(H); SUÍNA: Caninsulin®(V)

Grupo farmacológico
Hormônio pancreático.

Características
Formada a partir da proinsulina, sua síntese e secreção estão relacionadas com a concentração sanguínea de glicose. A insulina é liberada por exocitose e liga-se ao seu receptor (Glut4), levando a ativação rápida dos sistemas de transporte de glicose e aminoácidos da membrana, aumento da síntese proteica e inibição da sua degradação, inibição da lipólise e gliconeogênese hepática.

A insulina pode ser classificada de acordo com o tempo de ação ou com a sua origem. Com relação ao tempo de ação:

- Regular ou rápida: é de curta duração (o pico ocorre em 1 a 5 h e a duração é de 4 a 10 h) e indicada nos casos de emergência como a cetoacidose, tem ação imediata após administração IM ou SC, deve ser usada quando se consegue determinar a glicemia por meio de um glicômetro para evitar a hipoglicemia iatrogênica
- NPH ou isófana: é de ação intermediária (o pico ocorre em 2 a 10 h em cães e em 2 a 8 h em gatos, com uma duração de 2 a 4 h em cães e de 4 a 12 h em gatos), usada para manutenção do cão e gato diabético. É de origem bovina ou suína e pode ser usada 1 ou 2 vezes/dia
- Lenta: também considerada de ação intermediária, com pico de 2 a 10 h no cão e 2 a 8 h no gato
- PZI ou protamina-zinco: de longa duração (o pico ocorre em 4 a 14 h em cães e de 5 a 7 h em gatos, com duração de 6 a 28 h em cães e gatos), também é usada para manutenção de cães e gatos diabéticos. É de origem suína e pode ser usada 1 vez/dia. Apesar de sua ação prolongada, os gatos geralmente requerem duas doses diárias
- Ultrarrápida Lispro ou Aspart: é um análogo sintético da insulina humana no qual um resíduo lisina e um resíduo prolina estão em "posições trocadas". Atua mais rapidamente, mas por um tempo mais curto do que a insulina natural, possibilitando ser administrada pelo próprio paciente antes das refeições. Há protocolos em humanos do uso combinado desta insulina com outras de ação lenta, ampliando seu espectro de ação. Não há ainda protocolo para uso em animais

- Longa glargina/basal: também é um análogo sintético da insulina humana modificada pela substituição da glicina pela asparginina e adicionadas duas moléculas de arginina. Produzida a partir da tecnologia de DNA recombinante, apresenta o mesmo perfil de segurança da insulina humana. É de ação prolongada (tem início de ação lento, de 4 a 18 h, e duração de 24 h ou mais), sendo absorvida de modo lento e estável pelo organismo a partir do local de aplicação (daí ser também conhecida como insulina basal). Seu perfil sem picos está relacionado com a menor incidência de hipoglicemia. Entretanto, alguns pacientes requerem o uso combinado com outro tipo de insulina. Além da forma tradicional de frasco-ampola, também é comercializada em refis com 3 mℓ para utilização de aplicação com caneta. Há poucos estudos em animais com este tipo de insulina
- Longa Detemir: também é um análogo sintético da insulina humana modificada pela adição de um ácido graxo saturado à molécula de insulina original. Tem propriedades semelhantes à glargina. Não há estudos em animais.

Com relação à origem da insulina:

- Suína: Caninsulin® (estruturalmente mais parecida com a insulina canina)
- Bovina + suína: Iolin®
- Recombinante humana: Humulin®, Lantus®.

Uso clínico
Tratamento de diabetes melito.

Precauções e efeitos adversos
Somente a insulina solúvel pode ser administrada por via IV. A administração IV de preparações de insulina pode desencadear reações anafiláticas e falência de múltiplos órgãos. Por via SC, a insulina pode também desencadear reações de hipersensibilidade.

Quanto mais purificada a insulina e mais estruturalmente parecida com a espécie, menor o risco de reações, por exemplo, recombinante humana – humanos; suína ou humana – cães; bovina – gatos. A hipoglicemia é o efeito adverso mais comum da insulinoterapia. O ajuste de doses e o período correto de alimentação pós-dose geralmente corrigem essa condição.

Espécies utilizadas
Cães e gatos.

INTERFERONA ALFA-2A: Roferon-A®(H), Pegasys®(H)
INTERFERONA ALFA-2B: Pegintron®(H)

Grupo farmacológico
Imunoestimulante, imunomudolador.

Características
Glicoproteína endógena que exerce atividade imunoestimulante e antiviral inespecífica, por meio de processos metabólicos celulares que envolvem a síntese de RNA e de proteínas. Inicialmente, foi constatado que as interferonas eram produzidas por células infectadas por vírus (tipo I); mais tarde, descobriu-se que os linfócitos também sintetizam interferonas durante a resposta imune (tipo II).

As interferonas são produzidas na maioria das espécies animais, todavia, tendem a ser mais ativas principalmente na espécie em que foram sintetizadas.

Em seres humanos, além de atividade contra infecções virais, a interferona tem sido utilizada como adjuvante no tratamento de neoplasias.

Uso clínico
Na medicina veterinária, tem sido utilizada como imunoestimulante no tratamento de neoplasias em cães com parvovírus e principalmente no tratamento da infecção pelo FIV/FeLV.

Precauções e efeitos adversos
Gatos tratados com interferona humana tiveram melhora clínica significativa e valores do hematócrito retornaram ao normal. Apesar disso, a maioria dos gatos continuou persistentemente virêmica. A utilização da interferona não preveniu sua morte.

Vômito, náuseas, fadiga e hipertermia. Em gatos, pode induzir fezes amolecidas e diarreia branda. Disfunção leve nos parâmetros hematológicos.

Espécies utilizadas
Cães e gatos.

IODETO DE POTÁSSIO: Iodeto de potássio xarope₍H₎

Grupo farmacológico
Expectorante e antifúngico.

Características
Expectorante reflexo. Atua por estimulação de terminações nervosas vagais (faringe, esôfago e até mucosa gástrica), promovendo, assim, a secreção da mucosa das vias respiratórias ou facilitando sua expulsão, fluidificando o catarro, tornando-o mais viscoso e ajudando na sua eliminação em tosses produtivas.

Usos clínicos
- Expectorante em processos respiratórios com muco
- Tratamento de esporotricose em cães e gatos.

Precauções e efeitos adversos
Náuseas, vômitos, diarreia, erupção cutânea e sonolência.

Espécies utilizadas
Cães, gatos, equinos, bovinos e suínos.

IODETO DE SÓDIO: Bociodo®₍V₎

Grupo farmacológico
Sal inorgânico de iodo.

Características
Utilizado no tratamento de infecções fúngicas em equinos e bovinos e é preferido ao iodeto de potássio.

Usos clínicos
- Em bovinos: usado no tratamento de actinomicose e actinobacilose
- Em equinos: usado em infecções fúngicas.

Precauções e efeitos adversos
Lacrimejamento, anorexia, vômito, diarreia, tosse, descarga nasal, fasciculação muscular, cardiomiopatia, descamação cutânea, hipertermia, redução da lactação e do ganho de peso.

Espécies utilizadas
Bovinos e equinos.

IOIMBINA: Yomax®₍H₎, Yobine®₍V₎(importado)

Grupo farmacológico
Antagonista alfa-2-adrenérgico.

Características
Antagonista competitivo adrenérgico alfa-2-seletivo. Secundariamente, atua como um antagonista serotoninérgico (5-HT). Pode ter interação secundária também com outros receptores, como colinérgicos, dopaminérgicos e GABAérgicos.
  Atualmente, no Brasil, só há apresentação humana em comprimidos para tratamento de disfunção sexual. Pode ser manipulada em forma de ampola a 2 mg/mℓ.

Usos clínicos
- Potente antagonista alfa-2-adrenérgico
- Reverte os efeitos farmacológicos e toxicológicos dos agonistas alfa-2-adrenérgicos (xilazina, romifidina, detomidina, medetomidina e amitraz). Essa reversão ocorre de maneira bastante rápida e eficiente.

Precauções e efeitos adversos
Hipertensão, excitação, tremores musculares, midríase, salivação, hipoglicemia e diminuição da agregação plaquetária.

Espécies utilizadas
Cães, gatos, equinos, bovinos, animais de laboratório e animais selvagens.

IPECA: Xarope de ipeca(H), Melagrião® Xarope(H)(associação)

Grupo farmacológico
Expectorante.

Características
Atua por estimulação de terminações nervosas vagais (faringe, esôfago e até mucosa gástrica). Assim, promove a secreção da mucosa das vias respiratórias ou facilita sua expulsão, fluidificando o catarro, tornando-o mais viscoso e ajudando na sua eliminação em tosses produtivas.

Uso clínico
Expectorante em processos respiratórios com muco.

Precauções e efeitos adversos
Náuseas, vômitos e diarreia.

Espécies utilizadas
Cães e gatos.

IPRATRÓPIO: Atrovent®(H), Brometo de ipratrópio(H), Combivent®(H)(associação)

Grupo farmacológico
Broncodilatador.

Características
Broncodilatador anticolinérgico. Seu mecanismo de ação consiste no bloqueio de receptores muscarínicos no pulmão, promovendo broncodilatação.

Usos clínicos
- Utilizado em inalação, porém não muito em Veterinária, por não ser tão efetivo em cães e gatos como outros broncodilatadores
- Estudos relatam como broncodilatador complementar ou antes da anestesia de gatos com doença brônquica para evitar secreções mucoides excessivas (ainda é experimental)
- Pode ser utilizado em equinos por meio de inalação.

Precauções e efeitos adversos
Taquicardia e tremores musculares.

Espécie utilizada
Equinos.

IRBESARTANA: Aprovel®(H), Aprozide®(H)(associação)

Grupo farmacológico
Vasodilatador, BRA.

Características
Efetiva em cães, sua ação é similar aos inibidores da ECA, exceto pelo fato de bloquear diretamente o receptor, inibindo a síntese de angiotensina II.

Na medicina humana, é utilizada em pacientes refratários ao uso dos inibidores da ECA. A losartana é integrante desse mesmo grupo, porém, diferentemente da ibesartana, tem sua ação mediada por um metabólito ativo, o ácido carboxílico, que não é produzido em níveis efetivos no cão, e, dessa maneira, tem baixa eficácia nessa espécie.

Usos clínicos
- Vasodilatador
- Anti-hipertensivo no tratamento de hipertensão arterial secundária à insuficiência renal.

Precauções e efeitos adversos
Não utilizar em gestantes, lactantes ou pacientes hipotensos. Fadiga, hipotensão, diarreia e, em altas doses, alterações no ritmo cardíaco.

Espécie utilizada
Cães.

ISOFLURANO: Isoforine®(H), Forane®(H)

Grupo farmacológico
Anestésico geral inalatório.

Características
Provoca depressão generalizada e reversível do SNC. É cada vez mais utilizado na veterinária por ser mais seguro do que o halotano. Sua metabolização hepática é em torno de 0,5%. Potencializa os agentes bloqueadores neuromusculares não despolarizantes.

Uso clínico
Anestésico geral inalatório.

Precauções e efeitos adversos
Depressão cardiovascular e respiratória. Pode induzir hipertermia maligna em pacientes suscetíveis.

Espécies utilizadas
Animais domésticos, silvestres e exóticos.

ISOFLUPREDONA: Predef®(V)

Grupo farmacológico
Anti-inflamatório corticosteroide.

Características
Corticosteroide com atividade glicocorticosteroide aproximadamente 10 vezes maior do que a prednisolona, 50 vezes maior do que a hidrocortisona e 67 vezes maior do que a cortisona, de acordo com os testes de deposição de glicogênio hepático em ratos.

Uso clínico
Anti-inflamatório potente.

Precauções e efeitos adversos
Contraindicada na gravidez, em pacientes com processo ulcerativo e cicatrizante (p. ex., úlcera de córnea), gastrite e úlcera gástrica, diabetes melito, pancreatite, insuficiência cardíaca e renal, doenças infecciosas. Os efeitos adversos são hipoadrenocorticismo iatrogênico em tratamentos prolongados e em altas doses, insuficiência suprarrenal aguda em casos de retirada abrupta da substância em tratamentos prolongados, poliúria, polidipsia, polifagia, aumento da predisposição à obesidade, hipertensão por aumento do volume plasmático, sensibilização às catecolaminas, acúmulo de gordura intra-abdominal, aumento da concentração urinária de potássio levando à hipopotassemia e alcalose metabólica, hiperglicemia, glicosúria, hiperlipidemia (hipercolesterolemia e hipertrigliceridemia), aumento do tempo de cicatrização, osteoporose em tratamentos prolongados, fraturas ósseas por causa da absorção de cálcio pelo trato gastrintestinal e maior excreção deste pelo rim, aumento da viscosidade das secreções pancreáticas, gastrite e ulceração gastrintestinal, aumento da suscetibilidade às infecções pela ação imunossupressora, atrofia de pele em terapias prolongadas, retardo do crescimento em altas doses e em tratamento prolongado em animais jovens, aborto em gestação avançada.

Espécies utilizadas
Bovinos, equinos e suínos.

ISONIAZIDA: Furp-Isoniazida®(H), Bio Pen®(V)(associação), Pulmodrazin® Reforçado(V)(associação), Pulmodrazin® Veterinário(V)(associação)

Grupo farmacológico
Antibacteriano.

Características
Age por interferência na biossíntese lipídica e de ácido nucleico em bacilos da tuberculose em crescimento ativo.

Usos clínicos
- Em seres humanos: utilizada para tratamento de tuberculose
- Em animais: utilizada para tratamento de infecções por *Mycobacterium*.

Precauções e efeitos adversos
Hepatoxicidade, diarreia, vômito, neuropatia periférica, ataxia e trombocitopenia.

Espécies utilizadas
Cães, gatos, equinos e bovinos.

ISOSSORBIDA: Angil®(H), Isordil®(H), Cincordil®(H), Coronar®(H), Monocordil®(H)

Grupo farmacológico
Vasodilatador, nitrato orgânico.

Características
Vasodilatador sistêmico do grupo dos nitratos orgânicos. É um vasodilatador de ação direta que relaxa a musculatura vascular lisa, além da musculatura lisa brônquica, biliar, gastrintestinal, uretral e uterina. Os nitratos são antagonistas fisiológicos da norepinefrina, acetilcolina e histamina. Após a administração de doses terapêuticas do medicamento, a pressão arterial sistêmica é geralmente diminuída; a frequência cardíaca mantém-se inalterada ou sofre um leve aumento compensatório. Na ausência de insuficiência cardíaca, o débito cardíaco aumenta brevemente e depois diminui. A resistência vascular e a pressão pulmonar são diminuídas.

Uso clínico
Vasodilatador utilizado na emergência do tratamento de edema pulmonar e insuficiência cardíaca em conjunto com diuréticos e inibidores da ECA.

Precauções e efeitos adversos
Hipotensão, taquicardia, metemoglobinemia e vômito.

Espécies utilizadas
Cães e gatos.

ISOTRETINOÍNA: Roacutan®(H)

Grupo farmacológico
Retinoide sistêmico.

Características
Estabilizador de queratinização que reduz o tamanho da glândula sebácea, inibindo sua secreção. A utilização em animais ainda é recente e há poucos estudos.

Usos clínicos
- Adenite sebácea
- Acne felina
- Demais dermatoses seborreicas.

Precauções e efeitos adversos
Contraindicada em fêmeas gestantes. Pode causar calcificação focal, principalmente no miocárdio e vasos.

Espécies utilizadas
Cães e gatos.

ISOXSUPRINA: Inibina®(H)

Grupo farmacológico
Vasodilatador.

Características
Vasodilatador cujo mecanismo de ação ainda não está totalmente esclarecido. Há evidência de que atua como agonista beta-2-adrenérgico, aumentando a concentração de óxido nítrico, além de também inibir mecanismos dependentes de cálcio.

Usos clínicos
- Em equinos, para tratar doença navicular e laminite
- Como vasodilatador periférico tocolítico e estimulante da maturação pulmonar.

Precauções e efeitos adversos
Taquicardia, excitação, hipotensão e alterações digestivas.

Espécies utilizadas
Cães, bezerros e equinos.

ITRACONAZOL: Itraspor®(H), Sporanox®(H), Spozol®(H), ITL®(V)

Grupo farmacológico
Antifúngico, triazólico.

Características
Antifúngico de última geração, de apresentação oral, derivado triazol de amplo espectro de ação, tendo maior efetividade e menos efeitos adversos que o cetoconazol. Inibe a síntese de ergosterol da membrana citoplasmática do fungo pelo bloqueio do citocromo P-450.

Usos clínicos
- Dermatofitoses
- Candidíases
- Micoses sistêmicas.

Precauções e efeitos adversos
Contraindicado na gravidez. Vômito e hepatoxicidade em altas doses. Ulcerações cutâneas e edema de membros.

Espécies utilizadas
Cães, gatos, equinos e coelhos.

IVERMECTINA: Altec®(V), Avenger®(V), Baymec®(V), Bovectin®(V), Cardomec®(V), Equimax®(V)(associação), Ivermax®(V), Ivomec®(V), Ivotan®(V), Mectimax®(V), Virbamec®(V), Ivermec®(H), Revectina®(H)

Grupo farmacológico
Endectocida, avermectina.

Características
Lactona macrocíclica pertencente ao grupo das avermectinas sintetizada a partir da fermentação do actinomiceto *Streptomyces avermitilis*. Estudos iniciais sugeriam que as avermectinas atuavam somente na modulação da neurotransmissão mediada pelo GABA. Entretanto, trabalhos recentes relatam que sua ação é principalmente mediada pela potenciação e/ou ativação direta dos canais de cloro controlados pelo glutamato, além de também se ligar com alta afinidade aos canais de cloro controlados pelo GABA. A paralisia e a morte ocorrem pelo aumento da permeabilidade do íon cloreto e hiperpolarização das células nervosas. Após a administração, mais de 95% da dose de ivermectina é metabolizada no fígado. A meia-vida plasmática é de cerca de 3 dias em bovinos. Permanece por longo tempo nos tecidos. Uma dose é em geral efetiva por 2 a 4 semanas. Não deve ser administrada em animais que fornecem leite para consumo, com um período de carência de 28 dias antes do abate.

Usos clínicos
- Endectocida de amplo espectro, com atuação contra nematódeos como endoparasiticida, e contra ácaros, carrapatos, bernes, piolhos e pulgas como ectoparasiticida
- Em cães, a ivermectina é aprovada somente em baixas doses, para prevenção da dirofilariose (6 µg/kg VO 1 vez/mês) ou como endoparasiticida para nematoides em formulações mistas orais. Contudo,

doses maiores (extradose ou extrabula) da ivermectina têm sido amplamente utilizadas no tratamento de diversos ectoparasitas em cães e gatos
* Tratamento de demodicose em cães refratária ao amitraz, tanto por via injetável quanto VO, em doses bem superiores (300 a 600 µg/kg VO a cada 24 h por 3 a 6 semanas; 400 µg/kg SC 1 vez/semana por 4 a 8 semanas)
* Outros trabalhos citam a ivermectina contra os seguintes ectoparasitas em cães e gatos: *Sarcoptes scabiei, Notoedres cati, Otodectes cynotis, Cheyletiella* spp, na dose de 200 a 400 µg/kg VO ou SC a cada 7 ou 14 dias, 3 a 4 vezes
* Na otocaríase, pode ser utilizado topicamente uma solução de 1 ml de ivermectina ou doramectina injetável em 19 ml de óleo mineral ou, em gatos, 0,5 ml por ouvido (0,1 mg/ml)
* Como microfilaricida, tem sido utilizado na dose de 50 a 200 µg/kg VO, dose única.

Precauções e efeitos adversos
As avermectinas têm ampla margem de segurança terapêutica para ruminantes, suínos e equinos. Em gatos, a margem de segurança tem se mostrado grande e as reações de idiossincrasia são raras. Estudos recentes demonstraram que não apareceram sinais de toxicidade em gatos que receberam uma dose oral de 750 µg/kg e doses injetáveis de até 500 µg/kg SC. Animais jovens são mais suscetíveis à intoxicação por ivermectina, devendo-se evitar seu uso em cães e gatos com menos de 6 semanas de idade. A intoxicação ocorre em doses extremamente altas e em doses normais ou um pouco aumentadas em cães de raças dolicocefálicas, como Collie. Qualquer espécie pode ser intoxicada se a dose for grande o suficiente para penetrar a barreira hematencefálica. Mesmo na dosagem recomendada para dirofilariose, há um relato de intoxicação em um cão Pastor Alemão que apresentou eritema polimórfico do tipo Stevens-Johnson decorrente de uma reação medicamentosa induzida pela administração de Cardomec®.
Sua toxicidade em mamíferos ocorre quando a ivermectina ou as demais avermectinas atravessam a barreira hematencefálica, atuando nos canais GABA$_A$-receptor-cloro, aumentando a permeabilidade da membrana aos íons cloro, resultando em redução da resistência da membrana celular, manifestando sintomatologia do SNC: ataxia, tremores, midríase, êmese, salivação, depressão, convulsões, coma e morte.
Isso tem sido observado em cães das raças Collie, Pastor Australiano, Old English Sheepdog, Pastor de Shetland, Longhaired Whippet e outras raças desses cruzamentos. A suscetibilidade à intoxicação nessas raças específicas decorre da mutação ao gene MDR-1, mais especificamente com o defeito genético ABCB1-1 Delta, que codifica a bomba de membrana pela P-glicoproteína, afetando o efluxo de substâncias na barreira hematencefálica. O uso de outras lactonas macrocíclicas deve ser evitado neste tipo de paciente.
Cães em tratamento concomitante com outros substratos ou inibidores da P-glicoproteína (espinosade, antifúngicos azóis e eritromicina) também podem apresentar sintomas de intoxicação.

Espécies utilizadas
Cães, gatos, equinos, ruminantes e suínos.

J

JOSAMICINA: Aplucine® Pó Solúvel$_{(V)}$, Aplucine® Premix$_{(V)}$, Aplucine® TS Premix$_{(V)(associação)}$

Grupo farmacológico
Antibiótico bacteriostático, macrolídeo.

Características
Tem efeito bacteriostático ao se ligar reversivelmente à fração 50S do ribossomo bacteriano, impedindo a síntese proteica. Tem pequeno efeito bactericida, principalmente contra *Streptococcus*, na dependência do tempo de exposição ao fármaco.

Uso clínico
Tratamento de infecções por *Mycoplasma* sp, *Staphylococcus* sp, *Streptococcus* sp, *Pneumococcus* sp e *Chlamidia* sp.

Precauções e efeitos adversos
Anorexia, vômito e diarreia.

Espécies utilizadas
Aves e suínos.

K

KETANSERINA: Vulketan®(V)

Grupo farmacológico
Cicatrizante.

Características
Derivado das quinazolinedionas, tem atividade antagônica à serotonina (5-hidroxitriptamina). Essa substância bloqueia o receptor responsável pela contração da maioria dos músculos lisos vasculares e pela agregação plaquetária induzida pela 5-HT, principalmente quando na presença do colágeno, contribuindo para a estimulação dos fibroblastos, interferindo no processo cicatricial e evitando a granulação excessiva.

Uso clínico
Tratamento de feridas, estimulando a cicatrização.

Precauções e efeitos adversos
Não utilizar em ferimentos recentes antes do estancamento do sangue, por seu efeito estimulante da microcirculação. Em ferimentos antigos com excesso de tecido de degranulação, recomenda-se remover cirurgicamente esse tecido antes de iniciar o tratamento com ketanserina.

Espécies utilizadas
Equinos, cães e gatos.

L

LACTATO DE CÁLCIO: Clusivol®(H)(associação), Kalyamon® B-12(H)(associação), Kalyamon® Kids(H)(associação), Calcilan® Oral(H)(associação)

Grupo farmacológico
Recalcificante, nutracêutico.

Características
Suplemento de cálcio para tratamento de deficiência de cálcio, geralmente associado a vitaminas e outros minerais.

Uso clínico
Tratamento de deficiência de cálcio.

Precauções e efeitos adversos
Usar com cautela em pacientes cardiopatas, nefropatas e em uso de digitálicos. Hipercalcemia, arritmias, gastrite e constipação intestinal.

Espécies utilizadas
Animais domésticos, silvestres e exóticos.

LACTOBACILLUS ACIDOPHILUS: Citosima® Equinos(V)(associação), Florafort® Pasta Bovinos e Bubalinos(V)(associação), Florafort® Pasta Caprinos e Ovinos(V)(associação), Florafort® Pasta Suínos(V)(associação), Florafort® Pet(V)(associação), Lactobac® Bovis(V)(associação)

Grupo farmacológico
Probiótico.

Características
Os probióticos do grupo dos lactobacilos oferecem uma variedade de usos terapêuticos, incluindo: reposição da bactéria intestinal destruída por antibióticos, prevenção e tratamento de diarreia, inclusive

diarreia infecciosa particularmente por rotavírus, alívio dos sintomas de síndrome de intestino irritável e doenças inflamatórias de intestino, redução dos sintomas de colite ulcerativa, cistite e infecções vaginais. Melhora a digestão de lactose em pacientes que são intolerantes, realça a resposta imune e reduz os riscos de alergia, asma e eczemas.

Usos clínicos
- Recomposição da microflora intestinal em infecções intestinais, terapia com antibióticos por tempo prolongado e alergias alimentares
- Uso tópico no tratamento de infecções vaginais.

Precauções e efeitos adversos
Não são relatados.

Espécies utilizadas
Bovinos, equinos, caprinos, suínos, cães e gatos.

LACTULOSE: Colonac® (H), Duphalac® (H), Farlac® (H), Laculona® Xarope (H)

Grupo farmacológico
Laxante osmótico.

Características
Laxante dissacarídio composto por uma molécula de frutose e uma de galactose. Seu efeito laxante se deve ao efeito osmótico que promove no cólon, além de diminuir o pH do lúmen intestinal, útil para diminuir a hiperamonemia, impedindo a rápida absorção de amônia no trato intestinal.

Uso clínico
Laxante para tratamento de constipação intestinal e para reduzir os níveis de amônia nos casos de encefalopatia hepática.

Precauções e efeitos adversos
Usar com cautela em animais portadores de diabetes, pois contém lactose e galactose, e em pacientes com distúrbios hidreletrolíticos. Desidratação, diarreia, perda de eletrólitos e flatulência.

Espécies utilizadas
Animais domésticos, silvestres e exóticos.

LANSOPRAZOL: Kaprosol® (H), Lanz® (H), Prazol® (H), Pyloripac® (H)(associação)

Grupo farmacológico
Antiácido, bloqueador da bomba de prótons.

Características
Pertence à classe dos inibidores da bomba de prótons, que atuam no trato gastrintestinal reduzindo a secreção do ácido gástrico por supressão inibitória específica do sistema da enzima ATPase da membrana celular das células parietais do estômago.

Uso clínico
Antiácido no tratamento de gastrites e úlceras gástricas.

Precauções e efeitos adversos
Evitar o uso durante a gestação e a lactação. Deve ser feito um ajuste de dose do lansoprazol no caso de doença hepática ou renal.

Espécies utilizadas
Cães e gatos.

LASOLOCIDA: Avatec® Premix a 15% (V)

Grupo farmacológico
Eimeriostático, ionóforo.

Características

Antibiótico ionóforo utilizados desde 1970 como coccidiostático, antimicrobiano, promotor do crescimento para muitas espécies animais e como reguladores do pH ruminal. Os ionóforos formam complexos lipidossolúveis, com cátions mono e divalentes que alteram a permeabilidade da membrana, facilitam o fluxo de íons para seu interior e comprometem o equilíbrio osmótico e eletrolítico dos microrganismos, o que leva à sua turgidez e degeneração.

Uso clínico

Prevenção da coccidiose em frango de corte causada por *Eimeria acervulina*, *Eimeria mivati*, *Eimeria maxima*, *Eimeria necatrix*, *Eimeria tenellae*, *Eimeria brunetti*.

Precauções e efeitos adversos

Não utilizar em equinos (pode levar a óbito).

Espécies utilizadas

Aves, bovinos e coelhos.

LATANOPROSTA: Drenatan® (H), Xalatan® (H), Xalacom® (H)(associação)

Grupo farmacológico

Hipotensor ocular, prostaglandina sintética.

Características

Prostaglandina sintética (PGF2-alfa) que atua como hipotensor ocular tópico. Sua ação ocorre pelo aumento de efluxo uveoescleral, ou seja, a via de drenagem aquosa não convencional. Em animais, pode haver outros tipos de ação deste agente.

Em gatos, induz miose marcante e não diminui a PIO, provavelmente pela ausência ou distribuição diferente de receptores FP (receptores da prostaglandina) no olho.

Em cães e cavalos, também induz miose, porém reduz a PIO.

Pode ser associada a outros hipotensores oculares, como o timolol (Xalacom®) ou inibidores da anidrase carbônica tópicos. Deve ser guardado em geladeira.

Usos clínicos

- Glaucoma
- Medicamento de primeira escolha para aliviar o bloqueio pupilar em glaucoma primário de ângulo fechado.

Precauções e efeitos adversos

Contraindicada em uveítes e luxação anterior de lentes. Os efeitos colaterais são vermelhidão ocular, miose, exacerbação da uveíte (não deve ser utilizada no glaucoma secundário à uveíte) e, em primatas, pode causar mudanças na coloração da íris.

Espécies utilizadas

Cães e equinos.

LEFLUNOMIDA: Arava® (H)

Grupo farmacológico

Imunossupressor.

Características

Imunossupressor do grupo orisoxazol que é convertido em um metabólito ativo M_1 e teriflunomida, que inibe a proliferação das células T e B e também a ativação e a estimulação de linfócitos, além de produzir efeitos anti-inflamatórios pela inibição de citocinas pró-inflamatórias. Em humanos, é utilizada no tratamento de artrite reumatoide.

Uso clínico

Como imunossupressor de algumas doenças imunomediadas, miastenia grave, anemia hemolítica autoimune, trombocitopenia imunomediada e polimiosite/poliartrite em cães e artrite reumatoide em associação com metotrexato em gatos.

Precauções e efeitos adversos
Anorexia, diarreia, anemia, linfopenia e letargia.
Espécies utilizadas
Cães e gatos.

LEUCOVORINA CÁLCICA: Leucovorin®(H), Tecnovorin®(H)

Grupo farmacológico
Antídoto dos antagonistas do ácido fólico.
Características
Também conhecida como ácido folínico, geralmente é administrada como leucovorina sódica ou cálcica. É um adjuvante usado na quimioterapia com o metotrexato ou como seu antídoto em altas doses. Também é usada em combinação sinérgica com o agente quimioterápico 5-fluoruracila.
Usos clínicos
- Antídoto dos antagonistas do ácido fólico, como metotrexato, trimetoprima e piremetamina
- Tratamento de anemias.

Precauções e efeitos adversos
Reações de hipersensibilidade.
Espécies utilizadas
Cães e gatos.

LEUPROLIDA: Lupron®(H), Lupron Depot®(H)

Grupo farmacológico
Análogo sintético do GnRH.
Características
A leuprolida ou acetato de leuprorrelina é um hormônio sintético que age diminuindo a produção do hormônio gonadotrofina pelo corpo. Tal redução bloqueia a produção hormonal dos ovários e dos testículos. Esse bloqueio deixa de existir se o medicamento for descontinuado.
Usos clínicos
- Tratamento de endocrinopatia suprarrenal em ferretes
- Cistos ovarianos em cobaias
- Prevenção de ovulação em aves.

Precauções e efeitos adversos
Não usar em gestantes. Em ferretes, foi descrito dor no local de administração, dispneia e letargia.
Espécies utilizadas
Aves, cobaias, ferretes e iguanas.

LEVAMISOL: Ascaridil®(H), Ripercol®(V), Fortmisol®(V), Irfamisol F®(V), Levamil® F-15(V), Levamisol Biotec®(V), Levamisol Calbos®(V), Levamisol Vetbrands®(V)

Grupo farmacológico
Endoparasiticida, imunoestimulante.
Características
Endoparasiticida do grupo dos imidazotiazóis, que são agonistas colinérgicos. Ligam-se aos receptores de acetilcolina, estimulando sua ação, o que resulta em excesso de despolarização de membranas com sucessivas contrações e morte do parasita por paralisia espástica. Além de seu uso como nematocida, o levamisol também é utilizado como imunoestimulante, promovendo a diferenciação e a proliferação de linfócitos T, quando utilizado em dias alternados e em dosagens inferiores àquelas recomendadas como anti-helmíntico.

Uso clínico
Indicado no controle de nematódeos em cães e gatos (ascarídeos e filarioides), em equinos (*Dictyocaulus, Parascaris*), em ruminantes (*Bunostomum, Cooperia, Dictyocaulus, Haemonchus, Nematodirus, Oesophagostomum, Ostertagia, Trichostrongylus, Trichuris*) e em suínos (*Ascaris, Hyostrongylus, Metastrongylus, Oesophagostomum, Stephanurus, Strongyloides*).

Precauções e efeitos adversos
A dose tóxica é bem próxima da dose terapêutica, por isso, superdosagens devem ser evitadas ao máximo. Os efeitos colaterais são semelhantes aos apresentados na intoxicação por organofosforados (miose, bradicardia, aumento do peristaltismo, fasciculações e convulsões).

Espécies utilizadas
Cães, gatos, equinos, bovinos e suínos.

LEVEDURA DE CERVEJA: Levedura de cerveja$_{(H)}$, Leveglutan®$_{(H)}$, Clorofila$_{(V)(associação)}$, Nutrionate® Equi$_{(V)(associação)}$

Grupo farmacológico
Nutracêutico, suplemento de vitaminas do complexo B.

Características
Fonte de vitaminas do complexo B, que são hidrossolúveis e ajudam a manter a saúde de células nervosas, pele, pelos, olhos e fígado; também ajudam a manter a tonicidade muscular e algumas funções do aparelho gastrintestinal. As vitaminas do complexo B são coenzimas envolvidas na produção de energia.

Uso clínico
Suplementação de vitaminas do complexo B.

Precauções e efeitos adversos
Sem efeitos adversos.

Espécies utilizadas
Animais domésticos, silvestres e exóticos.

LEVOBUNOLOL: Betagan®$_{(H)}$, B-Tablock®$_{(H)}$

Grupo farmacológico
Hipotensor ocular, bloqueador beta-adrenérgico.

Características
Bloqueador beta-adrenérgico não seletivo que age com igual potência sobre os receptores beta-adrenérgicos 1 e 2. Seu mecanismo de ação não é conhecido, atuando provavelmente como o timolol, reduzindo a produção de humor aquoso pela redução do fluxo sanguíneo no processo ciliar.

Usos clínicos
- Tratamento de glaucoma
- Os bloqueadores beta-adrenérgicos na veterinária geralmente não são utilizados como agente único, mas em associação com inibidores da anidrase carbônica tópica, como a dorzolamida.

Precauções e efeitos adversos
É contraindicado em pacientes com problemas cardíacos e respiratórios.
Em cães e gatos, produz miose e podem causar bradicardia.

Espécies utilizadas
Cães e gatos.

LEVODOPA: Cronomet®$_{(H)}$, Parkidopa®$_{(H)}$, Sinemet®$_{(H)}$

Grupo farmacológico
Agonista dopaminérgico.

Características
Atravessa facilmente a barreira hematencefálica por causa de um processo mediado por transportadores, sendo convertida em dopamina após cruzar essa barreira. É utilizada em humanos para tratamento de distúrbios neurodegenerativos, como a doença de Parkinson, por estimular os receptores dopaminérgicos do SNC.

Uso clínico
Tratamento da encefalopatia hepática.

Precauções e efeitos adversos
Alteração de comportamento, dificuldade de urinar e hipotensão.

Espécies utilizadas
Cães e gatos.

LEVOFLOXACINO: Levaflox®(H), Levaquin®(H), Levotac®(H), Tavaflox®(H), Vonax®(H)

Grupo farmacológico
Antimicrobiano bactericida, quinolona de 3ª geração.

Características
Quinolona de 3ª geração, de amplo espectro, que promove inibição da DNA girase bacteriana, enzima que controla a direção e a extensão do espiralamento das cadeias de DNA. Tem espectro de ação similar às de 2ª geração (principalmente contra bactérias Gram-negativas, além de ação contra Gram-positivas, *Mycoplasma* e *Chlamydia*), além de serem eficazes contra o *Streptococcus pneumoniae*.

Usos clínicos
- Infecções do trato urinário, principalmente as causadas por *Pseudomonas aeruginosa*
- Infecções do trato respiratório por Gram-negativos
- Infecções do trato gastrintestinal
- Prostatites
- Otites externas
- Infecções cutâneas como piodermites
- Osteomielites por Gram-negativos
- Meningoencefalites
- Endocardite estafilocócica.

Precauções e efeitos adversos
Artropatia por erosão da cartilagem articular em cães jovens de crescimento rápido, portanto, deve ser evitado em cães de pequeno e médio porte nos primeiros 8 meses de vida e em cães de grande porte nos primeiros 18 meses de vida. Pode causar tremores e convulsão em pacientes suscetíveis. Ocorre interação medicamentosa com AINE (excitação do SNC), varfarina (aumento do tempo de protrombina), metilxantinas (toxicidade do SNC), antiácidos contendo zinco, magnésio, alumínio ou cálcio (decréscimo da biodisponibilidade de quinolona).

Espécies utilizadas
Cães e gatos.

LEVOTIROXINA SÓDICA: Euthyrox®(H), Puran T-4®(H), Levotiroxina sódica(H), Synthroid®(H)

Grupo farmacológico
Hormônio tireoidiano.

Características
Hormônio tireoidiano usado na reposição em pacientes com hipotireoidismo. A levotiroxina (T4) apresenta meia-vida de aproximadamente 20 h em cães.

Uso clínico
Tratamento de hipotireoidismo.

Precauções e efeitos adversos
Usar com cautela em pacientes com hipoadrenocorticismo, doenças cardíacas e diabetes.

Espécies utilizadas
Cães, gatos e equinos.

LIDOCAÍNA: Dorfin®$_{(V)}$, Lidocaína$_{(H)}$, Lidovet®$_{(V)}$, Xylestesin®$_{(H)}$, Xylocaína®$_{(H)}$

Grupo farmacológico
Anestésico local, antiarrítmico.

Características
Como anestésico local, o mecanismo de ação é bloquear a condução nervosa (potencial de ação) de modo reversível na membrana celular, interagindo com os canais de sódio ao reduzir sua permeabilidade aos íons Na$^+$, impedindo a despolarização da célula. Como os impulsos nociceptivos são conduzidos por fibras Aδ e C, a sensação de dor é bloqueada mais rapidamente do que outras modalidades sensitivas (tátil, propriocepção etc.). Tem potência e duração moderadas, metabolismo hepático, alto poder de penetração nos tecidos, pouca vasodilatação e é o anestésico local mais utilizado na rotina.

Como antiarrítmico, a lidocaína pertence à classe IB e é utilizada principalmente para tratamento de taquicardia ventricular. Outro uso da lidocaína na veterinária é a prevenção de isquemia de reperfusão no pós-operatório de síndrome cólica equina. O mecanismo de ação da lidocaína nesse processo ainda não está totalmente esclarecido, mas possivelmente decorre do bloqueio de reflexos simpáticos inibitórios, com efeito anti-inflamatório, inibição da formação de radicais livres e circulação de catecolaminas.

Usos clínicos
- Anestésico local
- Antiarrítmico no tratamento de taquicardia ventricular
- Prevenção de isquemia de reperfusão pós-operatória na síndrome cólica equina.

Precauções e efeitos adversos
Pode induzir efeitos adversos no nível do SNC, como excitação, tremores e convulsão em baixas concentrações. Em altas concentrações, sono, depressão dos centros vasomotores e respiratório. No sistema cardiovascular, sinais de toxicidade geralmente ocorrem em altas concentrações plasmáticas, associados com sinais do SNC. Os sinais são prolongamento do intervalo PR e QRS, hipotensão e diminuição da força de contração do miocárdio.

Espécies utilizadas
Animais domésticos, silvestres e exóticos.

LINCOMICINA: Frademicina®$_{(H)}$, Lincoflan®$_{(H)}$, Lincogen®$_{(V)}$, Lincofarm®$_{(V)}$, Lincomix®$_{(V)}$, Lincosil®$_{(V)}$, Linco-Spectin®$_{(V)(associação)}$, Lispec®$_{(V)(associação)}$

Grupo farmacológico
Antibiótico bacteriostático, lincosamina.

Características
Produzidas a partir do *Streptomyces lincolnensis*, as lincosaminas – grupo ao qual pertence a lincomicina – inibem a síntese proteica pela ligação à subunidade ribossômica 50S bacteriana, que é o mesmo local de ligação do cloranfenicol e de macrolídios, portanto, associações com esse grupo antimicrobiano devem ser evitadas. As lincosaminas são utilizadas como alternativa ao uso das penicilinas quando há possibilidade de hipersensibilidade a esta, porém não devem ser utilizados em equinos, coelhos, *hamsters* e porquinhos-da-índia porque há risco de enterocolotoxicidade. São ativas contra bactérias Gram-positivas aeróbias e anaeróbias, *Toxoplasma* sp, *Mycoplasma* sp e *Neospora caninum*.

Usos clínicos
- Em ruminantes e suínos: tratamento de infecções por estafilococos, estreptococos e micoplasma
- Em cães e gatos: tratamento de osteomielite, piodermites, doenças periodontais e infecções profundas de tecidos moles causadas por bactérias Gram-positivas.

Precauções e efeitos adversos
Contraindicada em equinos, coelhos, *hamsters* e porquinhos-da-índia. Provoca enterocolotoxicidade, pois lesiona o revestimento mucoso das vias gastrintestinais (p. ex., colite pseudomembranosa), provo-

cando diarreia grave; pode até ser fatal, em virtude das alterações que provoca na flora gastrintestinal. Os animais suscetíveis são equinos, coelhos, *hamsters* e porquinhos-da-índia. Bloqueio neuromuscular em cães, gatos e suínos. É um efeito colateral raro, mas que pode ocorrer em altas doses ou quando administrados concomitantemente com anestésicos.

Espécies utilizadas
Cães, gatos, ruminantes e suínos.

LINEZOLIDA: Zyvox®(H)

Grupo farmacológico
Antibiótico bacteriostático, oxazolidinonas.

Características
Único membro comercializado dessa nova classe de antimicrobianos sintéticos conhecidos como oxazolidinonas. Tem excelente atividade contra cocos Gram-positivos e não apresenta atividade contra bactérias Gram-negativas. Seu mecanismo de ação ocorre por inibição da síntese proteica, porém, em etapa distinta daquela inibida por outros antimicrobianos, inibe a síntese proteica pela ligação a um local da subunidade 23S do RNA bacteriano da subunidade 50S ribossômica, prevenindo a formação da unidade 70S do ribossomo. Dessa maneira, não ocorre resistência cruzada com macrolídios, estreptograminas ou mesmo aminoglicosídios. Embora raro, o mecanismo de resistência foi documentado, sendo atribuído à mutação no gene 23SrRNA, talvez por causa da pressão seletiva. Apresenta formulações para aplicação IV (uso hospitalar) e VO, sendo que a absorção oral é muito boa (cerca de 100%) e a meia-vida ligeiramente mais rápida do que em humanos (5 h). É biotransformada pelo citocromo P-450 hepático e um terço de sua depuração total ocorre nos rins. É de alto custo.

Usos clínicos
- Infecções resistentes (particularmente aos betalactâmicos) ou hospitalares
- Ativa contra estreptococos e estafilococos.

Precauções e efeitos adversos
Neurotoxicidade, anemia, leucopenia e trombocitopenia. A linezolida é um inibidor não seletivo e reversível de MAO e tem o potencial de interagir com agentes adrenérgicos e serotoninérgicos.

Espécies utilizadas
Cães e gatos.

LISINA/L-LISINA: Lysin® Cat SF(V)(associação), Aminobras®(V)(associação), Avestruz Premium®(V)(associação), Condroton® Tradicional(V)(associação), Energy Pet®(V)(associação)

Grupo farmacológico
Aminoácido, nutracêutico.

Características
Ajuda no crescimento ósseo, auxiliando na formação de colágeno. Também é um dos componentes de ossos, cartilagens e outros tecidos conectivos. O uso da lisina é muito frequente como aditivo na nutrição animal, sendo limitante no crescimento de suínos e muito importante na avicultura.

Em gatos, tem sido utilizada no tratamento do FHV-1, em razão de seu antagonismo no efeito promotor da arginina, que é um aminoácido essencial ao FHV-1. Dessa maneira, reduz a carga viral em gatos infectados e pode melhorar alguns sinais clínicos associados ao FHV-1.

Uso clínico
Suplemento oral de aminoácido lisina e no tratamento do FHV-1 em gatos para reduzir a carga viral e melhorar os sintomas respiratórios e oculares.

Precauções e efeitos adversos
Não foram relatados na literatura.

Espécies utilizadas
Cães, gatos, aves, equinos, suínos.

LISINOPRIL: Lisinopril$_{(H)}$, Lisinovil®$_{(H)}$, Prinivil®$_{(H)}$, Zestril®$_{(H)}$

Grupo farmacológico
Vasodilatador anti-hipertensivo, inibidor da ECA.

Características
Inibe a conversão de angiotensina I em angiotensina II, promovendo vasodilatação e evitando a retenção adicional de líquidos.

Usos clínicos
- Hipertensão
- Insuficiência cardíaca congestiva.

Precauções e efeitos adversos
Vômito, diarreia, hiperpotassemia, hipotensão, azotemia, anorexia e fraqueza.

Espécies utilizadas
Cães e gatos.

LÍTIO: Carbolitium®$_{(H)}$, Carbonato de lítio$_{(H)}$

Grupo farmacológico
Metal alcalino, estabilizador de humor.

Características
Utilizado em humanos como estabilizador de humor no tratamento de transtornos psiquiátricos como depressão. Na veterinária, tem sido utilizado experimentalmente como estimulante de granulopoese e aumento do número de neutrófilos em pacientes em tratamento de câncer e supressão de medula óssea após terapia com estrógeno. Em média, demora 4 semanas para mostrar resultados. É necessário o monitoramento do nível sérico do medicamento a cada 3 ou 4 semanas. O nível sérico ideal é 0,5 a 1,8 mmol/ℓ em cães.

Usos clínicos
- Estimulante de granulopoese e aumento do número de neutrófilos em pacientes em tratamento de câncer
- Supressão de medula óssea após terapia com estrógeno.

Precauções e efeitos adversos
Contraindicado para gatos. Vômito, diarreia, fraqueza muscular, poliúria e polidipsia.

Espécie utilizada
Cães.

LOMUSTINA: Citostal®$_{(H)}$

Grupo farmacológico
Antineoplásico, nitrosureias.

Características
Atua como agente alquilante do DNA na posição O^6-guanina. É uma substância fase-não específica. Tem excelente absorção oral e penetração na membrana, inclusive no SNC, pois é altamente lipossolúvel. Após a absorção oral, a lomustina é metabolizada em metabólitos com ação antitumoral.

Usos clínicos
- Tratamento de tumores do SNC, além de linfomas em cães e gatos
- Tratamento de mastocitoma.

Precauções e efeitos adversos
Mielossupressão, hepatoxicidade, vômito e diarreia. O pico de mielotoxicidade em cães ocorre geralmente em 4 a 6 semanas e, em gatos, em 3 a 4 semanas, sendo a neutropenia um efeito dose-limitante do tratamento em gatos.

Espécies utilizadas
Cães e gatos.

Capítulo 1 • Fármacos em Ordem Alfabética 145

LOPERAMIDA: Imosec®(H)

Grupo farmacológico
Antidiarreico, opioide.

Características
Inibe a liberação de acetilcolina, com consequente diminuição da motilidade intestinal. Além disso, atua diretamente estimulando a absorção de fluidos e eletrólitos via receptores μ-opiáceos no SNC e na mucosa intestinal.

Uso clínico
Antidiarreico.

Precauções e efeitos adversos
O uso incorreto dos antidiarreicos pode agravar ou mesmo prolongar o estado patológico, principalmente nas diarreias de origem infecciosa e parasitária, pela diminuição da motilidade, aumentando o tempo de permanência do agente etiológico no trato digestivo.
Assim como ocorre com a ivermectina, a loperamida também é do grupo de medicamentos que podem intoxicar cães com mutação do gene MDR-1, o qual codifica a bomba de membrana pela P-glicoproteína afetando o efluxo de substâncias na barreira hematencefálica, como ocorre em cães das raças Collie, Pastor Australiano, Old English Sheepdog, Pastor de Shetland, Longhaired Whippet e outras raças desses cruzamentos. Uso com cautela em felinos, pelo risco de superexcitação. Constipação intestinal, acúmulo de gases, aumento do risco de superinfecção quando utilizada em diarreias infecciosas, neurotoxicidade em doses altas ou raças suscetíveis em virtude da mutação do gene MDR-1.

Espécies utilizadas
Cães e gatos.

LORATADINA: Claritin®(H), Histadin®(H), Loralerg®(H), Loratadina(H)

Grupo farmacológico
Anti-histamínico.

Características
Anti-histamínico do grupo das piperidinas, é um agente altamente seletivo para receptores H_1 e isento de ações anticolinérgicas significativas com ação prolongada. Tem má penetração no SNC, não produzindo efeitos colaterais comuns a outros grupos, como sonolência, ataxia etc. É o grupo mais indicado quando a vigilância deve ser preservada.

Uso clínico
Tratamento de alergias.

Precauções e efeitos adversos
Raros. Em altas doses, pode provocar sonolência e fadiga.

Espécies utilizadas
Cães e gatos.

LORAZEPAM: Lorax®(H), Lorazepam(H)

Grupo farmacológico
Benzodiazepínico, ansiolítico, anticonvulsivante.

Características
Seu mecanismo de ação é potencializar o neurotransmissor GABA pela ligação em um local regulatório, ou seja, em uma subunidade específica do receptor $GABA_A$, que é ligada aos canais de cloreto, cuja abertura aumenta a entrada de cloro, causando hiperpolarização e redução da excitabilidade da membrana. Existe sinergismo entre barbitúricos e benzodiazepínicos, provavelmente por causa da proximidade de ligação desses dois agentes no receptor $GABA_A$. Em cães, a meia-vida do lorazepam é de 0,9 h e a absorção oral é de 60%.

Usos clínicos
- Tranquilizante
- Sedativo
- Ansiolítico
- Anticonvulsivante
- Tratamento de distúrbios de comportamento, como ansiedade da separação.

Precauções e efeitos adversos
Polifagia, sedação, excitação paradoxal e dependência. Pode levar à síndrome de abstinência quando descontinuado.

Espécies utilizadas
Cães e gatos.

LOSARTANA: Corus®(H), Cozaar®(H), Losartan(H), Torlós®(H)

Grupo farmacológico
Anti-hipertensivo.

Características
Primeiro fármaco de uma nova classe de agentes para o tratamento da hipertensão e insuficiência cardíaca, é um antagonista do receptor AT_1 da angiotensina II que, em humanos, reduz o risco combinado de morte cardiovascular, AVC e infarto do miocárdio em pacientes hipertensos com hipertrofia ventricular esquerda; também oferece proteção renal para pacientes com diabetes tipo 2 e proteinúria. Em cães, tem baixa biodisponibilidade oral. Provavelmente, tem efeitos benéficos em animais com insuficiência renal, cardíaca ou hepática, mas seu uso é limitado pela falta de dados clínicos.

Usos clínicos
- Não é recomendado como primeiro tratamento na hipertensão arterial, doença cardíaca ou renal, mas sim como adjuvante nas terapias padrão
- Mais estudos clínicos são necessários para estabelecer sua eficácia em animais.

Precauções e efeitos adversos
Hipotensão, azotemia e hepatopatia.

Espécies utilizadas
Cães e gatos.

LOVASTATINA: Lovastatina(H)

Grupo farmacológico
Antilipêmico.

Características
Inibidor da HMG-CoA redutase, diminui a síntese de colesterol e suas concentrações total (de LDL e VLDL) e de triglicerídios plasmáticos, além de aumentar a HDL.

Uso clínico
Tratamento de hiperlipemia em cães.

Precauções e efeitos adversos
Contraindicada em cães com doenças hepáticas. Pode induzir miopatia, que se manifesta como dor muscular ou fraqueza associada a grandes aumentos da CK. Pode ainda causar diarreia e hepatotoxicidade.

Espécie utilizada
Cães.

LUFENURONA: Program® Plus(V)

Grupo farmacológico
Ectoparasiticida.

Características
Pertence ao grupo das benzoilfenilureias, que é uma família inseticida descoberta na década de 1970, com propriedades de inibição da deposição e síntese de quitina. Após ingestão oral, a lufenurona é distribuída para o tecido adiposo e retorna para a corrente sanguínea, onde alcança concentração terapêutica em 6 a 12 h. Níveis sanguíneos terapêuticos são mantidos por até 32 dias. As benzoilfenilureias inibem a síntese e a deposição de quitina. A lufenurona interrompe o ciclo de vida da pulga nos estágios de ovo e pupa, promovendo a eliminação do parasita no animal e no meio ambiente. Não atua em formas adultas, portanto, se a infestação for alta, deve-se administrar um adulticida junto com a primeira administração de lufenurona.

Estudos recentes têm demonstrado a eficácia da lufenurona no tratamento de dermatofitose em gatos, com a praticidade de administração a cada 21 dias. Além disso, têm sido descrita efeitos imunomoduladores em gatos.

Usos clínicos
- Controle de pulgas em cães e gatos
- Tratamento da dermatofitose
- Imunomodulador em gatos
- Atualmente, é comercializado em associação com a milbemicina (Program Plus®) em comprimidos para administração oral.

Precauções e efeitos adversos
Tem ampla margem de segurança. Nas doses recomendadas, a lufenurona é segura em animais jovens desmamados, em cadelas e gatas gestantes e em lactação.

Espécies utilizadas
Cães e gatos.

M

MADURAMICINA: Cygro® Premix$_{(V)(associação)}$, Gromax® $_{(V)(associação)}$

Grupo farmacológico
Coccidiostático, ionóforo.

Características
Coccidiostático ionóforo utilizado em aves.

Uso clínico
Prevenção da coccidiose aviária.

Precauções e efeitos adversos
Contraindicada em equinos.

Espécie utilizada
Aves.

MANITOL: Manitol 20%$_{(H)}$, Solução de manitol a 20%$_{(H)}$

Grupo farmacológico
Diurético osmótico.

Características
É livremente filtrado pelos glomérulos, mas não é reabsorvido pelos túbulos renais, aumentando a osmolalidade da urina. O efeito osmótico inibe a reabsorção de fluidos nos túbulos renais, produzindo intensa diurese.

Usos clínicos
- Diurético potente utilizado por via IV em processos agudos emergenciais
- Edema cerebral agudo, glaucoma agudo e insuficiência renal aguda oligúrica.

Precauções e efeitos adversos
Contraindicado em pacientes desidratados. Uso com cautela em suspeita de hemorragia intracraniana e edema pulmonar. Infusão muito rápida pode provocar sobrecarga circulatória e acidose. Desequilíbrio hidreletrolítico, taquicardia, edema pulmonar, náuseas e vômito.

Espécies utilizadas
Cães, gatos, equinos, ruminantes e suínos.

MARBOFLOXACINO: Marbopet® (V)

Grupo farmacológico
Antimicrobiano bactericida, quinolona de 2ª geração.

Características
Promove inibição da DNA girase bacteriana, enzima que controla a direção e a extensão do espiralamento das cadeias de DNA. Tem espectro de ação principalmente contra bactérias Gram-negativas, além de ação contra Gram-positivas, *Mycoplasma* e *Chlamydia*.

Em cães, a meia-vida é de 7 a 9 h e em equinos, de 4,7 a 7,6 h. Sua absorção oral é de 100% em pequenos animais e de 60% em equinos.

No Brasil, só existe apresentação para cães e gatos. Em outros países, existe também apresentação para equinos.

Usos clínicos
- Infecções do trato urinário, principalmente as causadas por *Pseudomonas aeruginosa*
- Infecções do trato respiratório por Gram-negativos
- Infecções do trato gastrintestinal
- Prostatites
- Otites externas
- Infecções cutâneas como piodermites
- Osteomielites por Gram-negativos
- Meningoencefalites
- Endocardite estafilocócica.

Precauções e efeitos adversos
Contraindicado em animais jovens, pois há risco de dano à cartilagem. Usar com cautela em animais com tendências a convulsão ou pacientes epilépticos. Ocorre interação medicamentosa com AINE (excitação do SNC), varfarina (aumento do tempo de protrombina), metilxantinas (toxicidade do SNC), antiácidos contendo zinco, magnésio, alumínio ou cálcio (decréscimo da biodisponibilidade de quinolona). Não administrar ferro na mesma tomada, porque fluoroquinolonas quelam o ferro, formando um complexo insolúvel que resulta na incapacidade de absorção de ambas as soluções; assim, administrar marbofloxacino e ferro em períodos diferentes.

Espécies utilizadas
Cães e gatos.

MAROPITANT: Cerenia® (V)

Grupo farmacológico
Antiemético.

Características
Antagonista dos receptores da neurocinina 1 (NK1) que bloqueia a ação farmacológica da substância P no SNC, neuropeptídio da família das taquicininas. A substância P é encontrada em concentrações significativas nos núcleos que constituem o centro do vômito, sendo considerada o principal neurotransmissor envolvido no vômito. A biodisponibilidade absoluta do maropitant foi muito mais alta após a administração SC (91% a 1 mg/kg) do que após a administração VO (24% a 2 mg/kg).

A biodisponibilidade oral pode estar subestimada pela presença de cinética não linear e pela meia-vida mais longa, observada após administração IV. Embora o metabolismo hepático de primeira passagem tenha contribuído para a biodisponibilidade relativamente baixa após dose oral, o estado prandial não afeta de modo significativo da biodisponibilidade oral. O maropitant é metabolizado no fígado e, por isso, deve ser administrado com precaução em pacientes com doença hepática.

Uso clínico
Prevenção e tratamento do vômito agudo em cães, inclusive aqueles refratários a outros antieméticos, ou de difícil controle (p. ex., vômito oriundo de quimioterapia e uremia).

Precauções e efeitos adversos
Usar com cautela em animais com menos de 3 meses de idade e com insuficiência hepática. A segurança para gestantes e lactantes ainda não foi estabelecida.

Espécies utilizadas
Cães e gatos.

MAVACOXIB: Trocoxil® (V)

Grupo farmacológico
AINE inibidor seletivo de COX-2.

Características
Pertence à classe dos coxibes e está aprovado para o tratamento da dor e inflamação na osteoartrite canina, sendo indicado um tratamento contínuo superior a 1 mês. O mavacoxib tem meia-vida média longa, de 44 dias em cães. Essa meia-vida longa permite uma dosagem mensal após uma segunda dose administrada 14 dias após a primeira dose. É o primeiro AINE de administração mensal para controle da dor e inflamação em processos osteoarticulares crônicos degenerativos em cães. Todos os outros AINE orais aprovados para o tratamento da dor e da inflamação associadas com osteoartrite canina são administrados diariamente.

O mavacoxib é único entre os AINE porque sua combinação de baixa depuração e relativamente grande volume aparente de distribuição significa que tem uma meia-vida plasmática muito mais longa do que a dos outros AINE, levando a uma frequência de dosagem muito reduzida. Além de seu uso como anti-inflamatório, alguns estudos mostram seu potencial antiproliferativo e pró-apoptótico sobre células tumorais *in vitro*.

Uso clínico
Tratamento de dor e inflamação associadas à doença articular degenerativa em cães, quando necessário tratamento por mais de 1 mês.

Precauções e efeitos adversos
O mavacoxib deve ser administrado imediatamente antes ou durante a principal refeição do animal. Não deve ser utilizado nos seguintes casos:

- Cães com menos de 12 meses de vida e/ou menos de 5 kg de peso corporal
- Cães que sofrem distúrbios gastrintestinais, incluindo ulceração e sangramento, ou quando há evidência de um distúrbio hemorrágico
- Casos de insuficiência cardíaca ou comprometimento de função renal ou hepática
- Animais prenhes ou em lactação
- Animais em fase de reprodução
- Caso de hipersensibilidade à substância ativa ou a qualquer excipiente
- Caso de hipersensibilidade conhecida às sulfonamidas
- Juntamente com Glicocorticosteroides ou outros AINE.

Podem ocorrer perda de apetite, diarreia, vômito, apatia e alterações nos parâmetros da função renal. Em raros casos, essas alterações podem ser fatais. Caso ocorram, interromper o uso do produto. O mavacoxib apresenta um efeito estendido (até 2 meses após a administração da segunda dose e doses seguintes). As reações adversas podem ocorrer em qualquer ocasião durante esse período.

Espécie utilizada
Cães.

MEBENDAZOL: Mebendazol(H)(V), Necamin®(H), Pantelmin®(H), Vermiben®(H), Platelmin® Equino(V), Vermitrat® P(V)

Grupo farmacológico
Endoparasiticida.

Características
Pertence ao grupo dos benzimidazóis que se ligam à betatubulina, inibindo a formação dos microtúbulos. Consequentemente, ocorre uma perda de microtúbulos citoplasmáticos do tegumento e células intestinais de nematódeos e cestódeos, determinando a redução do transporte de vesículas secretoras e do consumo de glicose, resultando em utilização dos estoques de glicogênio. Desse modo, várias funções dos parasitas, como a produção de ovos viáveis (daí a denominação destes fármacos como ovicidas), a obtenção de energia e a excreção, são comprometidas, levando o agente parasitário à morte.

Usos clínicos
- Amplo espectro sobre nematódeos
- Aves: nematódeos gastrintestinais (*Ascaridia, Capillaria, Heterakis, Strongyloides, Trichostrongylus*) e traqueais (*Syngamus*)
- Equinos: nematódeos gastrintestinais (*Oxyuris, Parascaris,* pequenos e grandes estrongilídios, *Strongyloides*) e pulmonares (*Dictyocaulus arnfield*)
- Suínos: nematódeos gastrintestinais (*Ascaris, Hyostrongylus, Oesophagostomum*)
- Caninos e felinos: nematódeos gastrintestinais (ascarídeos, ancilostomídeos, *Trichuris*). Em caninos e equídeos utilizando dosagens maiores ou esquemas prolongados, o fármaco pode provocar lesões no tegumento de cestódeos, provocando a sua eliminação. Contudo, outros produtos são de primeira escolha para essa finalidade, como o praziquantel.

Precauções e efeitos adversos
Efeitos colaterais são raros. Ocasionalmente, vômito.

Espécies utilizadas
Animais domésticos, silvestres e exóticos.

MECLIZINA: Meclin®(H)

Grupo farmacológico
Bloqueador H_1, antiemético.

Características
Exerce atividade anticolinérgica central suprimindo a zona quimiodeflagradora do vômito.

Usos clínicos
- Antiemético
- Prevenção de cinetose.

Precauções e efeitos adversos
Sedação ou excitação paradoxal, taquicardia, retenção urinária, tremores e convulsões.

Espécies utilizadas
Cães e gatos.

MEDETOMIDINA: Domitor®(V)(importado)

Grupo farmacológico
Agonista alfa-2-adrenérgico, sedativo e analgésico.

Características
É recente e mais seletivo do que a xilazina. É um potente sedativo, analgésico e miorrelaxante.

Uso clínico
Aprovado para uso somente em cães nos EUA: como sedativo e analgésico IM, SC e IV.

Precauções e efeitos adversos
Não usar em gestantes, diabéticos, cardiopatas, hepatopatas e nefropatas. Usar com cautela em animais idosos e em filhotes. Bradicardia, depressão respiratória, hipotermia, hiperglicemia transitória e vômito.

Espécies utilizadas
Cães, gatos, ferretes e répteis.

MEDROXIPROGESTERONA: Contracept®$_{(H)}$, Depo-Provera®$_{(H)}$, Farlutal®$_{(H)}$, Provera®$_{(H)}$, Anestron SM®$_{(V)}$, Inibidex®$_{(V)}$, Promone-E®$_{(V)}$, Singestar®$_{(V)}$, Tempogest®$_{(V)}$

Grupo farmacológico
Progestágeno sintético.

Características
Derivado da progesterona que demonstrou ter várias ações farmacológicas sobre o sistema endócrino, como inibição das gonadotrofinas pituitárias (FSH e LH), diminuição dos níveis sanguíneos de ACTH e de hidrocortisona, diminuição da testosterona circulante, diminuição dos níveis de estrogênio circulante (como resultado da inibição de FSH e indução enzimática de redutase hepática, levando ao aumento do *clearance* de testosterona e à consequente redução da conversão de andrógenos em estrógenos).

Usos clínicos
- Anticoncepcional
- Tratamento de algumas alterações comportamentais e dermatológicas.

Precauções e efeitos adversos
Contraindicada em diabéticos, gestantes, fêmeas antes do primeiro estro e neoplasias mamárias. Polidipsia, poliúria, hiperglicemia transitória, aumento de peso, endometrites, piometra ou mucometra, hiperplasia endometrial cística, neoplasias mamárias.

Espécies utilizadas
Cães, gatos, equinos, bovinos, caprinos e ovinos.

MEGESTROL: Femigestrol®$_{(H)}$, Megestat®$_{(H)}$, Preve-Gest® 5 mg$_{(V)}$, Preve-Gest® 20 mg$_{(V)}$, Singestar® Comprimidos$_{(V)}$

Grupo farmacológico
Progestágeno sintético.

Características
De uso oral, é utilizado em cães e gatos, inibindo a secreção das gonadotrofinas hipofisárias. Além disso, tem acentuados efeitos antiestrogênicos e antiandrogênicos.

Usos clínicos
- Evitar, anular, atrasar ou adiar o estro (cio) da cadela e gata
- Pseudociese, hipersexualidade do macho, adenoma das glândulas perianais, hipertrofia prostática no cão
- Tumores estrógeno-dependentes em cadelas
- Dermatite miliar felina
- Granuloma eosinofílico dos gatos.

Precauções e efeitos adversos
Contraindicado o uso em diabéticos, gestantes, fêmeas antes do primeiro estro e neoplasias mamárias. Polidipsia, poliúria, hiperglicemia transitória, aumento de peso, endometrites, piometra ou mucometra, hiperplasia endometrial cística, neoplasias mamárias.

Espécie utilizada
Cães e gatos.

MELARSOMINA: Immiticide®$_{(V)(importado)}$

Grupo farmacológico
Filaricida, arsenical.

Características
Derivado arsênico, de margem de segurança estreita, cujo mecanismo de ação é a desnaturação de enzimas.

Uso clínico
Tratamento da dirofilariose em cães.

Precauções e efeitos adversos
Não utilizar em cães com parasitismo intenso. Necrose tecidual, hepatotoxicidade, nefrotoxicidade, pneumonia tromboembólica, anorexia, febre, sialorreia, vômito, ataxia, cianose e morte.

Espécie utilizada
Cães.

MELATONINA: Melatonin$_{(H)(importado)}$

Grupo farmacológico
Hormônio produzido pela glândula pineal.

Características
Neuro-hormônio produzido pela glândula pineal cuja principal função é regular o sono. Esse hormônio é produzido nos vertebrados a partir do momento em que fecham os olhos. Na presença de luz, entretanto, é enviada uma mensagem neuroendócrina bloqueando sua formação, portanto, a secreção dessa substância é quase exclusivamente determinada por estruturas fotossensíveis, principalmente à noite.

A melatonina é uma substância classificada como indolamina e tem como precursora a serotonina, um importante neurotransmissor. Especula-se que as estruturas fotorreceptivas da retina e da glândula pineal produzem a melatonina, modificando a via de síntese da serotonina por meio de uma enzima, a serotonina-N-acetiltransferase. A melatonina circulante atuaria nos diversos sistemas do organismo, preparando e induzindo o sono.

Usos clínicos
- Tratamento de distúrbios comportamentais e dermatológicos em cães e gatos
- Adjuvante de tratamento de aflatoxicose em aves.

Precauções e efeitos adversos
Sedação, hipotermia, taquicardia, prurido e abscessos estéreis (implantes).

Espécies utilizadas
Cães, gatos e aves.

MELENGESTROL: MGA® Premix$_{(H)}$

Grupo farmacológico
Esteroide progestacional sintético.

Características
De administração oral, é indicado para auxiliar as fêmeas bovinas a manterem a gestação.

Usos clínicos
- Programas de sincronização de cio
- Indução de ciclicidade em fêmeas bovinas em anestro.

Precauções e efeitos adversos
Os animais tratados não podem ser abatidos antes de 48 h após o término do tratamento.

Espécie utilizada
Bovinos.

MELFALANA: Alkeran®$_{(H)}$

Grupo farmacológico
Antineoplásico, mostardas nitrogenadas.

Características
A melfalana é um antineoplásico do grupo das mostardas nitrogenadas que evita a replicação celular pela interferência no DNA. A alquilação das proteínas e do RNA também pode ocorrer, inibindo a transcrição. É uma substância fase-não específica.

Uso clínico
Intravenoso, geralmente 3 vezes/semana, para tratar mielomas múltiplos, neoplasias linforreticulares, gamopatias monoclonais e distúrbios mieloproliferativos em cães e gatos.

Precauções e efeitos adversos
Não usar em animais com mielossupressão. Leucopenia, trombocitopenia, anemia, vômito e diarreia.

Espécies utilizadas
Cães e gatos.

MELOXICAM: Maxicam® Comprimidos$_{(V)}$, Maxicam® Injetável$_{(V)}$, Maxicam® Plus$_{(V)(associação)}$, Maxicam® Gel$_{(V)(associação)}$, Meloxivet®$_{(V)}$, Azicox-2®$_{(V)(associação)}$, Bioflac®$_{(H)}$, Melocox®$_{(H)}$, Meloxicam$_{(H)}$, Movacox®$_{(H)}$, Movatec®$_{(H)}$, Movoxicam®$_{(H)}$

Grupo farmacológico
AINE inibidor preferencial de COX-2.

Características
Primeiro inibidor seletivo de COX-2, atualmente é classificado como inibidor preferencial de COX-2 e também inibidor de COX-1. É um potente inibidor de prostaglandinas e tromboxanos. Utilizado no tratamento de osteoartrite, como analgésico e anti-inflamatório em procedimentos cirúrgicos e em outros processos dolorosos e inflamatórios. Estudos recentes mostraram que o meloxicam inibe o crescimento de osteossarcoma canino pelo efeito sobre a COX-2, que interfere na angiogênese e no crescimento do tumor. A meia-vida em cães é de 23 a 24 h; em gatos, é de aproximadamente 15 h; e, em equinos, de aproximadamente 8,5 h.

Usos clínicos
• Anti-inflamatório
• Analgésico.

Precauções e efeitos adversos
Contraindicado em gestantes e pacientes com problemas gastrintestinais, de coagulação, insuficiência renal, hepática e cardíaca. Usar com cautela em animais desidratados, hipovolêmicos ou hipotensos. Gastrite, ulceração gástrica, nefrotoxicidade e vômito. Foi relatada reação cutânea e ocular adversa com o uso de meloxicam.
 Tem uma margem de segurança estreita; gastrite e úlceras gástricas foram descritas com o dobro da dose recomendada em cães ou em tratamentos mais prolongados em gatos.
 O tratamento em cães não deve ultrapassar 14 dias e, em gatos, 4 dias, no máximo.
 Nas outras espécies, não existe tempo predeterminado de tratamento, mas devem-se evitar tratamentos prolongados, principalmente em equinos, que também são muito suscetíveis à indução de gastrite.
 O tempo de carência para consumo da carne é de 8 dias e do leite, 72 h em bovinos; em suínos e equinos, o período de carência para consumo da carne é de 8 dias.

Espécies utilizadas
Cães, gatos, equinos, bovinos e suínos.

MEPERIDINA: Cloridrato de petidina$_{(H)}$, Dolantina®$_{(H)}$, Dolosal®$_{(H)}$, Dornot®$_{(H)}$

Grupo farmacológico
Agonista opioide, hipnoanalgésico.

Características
Opioide sintético μ-agonista, também é denominada petidina. Em cães, tem ação curta (1 a 2 h). Pode provocar uma ação antimuscarínica, tem aproximadamente 10 a 20% da potência da morfina e tende a causar mais excitação do que sedação.

Usos clínicos
- Tratamento da dor aguda e profunda
- Medicação pré e pós-operatória.

Precauções e efeitos adversos
Hiperexcitabilidade, euforia, hipotensão, prurido, depressão respiratória, dificuldade em urinar e redução da formação de urina.
Deve ser usada com cautela com inibidores da MAO, como a selegilina, aumentando o risco de mioclonias e convulsões.

Espécies utilizadas
Cães, gatos, equinos, bovinos e suínos.

MEPIVACAÍNA: Mepivalem®(H)

Grupo farmacológico
Anestésico local.

Características
Anestésico local comercializado a 3%, pertencente à classe das amidas. O mecanismo de ação consiste em bloquear a condução nervosa (potencial de ação) de modo reversível na membrana celular, pela interação com os canais de sódio, reduzindo a sua permeabilidade aos íons Na^+ e impedindo a despolarização da célula. Apresenta potência média e duração de ação comparável à da bupivacaína; com relação à lidocaína, sua ação é mais longa e a potência é similar.

Uso clínico
Anestesia local e epidural.

Precauções e efeitos adversos
Altas doses podem provocar tremores e convulsões. Altas doses por via epidural podem provocar paralisia respiratória. É menos irritante para os tecidos do que a lidocaína.

Espécies utilizadas
Cães, gatos e equinos.

MERCAPTOPURINA: Purinethol®(H)

Grupo farmacológico
Antineoplásico.

Características
Antineoplásico antimetabólito que atua na fase S da mitose, por meio de inibição competitiva da síntese de DNA. É um análogo purínico administrado oralmente. É similar à azatioprina, que é biotransformada em 6-mercaptopurina.

Usos clínicos
- Leucemia linfocítica aguda e granulocítica
- Linfossarcoma
- Artrite reumatoide
- Doenças autoimunes.

Precauções e efeitos adversos
Não usar em gestantes, gatos e pacientes com sensibilidade à azatioprina. Usar com cautela em pacientes imunossuprimidos, com insuficiência hepática ou renal, infecções e urolitíases por urato. Náuseas, vômito, diarreias, anorexia, mielossupressão, hepatotoxicidade, gastrite, pancreatite e reações dermatológicas.

Espécie utilizada
Cães.

MEROPENÉM: Mepenox®(H), Meromax®(H), Meronem IV®(H), Meropeném(H)

Grupo farmacológico
Antibiótico bactericida.

Características
Antibiótico bactericida betalactâmico do tipo carbapeném ou carbapenêmicos, os quais são sintetizados por actinomicetos do grupo *Streptomyces* e apresentam um anel pentacíclico de estrutura variável ligado ao anel betalactâmico. O meroném liga-se às PBP-1, impedindo a síntese de parede celular e causando lise osmótica.

Usos clínicos
- Infecções hospitalares ou casos em que os outros antimicrobianos falharam
- Infecções resistentes causadas por *Pseudomonas aeruginosa*, *Escherichia coli* e *Klebsiella pneumoniae*.

Precauções e efeitos adversos
Vômito, diarreia e discreta alopecia ao redor do local de administração.

Espécies utilizadas
Cães e gatos.

MESALAZINA: Asalit®(H), Chron-Asa 5®(H), Mesacol®(H), Mesalazina(H), Pentasa®(H)

Grupo farmacológico
AINE intestinal.

Características
Ácido 5-aminossalicílico ou 5-ASA. O exato mecanismo de ação da mesalazina ainda é desconhecido. Seu valor terapêutico parece decorrer mais do efeito local sobre o tecido intestinal inflamado do que do efeito sistêmico. A mesalazina *in vitro* e *in vivo* tem um efeito farmacológico que inibe a quimiotaxia leucocitária, diminui a produção de citocina e leucotrieno e elimina os radicais livres.

Uso clínico
Anti-inflamatório para reduzir as reações inflamatórias que acometem as mucosas gastrintestinais nas colites.

Precauções e efeitos adversos
Contraindicada em pacientes com conhecida hipersensibilidade aos salicilatos. Não está estabelecida a segurança do uso da mesalazina durante a gravidez. Usar com extrema cautela em pacientes com hepatopatias e nefropatias.

Espécie utilizada
Cães.

METADONA: Metadon®(H), Mytedon®(H)

Grupo farmacológico
Opioide analgésico.

Características
Agonista dos receptores μ-opioides, com perfil farmacológico semelhante à morfina. Tempo de duração de 3 a 5 h (cães).

Uso clínico
Medicação pré e pós-operatória, principalmente em associação com tranquilizantes ou sedativos, como agonistas alfa-2-adrenérgicos.

Precauções e efeitos adversos
Maior probabilidade de induzir vômito do que a morfina na pré-medicação e menos prurido do que a morfina. Hiperexcitabilidade, euforia, hipotensão, depressão respiratória, dificuldade em urinar.

Espécies utilizadas
Cães, gatos e equinos.

METARAMINOL: Aramin® (H)

Grupo farmacológico
Agonista adrenérgico, hipertensor arterial.

Características
Potente amina simpaticomimética, usada no tratamento e na prevenção da hipotensão, sobretudo a causada por anestesias. É um agonista dos receptores alfa-1-adrenérgicos, com pouco efeito sobre os receptores beta-adrenérgicos. Também provoca vasoconstrição com aumento da pressão sistólica e diastólica com bradicardia reflexa vagal. O uso concomitante com atropina interrompe esse reflexo.

Uso clínico
Tratamento agudo de estados hipotensivos e nos ataques de taquicardia atrial paroxística, porém seu uso não é comum na Veterinária.

Precauções e efeitos adversos
Hipertensão, arritmia cardíaca, tremores, convulsão, hipertermia, náuseas e vômitos.

Espécie utilizada
Cães.

METENAMINA: Sepurin® (H)(associação)

Grupo farmacológico
Antisséptico urinário.

Características
No ambiente ácido da urina (pH mínimo de 5,5), é hidrolisada em formaldeído e amônia, atuando como antisséptico e antibacteriano. É ativa contra uma ampla variedade de bactérias, com exceção de *Proteus*, que produz um pH urinário alcalino. Não há absorção sistêmica, portanto, é ineficaz em infecções disseminadas. Sua absorção por VO é rápida, com efeito máximo obtido em 0,5 a 15 h e sua meia-vida é de 3 a 6 h.

Uso clínico
Antisséptico urinário.

Precauções e efeitos adversos
Não associar com sulfonamidas, porque forma complexos sulfonamida-formaldeído, nem com medicamentos que alcalinizam a urina. Como são adicionados acidificantes à metenamina, não utilizar fluoroquinolonas ou aminoglicosídios, pois haverá redução de eficácia de ambos. Em altas doses, pode ocorrer irritação da mucosa vesical.

Espécies utilizadas
Cães e gatos.

METERGOLINA: Contralac® 20(V), Contralac® 6(V), Sec Lac® (V)

Grupo farmacológico
Antagonista da serotonina, inibidor da prolactina.

Características
A serotonina inibe a secreção da dopamina no hipotálamo e, dessa maneira, estimula indiretamente a secreção de prolactina. Portanto, a metergolina inibe a secreção de prolactina. O efeito farmacológico é diminuir a produção de leite e a pseudociese.

Uso clínico
Tratamento de pseudociese e galactostase (diminuição da produção de leite).

Precauções e efeitos adversos
Contraindicada em gestantes e lactantes. Usar com cautela em hepatopatas.

Espécies utilizadas
Cães e gatos.

METFORMINA: Glifage®(H), Gliformil®(H), Glucoformin®(H), Metta SR®(H), Triformin®(H)

Grupo farmacológico
Hipoglicemiante oral.

Características
Pertence ao grupo das biguanidinas, que diminuem a produção hepática de glicose e aumentam sua utilização periférica, por exemplo, nos músculos. Isso diminui os requerimentos de insulina sem causar nenhum efeito direto sobre a secreção de insulina. Em humanos, a metformina é utilizada no tratamento do diabetes tipo 2. Em Veterinária, é utilizada em gatos para tratamento do diabetes, porém outros hipoglicemiantes orais, como os do grupo das sulfonilureias (glipizida), são mais eficazes.

Uso clínico
Hipoglicemiante oral em gatos como adjuvante no tratamento de diabetes melito.

Precauções e efeitos adversos
Contraindicada em pacientes com insuficiência renal ou acidose metabólica. Anorexia, vômito, letargia e perda de peso.

Espécie utilizada
Gatos.

METILPREDNISOLONA ACETATO: Depo-Medrol®(H), Predi-Medrol®(H)
METILPREDNISOLONA SUCCINATO: Solu-Medrol®(H), Succinato sódico de metilprednisolona(H)

Grupo farmacológico
Corticosteroide.

Características
Glicocorticosteroide de ação intermediária, com cerca de 5 vezes a potência da hidrocortisona e 1,25 vez a potência da prednisolona.

O acetato é uma formulação de ação longa que é lentamente absorvida após administração IM; se utilizado por via intra-articular ou intralesional, seus efeitos podem durar por 3 a 4 semanas em alguns animais. O succinato é uma formulação hidrossolúvel utilizada para terapia aguda, como no caso do tratamento de choque, crise aguda de hipoadrenocorticismo e traumatismo do SNC.

Usos clínicos
- Anti-inflamatório potente empregado por via intra-articular ou intralesional
- Tratamento de choque
- Crise aguda de hipoadrenocorticismo
- Traumatismo craniano e de coluna.

Precauções e efeitos adversos
Vômito, diarreia, gastrite, ulcerações gástricas, polifagia, poliúria, polidipsia, ganho de peso, pancreatite, perda de massa muscular, hiperpigmentação, depressão, letargia e imunossupressão.

Espécies utilizadas
Cães, gatos e equinos.

METIMAZOL/TIAMAZOL: Tapazol®(H)

Grupo farmacológico
Antitireoidiano.

Características
Inibe a síntese dos hormônios tireoidianos por agir como inibidor geral da peroxidase tireoidiana na catalisação de reações. Essa enzima está envolvida na oxidação de iodeto e na subsequente iodinação dos resíduos de tirosil na tireoglobulina. Interfere na estrutura de T3 e T4.

Usos clínicos
- Tratamento clínico do hipertireoidismo em gatos

- Há estudos experimentais do uso do metimazol na prevenção de nefrotoxicidade induzida pela cisplatina em cães.

Precauções e efeitos adversos
Contraindicado em gestantes e lactantes. Usar com cautela em gatos com alterações hematológicas, imunossuprimidos, com insuficiência hepática ou renal. Anorexia, vômito, escoriação facial autoinduzida, diátese hemorrágica, hepatopatia e alterações hematológicas graves.

Espécies utilizadas
Cães e gatos.

METIONINA/ACETILMETIONINA: Aminobras® (V)(associação), Epocler® (H)(associação), Mercepton® (V)(associação), Xantinon® (H)(associação)

Grupo farmacológico
Aminoácido.

Características
Aminoácido sulfurado lipotrófico. Tem propriedade acidificante urinária e é utilizado no tratamento e na prevenção da urolitíase por estruvita e para controle do odor urinário em pequenos animais. A acidificação da urina também é um tratamento adjuvante para otimizar a eficácia de certos antibióticos, como penicilinas, tetraciclinas e nitrofurantoína.
Em cavalos, é utilizada para promover a queratinização e a cicatrização do casco na laminite crônica. É muito comum a presença deste aminoácido em formulações com suposta ação hepatoprotetora.

Usos clínicos
- Em pequenos animais: acidificante urinário no tratamento e na prevenção da urolitíase por estruvita e para controle do odor urinário
- Em cavalos: para promover a queratinização e cicatrização do casco, por exemplo, na laminite crônica.

Precauções e efeitos adversos
Não usar em felinos neonatos ou muito jovens. Contraindicada em animais com insuficiência renal ou doença pancreática. A metionina não tem indicação no tratamento da lipidose hepática, a menos que seja causada por deficiência de colina. Pode potencializar os sinais clínicos de encefalopatia hepática pelo aumento de compostos mercaptanos.
Os efeitos adversos em gatos são a indução de metemoglobinemia, ataxia e cianose. Pode provocar anorexia, diarreia e acidose metabólica em altas doses ou no uso em animais com contraindicações.

Espécies utilizadas
Cães, gatos, equinos e bovinos.

METOCLOPRAMIDA: Drasil® (V), Emetim® (V), Eucil® (H), Metopram® (V), Nausetrat® (V), Vetol® (V), Plasil® (H)

Grupo farmacológico
Antiemético.

Características
Promove bloqueio dos receptores dopaminérgicos D_2 na zona quimiorreceptora disparadora do vômito. Em altas doses, também bloqueia receptores $5-HT_3$. Estimula a motilidade do trato gastrintestinal superior por sensibilizar os tecidos à ação da ACh, facilitando o esvaziamento do estômago. A atividade peristáltica é aumentada no duodeno e no jejuno e o esfíncter pilórico é relaxado. Há pouco ou nenhum efeito sobre a motilidade do cólon. Estimula a liberação de prolactina.

Usos clínicos
- Antiemético
- Procinético
- Estimulante da galactogênese.

Precauções e efeitos adversos
Efeitos extrapiramidais (raro), mudanças comportamentais (agressividade e desorientação) em cães e gatos, podendo desencadear convulsão em animais suscetíveis. A dose da metoclopramida deve ser

reduzida em 50% para pacientes com insuficiência renal. Interações medicamentosas: fenotiazínicos (p. ex., acepromazina, clorpromazina) podem potencializar os efeitos extrapiramidais; atropina e analgésicos opioides podem anular seus efeitos no trato gastrintestinal. A metoclopramida pode afetar a absorção de diversos medicamentos, incluindo digoxina, cimetidina e tetraciclina (aumenta a absorção).

Espécies utilizadas
Animais domésticos, silvestres e exóticos.

METOPROLOL SUCCINATO: Selozoc®(H)
METOPROLOL TARTARATO: Lopressor®(H), Seloken®(H)

Grupo farmacológico
Bloqueador beta-1-adrenérgico antiarrítmico e anti-hipertensivo.

Características
Diminui a taxa de despolarização espontânea por reduzir a atividade simpática. É da classe II dos antiarrítmicos. Os betabloqueadores são agentes cronotrópicos negativos e inotrópicos negativos, reduzindo o consumo de oxigênio pelo miocárdio, porém podem levar à descompensação em animais com insuficiência cardíaca, de acordo com a dose utilizada e o comprometimento da função miocárdica.

Usos clínicos
- Em cães: por VO, no tratamento de arritmias ventriculares, controle da frequência cardíaca nas arritmias supraventriculares, hipertrofia ventricular, insuficiência cardíaca e no tratamento da hipertensão
- No tratamento da insuficiência cardíaca, os betabloqueadores devem ser introduzidos somente quando o animal não apresenta sinais congestivos
- Em gatos: tratamento da cardiomiopatia hipertrófica, principalmente nos casos de obstrução dinâmica da via de saída do ventrículo esquerdo (movimentação sistólica do folheto anterior da valva mitral), para redução da FC, da força de contração e do consumo miocárdico de oxigênio
- Ao introduzir a terapia com betabloqueadores, deve-se iniciar com a dose mais baixa e aumentar gradativamente, sempre avaliando o animal clinicamente para sinais de descompensação.

Precauções e efeitos adversos
Não usar em animais com broncospasmo, bradicardia sinusal e bloqueio cardíaco. Pode induzir broncospasmo, bradicardia, letargia, hipotensão e piora do quadro em caso de insuficiência cardíaca.

Espécies utilizadas
Cães e gatos.

METOTREXATO: Biometrox®(H), Metrexato®(H), Tecnomet®(H), Tevamethol®(H)

Grupo farmacológico
Antineoplásico.

Características
Antineoplásico antimetabólito que atua na fase S por meio de inibição competitiva da síntese de DNA. É um análogo do ácido fólico. É bem absorvido pelo trato gastrintestinal e distribuído por todos os tecidos, exceto SNC. Sua excreção renal ocorre por filtração glomerular e secreção ativa. É administrado VO, IV e IM. O ácido folínico (Leucovorina®(H)) pode reverter os efeitos adversos do metotrexato. É utilizado para o tratamento de vários carcinomas, linfomas e leucemia. Em humanos, é utilizado também em algumas doenças autoimunes, como a artrite reumatoide. Há um caso de uso do metotrexato substituindo a ciclosporina no tratamento de uma enteropatia linfocítica-plasmocítica com sucesso em uma cadela da raça Pug.

Uso clínico
Tratamento de vários carcinomas, linfomas e leucemia.

Precauções e efeitos adversos
Contraindicado em gestantes, lactantes e animais com mielossupressão e insuficiência renal ou hepática grave. Náuseas, vômito, diarreia, mielossupressão, necrose tubular renal.

Espécies utilizadas
Cães e gatos.

METRIFONATO: Tira-Berne®(V), Duplatic®(V)(associação), Equifen® Plus(V)(associação), Kilverm®(V)(associação com atropina), Vermilon®(V)(associação com atropina)

Grupo farmacológico
Endectocida, organofosforado.

Características
O mecanismo de ação consiste na inibição da AChE, com morte do parasita por paralisia espástica.

Usos clínicos
- Endoparasiticida: contra nematódeos gastrintestinais de equinos, ruminantes e suínos
- Ectoparasiticida: contra carrapatos, bernes, ácaros, piolhos, moscas e pulgas.

Precauções e efeitos adversos
Efeitos muscarínicos (náuseas, vômitos, dor abdominal, hipermotilidade gastrintestinal, sudorese, lacrimejamento, sialorreia, bradicardia, dispneia, miose), efeitos nicotínicos (contrações musculares, espasmos, tremores, hipertonicidade que causa marcha e postura rígida) e efeitos no nível do SNC (estimulação seguida de depressão). A morte ocorre por parada respiratória decorrente da hipertonicidade dos músculos respiratórios.

Espécies utilizadas
Equinos, bovinos e suínos.

METRONIDAZOL: Flagyl®(H), Giardicid® 50(V)(associação), Giardicid® 500(V)(associação), Stomorgyl® 2(V)(associação), Stomorgyl® 10(V)(associação)

Grupo farmacológico
Antibacteriano e antiprotozoário.

Características
Pertence ao grupo dos nitroimidazóis. Sua ação é resultante de ligação de produtos intermediários originários de sua redução intracelular com o DNA, formando-se um complexo que inibe a replicação e inativa o DNA. O metronidazol é um agente bactericida e protozoaricida, atuando contra bactérias anaeróbicas obrigatórias, como *Clostridium*, *Fusobacterium* e *Bacteroides*, e protozoários, como *Trichomonas*, *Giardia* e *Entamoeba*. O metronidazol é bem absorvido por VO e distribuído amplamente pelo organismo, com boa penetração no SNC. O medicamento é metabolizado por oxidação e conjugação no fígado. A excreção ocorre pela urina e fezes.

Uso clínico
Tratamento de infecções por bactérias anaeróbicas, *Helicobacter*, tricomoníase, giardíase e amebíase.

Precauções e efeitos adversos
Não deve ser utilizado em animais gestantes, pois provoca teratogenicidade. Ajustar a dose (25 a 50% da dose) em animais com problemas hepáticos. Doses altas ou tratamentos prolongados podem provocar neurotoxicidade (nistagmo, ataxia, tremores). O animal pode produzir urina de coloração castanho-clara após a ingestão de metronidazol.

Espécies utilizadas
Animais domésticos, silvestres e exóticos.

MEXILETINA: Mexitil®(H)

Grupo farmacológico
Antiarrítmico.

Características
Antiarrítmico da classe IB, bloqueador do canal rápido de sódio que deprime a fase 0 da despolarização. É utilizada na medicina humana para o tratamento de arritmias, mas pouco usada na Veterinária, sendo mais comum a lidocaína, que também pertence a esse grupo, para tratamento agudo das arritmias ventriculares.

Uso clínico
Tratamento de arritmias ventriculares.
Precauções e efeitos adversos
Uso com cautela em pacientes hepatopatas, insuficiência cardíaca grave, hipotensão e epilépticos. Altas doses podem provocar excitação, tremores e convulsão. Pode provocar vômitos e alterações hematológicas.
Espécie utilizada
Cães.

MICOFENOLATO DE MOFETILA: Myfortic®(H), Cellcept®(H), Mofilen®(H)
Grupo farmacológico
Imunossupressor.
Características
Atua como um pró-fármaco, ou seja, é biotransformado em ácido micofenólico, que é eficaz na supressão da proliferação linfocitária e reduz a síntese de anticorpos. Sua meia-vida em cães é de apenas 45 min, mas seu metabólito, o ácido micofenólico, persiste por aproximadamente 8 h. Geralmente, é associado a corticosteroides e à ciclosporina.
Uso clínico
Tratamento de doenças imunomediadas, principalmente aquelas em que não se pode utilizar os medicamentos imunossupressores mais comumente empregados na Veterinária, como a azatioprina e a ciclosporina.
Precauções e efeitos adversos
Diarreia e vômito.
Espécie utilizada
Cães.

MIDAZOLAM: Dormire®(H), Dormonid®(H)
Grupo farmacológico
Tranquilizante, ansiolítico, benzodiazepínico.
Características
Os benzodiazepínicos atuam seletivamente no SNC, aumentando a ação de neurotransmissores inibitórios (glicina, GABA). Abrem os canais de cloro, tornando o neurônio hiperpolarizado; também promovem parte de sua ação combinando-se com receptores específicos para benzodiazepínicos no SNC. O midazolam tem ação ansiolítica, hipnótica, relaxante muscular e propriedades anticonvulsivantes. Ele ocasiona ligeira redução da pressão arterial e apneia transitória quando administrado IV e em *bolus*. As vantagens do midazolam sobre o diazepam são sua meia-vida curta e a potência hipnótica superior, cerca de 2 a 3 vezes mais potente do que o diazepam, o que o torna mais útil em anestesia. Promove pouca alteração nos parâmetros cardiovasculares.
Usos clínicos
- Pré-anestésico
- Anticonvulsivante
- Ansiolítico
- Tranquilizante.
Precauções e efeitos adversos
Depressão respiratória dose-dependente. Hipotensão, vômito e dor no local de administração.
Espécies utilizadas
Animais domésticos, silvestres e exóticos.

MILBEMICINA OXIMA: Milbemax® C$_{(V)(associação)}$, Milbemax® G$_{(V)(associação)}$, Program® Plus$_{(V)(associação)}$

Grupo farmacológico
Lactona macrocíclica, endoparasiticida.

Características
Sintetizada a partir do *Streptomyces hygroscopicus*, tem mecanismo de ação e Características semelhantes às das avermectinas, aumentando a permeabilidade muscular ao cloro em decorrência da abertura dos canais de cloro, pela ligação da molécula aos receptores de glutamato. As lactonas macrocíclicas são absorvidas pela cutícula e atuam principalmente na musculatura da faringe, inibindo a absorção de nutrientes e causando a morte do parasita por "inanição".

Uso clínico
Controle de nematoides (*Ancylostoma caninum*, *Toxocara canis*, *Trichuris vulpis*) e tratamento preventivo como microfilaricida de *Dirofilaria immitis* em cães.

Precauções e efeitos adversos
Não administrar em cães com menos de 2 semanas de idade e/ou com peso inferior a 0,5 kg. Não administrar em gatos com menos de 6 semanas de idade. Usar com cautela em animais com infecções graves por *Dirofilaria immitis*.

Em doses elevadas ou em raças suscetíveis, como Collie, Border Collie, Pastor Australiano, Pastor de Shetland e seus mestiços, pode ocorrer sintomatologia nervosa, como ataxia, midríase e hipertermia.

Espécies utilizadas
Cães e gatos.

MILRINONA: Primacor® IV$_{(H)}$

Grupo farmacológico
Inodilatador, agente inotrópico positivo.

Características
Inibe a fosfodiesterase III, promovendo aumento do AMP cíclico, que, por sua vez, causa aumento da contratilidade (efeito inotrópico positivo) e relaxamento vascular (vasodilatação), tanto no leito vascular periférico como no pulmonar, além das artérias coronárias; dessa maneira, aumenta a contratilidade cardíaca e reduz a pós-carga.

Usos clínicos
- Atualmente disponível somente para uso IV, é utilizada no suporte da função ventricular na insuficiência cardíaca aguda ou crônica refratária e em situações nas quais é necessário manter débito cardíaco adequado (como na depressão miocárdica durante anestesia)
- O efeito vasodilatador associado é benéfico porque reduz a pós-carga, contribuindo para maior aumento do débito cardíaco, com menor trabalho exercido pelo miocárdio.

Precauções e efeitos adversos
Contraindicada em pacientes com insuficiência aórtica ou pulmonar. Taquiarritmias e hipotensão.

Espécie utilizada
Cães.

MILTEFOSINA: Milteforan®$_{(H)}$

Grupo farmacológico
Leishmaniostático.

Características
Fosfolipídio com uma estrutura similar aos compostos metabolizados pelo parasita *Leishmania*. O mecanismo de ação da miltefosina ocorre por inibição da síntese da membrana celular do parasita e por interrupção das vias de sinalização celulares presentes nessa membrana. Após a administração VO, a

absorção da substância é completa no trato gastrintestinal, com biodisponibilidade absoluta de 94% em cães, atingindo a concentração máxima entre 4 e 48 h, com meia-vida de 159 h para sua eliminação. Tem ampla distribuição nos tecidos, alcançando os tecidos-alvo, e meia-vida de eliminação lenta. Não é prejudicial ao fígado, sofrendo uma lenta degradação metabólica hepática em colina, um componente natural. Não tem excreção renal, sendo seguro para os rins. É o único medicamento aprovado no Brasil para tratamento de LVC.

Uso clínico
Tratamento da leishmaniose visceral canina.

Precauções e efeitos adversos
Não administrar o produto em animais com hipersensibilidade à miltefosina. Não utilizar o produto em fêmeas gestantes, lactantes ou em animais destinados à reprodução. Podem ocorrer vômitos moderados e transitórios, anorexia e diarreia. Esses efeitos começam a aparecer 5 a 7 dias após o início do tratamento e duram entre 1 e 2 dias na maioria dos casos, podendo se estender por até 7 dias para alguns animais. Por conta desses efeitos – vômito, diarreia e anorexia em alguns animais –, a miltefosina deve ser administrada durante a alimentação. Nos animais em tratamento, é recomendado utilizar produtos repelentes contra o flebotomíneo. Não existe cura parasitológica estéril para a LVC. O declínio da carga parasitária reduz o potencial de infecção dos flebotomíneos e, consequentemente, a transmissibilidade da doença. Assim, a cada 4 meses, o animal em tratamento deve retornar ao médico veterinário para uma reavaliação clínica, laboratorial e parasitológica (pelas citologias de linfonodo e medula óssea). Se necessário, um novo ciclo de tratamento deve ser indicado. Não agitar o frasco, para evitar a formação de espuma. Em animais com insuficiência hepática, renal ou cardíaca, o medicamento somente deve ser administrado após uma avaliação de risco/benefício realizada pelo médico veterinário.

Espécie utilizada
Cães.

MINOCICLINA: Cloridrato de minociclina$_{(H)}$

Grupo farmacológico
Antibiótico bacteriostático, tetraciclina.

Características
Tetraciclina semissintética de 2ª geração de ação longa. Inibe a síntese proteica ligando-se ao ribossomo 30S da bactéria e impedindo o acesso do RNA$_t$ aminoacil ao local receptor (A) no complexo mRNA-ribossomo.

Uso clínico
Ativa contra *Brucella canis*, *Nocardia* e erliquiose canina.

Precauções e efeitos adversos
Contraindicada em gestantes, lactantes, neonatos e animais jovens. Usar com cautela em animais com insuficiência renal. Vômito e superinfecções, podendo se depositar em dentes e ossos de animais em crescimento.

Espécies utilizadas
Cães e gatos.

MIRTAZAPINA: Menelat®$_{(H)}$, Razapina®$_{(H)}$, Remeron® Soltab$_{(H)}$

Grupo farmacológico
Antiemético, antidepressivo, ansiolítico.

Características
Antidepressivo tetracíclico antagonista dos receptores serotoninérgicos (5 HT$_3$, 5 HT$_2$ e 5 HT$_1$) e dos receptores alfa-2, com propriedades antieméticas, ansiolíticas e antidepressivas. A ondansetrona, que é seletiva 5 HT$_3$, é um antiemético mais potente do que a mirtazapina, que não é seletiva aos receptores 5 HT. O antagonismo alfa-2 aumenta a transmissão noradrenérgica e serotoninérgica, contribuindo com suas ações antidepressivas e ansiolíticas.

Usos clínicos
- Em gatos: antiemético e estimulante de apetite
- Em cães: seu uso ainda é empírico como antiemético.

Precauções e efeitos adversos
Contrações musculares, mudança de comportamento, sedação, vocalização e taquicardia.

Espécies utilizadas
Cães e gatos.

MISOPROSTOL: Prostokos®(H)

Grupo farmacológico
Análogo sintético da prostaglandina E1.

Características
Utilizado no tratamento da gastrite em animais e como abortivo em humanos. No estômago, aumenta a produção de muco protetor e aumenta o fluxo sanguíneo local, que contém bicarbonato neutralizante do ácido. No útero, causa aumento das contrações do miométrio, o que pode causar aborto. O Cytotec®(H) teve sua comercialização proibida no Brasil a partir de 1998. O Prostokos®(H) é comercializado somente para uso hospitalar como abortivo e consta da lista C1, sujeita a controle especial.

Uso clínico
Tratamento da gastrite em animais.

Precauções e efeitos adversos
Contraindicado em gestantes e lactantes. Vômito, dores abdominais, febre e risco de aborto.

Espécie utilizada
Cães.

MITOTANO: Lisodren®(H)

Grupo farmacológico
Agente citotóxico.

Características
Agente citotóxico análogo do DDT, é utilizado no tratamento de hiperadrenocorticismo hipófise-dependente e tumor de suprarrenal. O mitotano liga-se às proteínas suprarrenais e é convertido em um metabólito reativo que destrói as células das zonas fasciculada e reticulada do córtex da suprarrenal. É um fármaco altamente lipofílico, por isso não deve ser administrado em jejum, pois sua absorção será menor; recomenda-se administrá-lo junto com alimento ou óleo.

Uso clínico
Tratamento de hiperadrenocorticismo hipófise-dependente e tumor de suprarrenal em cães.

Precauções e efeitos adversos
Contraindicado em gestantes e lactantes. Uso com cautela em animais com diabetes melito e insuficiência hepática ou renal. Letargia, fraqueza muscular, ataxia, vômito, anorexia e depressão. Suspender o tratamento em caso de desenvolvimento de hepatopatia.

O mitotano só deve ser administrado nos casos em que seja possível monitorar a resposta por meio da mensuração das concentrações séricas de cortisol, preferencialmente após a estimulação com ACTH.

Espécie utilizada
Cães.

MITOXANTRONA: Evomixan®(H)

Grupo farmacológico
Antineoplásico.

Características
É um antibiótico antineoplásico que destrói o DNA celular e evita a replicação. É um antineoplásico fase-não específico.

Uso clínico
Tratamento de leucemia, linfoma e carcinoma.

Precauções e efeitos adversos
Mielossupressão, vômito, anorexia e convulsões. É menos cardiotóxico do que a doxorrubicina.

Espécies utilizadas
Cães e gatos.

MOMETASONA: Elocom®$_{(H)}$, Posatex®$_{(V)(associação)}$

Grupo farmacológico
Anti-inflamatório esteroide.

Características
Corticosteroide com elevada potência tópica e poucos efeitos sistêmicos. Como outros corticosteroides tópicos, tem propriedades anti-inflamatórias e antipruriginosas.

Uso clínico
Anti-inflamatório tópico utilizado em otites.

Precauções e efeitos adversos
A administração prolongada e extensiva de preparações tópicas contendo corticosteroides induz efeitos secundários locais e sistêmicos, como supressão da função suprarrenal, diminuição da camada epidérmica e atraso na cicatrização de feridas.

Espécie utilizada
Cães.

MONENZIMA: Avensin Granular® 40$_{(V)}$, Coban® 400$_{(V)}$, Coban® 200$_{(V)}$, Rumefort®$_{(V)}$, Rumensin®$_{(V)}$, Rumitec® M 100$_{(V)}$, Rumitec® M 200$_{(V)}$

Grupo farmacológico
Eimeriostático.

Características
Ionóforo eimeriostático que interfere no efluxo de íons da célula, principalmente os de sódio e potássio, com extenuação da atividade mitocondrial, possibilitando um grande influxo de água, com rompimento do parasita.

Usos clínicos
- Prevenção da coccidiose em aves e bovinos, atuando nos estágios assexuados de *Eimeria*
- Utilizado por VO adicionada à ração.

Precauções e efeitos adversos
As aves cuja carne é destinada ao consumo humano devem ser tratadas até 5 dias antes do abate ou de acordo com recomendações do fabricante.
É bastante tóxica para equinos e perus, que podem apresentar paralisia ou paresia de membros ou mesmo o óbito. Em frangos, pode ocorrer redução na produção de ovos e diminuição do ganho de peso.

Espécies utilizadas
Aves e bovinos.

MONOSSULFIRAM: Bulldog® Sabão Sarnicida$_{(V)}$, Ectomosol®$_{(V)}$, Sarnasol®$_{(V)}$, Sarnatick®$_{(V)}$, Tetmosol®$_{(V)}$, Xandog® Sabonete Sarnicida$_{(V)}$

Grupo farmacológico
Ectoparasiticida.

Característica
É um ectoparasiticida derivado de enxofre.

Usos clínicos
- Carrapaticida
- Escabicida
- Pediculicida
- Fungicida.

Precauções e efeitos adversos
Irritação cutânea.

Espécies utilizadas
Animais domésticos.

MONTELUCASTE SÓDICO: Montelair®(H), Singulair®(H)

Grupo farmacológico
Antagonista de receptores de leucotrienos.

Características
Liga-se com alta afinidade aos receptores CysLT, bloqueando o ciclo de inflamação, sendo comercializado para o tratamento de asma e rinite humana. Os leucotrienos são importantes mediadores inflamatórios que provocam broncoconstrição, secreção de muco, aumento da permeabilidade vascular e recrutamento de eosinófilos.

Uso clínico
Tratamento de asma e bronquite felina.

Precauções e efeitos adversos
Doses elevadas podem causar mudança de comportamento e dor abdominal.

Espécie utilizada
Gatos.

MORFINA: Dimorf®(H), Dolo Moff®(H)

Grupo farmacológico
Agonista opioide, hipnoanalgésico.

Características
Alcaloide natural do ópio, agonista opioide hipnoanalgésico, além de ter propriedades antitussígenas e antidiarreicas. Apresenta alta afinidade ao receptor µ, sendo considerado um µ agonista puro, o que ocasiona analgesia adequada para a dor moderada e grave. A morfina pode causar liberação de histamina e hipotensão quando administrada por via IV em *bolus*. Náuseas e vômito podem decorrer da estimulação da zona deflagradora dos quimiorreceptores localizados no terceiro ventrículo no SNC. Dependendo da dose, o vômito é bastante comum no cão quando a morfina é administrada como medicação pré-anestésica.

Os agonistas µ causam miose em cães, ratos, coelhos e humanos, e midríase em gatos, porcos, macacos, ovinos e cavalos.

Causa diminuição da temperatura corporal (porque atua no hipotálamo) e diminuição da motilidade intestinal, com consequente constipação intestinal mediada por receptores µ centrais e periféricos.

O início de ação é, em média, de 30 a 60 min e o tempo de duração da analgesia é de 6 a 24 h em animais domésticos.

Usos clínicos
- Dor aguda e profunda
- Analgesia epidural
- Medicação pré e pós-operatória.

Precauções e efeitos adversos

Hiperexcitabilidade (gatos, cavalos e porcos), euforia, hipotensão, hipotermia, náuseas, vômito, prurido, depressão respiratória, dificuldade em urinar e redução da formação de urina, constipação intestinal e cólica.

Espécies utilizadas

Animais domésticos, silvestres e exóticos.

MOXIDECTINA: Advocate® Cães$_{(V)(associação)}$, Advocate® Gatos$_{(V)(associação)}$, Biodectin®$_{(V)}$, Cydectin®$_{(V)}$, Equest®$_{(V)}$, ProHeart® SR-12$_{(V)}$

Grupo farmacológico

Lactona macrocíclica, milbemicina, endectocida.

Características

É sintetizada a partir do *Streptomyces hygroscopicus* e tem mecanismo de ação e Características semelhantes às das avermectinas, aumentando a permeabilidade muscular ao cloro em decorrência da abertura dos canais de cloro, pela ligação da molécula aos receptores de glutamato.

A moxidectina é 100 vezes mais lipofílica do que a ivermectina. Já foi descrita a intoxicação com moxidectina em um cão da raça Collie portador do gene recessivo MDR-1.

Usos clínicos

- Endectocida em bovinos (injetável), ovinos (oral) e equinos (oral) no controle de nematódeos e contra ácaros, carrapatos e piolhos
- Em alguns países, a moxidectina é aprovada em baixas doses para prevenção da dirofilariose em cães e gatos, mas assim como ocorre com outras avermectinas, doses maiores não aprovadas pelo fabricante são utilizadas nessas espécies como endectocida (contra nematódeos, ácaros, carrapatos e piolhos)
- Em cães, também é utilizada por VO diariamente para tratamento da democodicose e por via SC semanal para sarna sarcóptica e para controle de endoparasitas VO ou SC.

Precauções e efeitos adversos

Recomenda-se uma carência de 28 dias para o consumo da carne e não é indicado para aplicação em vacas lactantes cujo leite é destinado ao consumo humano. Não administrar em cães com menos de 2 meses de idade nem em potros com menos de 6 meses de idade.

Assim como ocorre com outras lactonas macrocíclicas por conta da mutação do gene MDR-1, deve-se evitar o uso em cães da raça Collie e seus cruzamentos. Em altas doses ou em raças suscetíveis, podem ocorrer letargia, ataxia, midríase, diarreia, vômito, fraqueza muscular, coma e morte.

Espécies utilizadas

Aves, cães, gatos, equinos, bovinos e suínos.

MOXIFLOXACINO: Avalox®$_{(H)}$, Vigamox® Colírio$_{(H)}$, Vigadexa® Colírio$_{(H)(associação)}$ Moxifloxacino® 400 mg$_{(H)}$

Grupo farmacológico

Antimicrobiano bactericida, quinolona de 4ª geração.

Características

Antimicrobiano bactericida de amplo espectro do grupo das quinolonas de 4ª geração, que promove inibição da DNA girase bacteriana, enzima que controla a direção e a extensão do espiralamento das cadeias de DNA. É uma quinolona nova em comparação com as demais fluoroquinolonas humanas (ciprofloxacino e levofloxacino) porque tem, em sua molécula, a adição de um grupo "metóxi" na posição R2 do anel comum das quinolonas, para aumentar sua eficácia contra bactérias atípicas e anaeróbicas. Dessa maneira, tem maior atividade contra bactérias Gram-positivas e anaeróbicas do que as fluoroquinolonas de uso veterinário (enrofloxacino, orbifloxacino, danofloxacino e marbofloxacino).

Usos clínicos

- Em cães e gatos: tratamento de infecções refratárias a outros antibióticos, como infecções cutâneas, respiratórias e de tecidos moles, principalmente as causadas por bactérias Gram-positivas e anaeróbicas
- Em equinos: tratamento a cada 24 h durante 3 dias; por período maior, pode provocar diarreia
- Oftalmologia: uso tópico em forma de colírio.

Precauções e efeitos adversos

Evitar o uso em animais entre 4 e 28 semanas e suscetíveis à convulsão. Altas doses podem causar lesões no SNC, principalmente em animais com insuficiência renal e prolongamento do intervalo QT. Artropatias em animais jovens, vômito, diarreia, tremores e convulsões.

Espécies utilizadas

Cães, gatos e equinos.

N

NADOLOL: Corgard®(H)

Grupo farmacológico

Betabloqueador não seletivo, antiarrítmico.

Características

Betabloqueador não seletivo que bloqueia tanto os receptores adrenérgicos beta-1 quanto beta-2. O bloqueio do receptor beta-1, o qual está principalmente localizado no coração, inibe os efeitos das catecolaminas, causando a diminuição da frequência cardíaca e da pressão arterial. O bloqueio beta-2, o qual está localizado na musculatura lisa dos brônquios, causa broncoconstrição. O bloqueio dos receptores beta-2 no aparelho justaglomerular resulta na inibição da produção de renina que, por consequência, inibe a produção de angiotensina e aldosterona, inibindo, portanto, a vasoconstrição e a retenção de água, respectivamente. Também provoca diminuição da atividade do nó SA. O nadolol pode ainda aumentar os triglicerídios plasmáticos e diminuir os nível de HDL.

Usos clínicos

- Antiarrítmico
- Anti-hipertensivo
- Tratamento adjuvante do hipertireoidismo.

Precauções e efeitos adversos

Contraindicado em gestantes, portadores de BAV e bradicardia sinusal. Usar com cautela em pacientes com diabetes melito e problemas respiratórios. Excitação, tremores, vômito, diarreia, broncospasmo, prurido, hipotensão.

Espécies utilizadas

Cães e gatos.

NAFAZOLINA: Claril® Colírio(H), Colírio Farmavet®(H)(associação), Novo Rino®(H), Sorine®(H), Colírio Moura Brasil®(H)(associação), Lerin®(H)(associação), Rinisone®(H)(associação)

Grupo farmacológico

Simpatomimético.

Características

A nafazolina é um simpatomimético disponível no mercado humano como descongestionante nasal e ocular, sendo pouco utilizado em Veterinária.

Uso clínico

Descongestionante nasal e ocular.

Precauções e efeitos adversos

Em altas concentrações, pode induzir taquicardia, tremores e inquietação.

Espécies utilizadas

Cães e gatos.

NALBUFINA: Nubain®(H)

Grupo farmacológico
Analgésico opioide.

Características
Analgésico opioide agonista-antagonista. Apresenta semelhança química com a naloxona e tem potência analgésica semelhante à morfina. Atua principalmente nos receptores *kappa* como agonista e antagonista parcial dos receptores μ. Causa depressão respiratória, porém, quando administrada junto com analgésicos opioides μ agonistas, pode reverter parcialmente ou bloquear a depressão respiratória narcótico-induzida.

Uso clínico
Analgésico.

Precauções e efeitos adversos
Náuseas, vômito e sedação.

Espécies utilizadas
Cães e gatos.

NALOXONA: Cloridrato de naloxona(H), Narcan®(H)

Grupo farmacológico
Antagonista opioide.

Características
Antagonista de todos os receptores opiáceos, é utilizada para reverter os efeitos adversos, como bradicardia, depressão respiratória inclusive excitação ou efeitos comportamentais. Como a naloxona é antagonista de todos os receptores, ela antagoniza também a ação analgésica do opioide, assim, outra classe de analgésicos pode ser empregada para aliviar a dor desses pacientes.

Uso clínico
Antagonista opioide.

Precauções e efeitos adversos
Pode provocar náuseas e vômito, taquicardia, hipertensão arterial, edema pulmonar e arritmias cardíacas.

Espécies utilizadas
Animais domésticos, silvestres e exóticos.

NALTREXONA: Revia®(H), Uninaltrex®(H)

Grupo farmacológico
Antagonista opioide.

Características
A naltrexona é um antagonista opioide que compete por todos os receptores opioides, revertendo, assim, os seus efeitos. Sua ação é semelhante à da naloxona, porém é mais prolongada e é administrada VO.

Usos clínicos
- Tratamento de distúrbios comportamentais, TOC em cães e gatos, como dermatite por lambedura e perseguir a própria cauda, e, em equinos, morder a manjedoura ou reversão de opiáceos
- A taxa de recidiva pode ser alta, pois o efeito da naltrexona para cada um desses distúrbios tem vida curta
- Em equinos, a indicação é o uso injetável, mas não há no mercado apresentações injetáveis, devendo-se manipular para essa finalidade.

Precauções e efeitos adversos
Não administrar em animais com dor, pois pode desencadear reação dolorosa grave. Não administrar com outros opioides, pois reverte seus efeitos.

Espécies utilizadas
Cães, gatos e equinos.

NANDROLONA: Deca-Durabolin®(H)

Grupo farmacológico
Esteroide anabolizante.

Características
O decanoato de nandrolona é um derivado da testosterona que pertence ao grupo de esteroides anabólicos. Ajuda a reconstruir os tecidos que se tornaram fracos em razão de doença crônica ou danos graves. Pode ser utilizado para aumentar a massa corporal magra, no caso de balanço negativo de nitrogênio. Também pode ser utilizado para aumentar a massa óssea em caso de osteoporose (perda de tecido ósseo). Estimula a formação de glóbulos vermelhos na medula óssea e pode, portanto, ser utilizado no tratamento de determinados tipos de anemia.

Usos clínicos
- Aumentar massa magra e óssea
- Estimular a eritropoese e o apetite.

Precauções e efeitos adversos
Uso prolongado pode induzir hepatotoxicidade. Contraindicado em animais com hipertrofia ou neoplasia de próstata, hepatopatas e com síndrome nefrótica. Virilização de fêmeas, infertilidade, redução da libido, hipercalcemia, aumento de peso, náuseas, vômito, diarreia ou constipação intestinal e icterícia.

Espécies utilizadas
Cães e gatos.

NAPROXENO: Flanax®(H)

Grupo farmacológico
AINE inibidor não seletivo de COX-2.

Características
Utilizado em equinos como anti-inflamatório, analgésico e antipirético, cuja atividade se assemelha aos salicilatos. Em cães, sua meia-vida é em torno de 35 a 74 h, o que pode estar relacionado com seu ciclo êntero-hepático. Por não ser seletivo e ter meia-vida longa em cães, pode induzir gastrite e úlcera gástrica, devendo ser administrado VO em intervalos de 48 h. Já foram relatados casos fatais de uso de naproxeno em cães.

Usos clínicos
- Anti-inflamatório
- Analgésico
- Antipirético.

Precauções e efeitos adversos
Contraindicado em animais com gastrite e úlcera gástrica. Náuseas, vômito, gastrite, úlcera gástrica, lesão renal ou hepática.

Espécies utilizadas
Cães e equinos.

NEOMICINA: Equiderm® Pomada(V)(associação), Flumast®(V)(associação), Natalene®(V)(associação), Panolog®(V)(associação), Rilexine®(V)(associação), Decadron® Colírio(H)(associação), Maxitrol® Colírio(H)(associação), Nebacetin®(H)(associação), Otosporin®(H)(associação), Kaobiotic® Suspensão(V)(associação), Kaopec®(V)(associação), Neobiotic®(V)(associação)

Grupo farmacológico
Antibiótico bactericida, aminoglicosídio.

Características
Seu mecanismo de ação consiste na ligação irreversível à fração 30S do ribossomo bacteriano e no bloqueio do RNA transportador e mensageiro. Como resultado, a translação errônea do RNA transportador causa a produção de proteínas defeituosas. Geralmente, é comercializada em associação com

outros antibióticos ou anti-inflamatórios, para uso tópico em pele, ouvido, olho ou no tratamento da mastite, ou em suspensões VO para tratamento de infecções gastrentéricas.

Uso clínico
Antibiótico tópico para infecções superficiais de pele, ouvido, olho e intramamárias.

Precauções e efeitos adversos
Por via tópica, são raros os efeitos adversos. Por VO, pode provocar diarreia, pois interfere na flora bacteriana intestinal.

Espécies utilizadas
Cães, gatos, bezerros, ovinos e caprinos.

NEOSTIGMINA: Normastig®$_{(H)}$, Prostigmine®$_{(H)}$

Grupo farmacológico
Anticolinesterásico.

Características
Carbamato inibidor da colinesterase. Liga-se no local esterásico da AChE. É um inibidor reversível de ação média que carbamila a enzima.

Usos clínicos
- Diagnóstico de miastenia
- Tratamento de atonias de rúmen, intestino e bexiga
- Reversão dos efeitos dos bloqueadores neuromusculares não despolarizantes
- Tratamento de intoxicação por anticolinérgicos.

Precauções e efeitos adversos
Contraindicada em casos de obstrução urinária e intestinal, asma, broncoconstrição, pneumonia e arritmias cardíacas. Excitação, sialorreia, lacrimejamento, vômito, diarreia, sudorese, miose, taquicardia, broncospasmo e hipotensão.

Espécies utilizadas
Cães, gatos, bovinos, equinos, ovinos e suínos.

NEPAFENACO: Nevanac® Colírio$_{(H)}$

Grupo farmacológico
AINE tópico ocular.

Características
Pró-fármaco analgésico. Após aplicação tópica ocular, o nepafenaco penetra a córnea e é convertido pelas hidrolases do tecido ocular em anfenaco, um AINE. O anfenaco inibe a ação da prostaglandina H sintetase (ciclo-oxigenase), uma enzima requerida para a produção da prostaglandina.

Uso clínico
Oftalmologia: anti-inflamatório tópico.

Precauções e efeitos adversos
Pode aumentar o tempo de sangramento por interferir com a agregação de plaquetas. Existem relatos de que a aplicação ocular de AINE pode causar sangramento aumentado nos tecidos oculares (hifemas) junto com cirurgia ocular.

Espécies utilizadas
Cães e gatos.

NICARBAZINA: Nicarpac® MC$_{(V)}$, Cycarb®$_{(V)(associação)}$, Gromax®$_{(V)(associação)}$

Grupo farmacológico
Eimerostático.

Características
A nicarbazina é utilizada em rações como um auxílio na prevenção de coccidiose fecal e intestinal em frango de corte. Pode ser usada em combinação com coccidiostáticos ionóforos.

Uso clínico
Tratamento de coccidiose.

Precauções e efeitos adversos
Contraindicada em poedeiras, porque afeta a qualidade do ovo, e em aves com mais de 4 meses de idade.

Espécie utilizada
Aves.

NICLOSAMIDA: Atenase®$_{(H)}$

Grupo farmacológico
Endoparasiticida, salicilamida.

Características
Derivado halogenado da salicilamida utilizado como tenicida. A niclosamida age inibindo a formação dos microtúbulos por meio do bloqueio da captação de glicose, resultando na depleção de glicogênio dos parasitas e na formação reduzida da ATP, necessária para a sobrevivência e a reprodução dos parasitas.

Uso clínico
Tenicida.

Precauções e efeitos adversos
Náuseas, vômitos, diarreia, cólica, prurido e erupções cutâneas.

Espécies utilizadas
Cães e gatos.

NIFEDIPINO: Adalat®$_{(H)}$, Adalex® Retard$_{(H)}$, Loncord® Retard$_{(H)}$, Nifelat®$_{(H)(associação)}$

Grupo farmacológico
Vasodilatador, bloqueador de canal de cálcio.

Características
Causa vasodilatação principalmente por interferir na contração muscular dependente de cálcio e tem ação similar ao anlodipino. O nifedipino não é muito utilizado na veterinária. A dose em pequenos animais é extrapolada da recomendação em humanos, de 10 mg/pessoa, 3 vezes/dia.

Uso clínico
Anti-hipertensivo.

Precauções e efeitos adversos
Teratogênico e embriotóxico. Contraindicado em fêmeas gestantes.

Espécies utilizadas
Cães e gatos.

NIMESULIDA: Nisulid®$_{(H)}$, Scaflan®$_{(H)}$, Scalid®$_{(H)}$, Sulidene® 100$_{(V)}$, Sulidene® 50$_{(V)}$

Grupo farmacológico
AINE inibidor preferencial de COX-2.

Características
Analgésico, antitérmico e anti-inflamatório inibidor preferencial de COX-2 e também inibidor de COX-1, muito utilizado na pediatria humana e, recentemente, também com apresentação comercial veterinária.
   Aparentemente, a nimesulida produz menos efeitos em níveis gástrico e renal. Também inibe a ativação de neutrófilos e tem propriedades antioxidantes, o que intensifica sua ação anti-inflamatória. É indicada no tratamento de osteoartrites e outros processos dolorosos e inflamatórios em cães.

Usos clínicos
- Analgésico
- Antitérmico
- Anti-inflamatório.

Precauções e efeitos adversos
Contraindicada em gestantes e em caso de problemas gastrintestinais, de coagulação, insuficiência renal, hepática e cardíaca. Gastrite, ulceração gástrica, nefrotoxicidade e vômito.

Espécie utilizada
Cães.

NISTATINA: Micostatin®$_{(H)}$, Nidazolin®$_{(H)}$, Equiderm® Pomada$_{(V)(associação)}$, Mastical®$_{(V)(associação)}$, Neodexa F Creme®$_{(V)(associação)}$, Panolog®$_{(V)(associação)}$, Previn® Solução Otológica$_{(V)(associação)}$

Grupo farmacológico
Antifúngico.

Características
Antibiótico poliênico obtido de culturas de *Streptomyces noursei*. Assim como outros antimicóticos poliênicos, a nistatina liga-se ao ergosterol, componente da membrana celular dos fungos, comprometendo o metabolismo celular fúngico e inibindo seu crescimento.

Usos clínicos
- Candidíases mucocutâneas
- Malasseziase.

Precauções e efeitos adversos
Efeitos adversos raramente ocorrem na terapia tópica. Em altas doses VO, pode provocar vômitos, diarreia e anorexia.

Espécies utilizadas
Cães, gatos, equinos, suínos e répteis.

NITAZOXANIDA: Annita®$_{(H)}$

Grupo farmacológico
Antiprotozoário.

Características
Antiprotozoário derivado nitrotiazólico-salicilamida cuja ação protozoaricida provavelmente se deve a sua inibição da reação de transferência de elétrons dependentes da enzima oxidorredutase piruvato-ferredoxina, essencial ao metabolismo de energia anaeróbica do protozoário.

Usos clínicos
- Mieloencefalite equina por sarcocistose
- Endoparasiticida e protozoocida de gatos.

Precauções e efeitos adversos
Contraindicada em animais com menos de 1 ano de idade ou muito debilitados. Laminite, febre, anorexia e diarreia.

Espécies utilizadas
Gatos e equinos.

NITEMPIRAM: Capstar®$_{(V)}$

Grupo farmacológico
Ectoparasiticida, nitroguanidina.

Características
Pertence ao grupo das nitroguanidinas, representado por imidacloprida (tópico) e nitempiram (oral). Trata-se de um dos grupos mais recentes desenvolvidos no controle das pulgas como adulticidas em cães e gatos. O nitempiram, após administração oral, é rapidamente absorvido a partir do trato gastrintestinal. As concentrações sanguíneas máximas são alcançadas entre 15 e 60 min após a administração. Mais de 90% do princípio ativo é eliminado por via urinária dentro de 24 h em cães e 72 h em gatos. Além disso, o nitempiram é um pulicida que apresenta um rápido efeito "nocaute". Seu mecanismo de ação consiste no bloqueio dos receptores nicotínicos pós-sinápticos dos parasitas.

Uso clínico
Contra pulgas adultas.

Precauções e efeitos adversos
Não deve ser utilizado em gestantes, lactentes e pacientes debilitados, com menos de 4 meses de idade ou com menos de 1 kg de peso. Doses excessivas podem provocar apatia, dificuldade respiratória, bradicardia, diminuição da pressão arterial, tremores e mioespasmos.

Espécies utilizadas
Cães e gatos.

NITROFURANTOÍNA: Hantina®(H), Macrodantina®(H)

Grupo farmacológico
Quimioterápico antimicrobiano, derivado do nitrofurano.

Características
Pertence ao grupo dos derivados do nitrofurano, que são substâncias bacteriostáticas que inibem a acetilcoenzima A do ciclo de Krebs, causando bloqueio no metabolismo bacteriano. A nitrofurantoína é absorvida VO e rapidamente excretada via biliar e renal.

Uso clínico
Antimicrobiano indicado para infecções do trato urinário por bactérias Gram-negativas.

Precauções e efeitos adversos
Doses elevadas causam neurotoxicidade periférica. Em doses adequadas, pode provocar náuseas, vômitos e, com menos frequência, discrasias sanguíneas e problemas alérgicos.

Espécies utilizadas
Cães, gatos e equinos.

NITROFURAZONA: Cleanbac®(H), Furacin®(H), Riocin®(H)

Grupo farmacológico
Quimioterápico antimicrobiano, derivado do nitrofurano.

Características
Derivado do nitrofurano, é empregada somente topicamente e está proibida para uso em animais de produção, pois deixa resíduos na carne ou no leite.

Uso clínico
Antimicrobiano para uso tópico.

Precauções e efeitos adversos
Reações cutâneas.

Espécies utilizadas
Anfíbios, aves, animais exóticos e silvestres.

NITROGLICERINA: Nitroderm® TTS 5(H), Nitroderm® TTS 10(H), Tridil®(H)

Grupo farmacológico
Vasodilatador venoso.

Características

Apresenta efeito principalmente venodilatador, mas também tem efeito vasodilatador arterial, podendo causar hipotensão. Relaxa a musculatura lisa venosa ao induzir a síntese de óxido nítrico. A nitroglicerina é metabolizada pelo fígado, sendo que, pela administração cutânea, apenas 20% é metabolizada. Utiliza-se a nitroglicerina na forma de adesivos cutâneos (absorção transdérmica), aplicados na região da virilha, axilas ou orelha.
A ação tem início aproximadamente 1 h após a aplicação e se mantém por 2 a 12 hs. Não existem trabalhos determinando sua eficácia ou mesmo a dose. A dose utilizada é de um adesivo de 10 mg para cães grandes (> 25 kg); meio adesivo de 10 mg (5 mg) para cães entre 10 e 20 kg; ¼ de adesivo de 10 mg ou meio adesivo de 5 mg (2,5 mg) para cães pequenos (5 a 10 kg) e ¼ do adesivo de 5 mg (1,25 mg) para cães miniatura (< 5 kg).

Uso clínico

Vasodilatador venoso por meio de adesivo tópico adjuvante no tratamento de edema pulmonar grave, associado à administração de diurético de alça, oxigênio e sedação.

Precauções e efeitos adversos

Deve-se ter cuidado no manuseio do adesivo (manusear com luvas), pois pode causar hipotensão se absorvido pela pele. Recomenda-se que o adesivo seja aplicado e deixado por 12 h, com descanso de 12 h, para evitar tolerância. Essa refratariedade é relatada em humanos, porém não existem trabalhos investigando esse aspecto em cães ou gatos.
Os efeitos adversos mais comuns são hipotensão e reação alérgica local.

Espécies utilizadas
Cães e gatos.

NITROPRUSSETO DE SÓDIO: Nitroprus®(H)

Grupo farmacológico
Vasodilatador venoso.

Características

Relaxa a musculatura lisa venosa ao induzir a síntese de óxido nítrico. Tem início de ação quase que imediato e dura apenas alguns minutos após a descontinuação da administração IV. É administrado somente por infusão IV e a dose deve ser monitorada de acordo com a pressão arterial, que deve ficar em torno de 70 mmHg. O uso em animais ainda é empírico e extrapola do uso em humanos. O nitroprusseto de sódio deve ser diluído de 20 a 50 mg em solução de glicose a 5% (frasco de 250 mℓ), perfazendo uma concentração de 50 a 500 μg/mℓ. Proteger o frasco da luz com envoltório opaco.

Uso clínico

Vasodilatador venoso IV adjuvante no tratamento de edema pulmonar agudo grave e de outras condições hipertensivas.

Precauções e efeitos adversos

Contraindicado em pacientes desidratados, com hipotensão, hiponatremia ou hipotireoidismo. Hipotensão grave, taquicardia reflexa, geração de metabólito cianeto em altas taxas de infusão e, dessa maneira, podem ocorrer quadros convulsivos que, em humanos, são tratados com tiossulfato de sódio. Pode ocorrer metemoglobinemia, sendo necessário o tratamento com azul de metileno.

Espécies utilizadas
Cães e gatos.

NITROSCANATO: Lopatol®(V)

Grupo farmacológico
Endoparasiticida, substituto fenólico.

Características
Endoparasiticida substituto fenólico que age nos parasitas inibindo a fosforilação oxidativa das mitocôndrias, impedindo a síntese de ATP.

Uso clínico
Em cães, no tratamento de nematódeos e cestódeos gastrintestinais.

Precauções e efeitos adversos
Em alguns casos de filhotes de caninos com até 4 meses de idade, observa-se opacidade do cristalino, que regride dentro de alguns dias. Vômito, depressão, anorexia.

Espécie utilizada
Cães.

NITROXINILA: Dovenix® Supra$_{(V)}$

Grupo farmacológico
Endoparasiticida, fasciolicida.

Características
Antiparasitário pertencente ao grupo dos substitutos fenólicos. Age desacoplando a fosforilação oxidativa, o que interfere na obtenção de energia e mata os parasitas por inanição, com sua consequente eliminação.

Usos clínicos
- Tratamento e controle da *Fasciola hepatica*, além de vermes redondos gastrintestinais, como *Haemonchus* spp, *Bunostomum phlebotomum* e *Oesophagostomum* spp em bovinos, ovinos e caprinos
- Controle do *Oestrus ovis* (bicho da cabeça) em ovinos.

Precauções e efeitos adversos
Contraindicada em animais debilitados. Vômito, diarreia e, em doses elevadas, convulsão, taquicardia e hipertermia.

Espécie utilizada
Bovinos.

NIZATIDINA: Axid®$_{(H)}$

Grupo farmacológico
Bloqueador H$_2$, antiácido.

Características
Bloqueador H$_2$ que bloqueia a estimulação de histamina na célula parietal gástrica, diminuindo a secreção de ácido clorídrico. É de 4 a 10 vezes mais potente do que a cimetidina. Também tem ação procinética, estimulando o esvaziamento gástrico e a motilidade do cólon via atividade anticolinesterásica.

Uso clínico
Antiácido no tratamento de gastrite e úlceras gástricas.

Precauções e efeitos adversos
Em humanos, relatam-se anemia e prurido.

Espécies utilizadas
Cães e gatos.

NORFLOXACINO: Flox®$_{(H)}$, Floxacin®$_{(H)}$, Norfloxacino$_{(H)}$

Grupo farmacológico
Antimicrobiano bactericida, quinolona de 2ª geração.

Características
Fluoroquinolona de 2ª geração que atua interferindo na síntese de DNA e RNA por meio da inibição da DNA girase bacteriana. É bactericida de amplo espectro.
   Atua contra bactérias Gram-negativas, Gram-positivas, *Micoplasma* e *Chlamydia*.

Uso clínico
Infecções do trato respiratório, urinário, pele e tecidos moles.

Precauções e efeitos adversos
Altas doses podem provocar toxicidade ao SNC, principalmente em pacientes com insuficiência renal. Pode causar artropatia em cães jovens de crescimento rápido. Náuseas, vômitos, diarreias e tremores.

Espécies utilizadas
Cães e gatos.

NORGESTOMET: Crestar® (V)(associação)

Grupo farmacológico
Análogo sintético da progesterona.

Características
Utilizado para sincronização do estro. O Crestar® (V) é uma associação de norgestomet com um estrógeno (valerato de estradiol), que permite, ao mesmo tempo, a sincronização do cio nas fêmeas já cíclicas e a indução e a sincronização do cio nas fêmeas em repouso cíclico (anestro).

Uso clínico
Sincronização de estro.

Precauções e efeitos adversos
Contraindicado em fêmeas antes do primeiro estro, gestantes ou com doenças uterinas. Polidipsia, poliúria, alterações comportamentais, endometrites, neoplasias mamárias e hiperplasia endometrial cística.

Espécie utilizada
Bovinos.

NORTRIPTILINA: Cloridrato de nortriptilina(H), Pamelor®(H)

Grupo farmacológico
Antidepressivo tricíclico.

Características
Os antidepressivos tricíclicos aparentemente bloqueiam a captação das aminas (norepinefrina e serotonina) pelas terminações nervosas, provavelmente por competição pelo transportador que faz parte desse sistema de transporte de membrana.

Usos clínicos
- Tratamento de distúrbios de comportamento em animais: ansiedade, ansiedade da separação
- Distúrbios compulsivos como lambedura excessiva e automutilação
- Agressividade por dominância.

Precauções e efeitos adversos
Efeitos cardiovasculares (elevação da frequência cardíaca e hipotensão ortostática), anticolinérgicos (midríase, boca seca, redução de produção de lágrimas, retenção urinária e constipação intestinal), anti-histamínicos e sedativos.

Espécies utilizadas
Cães e aves.

NOVOBIOCINA SÓDICA: Albadry® Plus Suspensão(V)(associação), Tetra-Delta® (V)(associação)

Grupo farmacológico
Antibiótico bacteriostático.

Características
Derivado de *Streptomyces niveus*. A novobiocina liga-se à DNA girase e bloqueia a atividade da ATPase.

Usos clínicos
- Infecções bacterianas principalmente por Gram-negativos
- Por via intramamária em associação com outros antibióticos.

Precauções e efeitos adversos
Náuseas, vômitos, diarreias, febre e alterações sanguíneas.

Espécie utilizada
Bovinos.

O

OCITOCINA: Ocitocina Forte U.C.B.®$_{(V)}$, Ocitocina Univet®$_{(V)}$, Ocitocina Vitalfarma®$_{(V)}$, Ocitovet®$_{(V)}$, Orastina®$_{(V)}$, Placencal®$_{(V)}$, Placentex®$_{(V)}$

Grupo farmacológico
Hormônio hipofisário, estimulante uterino.

Características
Atua sobre receptores específicos de ocitocina e estimula a contração uterina. Estimula a secreção de PGF2-alfa para interromper a luteólise quando administrada na época da luteólise, pois antes não é possível induzir a PGF2-alfa. Prolonga a função do corpo lúteo.

Na retenção placentária, sua eficácia é questionável quando utilizada isoladamente, sendo que muitos especialistas recomendam o uso simultâneo de estrogênio.

Usos clínicos
- Estimula a contração uterina
- Promove a ejeção ou a descida do leite
- Expulsa a placenta após o parto
- Suprime o comportamento de estro em éguas
- Promove a eliminação de ovos retidos.

Precauções e efeitos adversos
Contraindicada em distocias fetais, em animais prenhes, a menos que se deseje a indução do trabalho de parto, em animais com cérvice fechada. Ruptura uterina e, em doses elevadas, retenção de líquidos, coma e morte.

Espécies utilizadas
Animais domésticos, silvestres e exóticos.

OCLACITINIB: Apoquel®$_{(V)}$, Oclacitinib$_{(H)}$

Grupo farmacológico
Antialérgico imunomodulador inibidor seletivo da enzima JAK.

Características
Pode inibir a função de várias citocinas dependentes da atividade enzimática da JAK. As citocinas alvo são as pró-inflamatórias ou as que desempenham um papel na resposta do processo de alergia e prurido. O oclacitinib também pode exercer efeito em outras citocinas (p. ex., nas envolvidas na defesa do hospedeiro ou hematopoese), com potenciais efeitos indesejáveis.

Uso clínico
Antialérgico no controle do prurido na dermatite alérgica e atópica.

Precauções e efeitos adversos
Não deve ser administrado em cães com menos de 12 meses de idade ou com infecções graves. O oclacitinib modula o sistema imunitário e pode aumentar a suscetibilidade à infecção e exacerbar doenças neoplásicas.

A segurança do medicamento veterinário não foi determinada durante a gestação e a lactação ou em machos reprodutores e, como tal, sua utilização não é recomendada durante a gestação, lactação ou em machos destinados à reprodução.
Lavar as mãos imediatamente após manusear os comprimidos.

Espécie utilizada
Cães.

OCTREOTIDA: Sandostatin® (H)

Grupo farmacológico
Análogo sintético da somatostatina.

Características
Análogo da somatostatina, hormônio do crescimento, porém sua ação é mais potente e duradoura. Na veterinária, é utilizada no tratamento adjuvante de hiperinsulinemia por insulinomas.
Em humanos, além do seu uso em pacientes com acromegalia, tem sido utilizada cada vez mais nos quadros de hemorragia digestiva alta por ruptura de varizes gastroesofágicas.

Uso clínico
Tratamento adjuvante de hiperinsulinemia por insulinomas.

Precauções e efeitos adversos
Alterações digestivas.

Espécies utilizadas
Cães e ferretes.

OESTRIOL/ESTRIOL: Incurin® (V)

Grupo farmacológico
Estrogênio natural.

Características
Estrogênio natural, aumenta o tônus muscular de repouso da uretra nas fêmeas e pode ser utilizado para tratar cadelas com incontinência urinária decorrente de depleção de estrogênio. O estriol é rapidamente absorvido após administração oral e tem alta afinidade com receptores em células do trato urogenital inferior, embora apresente curto tempo de ocupação do receptor que limita os efeitos indesejáveis.

Uso clínico
Controle da incontinência urinária responsiva ao estrogênio em cadelas ovário-histerectomizadas.

Precauções e efeitos adversos
Anorexia, vômito, polidipisia, inchaço de vulva, ansiedade, hiperatividade, sonolência, sialorreia, cistite, atratividade sexual, comportamento estrogênico e hiperplasia mamária.

Espécie utilizada
Cadelas.

OFLOXACINO: Flogirax® (H), Oflox® Colírio(H), Ofloxacino colírio(H)

Grupo farmacológico
Antimicrobiano bactericida, quinolona de 2ª geração.

Características
Promove inibição da DNA girase bacteriana, enzima que controla a direção e a extensão do espiralamento das cadeias de DNA. Tem espectro de ação principalmente contra bactérias Gram-negativas, além de ação contra Gram-positivas, *Mycoplasma* e *Chlamydia*.

Uso clínico
Infecções oculares, do trato respiratório, urinário, pele e tecidos moles.

Precauções e efeitos adversos

Altas doses podem provocar toxicidade ao SNC, principalmente em pacientes com insuficiência renal. Pode causar artropatia em cães jovens de crescimento rápido. Náuseas, vômitos, diarreias e tremores.

Espécies utilizadas

Cães e gatos.

ÓLEO DE FÍGADO DE BACALHAU ORAL: Emulsão Scott®$_{(H)}$, Óleo de Fígado de Bacalhau Simões®$_{(V)(associação)}$
ÓLEO DE FÍGADO DE BACALHAU TÓPICO: Creamex-Pet®$_{(V)(associação)}$, Hipoglós®$_{(H)(associação)}$, Pomadol®$_{(V)(associação)}$

Grupo farmacológico

Nutracêutico, fonte de ômega 3 e vitaminas A e D.

Características

Fonte importante de nutrientes essenciais, como ácidos graxos ômega 3 e vitaminas A e D pré-formadas, além de poder conter pequenas quantidades de vitamina K.

Usos clínicos

- Via oral: nutracêutico (fonte de ômega 3 e vitaminas A e D)
- Via tópica: em forma de pomadas, como cicatrizante.

Precauções e efeitos adversos

Por VO, em doses elevadas, pode causar náuseas, vômitos, diarreia e má absorção de nutrientes lipossolúveis.

Espécies utilizadas

Cães, gatos, bovinos, equinos, suínos, caprinos e ovinos.

ÓLEO DE LINHAÇA: Dry Lin®$_{(H)}$, Óleo de linhaça 1 g$_{(H)}$, Óleo de linhaça 500 mg$_{(H)}$

Grupo farmacológico

Nutracêutico, fonte de ômega 3 e 6.

Características

Tem em sua composição 16% de ácidos graxos linolênicos (ômega 6) e 57% de ácidos graxos alfalinolênicos (ômega 3), sendo considerado a maior fonte vegetal de ômega 3 e 6 conhecida, e sua relação ômega 3/ômega 6, de 1:3, é considerada muito próxima do ideal. Também é rico em lignana (fitoesteroide), fibras solúveis (lignina), vitaminas B$_1$, B$_2$, C, E e minerais. Tem um processo de produção mais barato do que em relação ao óleo de peixe, que também é uma fonte de ômega 3 e 6 muito utilizada, sendo, portanto, uma fonte renovável e sustentável. Sua extração é principalmente a frio a partir do óleo da semente de linhaça. Tem como desvantagem a necessidade da conversão do ALA para a formação de EPA e DHA.

Usos clínicos

- Fonte de ômegas 3 e 6: anti-inflamatórios naturais
- Adjuvante no alívio da dor na displasia coxofemoral e outras artropatias
- Alívio do prurido em algumas dermatopatias, como atopia, alergia alimentar, dermatite alérgica a pulgas, demodicose
- Controle da inflamação em doenças autoimunes
- Controle da inflamação e aumento da produção de lágrima na ceratoconjuntivite seca
- Controle da hipertrigliceridemia
- Diminuição na formação de trombos
- Prevenção de arritmias cardíacas e doenças coronarianas
- Controle da inflamação em doenças de coluna e neurológicas
- Melhora da função mental em animais idosos
- Inibição da gênese e diminuição do crescimento de tumores.

Precauções e efeitos adversos

Em altas doses, pode levar a transtornos gastrintestinais.

Espécies utilizadas
Cães e gatos.

ÓLEO DE OLIVA

Grupo farmacológico
Nutracêutico, fonte de ácidos graxos, laxante.

Características
Rico em ácido graxo monoinsaturado, ácido oleico (cerca de 70 a 80%), tem de 10 a 15% de ácido graxo saturado (ácido palmítico) e uma pequena quantidade, em torno de 5 a 10%, de ácido graxo poli-insaturado, ômega 3, 6 e 9. Trabalhos mostram que o óleo de oliva tem efeito antinociceptivo, anti-inflamatório, antiarrítmico, espasmolítico, laxante, imunoestimulante, cardioprotetor, hipotensivo, hipoglicemiante e antimicrobiano.

Usos clínicos
- Laxativo lubrificante
- Contra ácaros cutâneos em répteis.

Precauções e efeitos adversos
Pode ocorrer deficiência de vitaminas lipossolúveis em administrações prolongadas VO.

Espécies utilizadas
Animais domésticos, silvestres e exóticos.

ÓLEO DE PEIXE/ÔMEGA 3: Allercat® Plus(V)(associação), Fish Oil Sundown®(H), Genioox®(V)(associação), Nutricare®(V)(associação), Óleo de Peixe Herbarium®(H), Ograx-3®(V), Ômega 3®(H), Ômega 3 Dog Organnact®(V), Ômega 3®(V), Pet Oxcell®(V) Seniox®(V)(associação)

Grupo farmacológico
Nutracêutico, fonte de ômega 3.

Características
O óleo de peixe é uma fonte rica em ômega 3, selênio, iodo e vitaminas A, B, D e E. É obtido de peixes de água fria (p. ex., salmão, atum e arenque), com a principal vantagem de ter o EPA e o DHA pré-formados. O ácido graxo ômega 3 ou ALA tem ações cardioprotetoras; o EPA e o DHA reduzem a inflamação e promovem bom funcionamento do SNC. Tem como desvantagem ser mais suscetível à oxidação (variabilidade de temperatura, estação e localização), ter a possibilidade de contaminação dos peixes por metais pesados e pesticidas, odor desagradável e ser uma fonte em declínio e de difícil renovação. Com os novos processos de produção, odor, oxidação e impurezas são controlados, porém isso implica um processo de produção mais caro (destilação a vapor, limpeza, purificação e desodorização).

Usos clínicos
- Fonte de ômega 3: anti-inflamatório natural
- Pode ser utilizado como adjuvante no alívio da dor na displasia coxofemoral e outras artropatias
- Alívio do prurido em algumas dermatopatias, como atopia, alergia alimentar, dermatite alérgica a pulgas, demodicose
- Controle da inflamação em doenças autoimunes
- Controle da inflamação e aumento da produção de lágrima na ceratoconjuntivite seca
- Controle da hipertrigliceridemia
- Diminuição na formação de trombos
- Prevenção de arritmias cardíacas e doenças coronarianas
- Controle da inflamação em doenças de coluna e neurológicas
- Melhora da função mental em animais idosos e inibição da gênese e diminuição do crescimento de tumores.

Precauções e efeitos adversos
Em doses baixas, pode levar a hálito de peixe (principalmente em produtos que não têm processo de desodorização adequado), transtornos gastrintestinais, como diarreia e vômito e, em alguns casos, gastrite. Isso pode ser amenizado com a ingestão junto com alimento. Em altas doses, distúrbios de coagulação e hemorragias decorrem da redução da agregação plaquetária por alteração dos fosfolipídios da membrana plaquetária.

Espécies utilizadas
Cães e gatos.

ÓLEO DE RÍCINO: Laxol®$_{(H)}$, Óleo de rícino$_{(H)}$

Grupo farmacológico
Laxativo.

Características
É um catártico de contato ou irritante. Atua irritando a mucosa intestinal, estimulando o peristaltismo e reduzindo a absorção.

Uso clínico
Laxante.

Precauções e efeitos adversos
Contraindicado em caso de úlceras gastrintestinais. Cólica, diarreia intensa e desidratação.

Espécies utilizadas
Cães e gatos.

ÓLEO MINERAL: Mineróleo®$_{(H)}$, Nujol®$_{(H)}$, Óleo mineral$_{(H)}$

Grupo farmacológico
Laxativo, lubrificante, emoliente.

Características
É um laxante emoliente que lubrifica as fezes e a mucosa intestinal, favorecendo a eliminação do bolo fecal sem aumentar o peristaltismo. Pode ser utilizado por VO ou enema.

Uso clínico
Laxante.

Precauções e efeitos adversos
O uso prolongado pode diminuir a absorção de vitaminas lipossolúveis.

Espécies utilizadas
Cães, gatos, equinos, suínos e ruminantes.

ÓLEO TRIGLICERÍDIO DE CADEIA MÉDIA: TCM®$_{(H)}$, MCT®$_{(H)}$

Grupo farmacológico
Suplemento nutricional.

Características
Triglicerídios de cadeia média são lipídios encontrados no óleo de coco, que são utilizados rapidamente pelas células e não contribuem para o estoque de gordura. Indicado para pacientes que necessitem de um aporte calórico maior proveniente de lipídios de fácil absorção, como dificuldade digestiva ou absortiva, distúrbios no transporte linfático, doenças que induzem a desnutrição, estresse metabólico e hipermetabolismo.

Usos clínicos
- Tratamento de linfangiectasia
- Suplementação nutricional
- Fórmulas para nutrição enteral.

Precauções e efeitos adversos
Diarreia.

Espécies utilizadas
Cães e gatos.

OLOPATADINA: Patanol® Colírio(H)

Grupo farmacológico
Anti-histamínico/bloqueador H_1.

Características
Inibidor da liberação de histamina e antagonista relativamente seletivo do receptor H_1 de histamina, que inibe a reação de hipersensibilidade imediata tipo 1 *in vivo* e *in vitro*, incluindo os efeitos induzidos da inibição da histamina nas células epiteliais da conjuntiva.
Após administração tópica ocular em humanos, a olopatadina demonstrou ter baixa exposição sistêmica. Deve ser administrada 1 gota, 2 a 3 vezes/dia, durante 4 a 6 semanas.

Uso clínico
Tratamento de conjuntivite alérgica.

Precauções e efeitos adversos
Reações de hipersensibilidade.

Espécies utilizadas
Cães e gatos.

OLSALAZINA: Dipentum® (H)(importado)

Grupo farmacológico
Sulfonamida anti-inflamatória intestinal.

Características
Utilizada para tratamento de doença inflamatória intestinal, como as colites crônicas. É composta por duas moléculas de ácido aminossalicílico por uma ligação azo. Tem efeito similar à sulfassalazina, mas sem o componente sulfonamida.

Uso clínico
Tratamento de colite.

Precauções e efeitos adversos
Usar com cautela em gestantes, lactantes e pacientes com insuficiência renal. Diarreia, vômitos e, em tratamentos prolongados, ceratoconjuntivite seca.

Espécie utilizada
Cães.

OMEPRAZOL: Equiprazol® (V), Gastrium® (H), Gastrogard® (V), Gastrozol® (V), Gaviz V® (V), Losec® (H), Omeprazol(H), Oprazol® (H), Petprazol® (V)

Grupo farmacológico
Inibidor da bomba de prótons, antiácido.

Características
Bloqueia a enzima ATPase da célula parietal para inibir a secreção de ácido clorídrico de modo irreversível. Como bloqueia a etapa final da secreção do íon hidrogênio, tem efeito antiácido mais potente e prolongado do que os inibidores H_2.
O omeprazol é um medicamento do grupo dos benzimidazóis e é uma boa escolha para o tratamento de úlceras refratárias e nas hipersecreções ácidas secundárias a processos paraneoplásicos, como mastocitose sistêmica decorrente de mastocitoma ou hipergastrinemia secundária à gastrinoma. Além disso, inibe organismos do gênero *Helicobacter* no estômago, quando associado a antibióticos.

Usos clínicos
- Tratamento e prevenção de gastrites e úlceras gástricas
- Recomendado antes da administração de enzimas pancreáticas para evitar a degradação rápida pelo ácido clorídrico.

Precauções e efeitos adversos
Vômito, diarreia, flatulência, constipação intestinal e raros relatos, em cães, de alterações neurológicas (convulsões) e reações cutâneas.

Espécies utilizadas
Cães, gatos e equinos.

ONDANSETRONA: Ansentron®$_{(H)}$, Cloridrato de ondansetrona$_{(H)}$, Nausedron®$_{(H)}$, Vonau Flash®$_{(H)}$, Vonau® Injetável$_{(H)}$, Zofran®$_{(H)}$

Grupo farmacológico
Antiemético, antagonista de receptores serotoninérgicos.

Características
Antagonista 5-HT$_3$ desenvolvido em humanos para o tratamento do vômito induzido pela quimioterapia do câncer. Os receptores 5-HT$_3$ são encontrados perifericamente nas fibras aferentes vagais e no centro do vômito. Portanto, sua ação central aliada à sua ação periférica confere alta potência antiemética. O antagonismo de receptores periféricos também pode produzir um efeito procinético. A ondansetrona também serve de substrato do transportador da membrana P-glicoproteína codificada pelo gene MDR-1, portanto, os cães da raça Collie e seus mestiços com mutação nesse gene podem se intoxicar com este fármaco.

Usos clínicos
- Antiemético potente
- Prevenção de vômitos na quimioterapia, na uremia, na irradiação ou em pacientes refratários a metoclopramida ou a outros antieméticos
- Cinetose.

Precauções e efeitos adversos
Usar com cautela em pacientes com insuficiência hepática e em animais da raça Collie e seus mestiços, por causa da mutação do gene MDR-1. Constipação intestinal, reações extrapiramidais, arritmias e hipotensão.

Espécies utilizadas
Cães e gatos.

ORBIFLOXACINA: Orbax®$_{(V)}$, Posatex®$_{(V)(associação)}$

Grupo farmacológico
Antimicrobiano bactericida, quinolona de 2ª geração.

Características
Promove inibição da DNA girase bacteriana, enzima que controla a direção e a extensão do espiralamento das cadeias de DNA. Tem espectro de ação principalmente contra bactérias Gram-negativas, estafilococos e *Pseudomonas*.

Uso clínico
Infecções de pele, tecidos moles, ouvido e trato urinário inferior.

Precauções e efeitos adversos
Artropatia por erosão da cartilagem articular em cães jovens de crescimento rápido, portanto, deve ser evitado em cães de pequeno a médio porte nos primeiros 8 meses de vida, e em cães de grande porte nos primeiros 18 meses de vida. Pode causar tremores e convulsão em pacientes suscetíveis.
 A dosagem deve ser ajustada para animais hepatopatas e nefropatas graves.

Espécies utilizadas
Cães, gatos e equinos.

OSELTAMIVIR: Tamiflu®$_{(H)}$

Grupo farmacológico
Antiviral.

Características
O fosfato de oseltamivir é um antiviral considerado um pró-fármaco, ou seja, é biotransformado dentro do organismo em carboxilato de oseltamivir. Seu mecanismo de ação é a inibição seletiva de neuraminidases, glicoproteínas de liberação dos víriones, ou seja, ele impede a saída dos vírus de uma célula para outra.
O medicamento não impede a contaminação com o vírus e é usado no tratamento da infecção.

Uso clínico
Utilizado experimentalmente no tratamento da parvovirose canina e influenza tipo A em equinos.

Precauções e efeitos adversos
Contraindicado em neonatos. Náuseas, vômito e diarreia.

Espécies utilizadas
Cães e equinos.

OXACILINA SÓDICA: Oxacilil®$_{(H)}$, Oxacilina sódica$_{(H)}$, Oxanon®$_{(H)}$, Staficilin-N®$_{(H)}$

Grupo farmacológico
Antibiótico bactericida, betalactâmico, isoxazolipenicilinas.

Características
Penicilina semissintética do grupo dos antibióticos betalactâmicos, liga-se às PBP que interferem na formação da parede celular bacteriana. Tem um espectro de ação pequeno, é ativa contra bactérias Gram-positivas e a resistência é comum contra bacilos entéricos Gram-negativos.

Uso clínico
Tratamento de infecções por bactérias Gram-positivas, principalmente de tecidos moles e piodermites.

Precauções e efeitos adversos
Contraindicada para roedores e lagomorfos. Reações de hipersensibilidade, anorexia, vômito e diarreia.

Espécies utilizadas
Cães e gatos.

OXFENDAZOL: Pantec®$_{(V)}$, Oxfaden®$_{(V)}$, Systamex® Suspensão Oral$_{(V)}$

Grupo farmacológico
Endoparasiticida, benzimidazólico.

Características
Os benzimidazóis agem sobre os parasitas, impedindo a síntese de microtúbulos pela inibição da beta-tubulina, e bloqueiam de modo irreversível a captação de glicose pelo parasita. Atuam como larvicidas, adulticidas e também inibem o desenvolvimento embrionário de larvas (ovicidas).

Usos clínicos
- Em equinos, contra nematódeos, oxiúros, pequenos e grandes estrongilídios
- Em bovinos, contra nematódeos e cestódeos.

Precauções e efeitos adversos
Contraindicado o uso em animais muito debilitados.

Espécies utilizadas
Bovinos e equinos.

OXIBENDAZOL: Equitac®$_{(V)}$, Equitac® Plus$_{(V)(associação)}$, Oxibendazo® a 5%$_{(V)}$, Oxyverm®$_{(V)}$

Grupo farmacológico
Endoparasiticida, benzimidazólico.

Características
Os benzimidazóis agem sobre os parasitas, impedindo a síntese de microtúbulos pela inibição da beta-tubulina, e bloqueiam de modo irreversível a captação de glicose pelo parasita. Atuam como larvicidas, adulticidas e também inibem o desenvolvimento embrionário de larvas (ovicidas).

Usos clínicos
- Em equinos: contra nematódeos, oxiúros, pequenos e grandes estrongilídios
- Em bovinos: suínos e aves, contra verminoses gastrintestinais.

Precauções e efeitos adversos
Uso contraindicado em animais muito debilitados.

Espécies utilizadas
Bovinos, equinos, suínos e aves.

OXIBUTININA: Frenurin®$_{(H)}$, Incontinol®$_{(H)}$, Retemic®$_{(H)}$, Retemic® UD$_{(H)}$

Grupo farmacológico
Anticolinérgico, antiespasmódico urinário.

Características
A oxibutinina é um anticolinérgico com atividade antiespasmódica e antimuscarínica no músculo liso. Também apresenta efeitos analgésico e anestésico local.

Uso clínico
Antiespasmódico urinário para tratamento de incontinência urinária por hiper-reflexia do detrusor.

Precauções e efeitos adversos
Contraindicada em pacientes com glaucoma de ângulo fechado, taquicardia, obstrução intestinal e urinária, íleo paralítico e miastenia. Os efeitos adversos são taquicardia, redução do peristaltismo, constipação intestinal, aumento da PIO em glaucoma de ângulo fechado, fotofobia, xerostomia, aumento da temperatura corporal pela diminuição da transpiração, desorientação, ataxia e convulsões.

Espécies utilizadas
Cães e gatos.

OXIMETOLONA: Homogenin®$_{(H)}$

Grupo farmacológico
Esteroide anabolizante, estimulante da eritropoese.

Características
Esteroide anabolizante sintético derivado da testosterona com as mesmas propriedades e indicações clínicas da nandrolona, ou seja, maximizar os efeitos anabólicos e minimizar a ação androgênica, porém com efeitos adversos mais graves. É metabolizada pelo fígado e, entre os esteroides anabolizantes sintéticos, é um dos mais hepatotóxicos e cancerígenos que existem.

Uso clínico
Esteroide anabolizante e estimulante da eritropoese.

Precauções e efeitos adversos
Contraindicada em gestantes. Usar com cautela em hepatopatas. Aumento de peso, hipercalcemia, hipertrofia e carcinoma prostático, síndrome nefrótica, virilização de fêmeas, infertilidade e redução de libido.

Espécies utilizadas
Cães e gatos.

OXITETRACICLINA: Cyamicina® LA 20%$_{(V)}$, Kuramicina® L.A.$_{(V)}$, Oxitetra® L.A.$_{(V)}$, Terralon® 20%$_{(V)}$, Terramicina®$_{(H)}$, Terramicina® LA$_{(H)}$, Terramicina® Pomada$_{(H)}$, Terramicina® Pomada Oftálmica$_{(H)}$, Terra-Cortril® Pomada$_{(H)}$, Terra-Cortril® Spray$_{(V)(associação)}$

Grupo farmacológico
Antibiótico bacteriostático.

Características
Tetraciclina natural cujo mecanismo de ação é inibir a síntese proteica ligando-se à subunidade 30S do ribossomo da bactéria. É de ação curta e, por isso, são utilizados vários tipos de veículos nas apresentações injetáveis para aumentar seu tempo de ação, como polietilenoglicol, propilenoglicol, povidona e pirrolidona. Sua absorção oral é limitada.

Usos clínicos
- Tratamento de doenças do trato respiratório, urinário, gastrentérico e doenças oftálmicas bacterianas dos animais domésticos
- Doenças específicas: anaplasmose (*Anaplasma* sp), actinobacilose (*Actinobacillus lignieresii*), actinomicose (*Actinomyces bovis*), borreliose (*Borrelia burgdorferi* – doença de Lyme), brucelose (*Brucella* sp), ceratoconjuntivite infecciosa bovina (*Moraxela bovis*), hemobartonelose (*Haemobartonella* sp), doenças por *Chlamydia* e *Mycoplama*, e erliquiose (*Ehrlichia* sp).

Precauções e efeitos adversos
Contraindicada em gestantes e lactantes ou em animais em crescimento. Usar com cautela em cobaias e pacientes com insuficiência hepática e renal. Nefrotoxicidade, por isso, deve ser evitada em pacientes com função renal alterada. Deve ser evitada em associação com anestesia inalatória com metoxiflurano, pela possibilidade de indução de insuficiência renal aguda. Hepatotoxicidade por degeneração parenquimatosa. Fototoxicidade, necrose tecidual, deposição e descoloração dentária e inibição da calcificação afetando estrutura óssea. Superinfecções e diarreia grave, principalmente quando utilizada por via oral em ruminantes, por destruir a microflora bacteriana e, em equinos, por destruir a microflora colônica, podendo ser fatal nessa espécie caso o animal esteja muito debilitado ou estressado.

Espécies utilizadas
Animais domésticos, silvestres e exóticos.

P

PACLITAXEL: Paclitax®$_{(H)}$, Paclitaxel$_{(H)}$, Parexel®$_{(H)}$, Taxol®$_{(H)}$, Tevaplacli®$_{(H)}$

Grupo farmacológico
Agente antineoplásico ligante da tubulina.

Características
Agente antineoplásico específico do ciclo celular na fase M. Aumenta a polimerização da tubulina, resultando na inibição da síntese de DNA. Tem mecanismos de resistência mediado pelo gene MDR-1 e por alterações estruturais nas subunidades de tubulina.

Uso clínico
Em estudo nos animais domésticos para: mastocitoma e tumores metastáticos do tipo osteossarcoma, adenocarcinoma mamário e histiocistose maligna.

Precauções e efeitos adversos
O paclitaxel apresenta como veículo o álcool etílico e o cremofor, que causam reações de hipersensibilidade induzindo degranulação de mastócitos, provocando hipotensão, eritema cutâneo e prurido. Para minimizar esses efeitos adversos, o produto deve ser diluído em solução fisiológica a 0,9% e infundido IV em 3 a 6 h na dose de 165 mg/m^2 em cães. De 2 a 3 dias antes da administração, deve-se administrar prednisona e ranitidina e, de 30 a 60 min antes da administração, difenidramina. Outros efeitos adversos incluem mielossupressão, gastrenterite e alopecia. Em cães da raça Collie e mestiços

com essa raça, deve-se evitar o uso porque a sensibilidade à substância é mediada pela mutação do gene MDR-1.

Espécie utilizada
Cães.

PAMIDRONATO: Fauldpami®$_{(H)}$, Pamidron®$_{(H)}$, Pamidronato dissódico$_{(H)}$

Grupo farmacológico
Anti-hipercalcêmico.

Características
Inibidor da reabsorção óssea, inibindo a atividade osteoclástica, induzindo a apoptose de osteoclastos, retardando a reabsorção óssea e diminuindo, portanto, a velocidade de desenvolvimento da osteoporose. É biotransformado pelo fígado e eliminado principalmente pelos rins.

Usos clínicos
- Tratamento de hipercalcemia induzida pelo câncer ou pela intoxicação por vitamina D
- Minimização da dor induzida pela reabsorção óssea como complicação neoplásica ou por uso prolongado de corticosteroide.

Precauções e efeitos adversos
Não administrar em gestantes e usar com cautela em animais com insuficiência renal.
Febre, dor articular, mialgias, diminuição do apetite e desequilíbrio eletrolítico, principalmente hipocalcemia.

Espécies utilizadas
Cães e gatos.

PANCREATINA: Creon®$_{(H)}$, Pankreoflat®$_{(H)}$

Grupo farmacológico
Enzima pancreática.

Características
Fornece as enzimas pancreáticas lipase, amilase e protease, que facilitam a digestão de gorduras, proteínas e amidos na parte superior do duodeno e no jejuno. São mais ativas em ambiente alcalino, por isso, a administração prévia de antiácidos melhora a sua eficácia.

Uso clínico
Reposição enzimática antes das refeições no tratamento de IPE.

Precauções e efeitos adversos
Náuseas, diarreia; em cápsulas, pode induzir ulceração esofágica.

Espécies utilizadas
Cães e gatos.

PANCURÔNIO: Brometo de pancurônio$_{(H)}$, Pancuron®$_{(H)}$

Grupo farmacológico
Bloqueador neuromuscular não despolarizante.

Características
Compete pelos receptores N$_M$ na junção neuromuscular causando relaxamento muscular. Não tem ação analgésica ou sedativa. Em relação aos bloqueadores neuromusculares despolarizantes (p. ex., succinilcolina), tem a vantagem de poder antagonizar a paralisia com o uso de anticolinesterásicos, como a neostigmina na dose de 0,04 a 0,7 mg/kg IV associada à atropina na dose 0,044 mg/kg IV.

Usos clínicos
- Relaxamento muscular na indução anestésica para facilitar a intubação endotraqueal em procedimentos cirúrgicos

- Em ventilação mecânica (p. ex., cirurgias torácicas e hérnia diafragmática)
- Em cirurgias oftálmicas (p. ex., catarata) para facilitar o posicionamento e a manipulação cirúrgica do olho, além de prevenir o reflexo oculomotor.

Precauções e efeitos adversos
Contraindicado o uso em paciente com miastenia *gravis*. Utilizar esse fármaco somente na presença de suporte ventilatório mecânico. Taquicardia, hipertensão, sialorreia, fraqueza muscular e depressão respiratória.

Espécies utilizadas
Cães, gatos, coelhos e equinos.

PANTOPRAZOL: Pantocal®$_{(H)}$, Pantopaz®$_{(H)}$, Pantoprazol$_{(H)}$, Pantozol® 20 ou 40 mg$_{(H)}$, Pantozol® IV$_{(H)}$

Grupo farmacológico
Inibidor da bomba de prótons, antiácido.

Características
Bloqueia a enzima ATPase da célula parietal para inibir a secreção de ácido clorídrico de modo irreversível. Como bloqueia a etapa final da secreção do íon hidrogênio, tem um efeito antiácido mais potente e prolongado do que os inibidores H$_2$. A supressão da secreção ácida pode durar mais de 24 h em animais. O pantoprazol é o primeiro inibidor da bomba de prótons que pode ser administrado IV.

Uso clínico
Tratamento e prevenção de gastrites e úlceras gástricas quando há necessidade de usar a via IV.

Precauções e efeitos adversos
Há poucos relatos de reações adversas em animais. Diarreia.

Espécies utilizadas
Cães, gatos e equinos.

PARACETAMOL: Sonridor®$_{(H)}$, Tylenol®$_{(H)}$, Paracetamol$_{(H)}$, Paracetamol + Fosfato de codeína$_{(H)}$

Grupo farmacológico
Analgésico e antipirético.

Características
Diferentemente de outros AINE, não tem ação anti-inflamatória em cães. Os motivos para essas diferenças parecem estar relacionados com sua ação sobre a COX-3, de ocorrência exclusivamente central. Outros estudos sugerem que o paracetamol pode estimular as vias inibitórias da dor mediadas pela serotonina, ativando os receptores serotoninérgicos.

Usos clínicos
- Analgésico e antipirético em cães
- Ação analgésica fraca, por isso é geralmente associado a um opioide (p. ex., codeína).

Precauções e efeitos adversos
Contraindicado para gatos, pois causa intoxicação grave, já que essa espécie é incapaz de excretar os metabólitos do paracetamol, causando metemoglobinemia, hepatoxicidade aguda, edema de membros e anemia com corpúsculo de Heinz. O tratamento dessa intoxicação consiste na administração de acetilcisteína.
Os efeitos adversos são vômito, diarreia, indução de gastrite e ulcerações gástricas, disfunções hepáticas e renais, ceratoconjuntivite seca e urticária.

Espécies utilizadas
Cães, aves, coelhos e equinos.

PAROXETINA: Aropax®$_{(H)}$, Cloridrato de paroxetina$_{(H)}$, Moratus®$_{(H)}$, Paxil CR®$_{(H)}$, Paxtrat®$_{(H)}$, Praxetina®$_{(H)}$, Roxetin®$_{(H)}$, Sertero®$_{(H)}$, Zyparox®$_{(H)}$

Grupo farmacológico
Antidepressivo ISRS.

Características
Aumenta a concentração de serotonina centralmente pelo bloqueio pré-sináptico neuronal nos receptores 5-HT.

Usos clínicos
- Em cães: tratamento de distúrbios compulsivos ou TOC, automutilação, ansiedade da separação, agressividade relativa à alta dominância
- Em gatos: também é utilizada para diminuir a marcação de território com urina.

Precauções e efeitos adversos
Usar com cautela em pacientes com cardiopatias. Não usar em animais prenhes, pois há risco de malformações. Não utilizar em conjunto com inibidores da MAO, como amitraz e selegilina. Constipação intestinal e diminuição do apetite.

Espécies utilizadas
Cães e gatos.

PENICILAMINA: Cuprimine®(H)

Grupo farmacológico
Agente quelante de cobre, chumbo, ferro e mercúrio.

Características
Tem propriedades anti-inflamatórias e antifibróticas por sua ação sobre o colágeno, inibindo sua ligação cruzada e tornando-o mais suscetível à degradação enzimática. Essa propriedade antifibrótica pode ser útil no tratamento de doenças hepáticas. Em humanos, é utilizada para o tratamento de artrite reumatoide.

Usos clínicos
- Tratamento de intoxicação pelo cobre, hepatite associada ao acúmulo de cobre e urólitos de cistina
- O tratamento de animais com hepatopatias decorrentes de armazenamento de cobre pode durar de 2 a 4 meses.

Precauções e efeitos adversos
Contraindicada em gestantes. Náuseas, vômitos, doença hepática semelhante àquela causada por corticosteroides, reações de hipersensibilidade; inclusive pode haver reação cruzada com as penicilinas em animais alérgicos a elas. Deve ser administrada em jejum (2 h antes das refeições).

Espécies utilizadas
Cães, gatos, equinos, bovinos e suínos.

PENICILINA G BENZATINA: Agrodel® Plus(V)(associação), Benzetacil®(H), Biozatin®(H)
PENICILINA G POTÁSSICA: Agrovet®(V)(associação), Aricilina®(H), Cristacilina®(H), Novapen®(V), Pencivet® Plus(V)(associação), Penfort® Reforçado(V)(associação), Pentabiótico®(V)(associação), Pentacilin®(V)(associação)
PENICILINA G PROCAÍNA: Agrovet®(V)(associação), Biopen®(V)(associação), Pencivet® Plus(V)(associação), Penfort® Reforçado(V)(associação), Penjet®(V)(associação), Pentabiótico®(V)(associação), Pentakel®(V)(associação), Penkaron®(H), Wonilin®(H)
PENICILINA V: Meracilina®(H), Pen-Ve-Oral®(H), Potensil®(V)

Grupo farmacológico
Penicilinas naturais, antibióticos betalactâmicos.

Características
As penicilinas naturais são compostas pelas penicilinas G e V. A primeira penicilina obtida desse grupo foi a penicilina G cristalina ou benzilpenicilina; seu curto tempo de ação levou ao desenvolvimento de ésteres de penicilina com ação prolongada, como a penicilina G procaína, G potássica e G benzatina.
   As penicilinas G naturais são instáveis em meios ácidos, como é caso do ambiente estomacal, sendo rapidamente inativadas em pH 2 ou 8, o que impede sua administração por VO; por isso, esse grupo é de uso somente parenteral. A penicilina V é a única do grupo de apresentação oral e tem um espectro de ação

mais restrito do que as outras penicilinas naturais. Das penicilinas naturais, apenas a G cristalina pode ser administrada IV. Ela mantém níveis séricos durante 4 h por essa via, o que limita seu uso em medicina veterinária. A penicilina G procaína é utilizada somente IM ou SC e mantêm concentrações séricas por 12 a 24 h. A penicilina G benzatina é utilizada somente IM ou SC e mantêm concentrações séricas por 2 a 7 dias, dependendo da dose. A absorção IM é mais rápida do que a SC e pode variar segundo o local de aplicação. Na musculatura do pescoço de equinos e bovinos, pode ser mais rapidamente absorvida.

As penicilinas naturais difundem-se bem em quase todos os tecidos corpóreos, principalmente em presença de inflamação, quando a permeabilidade vascular está aumentada. Não penetram na próstata e no olho, mesmo em presença de inflamação. As penicilinas naturais são metabolizadas no fígado e excretadas por via renal.

As penicilinas G e V são consideradas de pequeno espectro e, por esse motivo, é muito comum a associação das penicilinas G a aminoglicosídios, tipo estreptomicina ou di-hidroestreptomicina, para aumentar seu espectro de ação, já que as penicilinas G são mais efetivas contra bactérias Gram-positivas e os aminoglicosídios, contra bactérias Gram-negativas, sendo uma associação muito popular na veterinária.

Uso clínico
Infecções por bactérias Gram-positivas aeróbicas e anaeróbicas, cocos Gram-negativos, espiroquetas, e actinomicetos – os bacilos Gram-negativos aeróbicos ou anaeróbicos que acometem animais, com algumas exceções, são comumente resistentes às penicilinas naturais.

Precauções e efeitos adversos
Vômito e diarreia. A penicilina G é capaz de causar efeitos irritativos no local da aplicação e desencadear quadros de hipersensibilidade, podendo existir hipersensibilidade cruzada com cefalosporinas. Distúrbios de coagulação foram registrados em humanos. A infusão rápida IV pode causar distúrbios neurológicos e convulsões. A fenilbutazona e o ácido acetilsalicílico competem pelos sítios de ligação da penicilina, aumentado sua concentração sérica. A benzilpenicilina é inativada em soluções contendo complexo B e vitamina C.

Pacientes com insuficiência renal grave devem ter o intervalo entre doses ajustado. Se a opção for utilizá-las IV nesses pacientes, deve-se considerar que a presença do sódio e potássio nas formulações pode afetar o equilíbrio hidreletrolítico.

A penicilina G utilizada por via injetável em vacas é eliminada via leite. No caso das formulações de longa ação, a carne não deve ser consumida, conforme recomendações do fabricante do antimicrobiano.

Espécies utilizadas
Cães, gatos, equinos, ruminantes e suínos.

PENTOXIFILINA: Pentoxifilina_(H), Proex®_(V), Trental®_(H), Vascer®_(H)

Grupo farmacológico
Metilxantina, anti-inflamatório e vasodilatador periférico.

Características
Aumenta o fluxo sanguíneo em vasos estreitos e tem ação anti-inflamatória por inibir a síntese de citocinas, como a IL-1, a IL-6 e o fator de necrose tumoral alfa (TNF-alfa), podendo também inibir a ativação de linfócitos. Desse modo, tem propriedades hemorreológicas (melhora as condições do fluxo sanguíneo por diminuir a viscosidade, melhorando a deformabilidade eritrocitária em virtude de sua ação sobre hemácias patologicamente comprometidas) e imunomodulatórias. Por isso, é indicada em várias doenças dermatológicas em que existe comprometimento vascular e/ou do sistema imunológico.

Usos clínicos
- Em cães e gatos: tratamento adjuvante de algumas dermatoses autoimunes, vasculite, atopia, dermatite por contato; para aumentar a sobrevivência de retalhos cutâneos; facilitar a cicatrização de lesões causadas pela radiação; vasodilatador para a melhoria da circulação periférica e cerebral, da disposição geral e diminuição da letargia e efeito antiarrítmico em cães com isquemia do miocárdio e ação broncodilatadora
- Em equinos: doença navicular, cólica, laminite e sepse associada a um AINE como o flunixino meglumina.

Precauções e efeitos adversos
Contraindicada em gestantes e pacientes com hemorragia cerebral ou retiniana. Utilizar com cautela na presença de doença hepática ou renal. Náuseas, vômito e diarreia em cães e gatos. Em equinos, a administração IV pode provocar fasciculações, aumento da frequência cardíaca e sudorese.

Espécies utilizadas
Cães, gatos e equinos.

PERMANGANATO DE POTÁSSIO

Grupo farmacológico
Antisséptico, desinfetante, antioxidante.

Características
Sal inorgânico. É um forte agente oxidante com propriedades antissépticas, desinfetantes, bactericidas, antifúngicas (candidíase) e algicidas. Tanto sólido como em solução aquosa, apresenta uma coloração violeta bastante intensa.
Geralmente é vendido em pastilhas, comprimidos ou sachês, sendo a diluição recomendada para banhos de 100 mg/4ℓ de água; para pedilúvio, pode ser usado 1 comprimido/1ℓ de água. Como ectoparasiticida ou algicida em anfíbios, a diluição é de 7 mg/1ℓ de água para banhos de 5 min; em peixes, a diluição é de 5 mg/1ℓ para banhos de 30 a 60 min ou 100 mg/1ℓ para banhos de 5 a 10 min ou 2 mg/1ℓ para banho contínuo.

Usos clínicos
- Em forma de pedilúvio, banho ou tópico para desinfetar, secar e cicatrizar feridas
- Em forma de banhos, como ectoparasiticida ou algicida em peixes ou anfíbios.

Precauções e efeitos adversos
Em altas concentrações, pode ser irritante para a pele. O permanganato mancha a pele e a roupa, sendo necessário, portanto, manuseá-lo com cuidado. As manchas na roupa podem ser retiradas lavando com ácido acético. As manchas na pele desaparecem nas primeiras 24 h ou pode ser removido com água oxigenada.

Espécies utilizadas
Animais domésticos, peixes e anfíbios.

PERMETRINA: Advantage® Max3$_{(V)(associação)}$, Allcare®$_{(V)}$, Bulldog® Shampoo$_{(V)}$, Carrapatex®$_{(V)}$, Kwell®$_{(H)}$, Nedax®$_{(H)}$, Pioletal®$_{(H)}$, Piolhaves®$_{(V)(associação)}$, Pulvex®$_{(V)}$

Grupo farmacológico
Piretroide, ectoparasiticida.

Características
Piretroide do tipo I, cujo mecanismo de ação é prolongar o influxo de sódio e suprimir o efluxo de potássio, além de inibir a ATPase e diminuir o potencial de ação, provocando no parasita excitação, incoordenação, tremores, convulsões e o efeito "nocaute", ou seja, queda.

Uso clínico
Espectro de ação contra ácaros, moscas, carrapatos, piolhos e pulgas.

Precauções e efeitos adversos
Tremores musculares, ataxia, salivação intensa, midríase e convulsões. Evitar o uso em gatos.

Espécies utilizadas
Cães e aves.

PERÓXIDO DE BENZOÍLA: Peroxydex® Spherulites$_{(V)}$, Sanadog®$_{(V)}$

Grupo farmacológico
Antibacteriano, ceratolítico, comedolítico.

Características
Eficaz oxidante, atuando, mesmo na presença de matéria orgânica, sobre grupos hidróxi e sulfóxi, rompendo a membrana celular de inúmeros agentes patogênicos. Por sua metabolização em nível cutâneo, origina o ácido benzoico, que lisa a substância intercelular. Tem propriedade ceratolítica, secativa, antibacteriana (de amplo espectro de ação), descamativa, desengordurante e comedolítica. É muito utilizado no tratamento da seborreia úmida e nas piodermites. É comercializado, em prescrições magistrais ou como especialidade farmacêutica, isoladamente ou em associações, sob a forma de soluções, cremes, géis (2,5; 5 ou 10%), loções e, principalmente, xampus (2,5%, 3,5%) e sabonetes (5%).

Usos clínicos
- Uso tópico: ceratolítico, secativo, antibacteriano, descamativo, desengordurante e comedolítico
- Adjuvante no tratamento de acne, escabiose, demodicose, seborreia úmida e nas piodermites.

Precauções e efeitos adversos
Não usar em concentrações superiores a 2,5% em gatos e 5% em cães. Eritema, descamação, queimação e irritação de pele. Pode haver descoloração do pelame escuro e de materiais (panos, toalhas, mobiliário) que entram em contato com o produto.

Espécies utilizadas
Animais domésticos.

PERÓXIDO DE HIDROGÊNIO: Água oxigenada 10 volumes(H)

Grupo farmacológico
Agente oxidante, antisséptico.

Características
Mais conhecido como água oxigenada (H_2O_2), é um potente antioxidante e tem propriedades desinfetantes, antissépticas e branqueadoras. Para limpeza de feridas, geralmente é utilizado em soluções em torno de 3 a 5%. A formulação mais comumente vendida nas farmácias de medicamentos para humanos para a limpeza de feridas é a de 10 volumes, que corresponde a 3%. É também considerado um emético de ação periférica, pois sua administração oral irrita a mucosa gástrica, estimulando o reflexo do vômito.

Usos clínicos
- Antisséptico para primeira limpeza de feridas
- Emético VO
- Em peixes ornamentais: ectoparasiticida
- Aumento rápido dos teores de oxigênio da água.

Precauções e efeitos adversos
Para limpeza de feridas, usar somente em uma primeira abordagem para retirada de sangue e sujidades, pois pode ser citotóxico e retardar a cicatrização. Não usar em cavidades fechadas. Não usar como emético VO em pacientes inconscientes. Irritação de pele, redução da cicatrização de feridas e gastrite, caso a utilização seja VO.

Espécies utilizadas
Cães, gatos, suínos e peixes ornamentais.

PICOLINATO DE CROMO: Chromo Dog Tabs® (V)
TRIPICOLINATO DE CROMO: Sbelt Cat® (V)

Grupo farmacológico
Nutracêutico.

Características
Aumenta a insulina e melhora a circulação sanguínea e a manutenção dos níveis séricos de glicose, proporcionando ganho de energia e queima de gorduras. Pesquisas recentes demonstram que o cromo pode influenciar positivamente no metabolismo da glicose e, assim, melhorar a utilização da energia dos carboidratos da dieta.

Uso clínico
Suplemento dietético adjuvante no tratamento de diabetes melito e obesidade em cães e gatos.

Precauções e efeitos adversos
Praticamente não são relatados efeitos adversos, apenas raríssimos casos de alterações comportamentais.

Espécies utilizadas
Cães e gatos.

PILOCARPINA: Cloridrato de Pilocarpina Hertape® (V), Pilocarpina Calbos® (V), Soluto de pilocarpina 1,5% (V), Pilocan® 2% Colírio (H), Pilocarpina 1%, 2% e 4% colírio (H)

Grupo farmacológico
Parassimpatomimético.

Características
Agonista colinérgico natural de ação predominantemente muscarínica, portanto, é um potente estimulante da musculatura lisa glandular, do trato gastrintestinal, urinário, respiratório e glandular, resultando em aumento das secreções glandulares, do tônus e do peristaltismo. Pode ocorrer hipotensão e bradicardia. Quando administrada topicamente no olho, provoca contração do músculo do esfíncter da íris e do músculo ciliar, causando miose, espasmo de acomodação e diminuição da PIO, em razão do aumento do ângulo de drenagem, facilitando o escoamento do humor aquoso; porém seu uso como hipotensor ocular deixou de ter importância clínica com o advento de novas medicações tópicas, como dorzolamida e latanoprosta, com melhor eficácia terapêutica. Além disso, estimula a secreção das glândulas lacrimais e demais glândulas oculares, podendo ser usada no tratamento de ceratoconjuntivite seca. Pode causar irritação ocular quando administrada topicamente em forma de colírio, sobretudo em concentrações mais elevadas.

Usos clínicos
- Intoxicação atropínica
- Miótico
- Redução da PIO no tratamento do glaucoma
- Estimulante do peristaltismo e das secreções glandulares lacrimais.

Precauções e efeitos adversos
Contraindicada em animais com asma brônquica, ulcerações gastrintestinais, obstrução intestinal e urinária, em virtude do risco de ruptura. Vômito, diarreia, cólica intestinal, sialorreia, sudorese, desidratação, bradicardia, hipotensão, irritação ocular e dificuldade de acomodação visual.

Espécies utilizadas
Cães, equinos, suínos e ruminantes.

PIMECROLIMO: Pimecrolimus® 0,5% Solução Oftálmica (H)(manipulado), Elidel® Creme (H)

Grupo farmacológico
Imunossupressor tópico.

Características
Anti-inflamatório derivado macrolactâmico da ascomicina e inibidor seletivo da produção e da liberação das citocinas pró-inflamatórias, de mediadores em células T e de mastócitos. O pimecrolimo liga-se com alta afinidade à macrofilina-12 e inibe a fosfatase-calcineurina dependente de cálcio. Como consequência, ocorre a inibição da ativação das células T pelo bloqueio da transcrição de citocinas. Em humanos, é utilizado por via tópica para o tratamento de dermatite atópica. Em cães, é utilizado topicamente, em forma de preparações oftálmicas, como imunossupressor e lacrimomimético no tratamento da ceratoconjuntivite seca.

Uso clínico
Tratamento de ceratoconjuntivite seca em cães.

Precauções e efeitos adversos
Reações de hipersensibilidade e irritação local.

Espécie utilizada
Cães.

PIMOBENDANA: Vetmedin® (V)(importado)

Grupo farmacológico
Inotrópico positivo, inodilatador.

Características
Inotrópico positivo do grupo dos inodilatadores inibidores da fosfodiesterase III, com a propriedade de aumentar a sensibilidade da troponina C ao cálcio, aumentando a contratilidade cardíaca com a mesma concentração intracelular de cálcio. É recomendada no tratamento da insuficiência cardíaca congestiva por ter efeitos inotrópicos positivos, causar vasodilatação, aumentar a sensibilidade dos barorreceptores, ter efeito anti-inflamatório e diminuir a agregação plaquetária. Não deve ser administrada junto com alimento, porque pode diminuir sua absorção oral.

Uso clínico
Tratamento de insuficiência cardíaca congestiva, insuficiência valvar ou cardiomiopatia.

Precauções e efeitos adversos
Contraindicada em animais com arritmias cardíacas, cardiomiopatia hipertrófica e estenose aórtica. Usar com cautela em animais com menos de 6 meses de idade. Pode desencadear arritmias cardíacas e alterações gastrentéricas. Não administrar com outros inibidores da fosfodiesterase, como teofilina, pentoxifilina e sildenafila.

Espécies utilizadas
Cães e gatos.

PINDOLOL: Visken® (H)

Grupo farmacológico
Bloqueador beta-adrenérgico.

Características
Potente bloqueador beta-adrenérgico, tanto em receptores beta-1 quanto beta-2-adrenérgicos. Em humanos, é utilizado no tratamento de hipertensão, angina, taquicardia sinusal e atrial, taquicardia paroxística, taquicardia em pacientes com *flutter* atrial ou fibrilação, extrassístoles supraventriculares e síndrome cardíaca hipercinética.
   Em cães, além do uso na hipertensão, alguns estudos têm mostrado utilidade deste fármaco no tratamento de distúrbios de comportamento, pelo fato de os bloqueadores beta-adrenérgicos diminuírem a norepinefrina que, em situações de ansiedade ou medo, tem os níveis aumentados.

Usos clínicos
- Hipertensão
- Distúrbios de comportamento relacionados com ansiedade e agressividade.

Precauções e efeitos adversos
Contraindicado em cães diabéticos, portadores de bradicardia, hipotensão e doenças obstrutivas pulmonares.

Espécie utilizada
Cães.

PIPERACILINA: Piperacilina sódica + Tazobactan sódico(H), Tazocin® (H)

Grupo farmacológico
Antibiótico bactericida, betalactâmico.

Características
Antibiótico betalactâmico da classe da acil-ureidopenicilina. Tem atividade similar à da ampicilina, mas é mais ativa contra *Pseudomonas aeruginosa* e outros bacilos Gram-negativos.

Uso clínico
Antibiótico de amplo espectro contra infecções por bactérias Gram-positivas e Gram-negativas.

Precauções e efeitos adversos
Reações de hipersensibilidade, vômito, diarreia e, em doses elevadas, neurotoxicidade.

Espécies utilizadas
Cães, gatos e equinos.

PIPERAZINA: Proverme®(V), Vermiaves®(V), Vermical®(V), Vermiperan®(V)(associação)

Grupo farmacológico
Antiparasitário.

Características
Liga-se ao receptor GABA, aumentando a abertura dos canais de cloro das membranas musculares. Com essa abertura, ocorre a hiperpolarização celular, o que diminui a capacidade de contração muscular e causa a morte do parasita por paralisia flácida.

Uso clínico
Tratamento de infecções por ascarídeos.

Precauções e efeitos adversos
Podem ocorrer reações adversas ocasionais nos animais, como diarreia e vômito. Em caninos e felinos, podem ocorrer distúrbios neurológicos como ataxia, hiperestesia, miastenia, espasmos, reflexo pupilar à luz e letargia.

Espécies utilizadas
Animais domésticos, silvestres e exóticos.

PIRACETAM: Nootron®(H), Nootropil®(H)

Grupo farmacológico
Agente nootrópico, estimulante da função cerebral.

Características
Melhora a função cerebral, pois eleva o rendimento energético dos neurônios e facilita a restauração do funcionamento das células corticais submetidas a estresse ou hipoxia. Em humanos, é utilizado no tratamento de perda de memória, perda de atenção e direção, assim como nas alterações da função cerebral após AVC, vertigem e dificuldade de aprendizado em crianças. O mecanismo de ação exato do piracetam, assim como de outras racetanas em geral, não é totalmente compreendido; aparentemente, melhora a função do neurotransmissor ACh via receptores colinérgicos muscarínicos, o que melhora o processo de memória. Além disso, pode ter efeito sobre receptores glutamatérgicos do tipo NMDA, que estão envolvidos em mecanismos de aquisição de memória e aprendizado. Acredita-se que o piracetam também melhore a permeabilidade da membrana das células cerebrais.

Uso clínico
Em cães, uso e dose são extrapolados do uso em humanos, ainda sem comprovação científica de sua eficácia para melhora da função cerebral em casos de hidrocefalia, cinomose, trauma craniano ou em outras situações que necessitam de maior oxigenação cerebral.

Precauções e efeitos adversos
Vômito, diarreia e agitação psicomotora.

Espécie utilizada
Cães.

PIRANTEL: Antec®(V)(associação), Basken® Plus(V)(associação), Canex® Plus 3(V)(associação), Canex® Premium(V), Ciurex® Plus(V)(associação), Drontal® Plus(V)(associação), Drontal® Puppy(V)(associação), Drontal® Gatos(V)(associação), Duprantel®(V)(associação), Endal®(V)(associação), Endogard®(V)(associação), Magdog®(V)(associação), Petzi® Plus(V)(associação), Piraverme® Gel Oral(V)(associação), Tridal®(V)(associação), Vermivet®(V)(associação), Vermotrix®(V)(associação)

Grupo farmacológico
Endoparasiticida.

Características
Tem apresentações em forma de pamoato e tartarato. Atua bloqueando os receptores de ACh causando paralisia dos parasitas que são expelidos do lúmen intestinal.

Uso clínico
Tratamento de nematódeos intestinais.

Precauções e efeitos adversos
Raros casos de efeitos adversos, podendo ocorrer vômitos.

Espécies utilizadas
Cães, gatos e equinos.

PIRENOXINA: Clarvisol Colírio®(H)

Grupo farmacológico
Prevenção da progressão da catarata.

Características
A pirenoxina sódica a 0,085% promove formação de complexos solúveis com as proteínas do cristalino, retardando a progressão da catarata em humanos. Em animais, há um estudo no Japão que relata essa ação em cataratas incipientes senis em cães.

Uso clínico
Prevenção da progressão da catarata.

Precauções e efeitos adversos
Reações de hipersensibilidade.

Espécies utilizadas
Cães e gatos.

PIRIDOSTIGMINA: Mestinon®(H)

Grupo farmacológico
Anticolinesterásico.

Características
Formulada como brometo, inibe a ação da AChE, enzima que degrada a ACh, e, dessa maneira, aumenta a concentração de ACh na fenda sináptica. Em comparação com a neostigmina, a piridostigmina tem ação mais prolongada.

Usos clínicos
- Tratamento de miastenia *gravis*
- Pode ser utilizada também para retenção urinária pós-operatória
- Antídoto para intoxicação por anticolinérgicos e para bloqueadores neuromusculares não despolarizantes.

Precauções e efeitos adversos
Contraindicada em animais com obstrução urinária ou intestinal, broncoconstrição, pneumonia e arritmias cardíacas. Evitar o uso concomitante com brometo de potássio. Náuseas, vômito, diarreia, sialorreia, sudorese, broncospasmo, bradicardia e hipotensão.

Espécies utilizadas
Cães e gatos.

PIRIMETAMINA: Daraprim®(H), Fansidar®(H)(associação)

Grupo farmacológico
Antiprotozoário.

Características
Bloqueia a enzima di-hidrofolato redutase que inibe a síntese de folato e ácidos nucleicos. A atividade é mais contra protozoários do que contra bactérias, por isso, há apresentações no mercado que associam a pirimetamina à sulfadoxina.

Uso clínico
Antiprotozoário.

Precauções e efeitos adversos
Contraindicada em gestantes. Usar com cautela em felinos e lactantes. Anemia, mielossupressão, vômito e anorexia.

Espécies utilizadas
Cães, gatos e equinos.

PIRIPROL: Prac-Tic®(V)

Grupo farmacológico
Ectoparasiticida.

Características
Pertencente ao grupo finilpirazólico, atua como inibidor do GABA.

Uso clínico
Pulicida e carrapaticida.

Precauções e efeitos adversos
Sialorreia transitória, irritação cutânea, prurido e descoloração de pelos.

Espécie utilizada
Cães.

PIRIPROXIFENO: Mypet® Plus(V)(associação), Mypet® Plus Gatos(V)(associação), Mypet® Plus Spray(V)(associação), Mypet® Aerossol(V)(associação)

Grupo farmacológico
Ectoparasiticida, análogo do hormônio juvenil.

Características
Atua como regulador do crescimento interrompendo o desenvolvimento de ovo, larva e pupa do ectoparasita. Sua ação primária não é adulticida, mas sua atividade nos diversos estágios de desenvolvimento pode ser utilizada para quebrar o ciclo de vida da pulga. Tem longo poder residual. Geralmente, é utilizado em conjunto com um adulticida, por exemplo, piretroides como a D-fenotrina.

Uso clínico
Controle de pulgas e carrapatos.

Precauções e efeitos adversos
Evitar o uso em filhotes com menos de 6 semanas de idade. Tem ampla margem de segurança se utilizado conforme as recomendações do fabricante. Essa segurança é necessária porque os mamíferos não têm locais de ação para esses agentes.

Espécies utilizadas
Cães e gatos.

PIROXICAM: Agrovet® Plus(V)(associação), Feldene®(H), Inflamene®(H), Pencivet® Plus PPU(V)(associação), Piroxifarma®(V), Pronto Pen®(V)(associação)

Grupo farmacológico
AINE inibidor não seletivo de COX-2.

Características
Pertencente ao grupo dos oxicam, mesmo grupo do meloxicam. É um potente anti-inflamatório, porém não tem seletividade por COX-2, o que lhe confere uma baixa margem de segurança para pequenos animais. Tem meia-vida longa em cães, em torno de 35 a 40 h, média em gatos, em torno de 13 h, e rápida em equinos, de 3 a 4 h. Por isso, a dose oral em cães de 0,3 mg/kg deve ser administrada a cada 48 h,

enquanto em gatos pode ser a cada 24 h. A absorção oral em cães é de quase 100% e de 89% em gatos. Pode ser utilizado para o tratamento de dor e inflamação associadas a osteoartrite e outros processos musculoesqueléticos, porém outros AINE mais seguros são preferidos atualmente para essa finalidade, como meloxicam, caprofeno e firocoxibe, uma vez que há risco de efeitos colaterais, sobretudo gastrentéricos e renais. Tem sido usado como adjuvante no tratamento de algumas neoplasias (carcinomas de células de transição de bexiga, carcinoma espinocelular e adenocarcinoma mamário).

Usos clínicos
- Anti-inflamatório no tratamento de osteoartrite (porém, atualmente, outros anti-inflamatórios são mais utilizados para essa finalidade por serem mais seguros)
- Adjuvante no tratamento de algumas neoplasias: carcinomas de células de transição de bexiga, carcinoma espinocelular e adenocarcinoma mamário.

Precauções e efeitos adversos
Contraindicado em animais com gastrite, úlceras gástricas, nefropatas e hepatopatas. Tem grande potencial de induzir vômito, gastrite, úlceras gástricas, insuficiência renal e hepática. Em tratamentos mais prolongados em cães e gatos, como no protocolo adjuvante de algumas neoplasias, monitorar as funções renal e gástrica e, principalmente, o hemograma.

Espécies utilizadas
Cães, gatos, equinos e bovinos.

POLIMIXINA B: Anaseptil®(H)(associações), Lidosporin®(H)(associações), Maxitrol® Colírio(H)(associações), Panotil®(H)(associações), Polipred® Colírio(H)(associações)

Grupo farmacológico
Antibiótico bactericida, polipetídio.

Características
Atua na membrana citoplasmática da bactéria, ligando-se a radicais fosfatos e desorganizando a estrutura da membrana. É ativa principalmente contra bactérias Gram-negativas. Em geral, é associada à bacitracina para melhorar o espectro de ação antibacteriano. É mais utilizada topicamente, em virtude de seus efeitos colaterais quando utilizada sistemicamente, como nefro e neurotoxicidade.

Usos clínicos
- Topicamente: tratamento de infecções de pele, olho e ouvido causadas por bactérias Gram-negativas
- Na forma injetável: tratamento de infecções do trato urinário, meninges e sangue, causadas por cepas suscetíveis de *Pseudomonas aeruginosa*, *Haemophilus influenzae*, *Escherichia coli*, *Aerobacter aerogenes*, *Klebsiella pneumoniae*.

Precauções e efeitos adversos
Raros por via tópica. Por via injetável, pode haver reações de hipersensibilidade, nefrotoxicidade e neurotoxicidade (bloqueio neuromuscular).

Espécies utilizadas
Animais domésticos, silvestres e exóticos.

PONAZURILA: Ponazuril Oral Paste®(V)(importado)

Grupo farmacológico
Triazina protozoocida.

Características
Antiprotozoário do grupo triazina. Outros fármacos dentro do grupo triazina incluem diclazurila e toltrazurila. A ponazurila é um metabólito ativo da toltrazurila. O nome químico alternativo para a ponazurila é toltrazurila sulfona. Tem atividade de amplo espectro contra coccídios e protozoários.

Uso clínico
Tratamento de coccídios e protozoários.

Precauções e efeitos adversos
Pústulas nas narinas e na boca, urticária, cólicas e diarreia. Em cães, pode causar ceratoconjuntivite seca.

Espécies utilizadas
Aves, cães, gatos, coelhos e equinos.

POSACONAZOL: Posatex®(V)(associações)

Grupo farmacológico
Antifúngico triazol.

Características
Antifúngico triazol de largo espectro. O mecanismo pelo qual o posaconazol exerce sua ação antifúngica envolve a inibição seletiva da enzima lanosterol 14-demetilase (CYP51) envolvida na biossíntese do ergosterol em esporos e filamentos fúngicos. Nos testes *in vitro*, o posaconazol demonstrou atividade antifúngica contra a maioria das aproximadamente 7 mil estirpes de esporos e filamentos dos fungos testados. O posaconazol é 40 a 100 vezes mais potente *in vitro* contra a *Malassezia pachydermatis* do que clotrimazol, miconazol e nistatina.

Uso clínico
Topicamente: tratamento de infecções fúngicas, sobretudo em otites.

Precauções e efeitos adversos
Não foram relatados.

Espécie utilizada
Cães.

PRAZIQUANTEL: Antec®(V)(associação), Cestodan®(V), Basken® Plus(V)(associações), Bulvermin® Plus(V)(associações), Canex® Composto(V)(associações), Cestox®(H), Cisticid®(H), Ciurex® Plus(V) (associações), Dipilex® Plus(V)(associações), Drontal® Plus(V)(associações), Endal® Plus(V) (associações), Eqvalan Gold®(V)(associações), Ezotec®(V), Handicap® Equinos(V) (associações), Petzi® Plus(V)(associações), Vermotrix® Plus(V)(associações)

Grupo farmacológico
Endoparasiticida.

Características
Pertencente ao grupo das isoquinolonas, aumenta a permeabilidade de íons cálcio nas membranas musculares e/ou tegumentares de trematódeos e cestódeos, interferindo na captação de glicose e em uma acelerada depleção das reservas energéticas e morte do parasita por paralisia flácida. É utilizado sobretudo como um cestodicida que rapidamente é absorvido pelo sistema digestório após administração. Em geral, é comercializado em associações com outros antiparasitários, principalmente com o pamoato de pirantel, ivermectina e moxidectina.

Uso clínico
Tratamento de infestações por cestódeos de cães e gatos (*Dipylidium caninum, Taenia pisiformis, Taenia taeniaeformis, Echinococcus granulosus*) e de equinos (*Anoplocephala perfoliata*).

Precauções e efeitos adversos
Anorexia, vômito, diarreia, incoordenação, letargia e salivação.

Espécies utilizadas
Cães, gatos e equinos.

PRAZOSINA: Minipress® SR(H)

Grupo farmacológico
Vasodilatador.

Características
Bloqueador alfa-1-adrenérgico, mas não seletivo para os adrenorreceptores alfa-1a ou alfa-1b. Os adrenorreceptores alfa-1b regulam o tônus vascular e os adrenorreceptores alfa-1a regulam o tônus da mus-

culatura lisa uretral. Já foi usada no tratamento da hipertensão arterial em cães e gatos, porém pode causar queda muito acentuada da pressão arterial, por isso, atualmente, é pouco utilizada como vasodilatador. Pode ocorrer o desenvolvimento de tolerância com o uso crônico.

Uso clínico
Tratamento de hipertensão e redução da resistência uretral em felinos.

Precauções e efeitos adversos
Uso com cautela em animais com hipotensão e insuficiência renal crônica. Hipotensão e taquicardia reflexa.

Espécies utilizadas
Cães e gatos.

PREDNISOLONA: Corti-Dural®(H), Cortisol®(H), Dermacorten®(H), Neo-Corticol®(V), Prednisolona(H), Prelone®(H), Prediderm®(V)

Grupo farmacológico
Corticosteroide.

Características
Corticosteroide de ação intermediária, com potência cerca de 5 vezes maior do que o cortisol. O mecanismo de ação é complexo. Os corticosteroides interagem com receptores intracelulares, formando um complexo esteroide-receptor que interage com DNA para modificar a transcrição, induzindo a síntese de algumas proteínas e inibindo a síntese de outras. Para as ações anti-inflamatórias e imunossupressoras, algumas ações no nível dos genes são inibição da transcrição do gene para COX-2, bloqueio da indução mediada pela vitamina D_3 do gene da osteocalcina nos osteoclastos e modificação da transcrição do gene da colagenase, possivelmente maior síntese de uma proteína mediadora anti-inflamatória, lipocortina 1, que inibe a fosfolipase A2 e bloqueia a produção do fator ativador das plaquetas e de todos os eicosanoides. A prednisolona é de eleição para gatos, pois não precisa haver conversão pelo fígado, como ocorre com a prednisona.

Usos clínicos
- Anti-inflamatório
- Imunossupressor
- Doenças neurológicas
- Terapia de reposição no hipoadrenocorticismo.

Precauções e efeitos adversos
Contraindicada na gravidez, em processo ulcerativo e cicatrizante (p. ex., úlcera de córnea), gastrite e úlcera gástrica, diabetes melito, pancreatite, insuficiência cardíaca e renal e em doenças infecciosas.

Os efeitos adversos são hipoadrenocorticismo iatrogênico em tratamentos prolongados e em altas doses, insuficiência suprarrenal aguda em casos de retirada abrupta do fármaco em tratamentos prolongados, poliúria, polidipsia, polifagia, aumento da predisposição à obesidade, hipertensão por aumento do volume plasmático e sensibilização às catecolaminas, acúmulo de gordura intra-abdominal, aumento da concentração urinária de potássio levando à hipopotassemia e alcalose metabólica, hiperglicemia, glicosúria, hiperlipidemia (hipercolesterolemia e hipertrigliceridemia), aumento do tempo de cicatrização, osteoporose em tratamentos prolongados e fraturas ósseas por conta da absorção de cálcio pelo trato gastrintestinal e maior excreção do mesmo pelo rim, miopatias com fraqueza muscular ou hipertonia, degeneração hepática em cães, aumento da viscosidade das secreções pancreáticas, gastrite e ulceração gastrintestinal, aumento da suscetibilidade às infecções pela ação imunossupressora, catarata em terapias prolongadas em humanos, especialmente crianças, atrofia de pele em terapias prolongadas, retardo do crescimento em altas doses e em tratamentos prolongados em animais jovens, aborto em gestação avançada, distúrbios de comportamento em altas doses em cães e humanos.

Espécies utilizadas
Animais domésticos, silvestres e exóticos.

PREDNISONA: Meticorten®(H), Meticorten® Veterinário 5 e 20 mg(V)

Grupo farmacológico
Corticosteroide.

Características

Corticosteroide de ação intermediária com potência cerca de 4 vezes maior do que o cortisol. A prednisona é um profármaco, ou seja, originalmente é inativa, sendo convertida no fígado para prednisolona, que é o fármaco propriamente dito. Gatos e animais com disfunção hepática podem ter diminuição na conversão de prednisona em prednisolona no fígado, o que justifica, nesses animais, a preferência do uso de prednisolona, principalmente VO. O mecanismo de ação é complexo. Os corticosteroides interagem com receptores intracelulares, formando um complexo esteroide-receptor que interage com DNA para modificar a transcrição, induzindo a síntese de algumas proteínas e inibindo a síntese de outras. Para as ações anti-inflamatórias e imunossupressoras, algumas ações no nível dos genes são inibição da transcrição do gene para COX-2, bloqueio da indução mediada pela vitamina D_3 do gene da osteocalcina nos osteoclastos e modificação da transcrição do gene da colagenase, possivelmente maior síntese de uma proteína mediadora anti-inflamatória, lipocortina 1, que inibe a fosfolipase A2 e bloqueia a produção do fator ativador das plaquetas e de todos os eicosanoides.

Usos clínicos
- Anti-inflamatório
- Imunossupressor
- Terapia de reposição no hipoadrenocorticismo
- Em protocolos antineoplásicos
- Tratamento de doenças neurológicas.

Precauções e efeitos adversos

Contraindicada na gravidez, em processo ulcerativo e cicatrizante (p. ex., úlcera de córnea), gastrite e úlcera gástrica, diabetes melito, pancreatite, insuficiência cardíaca e renal e em doenças infecciosas. Os efeitos adversos incluem hipoadrenocorticismo iatrogênico em tratamentos prolongados e em altas doses, insuficiência suprarrenal aguda em casos de retirada abrupta do fármaco em tratamentos prolongados, poliúria, polidipsia, polifagia, aumento da predisposição à obesidade, hipertensão por aumento do volume plasmático e sensibilização às catecolaminas, acúmulo de gordura intra-abdominal, aumento da concentração urinária de potássio levando à hipopotassemia e alcalose metabólica, hiperglicemia, glicosúria, hiperlipidemia (hipercolesterolemia e hipertrigliceridemia), aumento do tempo de cicatrização, osteoporose em tratamentos prolongados e fraturas ósseas por causa da absorção de cálcio pelo trato gastrintestinal e maior excreção deste pelo rim, miopatias com fraqueza muscular ou hipertonia, degeneração hepática em cães, aumento da viscosidade das secreções pancreáticas, gastrite e ulceração gastrintestinal, aumento da suscetibilidade a infecções pela ação imunossupressora, catarata em terapias prolongadas em humanos, especialmente crianças, atrofia de pele em terapias prolongadas, retardo do crescimento em altas doses e em tratamento prolongado em animais jovens, aborto em gestação avançada e distúrbios de comportamento em altas doses em cães e humanos.

Espécies utilizadas
Animais domésticos, silvestres e exóticos.

PREGABALINA: Lyrica®(H), Prebictal®(H)

Grupo farmacológico
Analgésico, anticonvulsivante.

Características

Analgésico e anticonvulsivante análogo ao neurotransmissor inibitório GABA, com ação similar à gabapentina. Seu mecanismo de ação é inibir a subunidade alfa-2-delta do canal de cálcio dependente de voltagem tipo N dos neurônios, reduzindo o influxo de cálcio necessário para a liberação de neurotransmissores, especialmente os aminoácidos excitatórios. Em neurônios normais, o bloqueio do canal de cálcio tem pouco efeito, entretanto, pode haver supressão de neurônios envolvidos com atividade convulsiva ou em algumas formas de dor. A meia-vida da pregabalina é maior do que gabapentina, sendo em cães de aproximadamente 7 h e em gatos de 10 h.

Usos clínicos
- Analgésico e anticonvulsivante
- Dor neuropática não responsiva aos outros analgésicos tradicionais
- Em animais epilépticos com convulsões refratárias ao fenobarbital e ao brometo de potássio, pode-se utilizá-la em associação com esses agentes para controle das convulsões.

Precauções e efeitos adversos
Contraindicada em gestantes e usar com cautela em pacientes com insuficiência renal. Sedação e ataxia.

Espécies utilizadas
Cães e gatos.

PRILOCAÍNA: Citocaína 5%® $_{(H)(associação)}$, Emla® Creme $_{(H)(associação)}$, Medicaína® 5% $_{(H)(associação)}$

Grupo farmacológico
Anestésico local.

Características
Pertencente ao grupo amida, tem ação intermediária, farmacológica e farmacocineticamente similar a lidocaína, porém com ação mais longa. A prilocaína bloqueia a condução nervosa, potencial de ação, de modo reversível na membrana celular, pela interação com os canais de sódio, reduzindo a sua permeabilidade aos íons sódio, impedindo a despolarização da célula. É comercializada geralmente associada à felipressina, análogo sintético de vasopressina (hormônio liberado pela hipófise posterior).
Em doses terapêuticas, é destituída de efeitos antidiurético e vasoconstritor coronariano, determinando vasoconstrição apenas local. Mostra-se efetiva em reduzir o fluxo sanguíneo capilar e o sangramento cirúrgico. Prolonga a duração da anestesia local e reduz o pico plasmático de anestésico, porém tem eficácia vasoconstritora inferior a das aminas simpaticomiméticas.

Usos clínicos
- Anestesia local infiltrativa, regional, de bloqueio de nervos
- Utilizada em Odontologia por causa do vasoconstritor não adrenérgico associado (felipressina), que exerce sua ação vasoconstritora e hemostática no local, sem estimular receptores vasculares e cardíacos, como a epinefrina.

Precauções e efeitos adversos
Hipersensibilidade aos anestésicos locais do tipo amida e/ou outros componentes da fórmula. A prilocaína não deve ser administrada a pacientes com qualquer condição associada a oxigenação deficiente. Pode induzir meta-hemoglobinemia. Apresenta baixa toxicidade e boa margem de segurança quando utilizada em doses de até 9 mg/kg com vasoconstritor.

Espécies utilizadas
Cães e gatos.

PRIMIDONA: Primid® $_{(H)}$

Grupo farmacológico
Anticonvulsivante.

Características
É metabolizada no fígado em ácido feniletilmalônico e fenobarbital. A atividade anticonvulsivante da primidona está estritamente ligada à formação de fenobarbital.
Pouco utilizada em Medicina Veterinária.

Usos clínicos
- Tratamento de manutenção VO de convulsões focais e generalizadas
- Indicada para cães com convulsões refratárias ao fenobarbital, porém outros anticonvulsivantes, como brometo de potássio, são mais utilizados nesses casos.

Precauções e efeitos adversos
Hepatotoxicidade, polifagia, polidipsia, poliúria e formações de urólitos. Deve ser usada com cautela em gatos, pois pode ser tóxica nessa espécie, principalmente em doses altas.

Espécies utilizadas
Cães e gatos.

PROCAINAMIDA: Procamide®(H)

Grupo farmacológico
Antiarrítmico.

Características
Antiarrítmico da classe IA. É um potente anestésico local que atua bloqueando o canal de sódio.

Uso clínico
Extrassístole ventricular e taquicardia ventricular.

Precauções e efeitos adversos
Contraindicada em pacientes com miastenia *gravis* e uso com cautela em pacientes com insuficiência cardíaca, renal ou hepática. Anorexia, hipotensão e BAV.

Espécies utilizadas
Cães, gatos e equinos.

PROGESTERONA: Cidr®(V), Crinone® Gel Vaginal 8%(H), Cronipres®(V), DIB – Dispositivo Intravaginal Bovino®(V), Eazi-Bread Cidr®(V), Evocanil®(H), Primer®(V), Utrogestan®(V)

Grupo farmacológico
Hormônio sexual feminino.

Características
Sua principal função é preparar a membrana mucosa do útero para receber o óvulo. Além disso, estimula as mamas para a produção de leite e tem papel como modulador do sistema imunológico, interferindo nas concentrações de P4.

Usos clínicos
- Reposição de progesterona
- Prevenção de aborto
- Inibição do desenvolvimento folicular
- Controle do cio em programas de inseminação artificial
- Preparação de doadoras e receptoras para programas de transplante de embriões.

Precauções e efeitos adversos
Endometrite, hiperplasia endometrial cística, hipertrofia e neoplasias mamárias, aumento de peso e distúrbios de comportamento.

Espécies utilizadas
Cães, gatos, equinos, bovinos, caprinos e ovinos.

PROLIGESTONA: Covinan®(V)

Grupo farmacológico
Análogo da progesterona.

Características
Análogo da progesterona.

Usos clínicos
- Atraso e supressão do estro e dermatites de origem hormonal em cadelas e gatas
- Tratamento de pseudogravidez
- Lactação anormal
- Metrorragia.

Precauções e efeitos adversos
Endometrite, hiperplasia endometrial cística, hipertrofia e neoplasias mamárias, aumento de peso e distúrbios de comportamento.

Espécies utilizadas
Cães e gatos.

PROMETAZINA: Fenergan®(V), Pamergan®(V), Prometazol®(V)

Grupo farmacológico
Anti-histamínico, bloqueador H_1, fenotiazínico.

Características
Bloqueador competitivo por receptores H_1. Pertence ao grupo V (derivados fenotiazínicos) dos bloqueadores H_1. Tem atividade anticolinérgica, antiemética, anticinetose, além de efeito sedativo proeminente e potente ação bloqueadora H_1.

Usos clínicos
- Antialérgico
- Sedativo
- Antiemético.

Precauções e efeitos adversos
Sedação ou excitação (doses normais: sonolência ou ataxia; doses altas: excitação). Outros efeitos relativos ao SNC (tontura, zumbido, cansaço, incoordenação, fadiga). Perturbações gastrintestinais (anorexia, náuseas, vômitos, constipação intestinal ou diarreia quando a administração é VO). Ação parassimpatolítica (boca seca, dilatação pupilar, taquicardia). Reações de hipersensibilidade.

Espécies utilizadas
Cães, gatos, equinos, suínos e ruminantes.

PROPAFENONA: Ritmonorm®(H)

Grupo farmacológico
Antiarrítmico.

Características
Fármaco do grupo dos antiarrítmicos da classe I (1C), é usado no tratamento das arritmias cardíacas. É seguro e eficaz na redução da recorrência de fibrilação atrial.

Uso clínico
Arritmias ventriculares.

Precauções e efeitos adversos
Usar com cautela em insuficientes cardíacos não controlados, insuficientes hepáticos e renais. Broncospasmo, BAV e hipotensão grave.

Espécies utilizadas
Cães e equinos.

PROPILTIURACILA: Propil®(H), Propilracil®(H)

Grupo farmacológico
Antagonista dos hormônios tireoidianos.

Características
Derivado da tiureia e antagonista dos hormônios tireoidianos, interfere na conversão de T4 em T3. Por seus efeitos colaterais, seu uso tem sido substituído pelo metimazol. A única indicação clínica atual para a propiltiuracila é na crise tireoidiana aguda, pois inibe rapidamente T4 em T3, o que o metimazol não faz.

Uso clínico
Tratamento de hipertireoidismo felino, principalmente na crise tireoidiana aguda.

Precauções e efeitos adversos
Contraindicada em gestantes e lactantes. Agranulocitose, anemia hemolítica, trombocitopenia, hepatopatia, vômito, diarreia e reações cutâneas.

Espécie utilizada
Gatos.

PROPOFOL: Diprivan® 1 e 2%$_{(H)}$, Fresofol® 1 e 2%$_{(H)}$, Lipuro® 1%$_{(H)}$, Profolen®$_{(H)}$, Propovan®$_{(H)}$, Provive® 1%$_{(H)}$, Propovet®$_{(V)}$

Grupo farmacológico
Anestésico geral injetável.

Características
Anestésico geral injetável de curta ação. Ativa o receptor GABA$_A$ por meio de uma ligação a um local diferente do tiopental, mas resulta na mesma abertura de canais de cloreto, causando hiperpolarização da membrana celular, com consequente perda de consciência. É um derivado fenólico (alquil fenol) com ação muita curta (2 a 10 min de inconsciência na administração IV em *bolus*). Para prolongar a ação, pode ser feita infusão IV. A indução anestésica é rápida e geralmente suave, com recuperação anestésica rápida e com pouca agitação. O tempo de recuperação é mais prolongado no gato (30 min) do que no cão (15 a 20 min). Tem elevado grau de ligação às proteínas plasmáticas (98%) e não tem efeito cumulativo.

Usos clínicos
- Procedimentos cirúrgicos de curta duração (IV em *bolus*) ou prolongados (infusão IV contínua)
- Indução anestésica para anestesia inalatória
- Pode ser utilizado em pacientes hepatopatas, nefropatas, obesos e neonatos
- Anticonvulsivante no *status epilepticus*.

Precauções e efeitos adversos
Hipotensão e apneia são os efeitos colaterais mais comuns. Tremores, rigidez muscular, nistagmo, salivação e vômito são menos frequentes. Algumas vezes, pode causar efeitos excitatórios na indução, principalmente se for administrado muito rápido. Em gatos, pode induzir corpúsculo de Heinz e meta-hemoglobinemia.

Espécies utilizadas
Animais domésticos, silvestres e exóticos.

PROPOXUR: Bolfo®$_{(V)}$, Coleira Kiltix®$_{(V)(associação)}$, Coleira Tea 327® Cães e Gatos$_{(V)}$, Pikpulga®$_{(V)}$, Propoxur a 1%$_{(V)}$, Tanidil®$_{(V)(associação)}$

Grupo farmacológico
Ectoparasiticida.

Características
O propoxur é um carbamato utilizado como ectoparasiticida. Provoca inibição reversível da AChE por meio da carbamilação da enzima. Seus efeitos são mais facilmente reversíveis do que aqueles provocados pelos organofosforados.

Usos clínicos
- Ectoparasiticida contra pulgas, piolhos e carrapatos
- Repelente e inseticida de moscas e baratas.

Precauções e efeitos adversos
Similares àqueles provocados pelos organofosforados na intoxicação aguda (salivação, vômito, diarreia, miose, bradicardia e dispneia). O tratamento específico consiste no uso de sulfato de atropina.

Espécies utilizadas
Cães, gatos, suínos, equinos e ruminantes.

PROPRANOLOL: Ayerst® Propranolol(H), Cloridrato de propranolol(H), Inderal® (H)

Grupo farmacológico
Antiarrítmico, anti-hipertensivo, bloqueador beta-adrenérgico.

Características
Bloqueador beta-adrenérgico não seletivo. É anti-hipertensivo e antiarrítmico da classe II. Promove diminuição da frequência cardíaca, do débito cardíaco, da demanda de oxigênio pelo miocárdio, retardo na condução nos átrios e no nó AV, aumento do período refratário funcional do nó AV e aumento da resistência das vias respiratórias.

Usos clínicos
- Anti-hipertensivo
- Tratamento de taquiarritmias supraventriculares e ventriculares
- Modulação neuroendócrina na insuficiência cardíaca.

Precauções e efeitos adversos
Contraindicado em pacientes com problemas respiratórios, com insuficiência cardíaca ou bradicardia sinusal, diabéticos e pacientes com problemas hepáticos. Pode ocorrer broncoconstrição grave em pacientes com histórico de DPOC. A taquicardia típica do estado hipoglicêmico pode ser mascarada por este medicamento e a recuperação da hipoglicemia pode ser dificultada. A suspensão dos bloqueadores beta-adrenérgicos após tratamento prolongado deve ser gradual, já que a sensibilidade dos receptores beta-adrenérgicos mostra-se aumentada após a retirada súbita da substância.

Espécies utilizadas
Cães, gatos e equinos.

PROSTAGLANDINA F2-ALFA: Enzaprost®(V)(Importado)

Grupo farmacológico
Prostaglandina natural.

Características
Prostaglandina natural com ação luteolítica direta sobre o corpo lúteo e a produção de contração uterina.

Usos clínicos
- Sincronização de cio
- Indução do parto ou aborto
- Tratamento de metrite e piometra.

Precauções e efeitos adversos
Não usar em gestantes caso não seja indicado o aborto. Salivação, diarreia, vômito, taquicardia, midríase, ataxia, choque e morte.

Espécies utilizadas
Cadelas, equinos, bovinos e suínos.

PROTAMINA: Protamina 1000®(H)

Grupo farmacológico
Antagonista da heparina.

Características
Causa inativação da heparina em casos de hemorragias graves consecutivas à heparinoterapia. Também pode ser utilizada na intoxicação por samambaia.

Usos clínicos
- Inativação da heparina
- Tratamento da intoxicação por samambaia.

Precauções e efeitos adversos
Reações de hipersensibilidade e hipotensão.

Espécies utilizadas
Cães, gatos, equinos e ruminantes.

PROXIMETACAÍNA: Anestalcon® Colírio$_{(H)}$, Visonest® Colírio$_{(H)}$

Grupo farmacológico
Anestésico local tópico.

Características
Anestésico local de ação rápida para uso oftálmico. Com uma única gota, o efeito anestésico tem início em cerca de 30 s e persiste por 15 min ou mais. O principal local de ação anestésica é a membrana da célula nervosa onde a proximetacaína interfere no grande aumento transitório na permeabilidade da membrana para íons de sódio, o qual é normalmente produzido por uma leve despolarização da membrana.

Uso clínico
Anestésico local de ação rápida para uso oftálmico.

Precauções e efeitos adversos
Irritação ocular e dilatação pupilar.

Espécies utilizadas
Animais domésticos, silvestres e exóticos.

PSEUDOEFEDRINA: Claritin-D®$_{(H)(associação)}$, Histadin-D®$_{(H)(associação)}$, Polaramine® Expectorante$_{(H)(associação)}$

Grupo farmacológico
Simpatomimético.

Características
Simpatomimético utilizado sobretudo como descongestionante nasal em humanos.

Usos clínicos
- Descongestionante nasal
- Aumento do tônus uretral.

Precauções e efeitos adversos
Taquicardia, hipertensão, anorexia, excitação em altas doses, vômito e convulsões.

Espécies utilizadas
Cães e gatos.

PSÍLIO (OU *PSYLLIUM*): Fibracare®$_{(H)}$, Metamucil®$_{(H)}$

Grupo farmacológico
Laxante de volume.

Características
O *psyllium* (*Plantago psyllium*), também conhecido como psílio, compreende as espécies *Plantago ovata*, *Plantago arenaria* e *Plantago indica*. A qualidade fibrosa da casca do *psyllium* permite fazer um laxante natural muito efetivo, uma vez que aumenta o volume total do cólon, ocorrendo a consequente ativação da motilidade intestinal, aumentando a motilidade propulsora. Pode também ter efeitos antilipidêmicos.

Uso clínico
Laxante VO.

Precauções e efeitos adversos
Cólica e diarreia.

Espécies utilizadas
Cães, gatos e equinos.

PVPI (OU IODOPOVIDONA): Biozol®$_{(V)}$, PVPI Tópico Vansil®$_{(V)}$, PVPI Degermante Vansil®$_{(H)(associação)}$

Grupo farmacológico
Antisséptico.

Características
Pode ser facilmente formulado como uma solução tópica antisséptica (com surfactantes e/ou álcool), em aerossol ou unguento em concentrações de 7,5 a 10%.

Usos clínicos
- Limpeza e desinfecção da pele
- Preparo pré-operatório
- Tratamento de infecções sensíveis ao iodo.

Precauções e efeitos adversos
Reações de hipersensibilidade.

Espécies utilizadas
Animais domésticos, silvestres e exóticos.

PYRIPROXYFEN: Fleegard® Spray$_{(V)}$

Grupo farmacológico
Ectoparasiticida.

Características
Ectoparasiticida ambiental.

Usos clínicos
- Controle ambiental das pulgas de cães e gatos
- Utilizado no Programa de Controle da Dengue, conforme autorização da OMS, que estabeleceu 0,01 mg de ingrediente ativo/ℓ de água para combater o mosquito vetor.

Precauções e efeitos adversos
O produto não deve ser aplicado diretamente nos animais.

Espécies utilizadas
Cães e gatos.

Q

QUATERNÁRIO DE AMÔNIO: Amonex T.A.® Ambiental$_{(V)}$, Amonex T.A.® Tensoativo$_{(V)}$, Amônia Quaternária Chemitec® 30%, 50%, 80%$_{(V)}$, Pasta para ordenha$_{(V)}$, Vancid-10®$_{(V)}$, Vancid-50®$_{(V)}$

Grupo farmacológico
Detergente.

Características
Detergente tensoativo catiônico, com propriedades bactericidas e fungicidas.

Usos clínicos
- Antisséptico e desinfetante para desinfecção por imersão ou pulverização de equipamentos, mesas de procedimentos, pisos, paredes e instalações em geral, principalmente em clínicas, hospitais veterinários, fazendas, leiterias, haras, canis e gatis
- O uso tópico do produto para desinfeção de úbere, feridas, mãos de ordenhador e inseminação artificial deve ser feito em concentrações menores do que as empregadas para o meio ambiente para evitar irritações de pele.

Precauções e efeitos adversos
Não induzir o vômito em casos de exposição oral, pois é um agente corrosivo. Nesses casos, é indicado o uso VO de carvão ativado para ajudar na inativação do detergente. Os detergentes catiônicos são mais irritantes que os não iônicos. Em altas concentrações, podem causar náuseas, vômito, diarreia, queimaduras químicas em pele e mucosa como uma ação corrosiva do trato gastrintestinal e evolução para choque. Na exposição dérmica, é observada irritação, hiperemia, edema, rachaduras da pele e ulcerações.

Espécies utilizadas
Animais domésticos, silvestres e exóticos.

QUIMIOTRIPSINA: Mastezin® (V)(associação), Parenzyme® Analgésico (H)(associação)

Grupo farmacológico
Enzima.

Características
Catalisa a hidrólise de ligações peptídicas. A quimotripsina prefere resíduos aromáticos (hidrofóbicos e grandes), participando da ligação, mas também atua em ligações com resíduos apolares menores. Além de sua ação enzimática, também tem ação anti-inflamatória.

Usos clínicos
- Topicamente, em feridas
- VO como adjuvante em tratamentos para diminuir o processo inflamatório.

Precauções e efeitos adversos
Não são relatados.

Espécies utilizadas
Cães, gatos, equinos e bovinos.

QUINIDINA: Quinicardine® (H)

Grupo farmacológico
Antiarrítmico.

Características
Antiarrítmico da classe IA que atua como potente anestésico local bloqueando o canal de sódio.

Uso clínico
Antiarrítmico no tratamento de taquicardia supraventricular, fibrilação atrial e extrassístole ventricular.

Precauções e efeitos adversos
Náuseas, vômito, diarreia e hipotensão.

Espécies utilizadas
Cães, gatos e equinos.

QUITOSAMINA/QUITOSANA: Fortiflex® (V)(associação), Renadogs® (V)(associação)

Grupo farmacológico
Biopolímero.

Características
É um componente estrutural do exoesqueleto de crustáceos que atua como biopolímero, formando complexos com outras substâncias, como gorduras ou glicosaminoglicanos. Em humanos, é utilizada em regimes de emagrecimento por diminuir a absorção de gorduras. Na veterinária, o uso é em associação com glicosaminoglicanos, pois forma um complexo que retarda sua degradação e prolonga sua liberação, aumentando sua biodisponibilidade, ou em associação com o carbonato de cálcio e citrato de potássio, utilizados como quelante de fósforo, repositor de potássio e conversor do citrato em bicarbonato.

Uso clínico
Biopolímero.

Precauções e efeitos adversos
Em humanos, há relatos de reações de hipersensibilidade e diminuição da absorção de gorduras e minerais em tratamentos prolongados.

Espécie utilizada
Cães.

R

RACTOPAMINA: Ractosuin®(V)

Grupo farmacológico
Agonista beta-2-adrenérgico, promotor de crescimento.

Características
Pertence ao grupo dos agonistas beta-adrenérgicos, atua como um agente de reparticionamento de nutrientes, desviando os nutrientes da deposição de gordura para a produção de tecidos musculares. A ractopamina é um promotor de crescimento e seu uso está proibido nos países da União Europeia. Nos EUA e no Brasil, a ractopamina é aprovada como um suplemento da ração para suínos em fase de terminação, para aumento da massa muscular e para redução de deposição de gordura na carne, aumentando a quantidade de carne magra.

Usos clínicos
- Promotor de crescimento
- Melhora a conversão alimentar e o rendimento da carcaça.

Precauções e efeitos adversos
Manusear o produto com equipamentos de proteção (luvas, roupa impermeável, óculos protetores e máscara contra pó). No longo prazo, seu consumo é capaz de causar tremor muscular, taquicardia, vasodilatação, distúrbios metabólicos, entre outros sintomas em seres humanos. Diversos estudos sobre a possível toxicidade da ractopamina vêm sendo realizados em animais como macacos, ratos e cães. Apesar disso, os estudos conseguiram chegar a poucas conclusões sobre seu efeito em parâmetros como genotoxicidade, teratogenicidade, mutagenicidade e implicações cardiovasculares e musculares nos animais.

De acordo com a Instrução Normativa n. 8 do Ministério de Agricultura, Pecuária e Abastecimento (MAPA), de 29 de abril de 2010, foram aprovados os programas de controle de resíduos e contaminantes em carnes (bovina, aves, suína e equina), leite, mel, ovos e pescado para o exercício de 2010. A ractopamina tem um limite de 20 μg/kg de músculo de carne suína e de aves, e de 5 μg/kg de músculo de carne bovina. Segundo o MAPA, a ractopamina é indicada para uso exclusivo em rações para suínos em fase de terminação, como repartidor de energia, estando entre 5 e 20 g/tonelada de ração.

Espécie utilizada
Suínos.

RAMIPIRIL: Ecator®(H), Ecator® Anlo(H)(associação), Ecator® H(H)(associação), Naprix A®(H)(associação), Naprix D®(H)(associação), Ramipiril(H), Triatec®(H)

Grupo farmacológico
Vasodilatador anti-hipertensivo, inibidor da ECA.

Características
Inibe a conversão de angiotensina I em angiotensina II, promovendo vasodilatação e evitando a retenção adicional de líquidos. O ramipiril é um pró-fármaco metabolizado no fígado e seu metabólito ativo é o ramiprilate. Essa conversão pode ser reduzida em animais com função hepática diminuída. É de ação longa, como o benazepril e o lisinopril.

Usos clínicos
- Hipertensão
- Insuficiência cardíaca congestiva.

Precauções e efeitos adversos
Uso com cautela em pacientes com insuficiência renal e hepática. Vômitos, diarreia, hiperpotassemia, hipotensão, azotemia, anorexia e fraqueza.

Espécies utilizadas
Cães, gatos e equinos.

RANITIDINA: Antak®(H), Cloridrato de ranitidina(H), Label®(H), Ranidin®(H), Zylium®(H)

Grupo farmacológico
Bloqueador H_2, antiácido.

Características
Exerce bloqueio competitivo reversível sobre os receptores histaminérgicos H_2, diminuindo a secreção de ácido clorídrico. Ao contrário da cimetidina, a ranitidina causa menos inibição do citocromo P450, porém, mesmo assim, interfere no metabolismo de algumas substâncias que são removidas por esse sistema.

Uso clínico
Antiácido.

Precauções e efeitos adversos
Náuseas, vômito, diarreia, anorexia, fraqueza muscular, disfunção renal e hiperpotassemia. Dor após administração IM pode ocorrer.

Espécies utilizadas
Cães, gatos, equinos e suínos.

REMIFENTANILA: Ultiva®(H)

Grupo farmacológico
Hipnoanalgésico, agonista opioide.

Características
É análogo da fentanila e hipnoanalgésico opioide de ação rápida para uso IV. A remifentanila é um μ-agonista seletivo, com início rápido e duração muito curta de ação. É antagonizada por antagonistas opioides, como a naloxona. Sua meia-vida em cães é de 3 a 6 min e não se altera com doses crescentes. Ocorre rápida recuperação, de 5 a 10 min, e a infusão IV, a velocidade constante, pode alcançar novas concentrações em estado de equilíbrio em 5 a 10 min após alterações na taxa de infusão. É segura para pacientes com doença hepática ou renal.

Usos clínicos
- Agente analgésico durante a indução e/ou manutenção da anestesia geral
- Indicada para a continuação da analgesia durante o período pós-operatório imediato, sob controle estreito, durante a transição para a analgesia de longa duração.

Precauções e efeitos adversos
Depressão respiratória, bradicardia, irritação, excitação e convulsões.
Em gatos, pode induzir disforia e hipertermia.

Espécies utilizadas
Cães e gatos.

RIBAVERINA: Rebetol®(H), Ribaverin®(H), Virazole®(H)

Grupo farmacológico
Antiviral.

Características
A ribaverina é um antiviral que interfere na formação de guanosina-monofosfato e na síntese subsequente de ácidos nucleicos. Há alguns experimentos com o uso da ribaverina em ratos para estudo de sua eficácia contra o vírus da *Influenza* A e B e no tratamento de cinomose em cães.

Usos clínicos
- Antiviral
- Uso experimental no tratamento da cinomose em cães.

Precauções e efeitos adversos
Vômito, gastrite, anemia hemolítica e mielossupressão.

Espécie utilizada
Cães.

RIFAMICINA: Rifamicina®(H), Rifaldin®(H), Rifocina®(H)

Grupo farmacológico
Antibiótico bactericida.

Características
Muito utilizada por via tópica para tratamento de infecções por bactérias Gram-negativas e positivas.

Uso clínico
Infecções por bactérias Gram-negativas e positivas.

Precauções e efeitos adversos
Irritação da pele ou reações de hipersensibilidade. Pode ocorrer pigmentação predominantemente vermelho-alaranjada na pele e/ou fluidos (incluindo pele, dentes, língua, urina, fezes, saliva, escarro, lágrimas, suor e fluido cerebrospinal).

Espécies utilizadas
Animais domésticos, silvestres e exóticos.

RIFAMPICINA: Rifaldin®(H), Rifocina® Spray(H)

Grupo farmacológico
Antibiótico bactericida.

Características
Antibiótico semissintético bactericida derivado da rifamicina B, que inibe a síntese de RNA bacteriano.

Usos clínicos
- Tratamento de infecções por bactérias Gram-positivas, *Mycobacterium* spp, *Haemophilus* spp, *Neisseria* spp e *Chlamydia* spp
- Seu espectro de ação é limitado contra bactérias Gram-negativas.

Precauções e efeitos adversos
Reações de hipersensibilidade e hepatotoxicidade. Pode ocorrer pigmentação predominantemente vermelho-alaranjada na pele e/ou fluidos (incluindo pele, dentes, língua, urina, fezes, saliva, escarro, lágrimas, suor e fluido cerebrospinal).

Espécies utilizadas
Cães, gatos, equinos e bovinos.

ROBENACOXIB: Onsior® (V)(importado)

Grupo farmacológico
AINE inibidor seletivo de COX-2.

Características
Pertence ao grupo dos coxibes e tem apresentação veterinária (importado). Por ser seletivo de COX-2, produz menos efeitos colaterais em níveis gástrico e renal.

Uso clínico
Tratamento da dor e inflamação de osteoartrite, cirurgias ortopédicas e ovário-histerectomia.

Precauções e efeitos adversos
Não utilizar em gestantes e lactentes nem em animais com problemas gástricos, renais ou hepáticos. Vômito, diarreia, anorexia e ulceração gástrica.

Espécies utilizadas
Cães e gatos.

ROCURÔNIO: Brometo de rocurônio(H), Esmeron®(H), Rocuron®(H), Romeran®(H)

Grupo farmacológico
Bloqueador neuromuscular competitivo ou não despolarizante.

Características
Promove bloqueio competitivo do receptor N_M pela sua ligação sem ativá-lo, promovendo relaxamento muscular. A vantagem desse grupo em relação aos bloqueadores neuromusculares despolarizantes é que promovem um relaxamento muscular mais leve e tem antídoto (fisostigmina e neostigmina). O rocurônio induz poucos efeitos no sistema cardiovascular, sofre metabolização hepática (usar com cuidado em hepatopatas) e eliminação pela via biliar. A duração da apneia é em torno 15 a 25 min.

Usos clínicos
- Relaxamento muscular na indução anestésica para facilitar a intubação endotraqueal em procedimentos cirúrgicos
- Durante o uso de ventilação mecânica (p. ex., cirurgias torácicas e hérnia diafragmática)
- Cirurgias oftálmicas (catarata), pois facilita o posicionamento e a manipulação cirúrgica do olho, além de prevenir o reflexo oculomotor.

Precauções e efeitos adversos
Uso com cautela em hepatopatas. Relaxamento muscular prolongado, reações alérgicas cutâneas, laringobroncospasmo e sialorreia.

Espécies utilizadas
Cães, gatos e equinos.

ROMIFIDINA: Sedivet® (V)(importado)

Grupo farmacológico
Agonista alfa-2-adrenérgico, sedativo e analgésico.

Características
Ativa receptores alfa-2 pré-sinápticos centrais, diminuindo a liberação de dopamina e norepinefrina, reduzindo o tônus simpático, produzindo sedação, analgesia e bradicardia. É aprovada nos EUA para uso em equinos.

Usos clínicos
- Medicação pré-anestésica, imobilização, sedativo, analgésico e relaxante muscular em equinos
- Bastante utilizada em associação com butorfanol.

Precauções e efeitos adversos
Contraindicada para gestantes e cardiopatas. Hipotensão, bradicardia, bradiarritmias, piloereção, salivação e prolapso de pênis.

Espécie utilizada
Equinos.

ROPIVACAÍNA: Cloridrato de ropivacaína$_{(H)}$, Naropin®$_{(H)}$, Ropi®$_{(H)}$

Grupo farmacológico
Anestésico local.

Características
É um anestésico local do tipo amida que bloqueia a condução nervosa (potencial de ação) de modo reversível na membrana celular, pela interação com os canais de sódio reduzindo a sua permeabilidade aos íons sódio, impedindo a despolarização da célula. Como os impulsos nociceptivos são conduzidos por fibras Aδ e C, a sensação de dor é bloqueada mais rapidamente do que outras modalidades sensitivas (tátil, propriocepção etc.). Tem alta potência e lipossolubilidade, com tempo de ação prolongado.

Uso clínico
Anestésico local de ação prolongada.

Precauções e efeitos adversos
Usar com cautela em hepatopatas.

Espécies utilizadas
Animais domésticos.

S

S-ADENOSILMETIONINA: SAMe BIOVEA®$_{(H)(importado)}$, S-Adenosyl-100®$_{(V)(importado)}$, S-Adenosyl-225®$_{(V)(importado)}$

Grupo farmacológico
Nutracêutico.

Características
Derivado da metionina e do ATP que atua no metabolismo intermediário celular envolvido em importantes processos de desintoxicação, produção de carnitina, função de membrana de hepatócitos e hemácias, entre outras importantes reações.

Por ter uma participação importante nos processos metabólicos dos hepatócitos, a suplementação com SAMe tem sido indicada no tratamento de diferentes tipos de hepatopatias de cães e gatos visando a melhoria de processos de desintoxicação e proteção contra estresse oxidativo. A suplementação com SAMe geralmente resulta em aumento na concentração hepática de glutationa, melhorando o metabolismo e protegendo de estresse oxidativo, vindo desta função seu efeito hepatoprotetor.

Em gatos, foi eficiente em diminuir o dano oxidativo a hemácias causado pela administração de paracetamol. É um doador de radical metil para o metabolismo dos neurotransmissores na síntese e *turnover* das monoaminas biogênicas, como serotonina, dopamina e norepinefrina, podendo melhorar a função cognitiva.

A suplementação com SAMe para hepatopatas parece segura e não são relatados efeitos secundários. Não há apresentação comercial disponível no Brasil, mas o produto pode ser manipulado em farmácias especializadas ou comprado em lojas especializadas em produtos naturais. Para uso oral, requer proteção entérica.

Usos clínicos
- Suplemento dietético em hepatopatas
- Em animais intoxicados com paracetamol ou outras substâncias que causam hepatopatia
- Melhora da função cognitiva de cães e gatos.

Precauções e efeitos adversos
Distúrbios gastrentéricos.

Espécies utilizadas
Cães e gatos.

SALBUTAMOL: Aerolin®$_{(H)}$, Bronconal®$_{(H)}$, Sulfato de salbutamol$_{(H)}$, Tussiliv®$_{(H)}$

Grupo farmacológico
Agonista beta-2-adrenérgico, broncodilatador.

Características
Provoca relaxamento bronquiolar, aumento da motilidade do epitélio respiratório, aumento da secreção de fluido do trato respiratório, estabilização dos mastócitos, inibição da liberação de histamina, dilatação vascular, aumento da liberação de neurotransmissores adrenérgicos, ativação miocárdica, relaxamento uterino, glicogenólise e captação de potássio no músculo esquelético e glicogenólise e gliconeogênese no fígado.

Usos clínicos
- Broncodilatador
- Pode ser utilizado por via inalatória (inalação ou aerossol) ou VO
- A via inalatória é preferível em casos mais graves, pois age diretamente nos pulmões, sendo mais rápida.

Precauções e efeitos adversos
Usar com cautela em pacientes epilépticos, hipertensos, diabéticos e cardiopatas. Por sua seletividade, tem pouco estímulo cardíaco, porém em pacientes suscetíveis ou no caso de aumento da dose, pode levar a excitação, taquicardia, tremores musculares, sudorese e ataxia.

Espécies utilizadas
Cães, gatos e equinos.

SAROLANER: Simparic®$_{(V)}$

Grupo farmacológico
Ectoparasiticida, isoxazolina.

Características
Acaricida e inseticida pertencente à classe de parasiticidas isoxazolina. Tem absorção boa e rápida após a administração oral, com meia-vida média de 12 dias em cães; a ação é rápida e pode durar até 35 dias. As isoxazolinas são potentes inibidores do receptor do neurotransmissor GABA e do receptor de glutamato e agem na junção neuromuscular dos insetos. Isso resulta em atividade neuromuscular descontrolada, levando à morte rápida de insetos ou ácaros. Tem grande afinidade por receptores GABA de insetos e isso aumenta a segurança em mamíferos como os cães.

Uso clínico
Controle de carrapatos, pulgas e ácaros (*Sarcoptes scabei*, *Demodex canis* e *Otodectes cynotis*).

Precauções e efeitos adversos
Sinais neurológicos transitórios foram observados em duas fêmeas que receberam 5 vezes a dose. Um cão teve convulsão 24 h após a segunda e a terceira dose e o outro teve convulsão leve 5 dias após a terceira dose. Ambos se recuperaram sem tratamento.

Capítulo 1 • Fármacos em Ordem Alfabética   217

Espécie utilizada
Cães.

SECNIDAZOL: Deprozol®$_{(H)}$, Neodazol®$_{(H)}$, Secnidal®$_{(H)}$, Secnidazol$_{(H)}$, Tenicid®$_{(H)}$

Grupo farmacológico
Antiparasitário, derivado imidazólico, protozoocida.

Características
Pertence ao grupo dos antiparasitários; derivado imidazólico.

Usos clínicos
- Giardicida
- Amebicida
- Tricomonicida.

Precauções e efeitos adversos
Contraindicado na gestação e na lactação. Reações de hipersensibilidade.

Espécies utilizadas
Aves e mamíferos.

SELAMECTINA: Revolution®$_{(V)}$ 6% e 12%

Grupo farmacológico
Lactonas macrocíclicas, avermectinas, endectocida.

Características
Promove abertura dos canais de cloro pela ligação aos receptores de glutamato e, com alta afinidade, aos canais de cloro controlados pelo GABA, aumentando o influxo de cloro nas sinapses de nematódeos e na placa motora ou junção neuromuscular em artrópodes, provocando hiperpolarização da membrana com paralisia flácida, morte e eliminação do parasita. Após a aplicação tópica, a meia-vida da selamectina é de 11 dias em cães e de 8 dias em gatos. Tem alta afinidade por glândulas sebáceas e pele.

Usos clínicos
- Combate à infestação por pulgas
- Prevenção da dirofilariose
- Controle de infestações por carrapatos em cães
- Sarna de ouvido (*Otodectes cynotis*) em cães e gatos
- Sarna sarcóptica (*Sarcoptes scabiei*), vermes intestinais (*Toxacara canis*) e piolhos (*Trichodectes canis*) em cães
- Vermes intestinais (*Ancylostoma tubaeforme, Toxocara cati* e *Toxascaris leonina*) e piolhos (*Felicola subrostratus*) em gatos.

Precauções e efeitos adversos
Contraindicada em filhotes com menos de 6 semanas de idade. Cuidado com o uso em cães da ração Collie, Border Collie, Pastor Australiano, Pastor de Shetland e mestiços dessas raças, pois são sensíveis às avermectinas por causa de uma mutação no gene MDR-1, que codifica a bomba de membrana pela P-glicoproteína, afetando o efluxo de substâncias na barreira hematencefálica e causando acúmulo da avermectina no cérebro, o que leva à toxicidade neurológica, cujos sinais clínicos são ataxia, alterações visuais, coma e morte. Em gatos, pode ocorrer alopecia localizada transitória com ou sem inflamação próxima ao local de aplicação. Vômito, salivação, diarreia, taquipneia, tremores musculares e ataxia.

Espécies utilizadas
Cães e gatos.

SELEGELINA: Deprilan®$_{(H)}$, Elepril®$_{(H)}$, Jumexil®$_{(H)}$, Niar®$_{(H)}$

Grupo farmacológico
Antidepressivo, inibidor da MAO-B.

Características
Utilizada na disfunção cognitiva canina e no tratamento do hiperadrenocorticismo não complicado pituitário-dependente em cães. A MAO atua no catabolismo das catecolaminas (dopamina e, em menor extensão, norepinefrina e epinefrina) e serotonina. A inibição da MAO aumenta o conteúdo cerebral de serotonina, norepinefrina e dopamina, com um acometimento maior para a serotonina. Podem levar de 2 a 3 semanas para que os efeitos farmacológicos dos antidepressivos comecem a aparecer.

Uso clínico
Tratamento da disfunção cognitiva e do hiperadrenocorticismo não complicado pituitário-dependente em cães.

Precauções e efeitos adversos
Não administrar junto com outros inibidores da MAO, como amitraz, ou com opioides. A inibição seletiva da MAO-B minimiza os efeitos colaterais, que são mais evidentes com a inibição da MAO-A, que são hipotensão, estimulação central excessiva, retenção urinária e constipação intestinal.

Espécies utilizadas
Cães e gatos.

SENE: Agiolax®(H)

Grupo farmacológico
Laxante.

Características
O sene (*Cassia angustifolia*) é uma planta medicinal, conhecida por suas propriedades laxativas. É um laxante que atua por meio da estimulação local ou por contato com a mucosa intestinal.

Uso clínico
Laxante.

Precauções e efeitos adversos
Não administrar em animais com obstrução gástrica ou desidratados.

Espécies utilizadas
Cães e gatos.

SERTRALINA: Cloridrato de sertralina(H), Sered®(H), Serenata®(H), Tolrest®(H), Zoloft®(H), Zysertin®(H)

Grupo farmacológico
Antidepressivo ISRS.

Características
Utilizada no tratamento de distúrbios de comportamento.

Usos clínicos
- Distúrbios de comportamento como medos e fobias
- Casos de estresse ou depressão.

Precauções e efeitos adversos
Não usar em gestantes. Uso com cautela em pacientes geriátricos ou hepatopatas. Letargia, ataxia; em altas doses, pode provocar excitação, tremores, hipertermia, vocalização, convulsões, coma e morte.

Espécies utilizadas
Cães e gatos.

SEVOFLURANO: Sevocris®(H), Sevoflurano(H), Sevorane®(H)

Grupo farmacológico
Anestésico geral inalatório.

Características
É similar ao isoflurano, exceto em sua baixa solubilidade, sendo menos potente e resultando em tempos de indução e recuperação mais rápidos. Sua metabolização hepática é em torno de 5%.

Uso clínico
Anestésico geral inalatório.

Precauções e efeitos adversos
Não usar em pacientes com histórico de hipertermia maligna. Usar com cautela em pacientes com traumatismo craniano e miastenia *gravis*.

Espécies utilizadas
Animais domésticos, silvestres e exóticos.

SILDENAFILA: Citrato de sildenafila$_{(H)}$, Cloridrato de sildenafila$_{(H)}$, Revatio®$_{(H)}$, Vasifil®$_{(H)}$, Viagra®$_{(H)}$, Videnfil®$_{(H)}$

Grupo farmacológico
Vasodilatador, inibidor da fosfodiesterase.

Características
Vasodilatador e potente inibidor seletivo da fosfodiesterase tipo 5 específica do GMPc (PDE5). Em humanos, é utilizada na disfunção erétil porque permite que o GMPc seja mantido mais tempo em circulação (substância responsável pelo relaxamento dos músculos do pênis), o que leva a um maior aporte de sangue e, consequentemente, à ereção, e no tratamento de hipertensão pulmonar, porque relaxa a parede arterial, levando a menor resistência arterial pulmonar e pressão pulmonar. Dessa maneira, reduz o trabalho em excesso do ventrículo direito do coração e melhora os sintomas da falência cardíaca do lado direito. Como a PDE-5 é primariamente distribuída no músculo liso das paredes arteriais dos pulmões e do pênis, a sildenafila age seletivamente em ambas as áreas sem induzir vasodilatação em outras áreas do corpo.

Em Veterinária, tem sido utilizada na hipertensão pulmonar em cães e gatos, frequentemente observada como sequela de outras doenças, como problemas cardíacos, melhorando a oxigenação pulmonar e, consequentemente, a qualidade de vida e a capacidade de fazer exercícios físicos. Em cães e gatos, o efeito de ereção do pênis não é observado como em humanos.

Uso clínico
Hipertensão pulmonar em cães e gatos.

Precauções e efeitos adversos
Usar com cautela em animais hipotensos, desidratados e cardiopatas graves. Pode ocorrer hiperemia da região inguinal e transtornos gastrintestinais.

Espécies utilizadas
Cães e gatos.

SILICONE 30%: Ruminol®$_{(V)}$, Rumivet®$_{(V)}$

Grupo farmacológico
Antifisético.

Características
O silicone a 30% é um antifisético que modifica a tensão superficial das bolhas de ar no trato gastrentérico, facilitando sua expulsão.

Usos clínicos
- Tratamento do meteorismo ou timpanismo agudo ou crônico dos ruminantes
- Timpanismo do ceco dos equídeos.

Precauções e efeitos adversos
Não foram relatados.

Espécies utilizadas
Ruminantes e equinos.

SILIMARINA: Forfig®(H), Legalon®(H)

Grupo farmacológico
Hepatoprotetor.

Características
Substância extraída da planta *Silybium marianum*, sendo uma mistura de flavoligninas (silidianina, silcristina e silibina), com propriedades anti-hepatotóxicas por ser antioxidante e inibir a peroxidação lipídica quanto à oxidação da glutationa. Seu efeito antioxidante reduz a formação de radicais livres.

Uso clínico
Suplemento dietético auxiliar no tratamento de doenças hepáticas.

Precauções e efeitos adversos
Transtorno gastrintestinal.

Espécies utilizadas
Cães e gatos.

SINVASTATINA: Lipistatina®(H), Liptrat®(H), Sinvalip®(H), Sinvastatina(H), Sinvaston®(H), Zocor®(H)

Grupo farmacológico
Hipolipemiante.

Características
Fármaco pertencente à classe química das estatinas, é prescrita no tratamento da dislipidemia e tem como objetivo a redução dos níveis de colesterol e lipídios no sangue. A sinvastatina é um composto sintético derivado da fermentação do *Aspergillus terreus* que age inibindo a hidroximetilglutaril-coenzima A (HMG-CoA) redutase, diminuindo a produção de colesterol pelo fígado (a maior fonte de colesterol no organismo) e aumentando a remoção de colesterol da corrente sanguínea pelo fígado. A sinvastatina reduz sobremaneira os níveis de triglicerídios LDL e aumenta os níveis de HDL.

Uso clínico
Controle da hipercolesterolemia.

Precauções e efeitos adversos
Monitorar os níveis das enzimas hepáticas ALT e CK em terapias prolongadas. Não administrar junto com bezafibrato.

Espécie utilizada
Cães.

SOMATOTROPINA: Biomatrop®(H), Eutropin®(H), Genotropin®(H), Omnitrop®(H)

Grupo farmacológico
Hormônio hipofisário, hormônio do crescimento.

Características
Também conhecida como hormônio do crescimento, abreviadamente GH (do inglês *growth hormone*), é uma proteína e um hormônio peptídico sintetizado e secretado pela glândula hipófise anterior. Este hormônio estimula o crescimento e a reprodução celular.

Usos clínicos
- Tratamento de nanismo pituitário
- Dermatoses hormônio-responsivas.

Precauções e efeitos adversos
Contraindicada em gestantes. Pode induzir diabetes melito (transitória ou permanente), reações de hipersensibilidade, em altas doses ou tratamentos prolongados, acromegalia.

Espécie utilizada
Cães.

SOMATOTROPINA BOVINA RECOMBINANTE: Boostin®₍ᵥ₎, Lactropin®₍ᵥ₎

Grupo farmacológico
Hormônio hipofisário, hormônio do crescimento.

Características
A somatotropina bovina recombinante (BST-r) é um hormônio produzido naturalmente pelo organismo dos bovinos, entre outros animais. Um de seus principais efeitos é a estimulação na síntese de proteína e glicose, a oxidação de gordura e a inibição na utilização da glicose por tecidos periféricos. A somatotropina bovina é liberada na corrente sanguínea, estimulando a formação e a secreção de IGF-1 (fator de crescimento semelhante à insulina) pelo fígado. O aumento do consumo de alimentos e da produção de leite depende da quantidade de BST-r administrada.

Uso clínico
Aumentar a produção do leite de vacas em lactação.

Precauções e efeitos adversos
Pode induzir mastite.

Espécie utilizada
Bovinos.

SORBITOL: Liposic®₍H₎₍associação₎, Minilax®₍H₎₍associação₎, Sedacol®₍ᵥ₎, Ventreli®₍ᵥ₎

Grupo farmacológico
Laxante.

Características
O sorbitol é um laxante osmótico que retém água por osmose, aumentando o volume e o amolecimento fecal, facilitando a evacuação.

Uso clínico
Laxante.

Precauções e efeitos adversos
Contraindicado em obstruções intestinais. Náuseas, vômito, cólica intestinal e desequilíbrios hidreletrolíticos.

Espécies utilizadas
Cães, gatos, equinos e ruminantes.

SORO ANTICINOMOSE: Cannis Globulin Polivalente®₍ᵥ₎, Cino-Globulin®₍ᵥ₎, Soroglobulin®₍ᵥ₎

Grupo farmacológico
Soro anticinomose.

Características
É um soro rico em imunoglobulinas purificadas e concentradas, específicas contra cinomose. Alguns produtos também têm outras imunoglobulinas, como contra parvovirose, coronavirose, hepatite infecciosa canina e leptospirose.

Uso clínico
Tratamento da cinomose.

Precauções e efeitos adversos
Reações de hipersensibilidade.

Espécie utilizada
Cães.

SORO ANTIOFÍDICO: Master Soro Plus®(V), Soro antiofídico butrópico e crotálico(V), Soro antiofídico polivalente liofilizado(V)

Grupo farmacológico
Soro antiofídico.

Características
Solução de imunoglobulinas específicas purificadas por digestão enzimática, concentradas e liofilizadas obtidas do soro de equídeos hiperimunizados com veneno de serpentes, que podem ser dos gêneros *Crotalus*, *Bothrops* e *Lachesis*. O soro pode ser específico de um ou mais tipos de serpente, denominado polivalente.

Uso clínico
Tratamento de acidentes causados por picadas de serpentes do gênero *Bothrops*, *Lachesis* e *Crotalus*, dependendo do tipo de soro.

Precauções e efeitos adversos
Reações de hipersensibilidade e dor no local da aplicação.

Espécies utilizadas
Animais domésticos.

SORO ANTITETÂNICO: Anatoxina Tetânica®(H), Soro antitetânico(H), Soro Antitetânico Vetnil®(V), Soro Antitetânico Veterinário Vencofarma®(V), Tetanovac Anatoxina Tetânica®(V), Toxoide tetânico(V), Vencosat®(V)

Grupo farmacológico
Soro antitetânico.

Características
Solução de imunoglobulinas antitetânicas.

Uso clínico
Tratamento do tétano.

Precauções e efeitos adversos
Reações de hipersensibilidade e dor no local da aplicação.

Espécies utilizadas
Animais domésticos.

SOTALOL: Cloridrato de sotalol(H), Sotacor®(H), Sotahexal®(H)

Grupo farmacológico
Bloqueador beta-1-seletivo, antiarrítmico, anti-hipertensivo.

Características
Antiarrítmico da classe II, bloqueador beta-1-seletivo, anti-hipertensivo.

Uso clínico
Tratamento de arritmias ventriculares hemodinamicamente significativas.

Precauções e efeitos adversos
Vômito, fadiga, arritmias, broncospasmo, bradicardia e hipotensão.

Espécies utilizadas
Cães e gatos.

SPINOSAD: Confortis®(V), Trifexis®(V)(associação), Sporlan®(V)

Grupo farmacológico
Espinosida, lactona macrocíclica, ectoparasiticida.

Características
A espinosida é uma nova família de inseticidas lactonas macrocíclicas desenvolvida a partir da fermentação de um fungo naturalmente encontrado no solo, denominado *Saccharopolyspora spinosa*. Tem amplo espectro de ação e baixa toxicidade quando utilizado em mamíferos. Os componentes ativos dessa molécula (spinosad), são uma combinação de Spinosyn A e Spinosyn D. Uma característica importante dessa molécula é não requerer período de carência para o consumo da carne e do leite. Atua no SNC do parasita alterando a função dos receptores nicotínicos e GABA. Seu efeito contra pulgas inicia-se em 30 min e atinge o pico após 4 h.

Usos clínicos
- Carrapaticida
- Bernicida
- Larvicida
- Pulicida
- Piolhicida.

Precauções e efeitos adversos
Vômito, diarreia, prurido, ataxia, convulsão.

Espécies utilizadas
Cães e gatos.

SUBSALICILATO DE BISMUTO: Pepto-Bismol®(H), Pepto-Zil® Comprimidos Mastigáveis(H), Pepto-Zil® Solução Oral(H)

Grupo farmacológico
Antidiarreico protetor de mucosa, antiácido.

Características
Tem ação adsorvente, reveste a base da úlcera, aumenta a síntese local de prostaglandina e a secreção de bicarbonato. Têm sido bastante efetiva em associação com bloqueadores H_2 e antibióticos no tratamento de gastrites por *Helicobacter pylori* em seres humanos.

Usos clínicos
- Antidiarreico
- Antiácido.

Precauções e efeitos adversos
Pode escurecer as fezes.

Espécies utilizadas
Cães, gatos, bezerros e equinos.

SUCCINILCOLINA/SUXAMETÔNIO: Succinil Colin®(H), Succitrat®(H)

Grupo farmacológico
Bloqueador neuromuscular despolarizante.

Características
Atua como a ACh despolarizando a junção neuromuscular, mas é hidrolisada pela AChE menos rapidamente. Tem duas fases de ação:

- Fase 1: o canal de sódio associado ao receptor NM é aberto e o receptor é despolarizado. A ligação persistente da succinilcolina ao receptor NM torna-o incapaz de transmitir mais impulsos. Esta fase é associada com fasciculações musculares
- Fase 2: com o passar do tempo, o canal de sódio fecha e a repolarização ocorre, deixando a junção neuromuscular resistente à despolarização. Esta fase é caracterizada por flacidez muscular. Durante a despolarização induzida por succinilcolina, ocorre efluxo de potássio para o compartimento extracelular, o que, normalmente, não é significativo, porém em pacientes com lesões extensas ou queimaduras, essa elevação do potássio pode induzir arritmias cardíacas graves.

A desvantagem desse grupo de bloqueadores neuromusculares, comparado ao bloqueador neuromuscular competitivo, é que provoca muitos efeitos colaterais e não tem antídoto.

Uso clínico
Relaxamento muscular na indução anestésica para facilitar a intubação endotraqueal em procedimentos cirúrgicos e durante o uso de ventilação mecânica.

Precauções e efeitos adversos
Contraindicado em cirurgias oftálmicas e em pacientes com traumas cranianos. Uso com cautela em cardiopatas, pacientes com grandes feridas ou queimaduras. Desconforto, tremores, contrações dolorosas, hipertermia em animais suscetíveis, arritmias, hipotensão, hipertensão, aumento da PIO e da PIC, mioglobinúria, aumento das secreções salivares e bronquiolares.

Espécies utilizadas
Cães, gatos, equinos, ruminantes e suínos.

SUCRALFATO: Sucralfilm®(H)

Grupo farmacológico
Protetor de mucosa, antiácido.

Características
Complexo de hidróxido de alumínio e sacarose sulfatada que forma uma barreira protetora no local da úlcera, proporcionando proteção uniforme à mucosa gástrica e duodenal contra a ação de ácido clorídrico, pepsina e bile. Deve ser ingerido antes das refeições e tem se mostrado um excelente agente adjuvante na terapia de úlceras gástricas.

Uso clínico
Tratamento de gastrite e úlceras gástricas.

Precauções e efeitos adversos
Usar com cautela em pacientes com trânsito intestinal diminuído.

Espécies utilizadas
Cães e gatos.

SUFENTANILA: Fastfen®(H), Sufenta®(H)

Grupo farmacológico
Hipnoanalgésico, agonista opioide.

Características
Hipnoanalgésico opioide, μ-agonista, aproximadamente 375 a 1.250 vezes mais potente do que a morfina e mais lipossolúvel do que a fentanila.

Usos clínicos
• Analgésico
• Indutor de anestesia geral.

Precauções e efeitos adversos
Depressão respiratória e do SNC, bradicardia, edema pulmonar, apneia e morte.

Espécies utilizadas
Cães e gatos.

SULFACETAMIDA: Colírio Farmavet®(V)(associação), Cursil®(V)(associação), Paraqueimol®(H)(associação), Red Stop®(V)(associação)

Grupo farmacológico
Quimioterápico bacteriostático, sulfonamidas.

Características
Quimioterápico bacteriostático que compete com o PABA, um precursor do ácido fólico, substância necessária para a síntese de DNA bacteriano. O efeito das sulfas é potencializado pela trimetoprima. É comum a resistência bacteriana quando utilizada isoladamente a sulfa.

Uso clínico
Via tópica ou VO contra infecções por bactérias Gram-positivas ou Gram-negativas, *Tripanosoma, Giardia, Trichomonas* e *Candida*.

Precauções e efeitos adversos
Usar com cautela em gestantes, lactentes, hepatopatas e nefropatas graves. Cães da raça Doberman Pinscher são mais sensíveis às reações adversas das sulfas. Doses orais elevadas podem causar neurotoxicidade periférica. Em doses adequadas, pode provocar náuseas, vômitos, cristalúria, hematúria e obstrução tubular e, com menos frequência, discrasias sanguíneas e reações de hipersensibilidade.

Espécies utilizadas
Animais domésticos, silvestres e exóticos.

SULFACLORPIRIDAZINA: Consumix® 750(V)(associação), Coxulid® Plus(V)(associação), Trimeclor® Solução(V)(associação), Trimeclor® Pó(V)(associação)

Grupo farmacológico
Quimioterápico bacteriostático, sulfonamidas.

Características
Comercializada em associação com a trimetoprima. É um quimioterápico bacteriostático que compete com o PABA, um precursor do ácido fólico, substância necessária para a síntese de DNA bacteriano. O efeito das sulfas é potencializado pela trimetoprima. É comum haver resistência bacteriana quando a sulfa é utilizada isoladamente.

Uso clínico
Infecções entéricas e respiratórias.

Precauções e efeitos adversos
Usar com cautela em gestantes, lactentes, hepatopatas e nefropatas graves. Doses orais elevadas podem causar neurotoxicidade periférica. Em doses adequadas, pode provocar náuseas, vômitos, cristalúria, hematúria e obstrução tubular e, com menos frequência, discrasias sanguíneas e reações de hipersensibilidade.

Espécies utilizadas
Aves, bovinos e suínos.

SULFADIAZINA: Bactrovet® Prata(V)(associação), Furp-Sulfadiazina®(H), Ibatrin®(V)(associação), Kaobiotic® Suspensão(V)(associação), Kuraderme® Prata(V)(associação), Mastical®(V)(associação), Sulfadiazina de prata(H), Tridex®(V)(associação), Vetaglós® Pomada(V)(associação)

Grupo farmacológico
Quimioterápico bacteriostático, sulfonamidas.

Características
Quimioterápico bacteriostático que compete com o PABA, um precursor do ácido fólico, substância necessária para a síntese de DNA bacteriano. O efeito das sulfas é potencializado pela trimetoprima. É comum resistência bacteriana quando utilizada isoladamente a sulfa.

Uso clínico
Tratamento de infecções por bactérias Gram-negativas, Gram-positivas e alguns protozoários.

Precauções e efeitos adversos
Usar com cautela em gestantes, lactentes, hepatopatas e nefropatas graves. Cães da raça Doberman Pinscher são mais sensíveis às reações adversas das sulfas. Doses orais elevadas podem causar neurotoxicidade periférica. Em doses adequadas, pode provocar náuseas, vômitos, cristalúria, hematúria e obstrução tubular e, com menos frequência, discrasias sanguíneas e reações de hipersensibilidade.

Espécies utilizadas
Animais domésticos, silvestres e exóticos.

SULFADIMETOXINA: Averol®(V)(associação), Dimetoprim®(V)(associação), Giacoccide®(V)(associação), Giardicid®(V)(associação), Trissulfim®(associação)

Grupo farmacológico
Quimioterápico bacteriostático, sulfonamidas.

Características
Quimioterápico bacteriostático que compete com o PABA, um precursor do ácido fólico, substância necessária para a síntese de DNA bacteriano. O efeito das sulfas é potencializado pela trimetoprima. É comum haver resistência bacteriana quando utilizada isoladamente a sulfa.

Uso clínico
Tratamento de infecções por bactérias Gram-negativas, Gram-positivas e alguns protozoários.

Precauções e efeitos adversos
Usar com cautela em gestantes, lactentes, hepatopatas e nefropatas graves. Cães da raça Doberman Pinscher são mais sensíveis às reações adversas das sulfas. Doses orais elevadas podem causar neurotoxicidade periférica. Em doses adequadas, pode provocar náuseas, vômitos, cristalúria, hematúria e obstrução tubular e, com menos frequência, discrasias sanguíneas e reações de hipersensibilidade.

Espécies utilizadas
Animais domésticos, silvestres e exóticos.

SULFADOXINA: Borgal®(V)(associação), Fansidar®(H)(associação), Trissulmax®(V)(associação)

Grupo farmacológico
Quimioterápico bacteriostático, sulfonamidas.

Características
Quimioterápico bacteriostático que compete com o PABA, um precursor do ácido fólico, substância necessária para a síntese de DNA bacteriano. O efeito das sulfas é potencializado pela trimetoprima. É comum haver resistência bacteriana quando utilizada isoladamente a sulfa.

Uso clínico
Tratamento de infecções por bactérias Gram-negativas, Gram-positivas e alguns protozoários.

Precauções e efeitos adversos
Usar com cautela em gestantes, lactentes, hepatopatas e nefropatas graves. Cães da raça Doberman Pinscher são mais sensíveis às reações adversas das sulfas. Doses orais elevadas podem causar neurotoxicidade periférica. Em doses adequadas, pode provocar náuseas, vômitos, cristalúria, hematúria e obstrução tubular e, com menos frequência, discrasias sanguíneas e reações de hipersensibilidade.

Espécies utilizadas
Animais domésticos, silvestres e exóticos.

SULFAGUANIDINA: Curso Clin®(V)(associação), Entero-Bio®(V)(associação), Sulguanidina®(V)

Grupo farmacológico
Quimioterápico bacteriostático, sulfonamidas.

Características
Quimioterápico bacteriostático que compete com o PABA, um precursor do ácido fólico, substância necessária para a síntese de DNA bacteriano. O efeito das sulfas é potencializado pela trimetoprima. É comum resistência bacteriana quando utilizada isoladamente a sulfa.

Uso clínico
Tratamento de infecções por bactérias Gram-negativas, Gram-positivas e alguns protozoários.

Precauções e efeitos adversos
Usar com cautela em gestantes, lactentes, hepatopatas e nefropatas graves. Cães da raça Doberman Pinscher são mais sensíveis às reações adversas das sulfas. Doses orais elevadas podem causar neurotoxicidade periférica. Em doses adequadas, pode provocar náuseas, vômitos, cristalúria, hematúria e obstrução tubular e, com menos frequência, discrasias sanguíneas e reações de hipersensibilidade.

Espécies utilizadas
Animais domésticos, silvestres e exóticos.

SULFAISOXASOL: Silmetrin®(V)

Grupo farmacológico
Quimioterápico bacteriostático, sulfonamidas.

Características
Quimioterápico bacteriostático que compete com o PABA, um precursor do ácido fólico, substância necessária para a síntese de DNA bacteriano. O efeito das sulfas é potencializado pela trimetoprima. É comum resistência bacteriana quando utilizada isoladamente a sulfa.

Uso clínico
Tratamento de infecções por bactérias Gram-negativas, Gram-positivas e alguns protozoários.

Precauções e efeitos adversos
Usar com cautela em gestantes, lactentes, hepatopatas e nefropatas graves. Cães das raças Doberman e Pinscher são mais sensíveis às reações adversas das sulfas.
  Doses orais elevadas podem causar neurotoxicidade periférica. Em doses adequadas, pode provocar náuseas, vômitos, cristalúria, hematúria, obstrução tubular e, menos frequentemente, discrasias sanguíneas e reações de hipersensibilidade.

Espécies utilizadas
Animais domésticos, silvestres e exóticos.

SULFAMERAZINA: Adiarol®(V)(associação), Antidiarreico Vallée®(V)(associação), Antidiarreico Pó Labovet®(V)(associação), Sulfaplic®(V)

Grupo farmacológico
Quimioterápico bacteriostático, sulfonamidas.

Características
Quimioterápico bacteriostático que compete com o PABA, um precursor do ácido fólico, substância necessária para a síntese de DNA bacteriano. O efeito das sulfas é potencializado pela trimetoprima. É comum haver resistência bacteriana quando utilizada isoladamente a sulfa.

Uso clínico
Tratamento de infecções por bactérias Gram-negativas, Gram-positivas e alguns protozoários.

Precauções e efeitos adversos
Usar com cautela em gestantes, lactentes, hepatopatas e nefropatas graves. Cães da raça Doberman Pinscher são mais sensíveis às reações adversas das sulfas. Doses orais elevadas podem causar neurotoxicidade periférica. Em doses adequadas, pode provocar náuseas, vômitos, cristalúria, hematúria e obstrução tubular e, com menos frequência, discrasias sanguíneas e reações de hipersensibilidade.

Espécies utilizadas
Animais domésticos, silvestres e exóticos.

SULFAMETAZINA: Avemetazina®(V)(associação), Biosulfan®(V), Otolin®(V)(associação), Rodissulfa®(V), Sulfametazina 98 MC®(V), Vetococ SM®(V)(associação)

Grupo farmacológico
Quimioterápico bacteriostático, sulfonamidas.

Características
Quimioterápico bacteriostático que compete com o PABA, um precursor do ácido fólico, substância necessária para a síntese de DNA bacteriano. O efeito das sulfas é potencializado pela trimetoprima. É comum haver resistência bacteriana quando utilizada isoladamente a sulfa.

Uso clínico
Tratamento de infecções por bactérias Gram-negativas, Gram-positivas e alguns protozoários.

Precauções e efeitos adversos
Usar com cautela em gestantes, lactentes, hepatopatas e nefropatas graves. Cães da raça Doberman Pinscher são mais sensíveis às reações adversas das sulfas. Doses orais elevadas podem causar neurotoxicidade periférica. Em doses adequadas, pode provocar náuseas, vômitos, cristalúria, hematúria e obstrução tubular e, com menos frequência, discrasias sanguíneas e reações de hipersensibilidade.

Espécies utilizadas
Animais domésticos, silvestres e exóticos.

SULFAMETOXAZOL: Afectrim®(V)(associação), Bactrim®(H)(associação), Infectrin®(H)(associação), Trissulfin®(V)(associação)

Grupo farmacológico
Quimioterápico bacteriostático, sulfonamidas.

Características
Quimioterápico bacteriostático que compete com o PABA, um precursor do ácido fólico, substância necessária para a síntese de DNA bacteriano. O efeito das sulfas é potencializado pela trimetoprima. É comum haver resistência bacteriana quando utilizada isoladamente a sulfa.

Uso clínico
Tratamento de infecções por bactérias Gram-negativas, Gram-positivas e alguns protozoários.

Precauções e efeitos adversos
Usar com cautela em gestantes, lactentes, hepatopatas e nefropatas graves. Cães da raça Doberman Pinscher são mais sensíveis às reações adversas das sulfas. Doses orais elevadas podem causar neurotoxicidade periférica. Em doses adequadas, pode provocar náuseas, vômitos, cristalúria, hematúria e obstrução tubular e, com menos frequência, discrasias sanguíneas e reações de hipersensibilidade.

Espécies utilizadas
Animais domésticos, silvestres e exóticos.

SULFAQUINOXALINA: Amprolbase® Plus(v)(associação), Avitrin Sulfa®(V), Coccifin®(V), Duocox®(V)(associação), Sulfabase®(V), Sulfax®(V)(associação)

Grupo farmacológico
Quimioterápico bacteriostático, sulfonamidas.

Características
Quimioterápico bacteriostático que compete com o PABA, um precursor do ácido fólico, substância necessária para a síntese de DNA bacteriano. O efeito das sulfas é potencializado pela trimetoprima. É comum haver resistência bacteriana quando a sulfa é utilizada isoladamente.

Uso clínico
Tratamento de infecções por bactérias Gram-negativas, Gram-positivas e alguns protozoários.

Precauções e efeitos adversos
Tratamento de infecções por bactérias Gram-negativas, Gram-positivas e alguns protozoários.

Espécies utilizadas
Animais domésticos, silvestres e exóticos.

SULFASSALAZINA: Azulfin®(H)

Grupo farmacológico
Derivado das sulfonamidas.

Características
Derivado salicílico composto por uma molécula de 5-ASA ligada por ligação covalente à sulfapiridina, ligação esta que garante que 75% do fármaco alcance o intestino grosso ainda em sua forma ativa. Nesse segmento do intestino, as bactérias colônicas rompem a ligação covalente liberando a porção ativa do composto, sendo que o 5-ASA tem ação anti-inflamatória por inibição das prostaglandinas.

Usos clínicos
- Adjuvante no tratamento das doenças inflamatórias crônicas, como enterites e enterocolites plasmocitárias-linfocitárias, histiocitárias e eosinofílicas
- Na reumatologia, a sulfassalazina é utilizada no tratamento da artrite reumatoide e espondilite anquilosante.

Precauções e efeitos adversos
Contraindicada em pacientes com obstrução intestinal ou uretral. Usar com cautela em felinos, hepatopatas, nefropatas, lactentes e pacientes com alterações hematológicas. O efeito colateral principal é a ceratoconjuntivite seca, por isso, durante tratamentos de longa duração, deve-se monitorar a produção de lágrima do paciente e, se ocorrer diminuição, deve-se diminuir a dose do medicamento ou interromper o tratamento. Prolongar o tratamento em presença de diminuição da produção de lágrima pode tornar a ceratoconjuntivite seca irreversível.

Espécies utilizadas
Cães e gatos.

SULFATIAZOL: Anaperan®(V)

Grupo farmacológico
Quimioterápico bacteriostático, sulfonamidas.

Características
Quimioterápico bacteriostático que compete com o PABA, um precursor do ácido fólico, substância necessária para a síntese de DNA bacteriano. O efeito das sulfas é potencializado pela trimetoprima. É comum haver resistência bacteriana quando utilizada isoladamente a sulfa.

Uso clínico
Tratamento de infecções por bactérias Gram-negativas, Gram-positivas e alguns protozoários.

Precauções e efeitos adversos
Usar com cautela em gestantes, lactentes, hepatopatas e nefropatas graves. Cães da raça Doberman Pinscher são mais sensíveis às reações adversas das sulfas. Doses orais elevadas podem causar neurotoxicidade periférica. Em doses adequadas, pode provocar náuseas, vômitos, cristalúria, hematúria e obstrução tubular e, com menos frequência, discrasias sanguíneas e reações de hipersensibilidade.

Espécies utilizadas
Animais domésticos, silvestres e exóticos.

SULFATO DE BÁRIO: Bariogel® 100%(H)

Grupo farmacológico
Contraste radiológico.

Características
O sulfato de bário ($BaSO_4$), conhecido como bário, é um sal insolúvel que, misturado à agua, é utilizado como meio de contraste radiológico radiopaco. É inerte, ou seja, não é absorvido pelo organismo, sendo eliminado *in natura*.

Uso clínico
Meio de contraste radiológico do tubo gastroduodenal.

Precauções e efeitos adversos
Contraindicado em caso de perfuração gastrintestinal. Pode causar náuseas, vômito e constipação intestinal.

Espécies utilizadas
Animais domésticos, silvestres e exóticos.

SULFATO DE MAGNÉSIO: Magnoston®$_{(H)}$, Sal amargo$_{(H)}$, Purgante ativo$_{(V)}$, Purgante salino$_{(V)}$

Grupo farmacológico
Catártico salino, colagogo e nutracêutico.

Características
O sulfato de magnésio VO tem efeito laxante ou catártico: é pouco absorvido, exerce atividade osmótica no lúmen intestinal, retém água, aumenta o volume e favorece o amolecimento da massa fecal, aumentando o peristaltismo. Também tem efeito colagogo: estimula o esvaziamento da vesícula biliar do mesmo modo que a colecistoquinina. A deficiência acentuada de magnésio causa principalmente sintomas neurológicos, como irritabilidade muscular e tremores. A terapêutica de reposição com sulfato de magnésio por via parenteral repara o déficit plasmático do eletrólito e cessa os sintomas de deficiência. O magnésio previne ou controla as convulsões por meio do bloqueio da transmissão neuromuscular e pela diminuição da ACh liberada pelo nervo motor na placa motora terminal.

Usos clínicos
- VO: laxante, colagogo e nutracêutico
- Anticonvulsivante por via parenteral.

Precauções e efeitos adversos
Contraindicado em obstruções intestinais. Usar com cautela em pacientes com distúrbios cardíacos. Hipermagnesemia, hipofosfatemia, bradicardia, fraqueza muscular, hipotensão, parada cardíaca, depressão respiratória e bloqueio neuromuscular.

Espécies utilizadas
Aves, cães, gatos, equinos, ruminantes e suínos.

SULFATO DE SÓDIO: Sal de Glauber$_{(H)}$

Grupo farmacológico
Catártico ou laxante salino.

Características
É pouco absorvido, exerce atividade osmótica no lúmen intestinal, retém água, aumenta o volume e favorece o amolecimento da massa fecal, aumentando o peristaltismo.

Uso clínico
Catártico ou laxante salino.

Precauções e efeitos adversos
Contraindicado em obstruções intestinais. Usar com cautela em pacientes com distúrbios cardíacos.

Espécies utilizadas
Aves, cães, gatos, equinos, ruminantes e suínos.

SULFATO FERROSO: Avitrin® Ferro$_{(V)}$, Furp-Sulfato Ferroso®$_{(H)}$, Sulfato ferroso$_{(H)}$, Sulferrol®$_{(H)}$

Grupo farmacológico
Nutracêutico e hematínico.

Características

O ferro é um componente essencial para hematopoese e um importante elemento da hemoglobina, que é formada pela união de 1 molécula de globina (proteína) e 4 moléculas de grupo heme, o qual é constituído de ferro bivalente ou íon ferroso (Fe2+), capaz de fixar o oxigênio de modo reversível.

Uso clínico

Deficiências de ferro como nos casos de carências nutricionais, uso de anti-inflamatórios que causam sangramentos gastrintestinais e doenças gastrintestinais com hemorragias ou após gastrectomia.

Precauções e efeitos adversos

Contraindicado para pacientes com hemossiderose e hemocromatose. Pode haver toxicidade em transfusões repetidas de sangue, anemias hemolíticas crônicas e ingestão acidental de altas doses. A desferroxamina é um quelante do ferro usado na medicina humana nesses casos. Náuseas, vômitos, diarreia, úlceras gástricas e constipação intestinal. As fezes podem ficar com coloração preta na administração VO. Ocorre interação com tetraciclinas e fluoroquinolonas porque esses antibióticos quelam o ferro, formando um complexo insolúvel que resulta na incapacidade de absorção de ambas as soluções.

Espécies utilizadas

Aves, cães, gatos, coelhos, equinos, ruminantes e suínos.

T

TACROLIMO/TACROLIMUS: Prograf®(H), Protopic®(H), Tacrolimus 0,02% suspensão aquosa(H), Tacrolimus 0,03% colírio ou pomada oftálmica(H), Tarfic®(H)

Grupo farmacológico

Imunossupressor.

Características

Antibiótico macrolídio da classe das lactonas, extraído do caldo de cultura do fungo *Streptomyces tsukubaensis*, encontrado no solo, com ação imunossupressora pela inibição da ativação dos linfócitos T e B no estágio inicial, inibindo a calcineurina, uma molécula essencial na liberação de IL-2 para proliferação dos linfócitos na resposta imunológica. A ação do tacrolimo assemelha-se à da ciclosporina, cuja inibição da calcineurina estimula o fator nuclear NFTA, que resulta na diminuição da síntese de citocinas e interleucinas (principalmente a IL-2). O tacrolimo é de 10 a 100 vezes mais potente do que a ciclosporina. É comercializado para uso oral em cápsulas e para uso parenteral em ampola no tratamento de doenças autoimunes. Para uso tópico na dermatologia, há concentrações de 0,1 e 0,03% indicadas para tratamento de atopia. Na oftalmologia, diminui a inflamação da glândula lacrimal, tem efeito lacrimomimético e reduz a inflamação e a pigmentação corneal; em suspensão aquosa 0,02% ou em solução oleosa ou unguento a 0,03%. O tacrolimo tem mínima absorção sistêmica quando administrado por via tópica.

Usos clínicos

- Imunossupressor VO ou injetável: tratamento de doenças autoimunes e na prevenção de rejeição de transplantes de órgãos
- Imunossupressor via tópica: no tratamento de dermatite atópica e fístulas perianais, e, na oftalmologia, no tratamento de ceratoconjuntivite seca, ceratite pigmentar e ceratite superficial crônica.

Precauções e efeitos adversos

Contraindicado por via sistêmica em animais propensos à infecção. Por essa via, pode induzir vômito, diarreia, intussuscepção e gastrite. Por via tópica, pode causar sensação de queimação, prurido e irritação local.

Espécies utilizadas

Cães e gatos.

TADALAFILA: Cialis®(H)

Grupo farmacológico
Vasodilatador, inibidor da fosfodiesterase.

Características
Assim como a sildenafila, é um vasodilatador, potente inibidor seletivo da PDE-5. A diferença entre a tadalafila e a sildenafila está na sua farmacocinética em humanos, sendo que a tadalafila tem uma meia-vida de eliminação de 17,5 h, comparada com as 4 h de meia-vida da sildenafila. Em humanos, é utilizada na disfunção erétil porque permite que o GMPc seja mantido mais tempo em circulação (substância responsável pelo relaxamento dos músculos do pênis), o que leva a um maior aporte de sangue e, consequentemente, à ereção. Também é utilizada no tratamento de hipertensão pulmonar porque relaxa a parede arterial, levando a menor resistência arterial pulmonar e pressão pulmonar. Dessa maneira, reduz o trabalho excessivo do ventrículo direito do coração e melhora os sintomas da falência cardíaca do lado direito. Como a PDE-5 é primariamente distribuída no músculo liso das paredes arteriais dos pulmões e pênis, age seletivamente em ambas as áreas sem induzir vasodilatação em outras áreas do corpo.
   Em Veterinária, tem sido utilizada na hipertensão pulmonar em cães, frequentemente observada como sequela de outras doenças, como problemas cardíacos, melhorando a oxigenação pulmonar e, consequentemente, a qualidade de vida e a capacidade de fazer exercícios físicos. Em cães, o efeito de ereção do pênis não é observado como em humanos.

Uso clínico
Hipertensão pulmonar em cães.

Precauções e efeitos adversos
Usar com cautela em animais hipotensos, desidratados e cardiopatas graves. Pode ocorrer hiperemia da região inguinal e transtornos gastrintestinais.

Espécie utilizada
Cães.

TAMOXIFENO: Citrato de tamoxifeno(H), Festone®(H), Taxofen®(H)

Grupo farmacológico
Antagonista, agonista do receptor de estrógeno.

Características
Modulador seletivo do receptor de estrógeno oral. Em humanos, na mama, é um antagonista do receptor de estrógeno. Em outros tecidos, como o endométrio, é agonista do receptor de estrógeno. Por conta dessa atividade variável, o tamoxifeno é considerado um modulador seletivo do receptor de estrógeno. Em humanos, é utilizado no tratamento adjuvante de neoplasias mamárias hormônio-dependentes. Na veterinária, há um estudo em cadelas com carcinoma mamário com bons resultados na sobrevida, porém há a necessidade de mais estudos para segurança do uso deste medicamento em cadelas por causa dos efeitos colaterais importantes. Também é utilizado no tratamento da infertilidade dos machos e na indução de muda nas aves.

Usos clínicos
• Tratamento da infertilidade dos machos e indução de muda nas aves
• Ainda é experimental no tratamento de neoplasias mamárias.

Precauções e efeitos adversos
Contraindicado em gestantes e lactantes. Usar com cautela em portadores de trombocitopenia e leucopenia. Pode induzir piometra, hiperplasia vaginal, incontinência urinária e alopecia parcial.

Espécies utilizadas
Aves e cães.

TAURINA: Taurargin®(H)(associação)

Grupo farmacológico
Aminoácido, nutracêutico.

Características

Aminoácido que habilita o fígado a sintetizar os sais biliares. Também regula o fluxo de cálcio que entra e sai das células e, consequentemente, atua sobre a função cardíaca. Tem ação antioxidante nas células, mas também é precursora da síntese de lipídios complexos da pele que têm propriedades antibacterianas. Esse aminoácido é necessário para a visão (atividade fotorreceptora da retina), a estabilização das membranas neuronais, o desenvolvimento do SNC, a redução da agregação plaquetária e a função reprodutiva. Nos gatos, a taurina é um aminoácido essencial.

Usos clínicos

- Tratamento adjuvante da cardiomiopatia congestiva, dermatopatias e lipidose hepática
- Suplementação alimentar.

Precauções e efeitos adversos

Não foram descritos na veterinária.

Espécies utilizadas

Cães e gatos.

TEICOPLANINA: Bactomax®(H), Targocid®(H), Teiconin®(H), Teicoplanina(H), Teicoston®(H), Teiplan®(H)

Grupo farmacológico

Antibiótico glicopeptídio.

Características

Bactericida do mesmo grupo da vancomicina. Seu mecanismo de ação consiste na inibição da síntese celular, bem como do peptidoglicano, e inibe a permeabilidade da membrana da célula bacteriana. Também afeta a síntese de RNA bacteriano. A teicoplanina tem vantagem sobre a vancomicina, pois requer dosagem menos frequente e pode ser administrada por via IM ou IV, enquanto a vancomicina requer infusão IV e tem menor potencial de ototoxicidade ou nefrotoxicidade.

Uso clínico

Infecções por bactérias Gram-positivas multirresistentes a outros antibióticos em patologias como septicemia, endocardite e osteomielite.

Precauções e efeitos adversos

Nefrotoxicidade e ototoxicidade são raras, mas podem ocorrer em pacientes que também estão recebendo aminoglicosídio.

Espécie utilizada

Cães.

TEOFILINA: Franol®(H)(associação), Marax®(H), Talofina®(H), Teolong®(H)

Grupo farmacológico

Broncodilatador, metilxantinas.

Características

Promove broncodilatação pela inibição competitiva da fosfodiesterase e aumenta a concentração de 3'5' cAMP, além de diminuir a degranulação de mastócitos e ter ação inotrópica e cronotrópica positiva. Outros mecanismos sugeridos são translocação de cálcio e bloqueio dos receptores de adenosina. Como atua sobre várias isoenzimas, a teofilina exerce efeitos sobre vários sistemas, como aumento da diurese, vasodilatação pulmonar e sistêmica.

Uso clínico

Tratamento de traqueobronquite, bronquite alérgica ou doenças obstrutivas das vias respiratórias, VO ou em aerossol em tratamentos prolongados.

Precauções e efeitos adversos

Contraindicada em gestantes. Usar com cautela em cardiopatas, nefropatas e epilépticos. Taquicardia, hipertensão, tremores musculares e inquietação.

TEPOXALINA: Zubrin®(V)

Grupo farmacológico
Analgésico e AINE inibidor de COX-1, COX-2 e 5-LOX.

Características
Tem propriedades anti-inflamatórias, analgésicas e antipiréticas, sendo utilizada principalmente no tratamento de osteoartrite de cães. Como atua inibindo tanto a COX como a LOX e, portanto, os leucotrienos, talvez esse princípio ativo também possa ser útil no tratamento de outros processos inflamatórios como inflamação ocular, doença respiratória ou dermatite, mas ainda não há evidências concretas sobre essa dupla ação da tepoxalina, exceto por ter se mostrado mais eficaz do que outros anti-inflamatórios para tratamento da inflamação ocular.

Uso clínico
Analgésico e anti-inflamatório no tratamento de osteoartrite e inflamações oculares.

Precauções e efeitos adversos
Contraindicada em pacientes com gastrite, úlceras gástricas e insuficiências renal e hepática. Vômito, diarreia, anorexia, anemia, icterícia e letargia.

Espécie utilizada
Cães.

TERBINAFINA: Cloridrato de terbinafina(H), Lamisilate® Spray(H), Lamisil®(H), Terbinacol®(H)

Grupo farmacológico
Antifúngico.

Características
Antifúngico da classe das alilaminas que inibe a enzima esqualeno epoxidase, um complexo sistema enzimático ligado à membrana que não faz parte da superfamília do citocromo P-450, a qual é importante na síntese de ergosterol na membrana celular. É um novo antifúngico empregado na veterinária VO e tópica, com a vantagem de ser bem seguro e com pouca evidência, pelo menos por enquanto, de resistência fúngica.

Usos clínicos
- Tratamento de dermatofitoses
- Há estudos do uso combinado com itraconazol no tratamento de algumas doenças fúngica sistêmicas ou profundas, como esporotricose e aspergilose.

Precauções e efeitos adversos
Os efeitos adversos são relativamente raros, sendo mais descritos em humanos sinais gastrintestinais e raramente, hepatotoxicidade, neutropenia ou pancitopenia.

Espécies utilizadas
Cães e gatos.

TERBUTALINA: Bricanyl®(H), Sulfato de terbutalina(H), Terbutil®(H)

Grupo farmacológico
Broncodilatador, agonista beta-2-seletivo.

Características
Agonista beta-2-seletivo de potente ação broncodilatadora. Inibe a degranulação de mastócitos e a consequente liberação de mediadores inflamatórios e aumenta a função mucociliar.

Uso clínico
Broncodilatador. Pode ser utilizado por via inalatória (inalação ou aerossol), VO ou injetável. A via inalatória é preferível em casos mais graves por agir diretamente nos pulmões, sendo mais rápida.

Precauções e efeitos adversos
Usar com cautela em pacientes epilépticos, hipertensos, diabéticos e cardiopatas. Por sua seletividade, tem pouco estímulo cardíaco, porém, em pacientes suscetíveis ou com o aumento da dose, pode levar a taquicardia, tremores musculares e inquietação.

Espécies utilizadas
Cães, gatos e equinos.

TESTOSTERONA CIPIONATO: Deposteron®(H)
TESTOSTERONA ÉSTERES: Durateston®(H)
TESTOSTERONA PROPIONATO: Androgenol®(V), Perinon®(V)
TESTOSTERONA UNDECANOATO: Nebido®(H)
TESTOSTERONA UNDECILATO: Androxon® Testocaps(H)

Grupo farmacológico
Hormônio androgênico.

Características
Disponível em várias formas, como cipionato, propionato, ésteres, undecanoato e undecilato. Hormônio androgênico que produz efeitos anabólicos. No Brasil, o uso de anabolizantes para ganho de peso em animais de produção é proibido.

Usos clínicos
- Incontinência urinária em animais castrados
- Dermatites.

Precauções e efeitos adversos
Contraindicada em gestantes e em cães com tumores prostáticos. Pode induzir adenomas perianais, hérnias perineais, problemas prostáticos e distúrbios de comportamento.

Espécies utilizadas
Cães e gatos.

TETRACICLINA: Cloridrato de tetraciclina(H), Tetracina®(H), Talcin®(V), Tetrabion®(V)

Grupo farmacológico
Antibiótico bacteriostático, tetraciclinas.

Características
Antibiótico bacteriostático do grupo das tetraciclinas semissintéticas. O mecanismo de ação é a inibição da síntese proteica, ligando-se ao ribossomo 30S da bactéria e impedindo o acesso do RNAt aminoacil ao local receptor (A) no complexo mRNA-ribossomo.

Usos clínicos
- Tratamento de doenças dos tratos respiratório, urinário, gastrentérico, além de doenças oftálmicas bacterianas dos animais domésticos
- Doenças específicas incluem: anaplasmose (*Anaplasma* sp), actinobacilose (*Actinobacillus lignieresii*), actinomicose (*Actinomyces bovis*), borreliose (*Borrelia burgdorferi* – doença de Lyme), brucelose (*Brucella* sp), ceratoconjuntivite infecciosa bovina (*Moraxela bovis*), hemobartonelose (*Haemobartonella* sp), doenças por *Chlamydia* e *Mycoplama* e erliquiose (*Ehrlichia* sp).

Precauções e efeitos adversos
Contraindicada em gestantes e lactantes ou em animais em crescimento. Usar com cautela em cobaias e pacientes com insuficiência hepática e renal. Nefrotoxicidade, por isso deve ser evitada em pacientes com função renal alterada. Deve ser evitada em associação com anestesia inalatória com metoxiflurano, porque há possibilidade de indução de insuficiência renal aguda. Hepatotoxicidade por degeneração parenquimatosa. Fototoxicidade, necrose tecidual, deposição e descoloração dentária e inibição da calcificação afetando na estrutura óssea. Superinfecções e diarreia grave, principalmente quando utilizada por via oral em ruminantes, por destruição da microflora bacteriana e, em equinos, pela destruição da microflora do cólon, podendo ser fatal nessa espécie caso o animal esteja muito debilitado ou estressado.

Espécies utilizadas
Animais domésticos, silvestres e exóticos.

TETRAETILTIURAM: Ectomosol®(V), Sabão Sarnavet®(V), Tetisarnol®(V), Tiuran®(V)

Grupo farmacológico
Ectoparasiticida.

Características
Ação carrapaticida, escabicida, pediculicida e fungicida.

Uso clínico
Ectoparasiticida contra carrapatos, sarna, piolhos e fungos.

Precauções e efeitos adversos
Reações de hipersensibilidade.

Espécies utilizadas
Animais domésticos.

TIABENDAZOL: Antifunghi®(V), Fungitec®(V), Thiaben®(H), Helmiben®(H)(associação), Foldan®(H), Vermiperan®(V)(associação), Otodem® Plus(V)(associação)

Grupo farmacológico
Endoparasiticida, benzimidazóis.

Características
Tem propriedades ectoparasiticidas quando utilizado por via tópica. Age sobre os parasitas impedindo a síntese de microtúbulos pela inibição da betatubulina. Atua como larvicida, adulticida e também inibe o desenvolvimento embrionário de larvas.

Usos clínicos
- Controle de nematódeos gastrintestinais VO
- Fraco fungicida e escabicida
- Via tópica: contra larva *migrans* e *Tunga penetrans*.

Precauções e efeitos adversos
Anorexia, vômito, diarreia e reações de hipersensibilidade por via tópica.

Espécies utilizadas
Animais domésticos, silvestres e exóticos.

TIACERTASAMIDA SÓDICA: Caparsolate®(V)(importada)

Grupo farmacológico
Drirofilaricida, arsenical orgânico.

Características
Anti-helmíntico arsenical orgânico importado que mata formas adultas da *Dirofilaria immitis*.

Uso clínico
Tratamento da dirofilariose.

Precauções e efeitos adversos
Contraindicada em cardiopatas, hepatopatas e nefropatas. Extravasamento do leito vascular pode causar reações graves. Hepatotóxica e nefrotóxica. A morte do parasita pode levar à embolia pulmonar.

Espécies utilizadas
Cães e gatos.

TIAMULINA: Caliermutin® 10 Injetável(V), Caliermutin® 20 Injetável(V), Tiamulina® 80%(V), Tiamutec® 100(V)

Grupo farmacológico
Antibiótico bacteriostático.

Características
Antibiótico semissintético derivado da pleuromutilina, recomendado para o tratamento de infecções respiratórias. É um antibiótico bacteriostático com Características similares aos antibióticos macrolídios, como a tilosina. Sua utilização frequentemente tem sido evitada em dietas que contenham ionóforos (monensina, lasalocida, salinomicina) em sua composição, pois há relatos de incompatibilidade quando utilizados de modo combinado.

Usos clínicos
- Em suínos, para controle e tratamento de pneumonia por *Haemophilus* sp, enterite hemorrágica por *Brachyspyra hyodisenteriae* e pneumonia enzoótica por *Mycoplasma* sp
- Em aves, para o controle de *Mycoplasma gallisepticum*, *Mycoplasma meleagridis* e *Mycoplasma synoviae*.

Precauções e efeitos adversos
Metabólitos irritantes na urina podem causar dermatite com eritema e prurido em animais confinados em áreas superlotadas. Pode provocar vômito e sialorreia.

Espécies utilizadas
Aves e suínos.

TIANFENICOL: Glitisol®(H)

Grupo farmacológico
Antibiótico bacteriostático, anfenicol.

Características
Pertence ao grupo dos anfenicóis, que são compostos pelo cloranfenicol e florfenicol. São obtidos por síntese laboratorial, sendo moléculas muito similares em tamanho e espectro de ação. O tianfenicol é o menos utilizado desse grupo. Por sua elevada lipossolubilidade, penetra no citoplasma celular e liga-se à fração 30S do ribossomo bacteriano, competindo com o RNA-mensageiro e impedindo a síntese proteica. Não é aprovado no Brasil para animais cujos produtos são consumidos por humanos.

Uso clínico
Tratamento de infecções por bactérias Gram-positivas e Gram-negativas, inclusive anaeróbicos, clamídias, riquétsias e micoplasmas. *Pseudomonas*, em geral, é resistente.

Precauções e efeitos adversos
Usar com cautela em gatos. Mielossupressão, anorexia, vômito e diarreia.

Espécie utilizada
Cães.

TIAPROSTA: Iliren®(V)(importado)

Grupo farmacológico
Prostaglandina sintética.

Características
Promove luteólise.

Uso clínico
Aplicações técnicas como a inseminação artificial com tempo predeterminado, interrupção terapêutica da gestação, indução ao parto e nos processos patológicos uterinos, como metrites.

Precauções e efeitos adversos
Contraindicada em gestantes nas quais não se deseja o aborto, animais debilitados e com broncoconstrição. Usar com cautela em piometra de cérvice fechada. Pode provocar taquicardia, taquipneia, hipersalivação, vômito e diarreia.

Espécies utilizadas
Bovinos, caprinos, ovinos, equinos e suínos.

TICARCILINA + ÁCIDO CLAVULÂNICO: Timentin®$_{(H)}$, Tioxin®$_{(H)}$

Grupo farmacológico
Antibiótico bactericida, carboxipenicilinas.

Características
Antibiótico bactericida geralmente associado ao ácido clavulânico ou clavulanato de potássio para inibir a betalactamase e aumentar o espectro de ação. Entretanto, o clavulanato não aumenta a atividade contra *Pseudomonas* em comparação com a ticarcilina isolada. A ticarcilina atua inibindo a síntese de parede celular bacteriana, de maneira semelhante à penicilina G.

Usos clínicos
- Pneumonia, infecções dos tecidos moles e ósseas
- É utilizada no tratamento de infecções por *Pseudomonas* e *Proteus* multirresistentes.

Precauções e efeitos adversos
Podem ocorrer efeitos irritativos, hipersensibilidade e superinfecções. Pode ocorrer neurotoxicidade em doses altas ou tratamentos prolongados. Em humanos com insuficiência renal, a substância acumula-se podendo causar convulsões, distúrbios de coagulação e hepatite.

Espécies utilizadas
Cães, gatos e equinos.

TILETAMINA + ZOLAZEPAM: Telazol®$_{(V)}$, Zoletil®$_{(V)}$

Grupo farmacológico
Associação de um anestésico dissociativo + benzodiazepínico.

Características
Associação de um anestésico dissociativo semelhante à quetamina (tiletamina) com um benzodiazepínico semelhante ao diazepam (zolazepam). A tiletamina não é comercializada sozinha, somente nessa associação. A associação de um anestésico dissociativo com um benzodiazepínico é clássica porque o anestésico dissociativo não produz um estado anestésico verdadeiro, mas sim uma dissociação do ambiente com analgesia e perda sensorial, não supressão dos reflexos laríngeo e faríngeo, persistência da deglutição em grau variável, indução da catatonia, aumento do tônus muscular e olhos abertos. Dessa maneira, a associação com um benzodiazepínico leva a perda dos reflexos protetores e miorrelaxamento, além de potencializar o efeito sedativo. A anestesia dura em média 30 min em cães e gatos.

Uso clínico
Anestesia de curta duração em cães e gatos.

Precauções e efeitos adversos
Contraindicada em animais submetidos a tratamentos com organofosforados sistêmicos, com grandes descompensações cardíacas e respiratórias e hipertensão grave. Usar com cautela em aves, coelhos e furões, pois a literatura cita reações adversas nessas espécies. Pode induzir taquicardia e elevação da pressão arterial transitória. Na administração IV, pode ocorrer curta apneia reversível. Na administração IM, pode ocorrer taquipneia transitória durante a indução. Diminuição da temperatura corporal de 1 a 2°C. Aumento das secreções, principalmente salivar.

Espécies utilizadas
Cães e gatos.

TILMICOSINA: Pulmotil® AC₍ᵥ₎, Pulmotil® G 200 Premix₍ᵥ₎, Micotil® 300₍ᵥ₎

Grupo farmacológico
Antibiótico bacteriostático, macrolídio.

Características
Antibiótico macrolídio bacteriostático de uso exclusivo veterinário, com ação predominante sobre bactérias Gram-positivas. Tem alta afinidade pelo trato respiratório e concentração elevada nas células de defesa.

Usos clínicos
- Infecções respiratórias principalmente por *Mycoplasma gallisepticum, Mycoplasma synoviae, Mycoplasma hyopneumoniae, Manhemia haemolytica, Ornithobacterium rhinotracheale* e *Pasteurella multocida*
- Ceratoconjuntivite infecciosa bovina por *Moraxella bovis*
- Pododermatite necrótica, também conhecida por *foot rot*, associada com *Fusobacterium necrophorum, Porphyromonas assacharolytica* e *Prevotella intermedia*.

Precauções e efeitos adversos
Pode ter efeitos cardiotóxicos se administrada por via IV, podendo ser fatal. Não deve ser utilizada junto com medicamentos que atuam no sistema cardiocirculatório, como o propranolol e a cisaprida.
Pode ocorrer reação no local da administração. Em altas doses ou por via IV, pode causar taquipneia, convulsão e morte.

Espécies utilizadas
Aves, bovinos e ovinos.

TILOSINA: Biothon Cães®₍ᵥ₎₍associação₎, Tilosina₍ᵥ₎₍associação₎, Tylan®₍ᵥ₎, Tyladen®₍ᵥ₎₍associação₎, Tylex® a 20%₍ᵥ₎₍associação₎, Tylotrat® SM₍ᵥ₎₍associação₎

Grupo farmacológico
Antibiótico bacteriostático, macrolídio.

Características
Os macrolídios têm efeito bacteriostático ao se ligarem reversivelmente à fração 50S do ribossomo bacteriano, impedindo a síntese proteica. A tilosina é bastante ativa contra *Mycoplasma, Chlamydophila* e bactérias Gram-positivas.

Usos clínicos
- Em bovinos: tratamento de infecções do trato respiratório e na podridão do casco
- Em suínos: tratamento de artrite, pneumonia, erisipela, disenteria e enteropatia proliferativa
- Em cães: na "diarreia responsiva a antibiótico" que não responderam a outros antibióticos
- Em cães e gatos: tratamento de infecções de tecidos moles e cutâneas
- Em aves: tratamento da coriza infecciosa, sinovite, aerossaculite e tiflite.

Precauções e efeitos adversos
Contraindicada em equinos, *hamsters* e cobaias, pelo risco de diarreia fatal. Evitar a administração IV e não exceder 10 mℓ por via IM no mesmo lugar. Reação no local de administração, diarreia e anorexia. Pode induzir reações cutâneas e protrusão da mucosa retal em suínos.

Espécies utilizadas
Aves, cães, gatos, bovinos, equinos e suínos.

TILUDRONATO DISSÓDICO: Tildren®₍ᵥ₎₍importado₎

Grupo farmacológico
Anti-hipercalcêmico.

Características
Bifosfonado inibidor da reabsorção óssea. Atua na redução da remodelação óssea por inibir a atividade osteoclástica, induzindo apoptose dos osteoclastos, retardando, assim, a reabsorção óssea.

Uso clínico
Em equinos: tratamento de doença navicular e osteoartrite tarsal distal.

Precauções e efeitos adversos
Usar com cautela em cardiopatas e hipocalcêmicos. Após administração IV, em alguns casos, foi observado aumento da frequência cardíaca e hipocalcemia transitória.

Espécie utilizada
Equinos.

TIMOLOL: Combigan®(H)(associação), Cosopt®(H)(associação), Drusolol®(H)(associação), Duo-Travatan®(H)(associação), Glaucotrat®(H), Glautimol® 0,5%(H), Maleato de timolol 0,25% e 0,5%(H), Timoptol®(H), Xalacom®(H)(associação)

Grupo farmacológico
Hipotensor ocular tópico, betabloqueador.

Características
Betabloqueador não seletivo que diminui a produção do humor aquoso via bloqueio do receptor beta no corpo ciliar, reduzindo o fluxo sanguíneo deste. Em geral, é utilizado em combinação com outros agentes e não é recomendado como agente único em cães e gatos. É muito utilizado em associação a outros hipotensores oculares tópicos, como brimonidina (Combigan®), dorzolamida (Cosopt®, Drusolol®) e latanoprosta (Xalacom®). Apesar de ser utilizado somente por via tópica, muitas instilações podem acarretar absorção sistêmica significativa e efeitos colaterais importantes no sistema cardiorrespiratório. Em cães e gatos, produz miose.

Uso clínico
Tratamento do glaucoma.

Precauções e efeitos adversos
Contraindicado em pacientes cardiopatas e com problemas respiratórios (asma e bronquite). Em alta concentração, pode causar bradicardia e broncoconstrição. Pode provocar hiperemia conjuntival e irritação ocular.

Espécies utilizadas
Cães e gatos.

TIMOMODULINA: Leucogen®(H), Timulina®(H)

Grupo farmacológico
Imunoestimulante.

Características
É obtida do lisado ácido de timo de vitelo, produzindo um purificado rico em polipeptídios, com peso molecular abaixo de 10.000 daltons. O timo é essencial para o desenvolvimento e a função dos linfócitos B e T e, dessa maneira, também é um dos órgãos essenciais para a hematopoese.

Uso clínico
Imunoestimulante, imunomodulador e coadjuvante no tratamento das doenças infecciosas, bacterianas ou virais agudas ou recorrentes.

Precauções e efeitos adversos
Reações alérgicas em pacientes suscetíveis.

Espécies utilizadas
Cães e gatos.

TINIDAZOL: Amplium®(H), Facyl®(H), Pletil®(H), Tinidazol(H)

Grupo farmacológico
Antiprotozoário, nitroimidazólico.

Características
Antiprotozoário do grupo dos benzimidazóis com ação semelhante ao metronidazol. A meia-vida é de aproximadamente 4,5 h em cães, 8,5 h em gatos e 5,5 h em equinos. A absorção oral é de cerca de 100% nessas espécies.

Usos clínicos
- Tratamento de infeções por *Giardia*, *Trichomonas* e *Entamoeba*
- Contra bactérias anaeróbicas.

Precauções e efeitos adversos
Contraindicado em pacientes propensos à convulsão. Em altas doses, pode provocar sintomas neurológicos como ataxia, nistagmo, tremores e convulsão. Como tem sabor amargo, pode causar vômito, sialorreia e anorexia.

Espécies utilizadas
Cães, gatos e equinos.

TIOCOLCHICOSÍDEO: Coltrax®(H)

Grupo farmacológico
Relaxante muscular.

Características
Relaxante muscular derivado da planta *Gloriosa superba*, sendo um agonista gabaérgico e glicinérgico que não afeta a consciência. Estudos recentes têm demonstrado também que o tiocolchicosídeo interfere na osteoclastogênese induzido pelo receptor ativador do NF-κB ligante (RANKL) e células tumorais e, dessa maneira, pode também ter um papel como inibidor de perda óssea induzida por tumor. Não há estudos farmacocinéticos em animais e, portanto, seu uso na veterinária ainda é empírico.

Uso clínico
Uso empírico na veterinária como relaxante muscular.

Precauções e efeitos adversos
Contraindicado em gestantes, lactantes e diabéticos, pois o comprimido contém sacarose. Usar com cautela em pacientes com epilepsia ou naqueles pacientes com risco de crises epilépticas, porque pode desencadear crises convulsivas. Diarreia, náuseas, vômitos, sonolência e reações de hipersensibilidade.

Espécie utilizada
Cães.

TIOCONAZOL: Gynomax®(H)(associação), Gynopac®(H)(associação), Tioconax®(H), Tioconazol + tinidazol(H)(associação), Tralen®(H)

Grupo farmacológico
Antifúngico, imidazólico.

Características
Antifúngico do grupo dos imidazólicos com amplo espectro antifúngico.

Usos clínicos
- Dermatofitoses
- Candidíases.

Precauções e efeitos adversos
Reações de hipersensibilidade.

Espécies utilizadas
Cães e gatos.

TIOGUANINA: Lanvis®(H)

Grupo farmacológico
Antineoplásico, antimetabólito.

Características
Antineoplásico do grupo dos antimetabólitos, tipo análogo à purina. É um medicamento fase-específico, ou seja, atua na fase S por meio de inibição competitiva da síntese de DNA. É um antineoplásico pouco utilizado na veterinária.

Uso clínico
Tratamento adjuvante de leucemias linfocíticas ou granulocíticas.

Precauções e efeitos adversos
Contraindicada em gestantes. Usar com cautela em lactantes, hepatopatas, nefropatas e pacientes com infecções. Vômito, náuseas, diarreia, mielossupressão, hepatotoxicidade e reações de hipersensibilidade.

Espécies utilizadas
Cães e gatos.

TIOPENTAL SÓDICO: Thiopentax®(H)

Grupo farmacológico
Anestésico geral, barbitúrico.

Características
Anestésico geral injetável do grupo dos barbitúricos de ação ultracurta. A anestesia geral é obtida por depressão do SNC sem analgesia. A distribuição é rápida para os órgãos altamente perfundidos (cérebro, coração, fígado, músculo e rins); após 10 a 15 min, a maior parte da substância está no compartimento muscular e começa a se acumular no tecido adiposo por até 3 a 6 h (efeito cumulativo). Sofre metabolização hepática e eliminação renal. Em pacientes com pH plasmático baixo (acidose), aumenta a concentração do tiopental na forma não ionizada e pode intensificar o efeito anestésico. No extravasamento, a administração de lidocaína (ácida) periextravasamento pode neutralizar o tiopental (alcalino).

Usos clínicos
- Indução anestésica ou anestesia de curta duração (em torno de 10 a 15 min)
- Anticonvulsivante.

Precauções e efeitos adversos
Usar com cautela em cardiopatias e doenças respiratórias. Recuperação prolongada principalmente em cães tipo galgo (metabolização) e em doses repetidas. Arritmias cardíacas, hipotensão, apneia, depressão respiratória, irritação e necrose pós-extravasamento vascular.

Espécies utilizadas
Cães, gatos, equinos, bovinos e suínos.

TIORIDAZINA: Melleril®(H), Unitidazin®(H)

Grupo farmacológico
Neuroléptico, fenotiazínico.

Características
Neuroléptico ou antipsicótico. Deprime a função do tronco cerebral bloqueando os receptores da dopamina na membrana pré e pós-sináptica, mais especificamente é antagonista dos receptores D_1 e D_2. Além disso, atua também como anticolinérgico, anti-histaminérgico, antiserotoninérgico (5-HT2) e antagonista alfa-adrenérgico.

Uso clínico
Tratamento de distúrbios de comportamento, principalmente agressividade em cães.

Precauções e efeitos adversos
Contraindicada em pacientes epilépticos, pois pode induzir diminuição do limiar convulsivo. Sedação, hipotensão (bloqueio alfa-adrenérgico), taquicardia reflexa, diminuição da temperatura corpórea e vasodilatação cutânea. Pode desencadear efeitos extrapiramidais, como movimentos musculares irregulares e involuntários, incapacidade de se manter imóvel, espasmos musculares do pescoço, olhos, língua ou mandíbula, rigidez muscular, tremor de repouso e instabilidade postural.

Espécie utilizada
Cães.

TIROTRICINA: Amidalin®(H)(associação), Gynax®(H)(associação), Malvatricin®(H) (associação), Sarnen® Suspensão(V)(associação)

Grupo farmacológico
Antibiótico, polipeptídio.

Características
Composta por tirocidina e gramicina. Sua atuação contra microrganismos suscetíveis é sobre o sistema de oxirredução bacteriano. A fração tirocidina destrói a célula bacteriana e a fração gramicina impede os processos normais que requerem energia exógena. Em virtude de tais propriedades, a tirotricina é um antibiótico de escolha para uso local.

Uso clínico
Antibiótico tópico.

Precauções e efeitos adversos
Irritação local.

Espécies utilizadas
Cães e gatos.

TIZANIDINA: Sirdalud®(H)

Grupo farmacológico
Relaxante muscular.

Características
Relaxante muscular que não afeta a consciência e atua na medula espinal, causando inibição da liberação de potássio do neurotransmissor aspartato. Não há estudos farmacocinéticos em animais e, portanto, seu uso na veterinária ainda é empírico.

Uso clínico
Uso empírico como relaxante muscular.

Precauções e efeitos adversos
Diarreia, náuseas, vômitos, sonolência e reações de hipersensibilidade. Não pode ser administrada em pacientes que tomam ciprofloxacino ou fluvoxamina.

Espécie utilizada
Cães.

TOBRAMICINA: Tobi®(H), Tobracin®(H), Tobracin-D®(H), Tobracort®(H), Tobramina®(H), Tobrex®(H), Tobradex®(H)(associação)

Grupo farmacológico
Antibiótico bactericida, aminoglicosídio.

Características
Antibiótico bactericida de amplo espectro do grupo dos aminoglicosídios, sendo mais usado por via tópica em forma de colírio. O mecanismo de ação consiste na inibição da síntese proteica bacteriana por

meio da ligação à subunidade 30S do ribossomo. Seu espectro de ação é principalmente contra bacilos Gram-negativos resistentes a outros antibióticos.

Uso clínico
Infecções por bactérias Gram-negativas.

Precauções e efeitos adversos
Contraindicada em gestante e lactentes. A tobramicina é mais utilizada por via tópica e, por essa via, o efeito colateral mais frequentemente documentado é reação de hipersensibilidade. Por via parenteral, a tobramicina induz os efeitos colaterais caraterísticos dos aminoglicosídios, como nefrotoxicidade, ototoxicidade e bloqueio neuromuscular, além de dor e edema no local da aplicação.

Espécies utilizadas
Animais domésticos, silvestres e exóticos.

TOCERANIB: Palladia®(V)(importado)

Grupo farmacológico
Inibidor da tirosinoquinase utilizada no tratamento de mastocitoma canino.

Características
Tem propriedades antiproliferativas, pela inibição do receptor de tirosinoquinase *kit*, e antiangiogênicas, pelo receptor de fator de crescimento endotelial e fator de crescimento derivado de plaquetas.

Uso clínico
Tratamento de mastocitoma canino.

Precauções e efeitos adversos
Os efeitos colaterais mais comuns são diarreia, diminuição ou perda de apetite, claudicação, perda de peso, sangue nas fezes e alterações na coagulação.

Espécie utilizada
Cães.

TOLAZOLINA: Tolazine®(H)(importado)

Grupo farmacológico
Antagonista alfa-2-adrenérgico.

Características
Potente e seletivo antagonista alfa-2-adrenérgico, apresenta menos efeitos colaterais do que outros antagonistas alfa-2-adrenérgicos, como a ioimbina e o atipamezol. É comercializada nos EUA para uso somente em cavalos.

Usos clínicos
- Reversão dos efeitos farmacológicos e toxicológicos dos agonistas alfa-2-adrenérgicos (xilazina, romifidina, detomidina, medetomidina e amitraz)
- A reversão ocorre de maneira bastante rápida e eficiente.

Precauções e efeitos adversos
Excitação e taquicardia.

Espécie utilizada
Equinos.

TOLTRAZURILA: Baycox®(V), Isocox® Pig Doser(V)

Grupo farmacológico
Antiprotozoário, coccidiostático.

Características
Triazona com ação antiprotozoária coccidiostática derivada do panuzuril.

Uso clínico
Coccidiostático.

Precauções e efeitos adversos
Distúrbios gastrintestinais.

Espécies utilizadas
Aves, caprinos, ovinos e suínos.

TOPIRAMATO: Amato®(H), Égide®(H), Topamax®(H), Topiramato(H), Topit®(H), Toptil®(H)

Grupo farmacológico
Anticonvulsivante, monossacarídio sulfamato-substituído.

Características
Novo agente antiepiléptico classificado como monossacarídio sulfamato-substituído. Estudos eletrofisiológicos e bioquímicos em cultura de neurônios identificaram três propriedades que podem contribuir para a eficácia antiepiléptica do topiramato. Potenciais de ação provocados repetidamente pela despolarização contínua dos neurônios foram bloqueados pelo topiramato de maneira dependente do tempo, sugerindo uma ação bloqueadora do canal de sódio, efeito conhecido como "bloqueio de canal dependente do estado" (na verdade, os canais não são bloqueados, mas sim a frequência com que eles são reativados é que apresenta redução). O topiramato aumenta a frequência com que o GABA ativa os receptores GABA$_A$ e aumenta a capacidade do GABA de induzir o fluxo de íons cloreto para dentro dos neurônios, sugerindo que o topiramato potencializa a atividade desse neurotransmissor inibitório.

Uso clínico
Anticonvulsivante.

Precauções e efeitos adversos
Contraindicado na gestação e na lactação. Náuseas, inapetência e sonolência.

Espécies utilizadas
Cães e gatos.

TRAMADOL: Cloridrato de tramadol(H), Cronidor®(V), Dorless®(H), Dorless V®(V), Tramadon®(H), Tramal®(H)

Grupo farmacológico
Analgésico e antitussígeno opioide, agonista opioide.

Características
Opioide atípico; além de μ agonista, também tem outros mecanismos de ação, provavelmente relacionados com a inibição neuronal de norepinefrina e serotonina.

Usos clínicos
- Tratamento e controle da dor leve a moderada, antitussígeno, medicação pós-operatória e no trauma torácico
- Utilizado na analgesia multimodal em associação com AINE para tratamento de dor aguda ou crônica.

Precauções e efeitos adversos
Contraindicado em gestantes. Sedação pode ocorrer principalmente em altas doses. Excitação, tremores musculares e prurido em doses normais. Em gatos, vômito, modificação de comportamento e midríase podem ser observados em altas doses. Pode ocorrer interação com outros depressores centrais, como opioides, agonistas alfa-2-adrenérgicos, antidepressivos tricíclicos e ISRS.

Espécies utilizadas
Cães, gatos, equinos e suínos.

TRAVAPROSTA: Travamed®(H), Travatan®(H), Duo-Travatan®(H)(associação)

Grupo farmacológico
Hipotensor ocular, prostaglandina sintética.

Características
Análogo da prostaglandina que atua como agonista seletivo para o receptor prostanoide FP (receptor de prostaglandina). O mecanismo de ação exato ainda não é conhecido. Acredita-se que os agonistas para o receptor FP reduzem a PIO via aumento do escoamento uveoescleral. Em gatos, induz miose marcante e não diminui a PIO, provavelmente pela ausência ou distribuição diferente de receptores FP no olho. Em cães e cavalos, também induz miose, porém reduz a PIO. Pode ser associada a outros hipotensores oculares, como o timolol (Duo-Travatan®). Deve ser guardada em geladeira.

Uso clínico
Glaucoma.

Precauções e efeitos adversos
Contraindicada em uveítes e luxação anterior de lentes. Os efeitos colaterais são vermelhidão ocular, miose, exacerbação da uveíte (não deve ser utilizada no glaucoma secundário à uveíte) e, em primatas, pode causar mudanças na coloração da íris.

Espécies utilizadas
Cães e equinos.

TRAZODONA: Donaren®(H), Donaren® Retard(H)

Grupo farmacológico
Antidepressivo ISRS.

Características
Derivado da triazolopiridina.

Uso clínico
Tratamento de distúrbios de comportamento.

Precauções e efeitos adversos
Sedação, distúrbios gastrintestinais como anorexia, náuseas, diarreia ou constipação intestinal, convulsão em doses altas. Não deve ser administrada concomitantemente com inibidores da MAO.

Espécie utilizada
Cães.

TRIANCILONONA: Omcilon-A Orabase®(H), Retardoesteroide®(V), Triancilonona acetonida(H), Triancil®(H)

Grupo farmacológico
Anti-inflamatório esteroide, corticosteroide.

Características
Corticosteroide de ação intermediária com potência cerca de 5 vezes maior do que o cortisol. O mecanismo de ação é complexo. Os corticosteroides interagem com receptores intracelulares, formando um complexo esteroide-receptor que interage com o DNA para modificar a transcrição, induzindo a síntese de algumas proteínas e inibindo a síntese de outras. Para as ações anti-inflamatórias e imunossupressoras, algumas ações no nível dos genes são inibição da transcrição do gene para COX-2, bloqueio da indução mediada pela vitamina D_3 do gene da osteocalcina nos osteoclastos e modificação da transcrição do gene da colagenase, possivelmente maior síntese de uma proteína mediadora anti-inflamatória, lipocortina 1, que inibe a fosfolipase A_2 e bloqueia a produção do fator ativador das plaquetas e de todos os eicosanoides.

Uso clínico
Terapêutica tópica e sistêmica anti-inflamatória e/ou imunossupressora de processos crônicos, principalmente artrite e dermatopatias.

Precauções e efeitos adversos

Contraindicada na gravidez, em processo ulcerativo e cicatrizante, gastrite e úlcera gástrica, diabetes melito, pancreatite, insuficiências cardíaca e renal e em doenças infecciosas. Os efeitos adversos são hipoadrenocorticismo iatrogênico em tratamentos prolongados e, em altas doses, insuficiência suprarrenal aguda em casos de retirada abrupta da substância em tratamentos prolongados, poliúria, polidipsia, polifagia, aumento da predisposição à obesidade, hipertensão por aumento do volume plasmático e sensibilização às catecolaminas, acúmulo de gordura intra-abdominal, aumento da concentração urinária de potássio levando a hipopotassemia e alcalose metabólica, hiperglicemia, glicosúria, hiperlipidemia (hipercolesterolemia e hipertrigliceridemia), aumento do tempo de cicatrização, osteoporose em tratamentos prolongados e fraturas ósseas por conta da absorção de cálcio pelo trato gastrintestinal e maior excreção deste pelo rim, miopatias com fraqueza muscular ou hipertonia, degeneração hepática em cães, aumento da viscosidade das secreções pancreáticas, gastrite, ulceração gastrintestinal, aumento da suscetibilidade às infecções pela ação imunossupressora, catarata em terapias prolongadas em humanos, especialmente crianças, atrofia de pele em terapias prolongadas, retardo do crescimento em altas doses e no tratamento prolongado em animais jovens, aborto em gestação avançada e distúrbios de comportamento em altas doses em cães e humanos.

Espécies utilizadas
Cães, gatos, equinos e bovinos.

TRIANTERENO: Iguassina®(H)

Grupo farmacológico
Diurético poupador de potássio.

Características
Ação semelhante à espironolactona com potência natriurética fraca.

Usos clínicos
* Diurético de baixa potência que não deve ser utilizado como agente único em animais com insuficiência cardíaca
* Utilizado em animais hipopotassêmicos com outros diuréticos e nos refratários a outros agentes, sendo, nesses casos, administrados em combinação com a furosemida.

Precauções e efeitos adversos
Contraindicado em gestantes, lactantes e animais com hiperadrenocorticismo. Hiperpotassemia principalmente em altas doses, tratamento prolongado ou quando associada a inibidores da ECA. Anorexia, vômito e letargia.

Espécies utilizadas
Cães e gatos.

TRICLORFON: Bayticol® Plus Pour On(V)(associação), Bernifon® Pó(V), Equitac® Plus(V)(associação), Guardian AT®(V)(associação), Neguvon®(V), Neguvon® + Assuntol®(V)(associação), Panacur® Composto(V)(associação), Triclorsil®(V), Triclorvet®(V))

Grupo farmacológico
Endectocida, organofosforado.

Características
Agente anticolinesterásico, ou seja, provoca inibição irreversível da AChE, enzima que inativa a ACh por meio da ligação no local esterásico da enzima, fosforilando-a irreversivelmente. Assim, ocorre acúmulo de ACh na fenda sináptica, aumentando o número de despolarizações, que levam o parasita à morte por paralisia espástica. É rapidamente absorvido pela pele, distribuindo-se pela corrente sanguínea por todo o corpo do animal.

Usos clínicos
* Endoparasiticida contra nematódeos gastrintestinais
* Ectoparasiticida contra carrapatos, bernes, ácaros, piolhos, moscas e pulgas.

Precauções e efeitos adversos

Contraindicado em animais debilitados. No animal, a intoxicação aguda produz efeitos muscarínicos (náuseas, vômitos, dor abdominal, hipermotilidade gastrintestinal, sudorese, lacrimejamento, sialorreia, bradicardia, dispneia, miose), efeitos nicotínicos (contrações musculares, espasmos, tremores, hipertonicidade que causa marcha e postura rígida) e efeitos no nível do SNC (estimulação seguida de depressão). A morte ocorre por parada respiratória decorrente da hipertonicidade dos músculos respiratórios.

Espécies utilizadas
Equinos, ruminantes e suínos.

TRICLORMETIAZIDA: Diuzon® Solução Injetável$_{(V)(associação)}$, Naquasone®$_{(V)(associação)}$

Grupo farmacológico
Diurético tiazídico.

Características
Atua, sobretudo, na redução da permeabilidade da membrana ao sódio e ao cloreto no túbulo contorcido distal. Ocorre perda moderada de sódio. Potência natriurética moderada. É ineficaz quando o fluxo sanguíneo renal está baixo, o que explica sua baixa eficácia quando usada isoladamente em pacientes com insuficiência cardíaca grave. É comercializada na veterinária associada à dexametasona.

Uso clínico
Diurético utilizado principalmente para o tratamento de edema das glândulas mamárias durante o período pré e pós-parto em vacas leiteiras, porcas, cabras e ovelhas.

Precauções e efeitos adversos
Contraindicada em gestantes e pacientes com disfunção renal. Usar com cautela em pacientes com distúrbios hidrelétricos e hepáticos. Vômito e diarreia.

Espécies utilizadas
Bovinos e equinos.

TRIGLICERÍDIOS DE CADEIA MÉDIA: Óleo de coco$_{(H)}$, Trigliceril CM®$_{(H)}$

Grupo farmacológico
Nutracêutico.

Características
Os TCM são uma rápida fonte de energia, pois não estão incorporados a lipoproteínas. Por serem mais hidrossolúveis, não necessitam da bile, e sua hidrólise acontece pela ação da lipase pancreática, sendo sua absorção no duodeno mais rápida que os TCL. Em uma velocidade comparável à da glicose, os TCM estão na corrente sanguínea e são levados diretamente ao fígado e aos músculos, onde são usados como fonte imediata de energia. A suplementação com TCM melhora o aporte energético, visto que a absorção desses triglicerídios independe de digestão enzimática ou formação de micelas, porém, têm baixa palatabilidade. Os TCM podem ter um efeito anticatabólico por sua fácil conversão energética, poupando a massa muscular de perda tecidual na conversão dos aminoácidos em calorias, a exemplo do que ocorre com os carboidratos. Uma vez que eles podem evitar ou diminuir o catabolismo muscular, possibilitam o aumento da taxa metabólica de repouso, com maior mobilização de gordura. Entre as principais fontes de TCM estão o óleo de coco e o óleo de palmeira.

Uso clínico
Suplementação de triglicerídios, principalmente nas síndromes de má absorção ou insuficiência pancreática exócrina.

Precauções e efeitos adversos
Desconforto gástrico, diarreia e aumento dos níveis de colesterol e triglicerídios.

Espécie utilizada
Cães.

TRILOSTANO: Modrenal®(H)(importado), Vetoryl®(V)(importado)

Grupo farmacológico
Supressor da suprarrenal.

Características
Inibidor competitivo da 3-beta-hidroxisteroide desidrogenase que, no final, inibe a produção de cortisol do córtex suprarrenal. Também diminui a síntese de aldosterona, corticosterona e androstenediona. Comparado ao mitotano, que destrói células adrenocorticais, o trilostano produz diminuição transitória do cortisol. É um produto importado.

Usos clínicos
- Tratamento de hiperadrenocorticismo hipófise-dependente, principalmente nos animais que não toleram o mitotano e nos casos de tratamento por períodos prolongados (mais de 1 ano)
- Tratamento de alopecia X em cães (Lulu da Pomerânia e Poodles)
- Em equinos, é usado para tratar disfunção da *pars intermedia* hipofisária (síndrome de Cushing equina).

Precauções e efeitos adversos
O hipoadrenocorticismo iatrogênico já foi relatado em cães recebendo o trilostano. Letargia, inapetência, vômito, diarreia e alterações eletrolíticas, como hiponatremia e hiperpotassemia.

Espécies utilizadas
Cães, gatos e equinos.

TROPICAMIDA: Ciclomidrin®(H), Mydriacyl®(H), Tropinom®(H)

Grupo farmacológico
Midriático.

Características
Medicamento anticolinérgico usado para produzir midríase e cicloplegia, além de bloquear as respostas do músculo esfíncter da íris e do músculo ciliar à estimulação colinérgica, dilatando a pupila (midríase) e paralisando a acomodação (cicloplegia). É um agente parassimpatolítico utilizado para visualizar o cristalino, o humor vítreo e a retina. A tropicamida é um midriático eficaz de curta duração com ação cicloplégica fraca. O início da ação ocorre em torno de 20 a 25 min e dura em torno de 30 min, com um período de até 5 h para a recuperação completa; por isso, atualmente é o agente midriático mais utilizado para fins diagnósticos. Efeito incompleto ou lento da midríase após a instilação de tropicamida 1% sugere uveíte anterior ou iridociclite.

Uso clínico
Colírio midriático eficaz com ação cicloplégica fraca. É o mais utilizado para fins diagnóstico por ter ação mais rápida.

Precauções e efeitos adversos
Contraindicada em pacientes com glaucoma, pois pode desencadear aumento leve e transitório da PIO. Usar com cautela em pacientes com luxação de lente. Pode provocar irritação ocular. Seu gosto amargo pode, às vezes, causar salivação em filhotes e gatos.

Espécies utilizadas
Animais domésticos, silvestres e exóticos.

TULATROMICINA: Draxxin®(V)

Grupo farmacológico
Antibiótico bacteriostático, macrolídio.

Características
Antibiótico bacteriostático do grupo dos macrolídios triamilídeo, derivado dos macrolídios azalídeos, como a azitromicina. Tem como mecanismo de ação a inibição da síntese proteica bacteriana por meio

da sua ligação com a subunidade ribossômica SOB, impedindo, assim, a translocação dos peptídios. Seu espectro de ação é semelhante ao da eritromicina. A meia-vida é longa (92 h de meia-vida plasmática e 8 dias de meia-vida tecidual em bovinos), por isso, pode ser administrada em dose única.

Usos clínicos
- Tratamento de doenças infeciosas respiratórias de bovinos e suínos
- Em bovinos: eficaz contra *Mannheimia haemolytica*, *Mycoplasma* e *Pasteurella multocida*
- Em suínos: eficaz contra *Mycoplasma hyopneumoniae*, *Pasteurella multocida*, *Bordetella bronchiseptica*, *Actinobacillus pleuropneumoniae* e *Haemophilus parasuis*.

Precauções e efeitos adversos
Usar com cautela em hepatopatas. Reações no local da aplicação, como edema e irritação. Sialorreia, dispneia e, em altas doses (5 vezes a dose recomendada), pode induzir lesões miocárdicas em alguns animais.

Espécies utilizadas
Bovinos e suínos.

U

UROFOLITROPINA: Bravelle® 75 UI$_{(H)}$, Fostimon-M®$_{(H)}$

Grupo farmacológico
FSH.

Características
Versão purificada do FSH de uso humano que estimula o processo de ovulação.

Usos clínicos
- Em humanos, é utilizada em associação ao hCG para estimular a ovulação
- Seu uso não é comum em animais e sua dose extrapola a humana.

Precauções e efeitos adversos
Contraindicada em gestantes. Tromboembolismo, aumentos dos ovários e cistos ovarianos.

Espécies utilizadas
Cães, gatos e bovinos.

V

VALNEMULINA: Econor 50®$_{(H)}$

Grupo farmacológico
Antibiótico, pleuromutilinas.

Características
Atua mediante a inibição da fase inicial da síntese das proteínas ao nível do ribossomo bacteriano.

Usos clínicos
- Atua sobre uma gama de bactérias, que inclui as responsáveis por doenças entéricas e respiratórias em suínos
- Demonstra grande atividade contra *Mycoplasma* spp e espiroquetas como *Brachyspyra hyodisenteriae* e *Brachyspyra pilosicoli* em suínos.

Precauções e efeitos adversos
Pirexia, anorexia e, em casos graves, ataxia, prostração, edema e eritema de pele.

Espécie utilizada
Suínos.

VANÁDIO

Grupo farmacológico
Nutracêutico adjuvante no tratamento do diabetes.

Características
Aumenta a sensibilidade dos receptores de insulina e mimetiza algumas ações da insulina no músculo esquelético, no tecido adiposo e no fígado. Geralmente utiliza-se o sulfato de vanádio manipulado. Não há apresentações comerciais do vanádio comercializado isoladamente.

Uso clínico
Suplementação adjuvante no tratamento de diabetes melito.

Precauções e efeitos adversos
Usar com cautela em nefropatas. As administrações em longo prazo podem resultar em toxicidade por se acumular em vários tecidos.

Espécies utilizadas
Cães e gatos.

VANCOMICINA: Cloridrato de vancomicina$_{(H)}$, Novamicin®$_{(H)}$, Vancoson®$_{(H)}$, Vancotrat®$_{(H)}$

Grupo farmacológico
Antibiótico bactericida, glicopeptídio.

Características
Utilizada exclusivamente IV e produzida pelo *Streptococcus orientalis*, inibe a síntese da parede celular bacteriana pela inibição da liberação de um polímero da membrana celular. Tem ação bactericida rápida sobre os microrganismos em divisão. Não é absorvida oralmente. É distribuída em vários líquidos orgânicos, inclusive o fluido cerebrospinal. É excretada inalterada por filtração glomerular. É fundamentalmente ativa contra bactérias Gram-positivas.

Usos clínicos
- Via IV: em infecções hospitalares humanas estafilocócicas multirresistentes
- Na veterinária, o uso deve ser bastante restrito e criterioso, principalmente em animais de produção, para evitar o aparecimento de resistência
- Pode ser utilizada via IV em cães, gatos e equinos em infecções graves causadas por estafilococos e enterococos resistentes, incluindo pneumonia, endocardite, osteomielite e abscessos nos tecidos moles.

Precauções e efeitos adversos
Contraindicada em gestantes. Ototoxicidade e nefrotoxicidade podem ocorrer em altas doses ou esquemas terapêuticos prolongados.

Espécies utilizadas
Cães, gatos e equinos.

VARFARINA SÓDICA: Coumadin®$_{(H)}$, Marevan®$_{(H)}$, Varfarina sódica$_{(H)}$

Grupo farmacológico
Anticoagulante cumarínico.

Características
Seu mecanismo de ação consiste na inibição da síntese de fatores de coagulação dependentes de vitamina K. Como a meia-vida desses fatores é diferente, após a administração de varfarina, observa-se uma

diminuição sequencial da concentração plasmática de tais fatores, na seguinte ordem: fator VII, fator IX, fator X e fator II. O fator VII é o mais rapidamente afetado e o II, o menos sensível. O grau de diminuição da atividade dos fatores plasmáticos é proporcional à dose de varfarina administrada.

Usos clínicos
- Em pequenos animais, no tratamento de doenças tromboembólicas e de hipercoagulação
- Em equinos, no tratamento da síndrome navicular.

Precauções e efeitos adversos
Contraindicada em pacientes com predisposição a sangramentos. Podem ocorrer hemorragias dose-dependentes.

Espécies utilizadas
Cães, gatos e equinos.

VASOPRESSINA: Encrise®(H)

Grupo farmacológico
Hormônio antidiurético.

Características
Mimetiza o efeito do ADH no túbulo renal, permitindo que este reabsorva água. Esse efeito decorre da estimulação de receptores V_2 localizados no ducto coletor. Além disso, a vasopressina apresenta uma potente atividade vasopressora por ativar o receptor vascular V_1 que está em alta quantidade no músculo liso vascular.

Usos clínicos
- Tratamento da poliúria causada por diabetes insípido
- Tratamento de choque hipotensivo por infusão contínua, além da fluidoterapia e outros procedimentos.

Precauções e efeitos adversos
Reações de hipersensibilidade, aumento da pressão arterial, convulsão e depressão.

Espécies utilizadas
Cães e gatos.

VECURÔNIO: Vecuron®(H), Veronio®(H)

Grupo farmacológico
Bloqueador neuromuscular não despolarizante.

Características
Compete pelos receptores nicotínicos (N_M) na junção neuromuscular causando relaxamento muscular. Não tem ação analgésica ou sedativa. Em relação aos bloqueadores neuromusculares despolarizantes (p. ex., succinilcolina), tem a vantagem de poder antagonizar a paralisia com o uso de anticolinesterásicos, como a neostigmina na dose de 0,04 a 0,7 mg/kg IV associada à atropina na dose 0,044 mg/kg IV.

Usos clínicos
- Relaxamento muscular na indução anestésica para facilitar a intubação endotraqueal em procedimentos cirúrgicos
- Durante o uso de ventilação mecânica (p. ex., cirurgias torácicas e hérnia diafragmática)
- Cirurgias oftálmicas (p. ex., catarata) para facilitar o posicionamento e a manipulação cirúrgica do olho, além de prevenir o reflexo oculomotor.

Precauções e efeitos adversos
Contraindicado em pacientes com miastenia *gravis*. Somente utilizar este fármaco com a presença de suporte ventilatório mecânico. Taquicardia, hipertensão, sialorreia, fraqueza muscular e depressão respiratória.

Espécies utilizadas
Cães e gatos.

VEDAPROFENO: Quadrisol® 5₍V₎, Quadrisol® 100₍V₎

Grupo farmacológico
Analgésico e AINE inibidor preferencial de COX-2.

Características
Derivado do ácido propiônico. Sua apresentação para cães e equinos é em seringa plástica de gel palatável para administração oral.

Uso clínico
Em cães: tratamento de dores leves a moderadas e procedimentos musculoesqueléticos.

Precauções e efeitos adversos
Não utilizar em animais com menos de 12 semanas. Não associar a outro AINE, diuréticos ou anticoagulantes. Não utilizar em animais desidratados, com problemas de coagulação, nefropatas e hepatopatas. Anorexia, vômito, gastrite, ulceração gástrica, insuficiência renal e hepática.

Espécies utilizadas
Cães e equinos.

VERAPAMIL: Cloridrato de verapamil₍H₎, Cordilat®₍H₎, Dilacoron®₍H₎

Grupo farmacológico
Antiarrítmico da classe IV, bloqueador de canal de cálcio.

Características
É mais efetivo como antiarrítmico do que como vasodilatador se comparado com anlodipino e diltiazem, que também são bloqueadores de canais de cálcio. Interfere na entrada de cálcio pelos canais lentos nas células miocárdicas.

Usos clínicos
- Controle de taquicardia supraventricular refratária a outros medicamentos
- Fibrilação atrial em associação à digoxina.

Precauções e efeitos adversos
Contraindicado em gestantes e pacientes hipotensos e com BAV de 2º e 3º graus. Hipotensão, bradicardia, BAV, edema pulmonar, náuseas, vômito e constipação intestinal.

Espécies utilizadas
Cães, gatos e equinos.

VIMBLASTINA: Faublastina®₍H₎, Vinatin®₍H₎

Grupo farmacológico
Antineoplásico, alcaloide de vinca.

Características
Atua durante a fase M, promovendo ruptura do fuso mitótico. Tem as mesmas Características da vincristina, porém é menos neurotóxica.

Uso clínico
Tratamento de linfomas, carcinomas, mastocitoma e neoplasias esplênicas.

Precauções e efeitos adversos
Contraindicada em gestantes e lactantes. Usar com cautela em animais imunossuprimidos e hepatopatas. Neurotoxicidade pode ser fatal em cães da raça Collie, Pastor de Shetland, Pastor Australiano e seus mestiços. Leucopenia, náuseas e vômitos. Extravasamento provoca graves danos teciduais.

Espécies utilizadas
Cães e gatos.

VINCRISTINA: Fauldvincri®(H), Oncovin®(H), Tecnocris®(H)

Grupo farmacológico
Antineoplásico, alcaloide de vinca.

Características
Atua durante a fase M, promovendo ruptura do fuso mitótico. É metabolizada pelo fígado e a excreção dos produtos de decomposição é feita pela bile. Ocorre sinergismo entre vincristina, ivermectina e outros fármacos que atuam no mesmo substrato (P-glicoproteínas). A vincristina é a primeira escolha para o tratamento de TVT, tumor de alta incidência em cães no Brasil, com localização preferencialmente genital (pênis e vagina), mas também pode acometer outras regiões, como pele, olho e órgãos internos. Entretanto, em virtude da extensa utilização deste fármaco na veterinária para tal finalidade, há um crescente aumento do aparecimento de resistência à vincristina no tratamento de TVT, com aumento do número de administrações desta medicação e resistência cruzada com doxorrubicina.

Uso clínico
Tratamento de TVT, linfoma, neoplasias linforreticulares, carcinomas e sarcomas variados.

Precauções e efeitos adversos
Contraindicada em gestantes e lactantes. Causa mielossupressão em grau leve, neuropatia periférica, parestesia e anorexia. Cães da raça Collie são mais sensíveis à intoxicação por vincristina por causa da mutação no gene MDR-1. Extravasamento provoca graves danos tissulares.

Espécies utilizadas
Cães, gatos e equinos.

VINORELBINA: Navelbine®(H)

Grupo farmacológico
Antineoplásico, alcaloide de vinca.

Características
Alcaloide de vinca de 2ª geração. Liga-se com alta afinidade à tubulina, que atua formando microtúbulos que proporcionam neurotransmissão e mitose; desse modo, a mitose é impedida.

Uso clínico
Antineoplásico.

Precauções e efeitos adversos
Contraindicada em gestantes e lactantes. Causa mielossupressão em grau leve, neuropatia periférica, parestesia e anorexia.

Espécies utilizadas
Cães e gatos.

VITAMINA A: Arovit®(H), ADE®(V)(associação), ADE® Injetável Hertape(V)(associação), Aderogil® Gotas(H)(associação), ADTIL®(H), Monovin® A(V), Vitamici®(V)

Grupo farmacológico
Vitamina lipossolúvel.

Características
Micronutriente pertencente ao grupo das vitaminas lipossolúveis, podendo ser encontrada no tecido animal, sob a forma de retinoides, ou como pró-vitamina em tecidos vegetais, sob a forma de carotenoide. A vitamina A está relacionada com função visual, diferenciação celular, desenvolvimento ósseo, ação protetora em pele e mucosa, ação essencial na capacidade funcional dos órgãos do trato reprodutivo, participação no fortalecimento do sistema imunológico, desenvolvimento e manutenção do tecido epitelial, desenvolvimento dentário normal e conservação do esmalte dentário, manutenção do bom estado do cabelo e prevenção da oxidação celular por meio dos carotenoides pró-vitamínicos A, que atuam como fontes desta vitamina. Estudos mais recentes vêm mostrando que a vitamina A age como antioxidante, combatendo a formação de radicais livres que aceleram o envelhecimento e estão associados a algumas doenças.

Usos clínicos
- Suplementação nutricional
- Tratamento de hipovitaminose A
- Antioxidante
- Cicatrizante.

Precauções e efeitos adversos
Contraindicada em gestantes, por ser teratogênica. Altas doses podem levar à hipervitaminose A, causando dores ósseas, dermatites, aumento do tempo de coagulação, diarreia e alopecia.

Espécies utilizadas
Cães, gatos, equinos, ruminantes e suínos.

VITAMINA B₁/TIAMINA: Benerva®(H), Beum®(H), Marcovit® B1(V), Monovin® B1(V), Nervamin®(H), Nerven®(H), Citoneurin®(H)(associação), Dexa-Citoneurin®(H)(associação), Nevrix®(H)(associação)

Grupo farmacológico
Vitamina hidrossolúvel.

Características
Vitamina hidrossolúvel importante para o bom funcionamento do sistema nervoso, dos músculos e do coração. Auxilia as células no metabolismo da glicose e sua deficiência causa lesão cerebral potencialmente irreversível.

Usos clínicos
- Suplementação vitamínica
- Tratamento de deficiência de vitamina B
- Adjuvante nas intoxicações por chumbo e etilenoglicol.

Precauções e efeitos adversos
Reações de hipersensibilidade.

Espécies utilizadas
Cães, gatos, equinos, ruminantes e suínos.

VITAMINA B₂/RIBOFLAVINA: Aminobrás®(V)(associação), Organoneuro Óptico®(H)(associação), Potenay® Injetável(V)(associação)

Grupo farmacológico
Vitamina hidrossolúvel.

Características
Substância determinante para o crescimento, para o sistema respiratório e para os processos oxidativos. A deficiência dessa vitamina provoca inflamações na boca, cansaço, sensibilidade visual, fadiga, falta de energia e anemia. Outros sintomas da carência de vitamina B₂ são coceira e descamação da pele.

Uso clínico
Suplementação vitamínica.

Precauções e efeitos adversos
Doses elevadas podem alterar a cor da urina.

Espécies utilizadas
Cães, gatos, equinos, ruminantes e suínos.

VITAMINA B₃: Acinic®(H), Metri®(H)

Grupo farmacológico
Vitamina hidrossolúvel.

Características
Vitamina hidrossolúvel importante no metabolismo energético celular e na reparação do DNA; também conhecida como niacina, ácido nicotínico ou vitamina PP.

Uso clínico
Suplementação vitamínica.

Precauções e efeitos adversos
Em altas doses, pode provocar irritação de pele.

Espécie utilizada
Cães.

VITAMINA B$_6$/PIRIDOXINA: Gob6®$_{(H)}$, Metadoxil®$_{(H)}$, Dramin® B6$_{(H)}$

Grupo farmacológico
Vitamina hidrossolúvel.

Características
Sua principal função metabólica é como coenzima. Tem um papel importante no metabolismo de proteínas, carboidratos e lipídios. É fundamental na produção de epinefrina, serotonina e outros neurotransmissores, na decomposição do glicogênio e no metabolismo dos aminoácidos. É absorvida no intestino delgado, mas, diferentemente das outras vitaminas do complexo B, não é totalmente excretada pelos rins, ficando retida, principalmente, nos músculos. É convertida no fígado, principalmente, em fosfato de piridoxal, uma coenzima envolvida em numerosas transformações metabólicas de proteínas e aminoácidos, na biossíntese dos neurotransmissores GABA, serotonina e dopamina, atuando também como modulador das ações dos hormônios esteroides, por meio da interação com receptores esteroides complexos. Sua ação trófica sobre o tecido nervoso lhe confere utilidade terapêutica nos casos em que existe uma degeneração coclear com comprometimento vestibular.

Uso clínico
Suplementação vitamínica e em associação com antieméticos por sua ação benéfica no SNC, principalmente na região vestibular.

Precauções e efeitos adversos
Em doses altas, pode provocar neuropatia sensorial.

Espécies utilizadas
Cães e gatos.

VITAMINA B$_{12}$: Acritan®$_{(V)}$, Bedoze® SM$_{(V)}$, Bedozil®$_{(V)}$, Calcifix® B12$_{(H)(associação)}$, Hipervit®$_{(V)}$, Hipovita® B12$_{(V)}$, Marcovit® B12$_{(V)}$, Metiocolin® B12$_{(H)(associação)}$, Monovin® B12$_{(V)}$, Potenay® Gold B12$_{(V)(associação)}$

Grupo farmacológico
Vitamina hidrossolúvel.

Características
Também conhecida como cobalamina ou cianocobalamina, é essencial à eritropoese, participa do metabolismo dos aminoácidos e dos ácidos nucleicos, previne problemas cardíacos e AVC, além de ser necessária para uma boa manutenção do sistema nervoso.

Uso clínico
Suplementação vitamínica.

Precauções e efeitos adversos
Reações de hipersensibilidade.

Espécies utilizadas
Cães, gatos, equinos, ruminantes e suínos.

VITAMINA C: Bio-C 1 G®(H), Cebion®(H), Cewin®(H), Redoxon®(H), Marcovit® C(V), Monovin® C(V), Zoovit® C(V)

Grupo farmacológico
Vitamina hidrossolúvel.

Características
Também conhecida como ácido ascórbico, é uma vitamina hidrossolúvel cuja principal função é a hidroxilação do colágeno, a proteína fibrilar que dá resistência a ossos, dentes, tendões e paredes dos vasos sanguíneos. Além disso, tem efeito antioxidante, sendo usada para transformar os radicais livres de oxigênio em formas inertes. É considerada um acidificante urinário. Também é usada na síntese de algumas moléculas que servem como hormônios ou neurotransmissores. Alguns estudos em humanos citam que a vitamina C melhora o sistema imunológico, a pele, o humor e evita problemas oftalmológicos e AVC.

Usos clínicos
- Suplementação vitamínica
- Antioxidante
- Melhora do sistema imunológico
- Acidificante urinário
- Redução da meta-hemoglobinemia associada à intoxicação por paracetamol.

Precauções e efeitos adversos
Altas doses podem predispor a urolitíases (urato, oxalato ou de cistina), náuseas, vômito e diarreia.

Espécies utilizadas
Animais domésticos, silvestres e exóticos.

VITAMINA D₂: Calciferrin®(H)(associação), Calcilan® Oral(V)(associação), Cálcio Faimex® Oral(V)(associação), Vitadesan®(H)(associação), Zoodetil®(V)
VITAMINA D₃: Addera® D3(H), Adefort®(H)(associação), Aderogil® Gotas(H)(associação), Maxxi® D3(H), Vit® D3(H), Vitax® D3(H)

Grupo farmacológico
Vitamina lipossolúvel.

Características
A vitamina D₂ ou ergosterol é de origem vegetal e pode ser preparada comercialmente pela irradiação do ergosterol do levedo ou de esteróis de plantas. A vitamina D₃ ou colecalciferol é de origem animal e é formada pela irradiação ultravioleta sobre o 7-desidrocolesterol. O sol é responsável por 90% da absorção de vitamina D, sendo que os outros 10% ficam por conta de alimentos como leite, gema de ovo, manteiga, peixes de água fria, cogumelos e óleo de fígado de bacalhau. A principal ação da vitamina D é manter a homeostase de cálcio. Por meio dos VDR de membranas, aumenta o transporte de cálcio do meio extracelular para o intracelular e mobiliza cálcio dos estoques intracelulares. A vitamina D está associada intimamente ao PTH no metabolismo de cálcio, que serve de indicador no caso de deficiência. Além de participar da homeostase do cálcio e do fósforo e na regulação do magnésio, por sua ação nos ossos, rins e intestinos, estudos têm mostrado evidências da ação da vitamina D em outras células que apresentem o VDR, como células hematopoéticas, linfócitos, células epidérmicas, ilhotas pancreáticas, músculos e neurônios. De maneira geral, a vitamina D tem papel mediador em processos inflamatórios, autoimunes e de controle de níveis pressóricos, doenças cardiovasculares, diabetes e câncer. A deficiência de vitamina D pode ser observada em animais que tenham pouca exposição ao sol e naqueles que tenham problemas na absorção de lipídios ou na dieta, podendo levar a raquitismo, osteomalacia e osteoporose. Há trabalhos em humanos relacionando sua deficiência com a suscetibilidade a diversas doenças crônicas, como câncer, hipertensão arterial, esclerose múltipla, depressão e esquizofrenia. A vitamina D₂ tem um início muito lento de ação em cães e gatos, por isso, nessas espécies, costuma ser mais utilizada a vitamina D₃.

Usos clínicos
- Suplementação vitamínica
- Em cães e gatos, além de suplementação vitamínica: tratamento de hiperparatireoidismo renal secundário, hipocalcemia associada à deficiência de vitamina D.

Precauções e efeitos adversos

Contraindicada em gestantes e em pacientes com hiperfosfatemia e síndrome de má absorção. Felinos requerem doses menores e, portanto, são mais sensíveis à intoxicação. Pode induzir hipercalcemia e hiperfosfatemia. Corticosteroides diminuem ou anulam o efeito da vitamina D. O sucralfato diminui a absorção da vitamina D.

Espécies utilizadas
Cães e gatos.

VITAMINA E: ADE®$_{(V)(associação)}$, Adefort®$_{(H)(associação)}$, Avitrin® E$_{(V)}$, Criasil® E$_{(V)}$, Ephynal®$_{(H)}$, E-Tabbs®$_{(H)}$, Marcovit® E$_{(V)}$, Monovin® E$_{(V)}$, Vieta®$_{(H)}$, Vitamina E$_{(V)}$

Grupo farmacológico
Vitamina lipossolúvel.

Características
A vitamina E é um componente dos óleos vegetais encontrado na natureza em quatro formas diferentes: alfa, beta, gama e deltatocoferol, sendo o alfatocoferol a forma antioxidante amplamente distribuída nos tecidos e no plasma. A vitamina E é o antioxidante mais importante na célula. Localizada na porção lipídica das membranas celulares, ela protege os fosfolipídios insaturados da membrana da degeneração oxidativa das espécies reativas de oxigênio. O conteúdo de vitamina E determina a suscetibilidade das membranas sofrerem com o dano provocado pelos radicais livres. A vitamina E é capaz de impedir a propagação das reações em cadeia induzidas pelos radicais livres nas membranas biológicas, sendo, junto com outros antioxidantes, como glutationa, vitamina C e carotenoides, um dos principais mecanismos de defesa endógena do organismo. Altas doses de vitamina E podem causar coagulopatias por diminuir os fatores de coagulação dependentes de vitamina K.

Usos clínicos
- Suplementação vitamínica
- Antioxidante
- Tratamento de algumas dermatoses imunomediada
- Demodicose
- Distúrbios hepatobiliares.

Precauções e efeitos adversos
Contraindicada em animais com coagulopatias. Coagulopatias em doses elevadas. A vitamina E pode exacerbar os efeitos de anticoagulantes com a varfarina.

Espécies utilizadas
Aves, cães, gatos e equinos.

VITAMINA K$_1$: Kanakion®$_{(H)}$, Kanakion® NM Pediátrico$_{(H)}$, Kavit®$_{(H)}$, Vita® K$_{(H)}$
VITAMINA K$_3$: Hertaká®$_{(V)}$, Marcovit® K$_{(V)}$, Monovin® K$_{(V)}$, Vitaká® SM$_{(V)}$

Grupo farmacológico
Vitamina lipossolúvel.

Características
Vitamina lipossolúvel que se divide em K$_1$ (fitomenadiona), K$_2$ (menaquinona, sem apresentação no Brasil) e K$_3$ (menadiona). A vitamina K$_1$ é encontrada em alimentos de origem vegetal, a K$_2$ é produzida pela flora intestinal e a K$_3$ é produzida em laboratório. Esta última versão é utilizada nos suplementos e é bem absorvida pelo organismo. O papel mais conhecido da vitamina K está relacionado com sua ação no processo de coagulação sanguínea. Ela é fundamental na síntese hepática de proteínas envolvidas nesse processo, como os fatores II (pró-trombina), VII, IX e X (fatores de coagulação) e as proteínas C, S e Z (inibidoras da coagulação). A hidroquinona, forma reduzida e ativa da vitamina, atua como cofator para uma enzima carboxilase, responsável pela reação de carboxilação de resíduos de ácido glutâmico (Glu) presentes em proteínas dependentes de vitamina K. A carboxilação do Glu, por sua vez, leva à formação de ácido Gla, tornando as proteínas biologicamente ativas. Alguns anticoagulantes, como a varfarina e o dicumarol, atuam bloqueando a redução do epóxido de vitamina K, impedindo o processo de reutilização da vitamina. Outra função da vitamina K está relacionada com a regulação do íon cálcio na matriz óssea como

parte da osteocalcina (proteína do osso), uma vez que o aminoácido Gla também se apresenta ligado ao mineral. Portanto, a vitamina K é importante no desenvolvimento precoce do esqueleto e na manutenção do osso maduro sadio. Além dessas funções, a vitamina K também é importante para o crescimento celular, pois está envolvida na síntese de proteínas presentes no plasma, rins e outros tecidos.

Uso clínico
Tratamento da intoxicação por anticoagulantes (rodenticidas ou varfarina) e nas hepatopatias que causam diminuição de vitamina K.

Precauções e efeitos adversos
Evitar o uso IV, pois pode induzir reações anafiláticas, dor e edema no local de aplicação. Em altas doses em gatos, pode ocorrer anemia hemolítica.

Espécies utilizadas
Aves, cães, gatos, ruminantes, equinos e suínos.

VORICONAZOL: Vfend®$_{(H)}$, Vfend® IV$_{(H)}$

Grupo farmacológico
Antifúngico, azólico.

Características
Antifúngico azólico do grupo triazol de 2ª geração, similar ao fluconazol em estrutura, porém é mais ativo e potente. O mecanismo de ação do voriconazol é pela inibição da desmetilação do 14-a-esterol mediada pelo citocromo P450 fúngico, essencial na biossíntese do ergosterol. Tem formulação oral e IV.

Usos clínicos
- Tratamento de dermatofitoses e micoses sistêmicas
- Atualmente: um dos antifúngicos mais ativos contra *Histoplasma*, *Aspergillus* e *Blastomyces*.

Precauções e efeitos adversos
Usar com cautela em hepatopatas. Neurotoxicidade em gatos. Náuseas, vômitos e, em altas doses, hepatoxicidade.

Espécies utilizadas
Aves, cães e equinos.

X

XILAZINA: Anasedan®$_{(V)}$, Kensol®$_{(V)}$, Rompun®$_{(V)}$, Sedomin®$_{(V)}$, Xilazin®$_{(V)}$

Grupo farmacológico
Agonista alfa-2-adrenérgico, sedativo e analgésico.

Características
Potente agonista alfa-2 e fraco alfa-1-adrenérgico. Ativa receptores alfa-2-pré-sinápticos centrais, diminuindo a liberação de dopamina e norepinefrina, reduzindo o tônus simpático, produzindo sedação, analgesia e bradicardia. Atua também em receptores alfa-1 produzindo, consequentemente, tanto ações centrais quanto periféricas. A estimulação de receptores pós-sinápticos localizados nas artérias e veias produz efeito vasopressor. Os efeitos centrais são sedação, analgesia, miorrelaxamento, vômito pela ativação da ZQD, hipotermia (hipotálamo) e bradicardia. Os efeitos periféricos são relaxamento muscular, hipertensão quando administrado muito rápido, aumento da diurese (pela diminuição do ADH), impactação intestinal, hiperglicemia (diminuição da insulina) e midríase.

Usos clínicos
- Medicação pré-anestésica
- Sedativo

- Analgésico
- Miorrelaxante
- Indutor de analgesia epidural
- Emético de ação central em carnívoros.

Precauções e efeitos adversos
Contraindicada em cardiopatas, diabéticos e gestantes. Usar com cautela em equinos. Hipotensão, bradicardia, arritmia sinusal, BAV. Vômito em carnívoros, diminuição da motilidade gastrintestinal (impactação intestinal), timpanismo, depressão respiratória moderada, hiperglicemia e glicosúria transitória, alteração no centro regulador da temperatura, tremores musculares. Pode provocar morte súbita em equinos se administrada inadvertidamente na artéria aorta. Pode precipitar o parto ou aborto se utilizada no último trimestre da gestação.

Espécies utilizadas
Animais domésticos, silvestres e exóticos.

Z

ZAFIRLUCASTE: Accolate® (H)

Grupo farmacológico
Antagonista de receptores de leucotrienos.

Características
Usado no tratamento da asma brônquica, muitas vezes em conjunto com esteroides inalados e/ou broncodilatadores de ação prolongada.

Uso clínico
Tratamento de asma felina e atopia canina.

Precauções e efeitos adversos
Erupções cutâneas.

Espécies utilizadas
Cães e gatos.

ZINCO: Cenevit® Zinco(H), Unizinco® (H)

Grupo farmacológico
Micromineral.

Características
Micromineral essencial para mais de 200 metaloenzimas, antioxidante, além de ser importante na síntese de ácidos nucleicos, membrana celular, reparo tecidual, divisão celular e proteínas. O zinco atua como quelante, competindo com o ferro na inibição da fibrose e na formação de colágeno.

Usos clínicos
- Tratamento de dermatose responsiva a zinco
- Agente antifibrótico em doenças hepáticas
- Diminuição das concentrações de cobre em hepatopatas
- Hepatite tóxica a cobre e agente quelante.

Precauções e efeitos adversos
Náuseas, vômitos, diarreias, hemólise e anemia em altas doses. A terapia prolongada pode diminuir o estoque de cobre e ferro, provocando deficiência funcional desses elementos.

Espécie utilizada
Cães.

2 Princípios Ativos, Apresentações e Doses para Cães e Gatos

Princípio ativo e classificação	Exemplo de nome comercial e apresentação	Cães	Gatos
Acemanna (Imunoestimulante)	Acemannan Immunostimulant ampola	**Imunoestimulante e antiviral inespecífico:** 1 mg/kg, 7 dias **Associado a neoplasia:** 2 mg/massa tumoral	Idem
Acepromazina (tranquilizante menor; derivado fenotiazínico)	Acepran 0,2%®(V) • Frasco-ampola de 20 mℓ com 2 mg/mℓ Acepran® Gotas(V) • Frasco de 10 mℓ com 10 mg/mℓ	**MPA:** 0,05 a 0,1 mg/kg ou 0,025 a 0,1 mℓ/kg SC, IM ou IV **Sedação:** 0,55 a 2,2 mg/kg VO a cada 6 ou 8 h **Gotas:** 1 a 6 gotas/kg VO a cada 6 ou 8 h **Relaxamento uretral:** 0,025 a 0,1 mg/kg IM, IV ou SC (não exceder a dose total de 3 mg)	**MPA:** 0,1 a 0,2 mg/kg ou 0,025 a 0,1 mℓ/kg SC, IM ou IV **Sedação:** 1,1 a 2,2 mg/kg VO **Gotas:** 1 a 3 gotas/kg VO a cada 6 a 8 h **Relaxamento uretral:** 0,025 a 0,1 mg/kg IV, IM ou SC (não exceder a dose total de 1 mg)
Acetazolamida (inibidor sistêmico da anidrase carbônica)	Diamox®(H) • Caixa com 25 comp. de 250 mg	**Acidose metabólica:** 10 mg/kg VO a cada 6 ou 8 h **Glaucoma:** 5 a 10 mg/kg VO a cada 8 ou 12 h	**Acidose metabólica:** 10 mg/kg VO a cada 6 ou 8 h **Glaucoma:** 5 a 7 mg/kg VO a cada 8 h
Acetilcisteína (mucolítico)	Fluimucil®(H) • Ampola de 3 mℓ a 10% • Caixa com 16 comp. efervescentes de 600 mg • Caixa com 15 envelopes de 600 mg • Xarope adulto: frasco de 120 mℓ com 200 mg/5 mℓ • Xarope pediátrico: frasco de 120 mℓ com 100 mg/5 mℓ	**Olho:** solução diluída a 2% ou não em lágrimas artificiais, uso tópico no olho a cada 2 ou 4 h **Intoxicação por paracetamol:** 140 mg/kg VO, depois 70 mg/kg a cada 4 h VO ou IV, por 5 tratamentos **Mucolítico:** 5 a 8 mg/kg VO a cada 12 h **Nebulização:** 50 mℓ/h durante 30 a 60 min a cada 12 h	Idem
Aciclovir (antiviral)	Aciclovir(H) • Caixa com 10 ou 25 comp. de 200 ou 400 mg • Pomada oftálmica Zovirax®(H) • Caixa com 25 comp. de 200 mg • Pomada oftálmica • Creme	–	10 a 25 mg/kg VO a cada 12 h ou 200 mg/gato VO a cada 6 h

(continua)

Princípio ativo e classificação	Exemplo de nome comercial e apresentação	Cães	Gatos
Ácido acetilsalicílico (analgésico antitérmico)	Ácido acetilsalicílico(H) • Caixa com 30 comp. de 100 e 300 mg AAS®(H) • Caixa com 20 comp. de 500 mg • Caixa com 30 comp. de 100 mg	Analgésico antipirético: 10 a 25 mg/kg VO a cada 8 h Dor musculoesquelética: 25 a 35 mg/kg VO a cada 8 h Antitrombótico: 0,5 mg/kg VO a cada 12 ou 24 h	Uso com cautela Analgésico antipirético: 10 a 20 mg/kg VO a cada 48 ou 72 h Antirreumático: 40 mg/kg VO a cada 72 h Antitrombótico: 5 a 10 mg/kg VO a cada 48 ou 72 h; 25 mg/kg VO 2 vezes/semana
Ácido épsilon-aminocaproico (antifibrinolítico)	Ipsilon®(H) • Caixa com 20, 33 e 300 comp. de 500 mg • Xarope: frasco de 60 mℓ com 100 mg/mℓ • Frasco-ampola de 1 mℓ com 50 mg/1 mℓ e 200 mg/1 mℓ	Antifibrinolítico: 15 mg/kg, VO IM SC EV, a cada 8 h Mielopatia degenerativa: associado com hematínicos 15 mg/kg a cada 8 h Choque: 4 a 10 g IV lenta, seguida de 2 g/h por 2 a 3 h	Idem
Ácido fólico (coenzima antianêmica)	Folin®(H) • Frascos com 30 e 100 comp. de 5 mg (Na veterinária só com outros suplementos)	0,1 mg/kg/dia VO	Idem
Ácido fusídico (antibacteriano)	Verutex®(H) • Creme 20 mg/g	Tópico a cada 8 ou 12 h, por 7 dias ou completa cicatrização	Idem
Ácido mefenâmico (AINE não seletivo de COX-2)	Ponstan®(H) • Embalagem com 24 comp. de 500 mg	1,1 a 2,2 mg/kg VO a cada 24 h por 5 a 7 dias	–
Ácido Pipemídico (antibacteriano)	Pipurol®(H) • Caixa c/ 20 cápsulas de 200 ou 400 mg ou xarope	15 a 40 mg/kg VO a cada 12 h	Idem
Ácido tranexâmico (hemostático e antifibrinolítico)	Hemoblock®(H) • Caixa com 24 comp. de 250 mg ou caixa com 12 comp. de 500 mg • Ampola de 5 mℓ com 250 mg/5 mℓ Transamin®(H) • Caixa com 12 comp. de 500 mg • Ampola de 5 mℓ de 250 mg/5 mℓ	5 a 25 mg/kg a cada 6 ou 12 h IV lento, IM, SC ou VO Emergência: 5 a 50 mg/kg IV lento	Idem
Ácido ursodesoxicólico (ácido biliar colerético litolítico)	Ursacol®(H) • Caixa com 20 comp. de 50, 150 ou 300 mg	10 a 15 mg/kg VO a cada 24 h	Idem
Ácido valproico (anticonvulsivante)	Depakene®(H) • Embalagem com 25 comp. de 250 mg • Embalagem com 25 comp. de 300 mg • Embalagem com 50 comp. de 500 mg • Xarope: frasco de 100 mℓ com 250 mg/5 mℓ	25 a 105 mg/kg/dia VO (associado a fenobarbital ou brometo de potássio) 30 a 60 mg/kg VO a cada 8 h (agente único)	–
Actinomicina D (antineoplásico)	Cosmegen®(H) • Frasco-ampola com 0,5 mg	0,75 a 1 mg/m^2 IV a cada 2 a 3 semanas durante 20 min	Idem
Ademetionina (nutracêutico)	Transmetil®(H) • Caixa com 10 comp. de 500 mg	20 mg/kg VO a cada 24 h	Idem

(continua)

Capítulo 2 • Princípios Ativos, Apresentações e Doses para Cães e Gatos 263

Princípio ativo e classificação	Exemplo de nome comercial e apresentação	Cães	Gatos
Adrenalina (agonista adrenérgico)	**Adrenalina Solução 1:1.000®** (H) • Frasco-ampola com 1 mℓ	0,1 a 0,5 mℓ SC, IM, IV ou IC 0,05 a 0,5 mg/animal	0,1 a 0,2 mℓ SC, IM, IV ou IC 0,02 mg/kg
Afoxolaner (ectoparasiticida)	**Nexgard®** (V) • Tablete mastigável para animais de 2 a 4 kg; de 4,1 a 10 kg; de 10,1 a 25 kg; de 25 a 50 kg **Nexgard Expectra®** (V) • Afoxalaner + milbemicina oxima: 2 a 3,5 kg; 3,6 a 7,5 kg; 7,6 a 15 kg; 15,1 a 30 kg; 30,1 a 60 kg	1 tablete VO para cada faixa de peso indicada pelo fabricante (ação por 30 dias contra pulgas e carrapatos)	–
Aglepristona (hormônio esteroide antiprogestágeno sintético)	**Alizin®** (V) • Frasco-ampola de 10 mℓ com 30 mg/mℓ	10 mg/kg SC lado interno do membro posterior, a cada 24 h, durante 2 dias (abortivo) 10 mg/kg/dia SC, na face interna do membro posterior, nos dias 1, 2, 8 e 15 após o início dos sintomas, totalizando 4 aplicações (piometra e metrite) (0,33 mℓ/kg)	15 mg/kg/dia SC na região da escápula durante 2 dias (abortivo) 10 mg/kg/dia SC na região da escápula durante 5 dias ou 10 mg/kg/dia SC na região da escápula, 2 dias consecutivos/semana, durante 3 a 4 semanas (hiperplasia mamária fibroadenomatosa) (0,5 mℓ/kg)
Água oxigenada (emético de ação periférica)	**Água oxigenada a 3%** (H) • Frasco de 100 mℓ	5 a 10 mℓ a cada 5 min VO, até que ocorra o vômito	Idem
Albendazol (endoparasiticida)	**Zentel®** (H) • Caixa com 2 comp. de 200 mg • Caixa com 1 comp. de 400 mg • Suspensão: frasco de 10 mℓ com 400 mg	**Anti-helmíntico:** 25 a 50 mg/kg VO a cada 12 h durante 2 a 3 dias **Giardíase:** 25 mg/kg VO, a cada 24 h por 2 dias	Idem
Albumina humana (coloide natural)	**Albuminar®** (H) • Frasco de 50 mℓ a 20%	0,5 a 1,25 mg/kg IV infusão de 12 h	Idem
Alendronato de sódio (anti-hipercalcêmico)	**Alendil®** (H) • Caixa com 30 comp. de 5 mg • Caixa com 15 ou 30 comp. de 10 mg • Caixa com 2, 4 ou 8 comp. de 70 mg	0,5 a 1 mg/kg VO a cada 24 h (hipercalcemia tumoral ou por intoxicação por vitamina D)	2 mg/kg VO a cada 7 dias (hipercalcemia idiopática) 3 mg/kg VO a cada 12 h (lesões odontoclásticas reabsortivas)
Alfaepoetina (hormônio) Tratamento de anemia em pacientes com insuficiência renal	**Eritromax®** (H) • Solução injetável de 1.000 UI, 2.000 UI, 3.000 UI e 4.000 UI • Pó liofilizado de 500 UI, 1.000 UI, 2.000 UI, 3.000 UI, 4.000 UI, 10.000 UI e 40.000 UI	50 a 100 UI/kg SC 3 vezes/semana	Idem
Alfaxalona (anestésico geral)	**Alfaxan®** (V)	1 a 2 mg/kg EV lenta manutenção, doses adicionais devem ser administradas até um limite de 12 mg/kg	5 a 10 mg/kg IM, administradas no quadríceps (induz apenas sedação profunda)
Alfentanila (analgésico opioide)	**Alfast®** (H) • Ampola de 10 e 5 mℓ com 0,5 mg/mℓ **Rapifen®** (H) • Ampola de 5 mℓ com 2,5 mg	0,005 mg/kg IV + 0,3 a 0,6 mg/animal/IV atropina, 30 min antes da administração de propofol ou 0,002 a 0,005 mg/kg a cada 20 min IV (complemento analgésico)	–
Alopurinol (bloqueador da formação de ácido úrico)	**Zyloric®** (H) • Caixa com 24 comp. de 100 mg	10 mg/kg VO a cada 8 h, reduzir para 10 mg/kg/dia após diminuição do ácido úrico 15 mg/kg a cada 12 h	9 mg/kg a cada 24 h

(continua)

Princípio ativo e classificação	Exemplo de nome comercial e apresentação	Cães	Gatos
Alprazolam (benzodiazepínico-tranquilizante)	Frontal®(H) • Caixa com 30 comp. de 0,25 mg, 0,5 mg, 1 mg e 2 mg	0,025 a 0,1 mg/kg VO a cada 8 h 0,01 a 0,1 mg/kg a cada 12 h	0,0125 a 0,025 mg/kg a cada 12 h
Alteplase (trombolítico; fibrinolítico)	Actilyse®(H) • Frasco-ampola de 10 mℓ com 10 mg • Frasco-ampola de 20 mℓ com 20 mg • Frasco-ampola de 50 mℓ com 50 mg	0,13 mg/kg IV *bolus* inicial, seguido de 0,66 mg/kg até 1 h e 0,53 mg/kg acima de 2 h	0,25 a 1 mg/kg/h IV, dose máxima total de 10 mg
Altrenogeste (hormônio progestágeno sintético)	Regumate®(V) • Frasco de 360 mℓ com 4 mg/mℓ	Insuficiência luteal: 0,1 mg/kg a cada 24 h VO	–
Amantadina (antagonista NMDA; antiviral)	Mantidan®(H) • Caixa com 20 ou 60 comp. de 100 mg	5 mg/kg VO a cada 24 h (associada a analgésicos no tratamento de dor crônica)	Idem
Amicacina (antibiótico bactericida)	Novamin®(H) • Frasco-ampola de 2 mℓ com 100, 250 ou 500 mg	Infecção bacteriana: 15 a 30 mg/kg IM, SC ou IV, a cada 12 ou 24 h Distúrbios respiratórios: 5 a 10 mg/kg Distúrbios gastrointestinais: 20 a 25 mg/kg	Infecção bacteriana: 15 a 20 mg/kg IM SC IV, a cada 12 ou 24 h Distúrbios gastrointestinais: 20 a 25 mg/kg
Aminofilina (broncodilatador)	Aminofilina®(H) • Caixa com 20 comp. de 100 ou 200 mg • Ampola com 240 mg/10 mℓ	6 a 10 mg/kg VO, IM ou IV, a cada 8 ou 12 h	4 a 6,6 mg/kg a cada 8 ou 12 h VO 4 mg/kg a cada 12 h IM
Amiodarona (antiarrítmico)	Ancoron®(H) • Caixa com 20 comp. de 100 ou 200 mg • Solução injetável com 50 mg/mℓ, caixa com 6 ampolas de 3 mℓ ou 50 ampolas de 3 mℓ • Suspensão oral (gotas) com 200 mg/mℓ, frasco com 30 mℓ	Dose inicial: 10 a 15 mg/kg VO a cada 24 h Dose intermediária: 7,5 a 10 mg/kg VO a cada 24 h Dose de manutenção: 5 a 10 mg/kg VO a cada 24 h 3 a 5 mg/kg IV, 10 a 20 min Para administração IV, pode-se repetir a dose, desde que não exceda 10 mg/kg em 1 h	–
Amitraz (ectoparasiticida)	Triatox®(V) • Frasco a 12,5% com 40, 200 ou 1.000 mℓ) Amipur® Cães(V) • Frasco de 10 e 20 mℓ com 12,5 g/100 mℓ	Acaricida: 4 mℓ/lde água (banho 1 vez/semana por 4 semanas) Carrapaticida: 2 mℓ/ℓ de água	Acaricida: 4 mℓ/ℓ de água (banho 1 vez/semana por 4 semanas)
Amitriptilina (antidepressivo tricíclico)	Tryptanol®(H) • Caixa com 20 comp. de 25 e 75 mg	Ansiedade da separação: 2,2 a 4,4 mg/kg/dia VO; 2,2 mg/kg a cada 12 ou 24 h VO Prurido: 1 a 6 mg/kg a cada 12 ou 24 h VO Dor: 0,5 a 1 mg/kg VO a cada 12 ou 24 h; 2 mg/kg/dia VO	5 a 10 mg/dia VO ou 0,5 a 1 mg/kg/dia VO

(continua)

Princípio ativo e classificação	Exemplo de nome comercial e apresentação	Cães	Gatos
Amoxicilina (antibiótico bactericida)	Amoxil®(H) • Embalagem com 15, 21 e 30 cápsulas de 500 mg • Suspensão: frasco de 150 mℓ com 125 mg/5 mℓ, 250 mg/5 mℓ e 500 mg/5 mℓ Clamoxyl® L.A.(V) • Frasco-ampola de 50 mℓ com 150 mg/mℓ Duprancil®(V) • Suspensão oral: frasco de 60 mℓ com 250 mg/5 mℓ Amoxicilina • Suspensão oral de 250 mg/5 mℓ • Suspensão oral de 400 mg/5 mℓ • Suspensão oral de 500 mg/5 mℓ • Cápsula de 500 mg	10 a 30 mg/kg VO, SC ou IM a cada 8 ou 12 h	11 a 22 mg/kg VO SC IM IV a cada 8 ou 12 h
Amoxicilina + Clavulanato (antibiótico bactericida)	Clavulin®(H) • Embalagem com 12 ou 18 comp. revestidos de 500 mg • Frasco de 75 mℓ com 125 mg/5 mℓ ou 250 mg/5 mℓ Synulox® Comprimidos Palatáveis(V) • Cartela contendo 10 comp. de 50 ou 250 mg	12,5 a 25 mg/kg VO IV SC a cada 8 ou 12 h	12,5 a 20 mg/kg VO a cada 8 ou 12 h
Ampicilina benzatina (antibiótico bactericida)	Ampicilina Calbos®(V) • Frasco-ampola de 10 mℓ com 0,2 g de ampicilina sódica e 2 g de ampicilina benzatina	10 a 20 mg/kg IM a cada 12 h	Idem
Ampicilina sódica (antibiótico bactericida)	Amplacilina®(H) • Frasco-ampola de 2 mℓ com 500 mg • Caixa com 12 cápsulas de 500 mg Ampicilina Veterinária Injetável 2 g(V) • Frasco-ampola de 10 mℓ com 2 g de ampicilina sódica	10 a 20 mg/kg IM, SC ou IV a cada 6 ou 8 h 20 a 40 mg/kg VO a cada 8 h	Idem
Ampicilina sódica + Sulbactam (antibiótico bactericida)	Unasyn® Injetável 1,5 g(H) • Contém o equivalente a 0,5 g de sulbactam e 1 g de ampicilina Unasyn® Injetável 3 g(H) • Contém o equivalente a 1 g de sulbactam e 2 g de ampicilina • Ampicilina sódica 2 g + Sulbactam sódico 1 g, solução injetável • Ampicilina sódica 2 g + Sulbactam sódico 1 g, pó para solução injetável • Ampicilina sódica 1 g + Sulbactam sódico 0,5 g, pó para solução injetável	10 a 20 mg/kg IM ou IV a cada 8 h	Idem
Amprólio (antiprotozoário)	Amprocox® 600 mg • Pacote de 200g Amprolbase® 400 mg • Pacote de 300 g	100 mg/animal (até 10 kg) ou 200 mg/animal (acima de 10 kg) VO a cada 24 h, em alimento ou água por 7 a 10 dias	60 a 100 mg/animal VO a cada 24 h em alimento ou água por 7 dias

(continua)

Princípio ativo e classificação	Exemplo de nome comercial e apresentação	Cães	Gatos
Anfotericina (antifúngico)	**Anforicin B®**(H) • Frasco-ampola com 50 mg/10 mℓ **Ambisome®**(H) • Frasco-ampola com 50 mg/10 mℓ de formulação lipossomal	Dissolver 50 mg do frasco em 10 mℓ do diluente (5 mg/mℓ) e utilizar a dose de 0,25 a 0,5 mg/kg dessa solução dissolvida em 250 a 500 mℓ de solução de glicose 5% durante 3 a 4 h de infusão IV lenta, ou 0,25 a 0,5 mg/kg dissolvido em 20 a 30 mℓ de glicose 5% IV 15 min, depois irrigar o cateter com mais 10 mℓ de glicose 5% antes de sua remoção (infusão rápida) **Formulação lipossomal:** 3 mg/kg/dia dissolvidos em glicose 5%, 60 a 120 min de infusão IV	Idem
Anlodipino (vasodilatador, bloqueador de canais de cálcio)	**Norvasc®**(H) • Caixa com 10, 20, 30 ou 60 comp. de 5 mg • Caixa com 20, 30 ou 60 comp. de 10 mg	0,1 a 0,25 mg/kg VO a cada 24 h	0,625 mg/animal a cada 24 h ou 1,25 mg/animal a cada 12 h
Aprepitanto (antiemético)	**Emend®**(H) • Caixa com 3 cápsulas, sendo 1 cápsula de 125 mg e 2 cápsulas de 80 mg	1 mg/kg VO a cada 24 h; em pacientes refratários, aumentar para 2 mg/kg	Idem
Asparaginase (antineoplásico)	**Elspar®**(H) • Frasco-ampola de 10 mℓ/10.000 UI	10.000 a 30.000 UI/m²/semana IM ou SC, ou 400 UI/kg/semana IM ou SC durante 3 semanas	10.000 UI/m² IM ou SC a cada 3 a 6 semanas ou 400 UI/kg/semana IM ou SC
Atenolol (bloqueador beta-1-seletivo)	**Angipress®**(H) • Caixa com 28 ou 60 comp. de 25 mg, 50 mg ou 100 mg	6,25 a 12,5 mg/kg VO a cada 12 ou 24 h 0,25 a 1 mg/kg VO a cada 12 ou 24 h	6,25 a 12,5 mg/gato VO a cada 12 ou 24 h 1 a 3 mg/kg VO a cada 12 h
Atipamezole (bloqueador alfa-2-adrenérgico)	**Antisedan®**(V) • Frasco-ampola de 10 mℓ com 5 mg/mℓ	0,1 a 0,3 mg/kg IM IV 500 µg/m², IM ou 375 µg/m², IV Medicação pré-anestésica: 125 ou 375 µg/m² IM	0,1 a 0,3 mg/kg IM, IV 500 µg/m² IM ou 375 µg/m² IV Medicação pré-anestésica: 125 ou 375 µg/m² IV
Atracúrio (bloqueador neuromuscular não despolarizante)	**Tracrur®**(H) • Ampola de 2,5 e 5 mℓ com 10 mg/mℓ	0,22 mg/kg IV; administrar 1/10 a 1/6 como primeira dose; depois de 4 a 6 min, administrar com um sedativo ou agente hipnótico 0,11 mg/kg IV (dose intraoperatória) 3 a 8 µg/kg/min em infusão IV	Idem

(continua)

Capítulo 2 • Princípios Ativos, Apresentações e Doses para Cães e Gatos

Princípio ativo e classificação	Exemplo de nome comercial e apresentação	Cães	Gatos
Atropina (anticolinérgico– bloqueador muscarínico)	**Atropina 1%**₍ᵥ₎ • Ampola de 5 mℓ e frasco-ampola de 20 ou 50 mℓ com 10 mg/mℓ **Atropion®**₍H₎ • Ampola de 1 mℓ com 0,25 mg ou 0,5 mg	0,022 a 0,044 mg/kg IM, IV ou SC **Bradicardia sinusal, BAV:** 0,02 a 0,04 mg/kg VO a cada 6 ou 8 h **MPA:** 0,02 a 0,04 mg/kg SC ou IM **Intoxicação por organofosforado:** 0,2 a 2 mg/kg, ¼ da dose IV e o restante SC ou IM	Idem
Auranofina (sal de ouro para tratamento de poliartrite idiopática e pênfigo foliáceo)	**Ridaura®**₍H₎ • Caixa com 20 comp. de 3 mg	0,1 a 0,2 mg/kg VO a cada 12 h (não exceder a dose diária de 9 mg/animal)	Idem
Azatioprina (imunossupressor)	**Imuran®**₍H₎ • Caixa com 50 comp. de 50 mg	2 mg/kg/dia VO; depois, 0,5 a 1 mg/kg a cada 48 h ou 0,5 a 1 mg/kg a cada 24 ou 48 h	Usar com cautela: 0,2 a 0,3 mg/kg VO a cada 48 h
Azitromicina (antibiótico bacteriostático)	**Azitromicina**₍H₎ • Caixa com 2 e 3 comp. de 500 mg • Comprimido de 1 g • 600 mg, frasco, + 1 flaconete diluente com 9 mℓ + 1 seringa dosadora. Volume após reconstituição: 15 mℓ • 900 mg, frasco + 1 flaconete diluente com 12 mℓ + 1 seringa dosadora. Volume após reconstituição: 22,5 mℓ • 1.500 mg, frasco, + 1 flaconete diluente com 22 mℓ + 1 seringa dosadora. Volume após reconstituição: 37,5 mℓ **Azicox-2®**₍ᵥ₎ • Caixa com 6 comp. de 50 e 200 mg **Zitromax®** • Comprimido de 500 mg	5 a 10 mg/kg/dia VO por 5 a 7 dias 10 a 30 mg/kg/dia VO durante 3 dias	Idem
Aztreonam (antibiótico bactericida; betalactâmico)	**Azeus®**₍H₎ • Frasco-ampola de 0,5 a 1 g	30 mg/kg IV ou IM a cada 6 ou 8 h (dose experimental)	–
Azul de Metileno (corante tiazínico)	**Cystex®**₍H₎ • Caixa com 24 drágeas de 20 mg	**Antisséptico urinário:** 1 a 1,5 mg/kg/dia VO por 5 a 7 dias **Meta-hemoglobinemia:** 1,5 mg/kg IV, em dose única de infusão lenta (solução de azul de metileno a 0,1%)	Idem
Benazepril (inibidor da ECA)	**Fortekor®**₍ᵥ₎ • Embalagem com 30 comp. de 5 ou 20 mg **Fortekor®**₍ᵥ₎ • 28 comp. de 5 mg **Fortekor Duo®**₍ᵥ₎ • 1,25 mg/2,5 mg **Lotensin®**₍H₎ • Embalagem com 14, 30 e 60 comp. de 5 e 10 mg	0,25 a 0,5 mg/kg/dia VO **Fortekor Duo®:** para peso de 2,5 a 5 kg, administrar meio comprimido a cada 12 h	Idem

(continua)

Princípio ativo e classificação	Exemplo de nome comercial e apresentação	Cães	Gatos
Benzidamina (AINE inibidor preferencial de COX-2)	**Benflogin®**(H) • Caixa com 20 drágeas de 50 mg • Gotas: frasco de 20 mℓ com 30 mg/mℓ	1,5 mg/kg VO a cada 6 ou 8 h	–
Betametasona (corticosteroide)	**Celestone®**(H) • Caixa com 20 comp. de 0,5 mg • Caixa com 10 comp. de 2 mg • Elixir: frasco de 120 mℓ com 0,5 mg/5 mℓ • Gotas: frasco de 15 mℓ com 0,5 mg/mℓ • Injetável: ampola de 1 mℓ com 5,3 g	0,15 a 0,5 mg/kg dose única, IM 0,1 a 0,2 mg/kg VO a cada 12 ou 24 h	Idem
Betanecol (agente colinérgico)	**Liberan®**(H) • Caixa com 20 comp. de 5, 10 ou 25 mg • Ampola de 1 mℓ com 5 mg	5 a 25 mg/cão VO a cada 8 h 2,5 a 10 mg SC a cada 8 h	1,25 a 5 mg/gato VO a cada 8 ou 12 h
Bezafibrato (hipolipemiante)	**Bezafibrato®**(H) • Caixa com 10, 20, 30 ou 60 comp. de 200 mg **Cedur® Retard 400 mg**(H) • Caixa com 30 comp.	2,5 mg/kg VO a cada 12 h 5 mg/kg VO a cada 24 h	–
Bicarbonato de sódio (alcalinizante)	**Bicarbonato de sódio**(H) • Ampola de 10 mℓ a 8,4%	50 mg/kg a cada 8 ou 12 h VO (1 colher de chá = 2 g) 2 a 4 mEq/kg IV (solução a 8,5% a 1 mℓ = 1 mEq) diluídos em SF 0,9%	Idem
Bisacodil (laxante)	**Dulcolax®**(H) • Embalagem com 20 drágeas de 5 mg • Embalagem com 6 supositórios de 10 mg	5 a 20 mg/animal VO a cada 8 ou 12 h	5 mg/animal/dia VO cada 8 ou 12 h
Bleomicina (antineoplásico)	**Blenoxane®**(H) • Frasco-ampola com 15 U	10 UI/m²/dia SC ou IV por 3 a 4 dias, depois a cada 7 dias 3 a 4 dias e, após, a cada 7 dias, até uma dose total de 200 mg/m²	Idem
Brometo de pancurônio (relaxante muscular auxiliar na anestesia geral)	**Brometo de pancurônio®**(H) • Ampola 4 mg/2 mℓ	Iniciar com 0,01 mg/kg e incrementar doses de 0,01 mg/kg a cada 30 min **Infusão de taxa constante (ITC):** 0,1 mg/kg por via intravenosa, seguindo de infusão de 2 µg/kg/min	Idem
Brometo de piridostigmina (anticolinesterásico/ antimiastênico)	**Brometo de piridostigmina®**(H) • Comp. de 60 mg; caixa com 20 a 60 comp	**Antimiastênico:** 0,5 a 3 mg/kg VO, a cada 8 a 12 h **Miastenia:** 0,02 a 0,04 mg/kg IV, a cada 2 h **Antídoto para bloqueio muscular:** 0,15 a 0,3 mg/kg	Idem
Brometo de potássio (anticonvulsivante)	• Brometo de potássio ou sódio • Manipulação	**Como agente único:** 70 a 80 mg/kg/dia VO **Em associação com fenobarbital:** 25 a 40 mg/kg/dia VO **Dose de ataque:** 60 mg/kg	10 a 30 mg/kg VO a cada 24 h

(continua)

Capítulo 2 • Princípios Ativos, Apresentações e Doses para Cães e Gatos 269

Princípio ativo e classificação	Exemplo de nome comercial e apresentação	Cães	Gatos
Bromazepam (ansiolítico/ anticonvulsivante)	**Bromazepam®**(H) • Comp. de 3 mg • Comp. de 6 mg • 3 mg, cápsula de liberação prolongada • 5 mg, cápsula de liberação prolongada • 2,5 mg/mℓ, solução em gotas • 1 mg + sulpirida 25 mg, cápsula	0,1 a 03 mg/kg VO, a cada 12 a 24 h	–
Bromexina (mucolítico)	**Aliv V®**(V) • Frasco-ampola de 50 mℓ com 3 mg/mℓ **Bisolvon®**(H) • Xarope: frasco de 120 mℓ com 5 mℓ/4 mg • Gotas: frasco de 50 mℓ com 2 mg/mℓ **Bisolvon®**(V) • Frasco-ampola de 50 e 100 mℓ com 3 mg/mℓ	0,15 a 0,3 mg/kg IV, IM ou SC 1 a 5 mℓ/dia VO, IM, SC ou IV 3 a 15 mg/animal	0,15 a 0,3 mg/kg IV, IM ou SC 1 a 2 mℓ/dia VO, IM, SC ou IV 3 a 6 mg/animal
Bromocriptina (alcaloide de ergot, agonista dopaminérgico e inibidor da prolactina)	**Parlodel®**(H) • Embalagem com 14 e 28 cápsulas de 2,5 ou 5 mg	**Pseudociese:** 0,01 a 0,05 mg/kg/dia VO durante 10 dias **Interrupção da gravidez:** 0,05 a 0,1 mg/kg VO a cada 12 h durante 7 dias (associada à prostaglandina F2-alfa)	–
Bromoprida (antiemético e procinético)	**Plamet®**(H) • Blíster com 20 comp. de 10 mg • Frasco de 10 mℓ com 8 mg/mℓ • Ampola com 10 mg/2 mℓ	0,2 a 0,3 mg/kg VO ou IM a cada 8 h	–
Budesonida (corticosteroide de ação local)	**Entocort®**(H) • Embalagem com 45 cápsulas de 3 mg • Enema: embalagem com 7 comp. dispersíveis de 2,3 mg	1 a 3 mg/animal/dia VO 0,125 mg/kg VO a cada 8 ou 12 h	1 mg/animal/dia VO
Bupivacaína (anestésico local)	**Bubinex®**(V) • Cloridrato de Bupivacaína 0,5%, solução injetável • Cloridrato de Bupivacaína 2,5 mg/mℓ®(H), solução injetável • Cloridrato de Bupivacaína®(H) 5,0 mg/mℓ, solução injetável • Cloridrato de Bupivacaína®(H) 7,5 mg/mℓ, solução injetável	Vias: infiltrações Perineural 0,2 a 0,5 mg/kg	Idem
Buprenorfina (agonista opioide parcial – analgésico opioide)	**Temgesic®**(H) • Caixa com 48 comp. sublinguais de 0,2 mg • Ampola com 0,3 mg/1 mℓ	0,005 a 0,02 mg/kg IV, IM, SC ou VO a cada 6 ou 8 h	0,01 a 0,02 mg/kg IV, IM, SC ou VO a cada 6 ou 8 h
Buspirona (ansiolítico não benzodiazepínico)	**Buspanil®**(H) • Caixa com 20 comp. de 5 e 10 mg	**Problemas comportamentais:** 1 a 2 mg/kg VO a cada 12 ou 24 h	**Disfunção urinária:** 2,5 a 5 mg VO a cada 8 ou 12 h **Problemas comportamentais:** 0,5 a 1 mg/kg VO 1 a 3 vezes/dia
Bussulfano (antineoplásico)	**Myleran®**(H) • Caixa com 50 comp. de 2 mg	2 a 4 mg/m2 VO a cada 24 h	Idem

(continua)

Princípio ativo e classificação	Exemplo de nome comercial e apresentação	Cães	Gatos
Butorfanol (agonista-antagonista opioide – analgésico opioide)	Torbugesic® (V) • Frasco-ampola de 10 ou 50 mℓ com 10 mg/mℓ	Analgesia: 0,5 a 1 mg/kg VO 2 a 4 vezes/dia ou 1 a 4 mg/kg VO a cada 6 h MPA: 0,2 a 0,4 mg/kg IM ou SC Antitussígeno: 0,055 mg/kg SC a cada 12 h Antiemético: 0,4 mg/kg IM 30 min antes da administração de cisplatina	Analgesia: 0,2 a 0,8 mg/kg IV ou IM a cada 4 ou 6 h Antitussígeno: 0,5 a 1 mg/kg VO 2 a 4 vezes/dia
Cabergolina (alcaloide de ergot, agonista dopaminérgico)	Dostinex® (H) • Caixa com 2 ou 8 comp. de 0,5 mg	Pseudociese: 0,005 mg/kg/dia VO durante 5 a 10 dias Indução do proestro: 0,005 mg/kg/dia VO durante 4 a 25 dias	Abortivo: 0,005 mg/kg/dia VO associado a cloprostenol 0,005 mg/kg SC a cada 48 h durante 7 a 13 dias
Calcitonina (inibidor da reabsorção óssea)	Miacalcic® (H) Solução injetável de 50 UI/0,5 mℓ ou 100 UI/1 mℓ Spray nasal com 14 doses de 200 UI	4 a 7 UI/kg SC a cada 6 ou 8 h 4 a 6 UI SC a cada 2 a 3 h até o cálcio plasmático estabilizar 4 UI/kg IV inicialmente acompanhado por 4 a 8 UI/kg 1 a 2 vezes/dia	–
Calcitriol (metabólito da vitamina D_3)	Rocaltrol® (H) • Frasco com 30 cápsulas de 0,25 mg	0,025 a 0,035 mg/kg/dia VO (ajustar a dose conforme os valores de cálcio sérico)	Idem
Canamicina (antibiótico bactericida)	Kanainjecto® 250 (V) • Frasco-ampola de 7 ou 50 mℓ com 250 mg/mℓ	10 mg/kg VO a cada 8 h 5 a 7 mg/kg IM ou SC a cada 12 h	Idem
Captopril (inibidor da ECA – vasodilatador anti-hipertensivo)	Capoten® (H) • Caixa com 16 ou 30 comp. de 12,5, 25 ou 50 mg	0,5 a 2 mg/kg VO a cada 8 ou 12 h	2 a 6 mg/gato VO a cada 8 ou 12 h
Carbocisteína (expectorante)	Mucofan® (H) • 50 mg/mℓ, frasco de 100 mℓ • 20 mg/mℓ, frasco de 100 mℓ	5 mg/kg VO, a cada 8 h	Idem
Carbonato de cálcio (antiácido)	Calsan® (H) • Caixa com 30 comp. de 500 mg	30 a 50 mg/kg VO a cada 8 ou 12 h	Idem
Carbonato de lítio (tratamento de distúrbios de comportamento)	Carbolitium® (H) • Caixa com 30 comp. de 450 mg	10 mg/kg VO a cada 12 h	–
Carboplatina (antineoplásico)	Carboplatina (H) • Frasco-ampola de 15 ou 45 mℓ com 10 mg/mℓ	300 a 350 mg/m² IV (durante 15 min) a cada 21 dias	150 a 200 mg/m² IV (durante 15 min) a cada 3 ou 4 semanas
Carmustina (antineoplásico)	Becenun® (H) • Frasco com 100 mg	50 mg/m² IV (durante 20 min) a cada 6 semanas	Idem
Carnitina (aminoácido utilizado no tratamento de cardiomiopatia dilatada, lipidose hepática felina e obesidade)	Nutracor® (V)(assoc.) • Frasco de 250 mℓ	Nutracor – 0,5 mℓ/kg VO 12/12 h; 2 g, 12/12 ou 8/8 h VO; 100 mg/kg VO a cada 12 h 220 mg/dia IV ou VO (cardiomiopatia)	250 a 500 mg/dia VO 50 a 100 mg/kg VO (lipidose hepática)
Carprofeno (AINE inibidor preferencial de COX-2)	Rymadil® (V) • Frasco com 60 comp. de 25, 75 e 100 mg • Frasco-ampola de 20 mℓ com 50 mg/mℓ Carprofan® (V) • Comp. de 25, 44, 75 e 100 mg • 50 mg/mℓ, injetável	2,2 mg/kg VO ou SC a cada 12 h 4,4 mg/kg VO ou SC a cada 24 h	1 a 2 mg/kg VO a cada 24 h (por curtos períodos) 2 a 4 mg/kg SC (dose única no pré ou pós-operatório)

(continua)

Princípio ativo e classificação	Exemplo de nome comercial e apresentação	Cães	Gatos
Carvão ativado (adsorvente)	Enterex® (V)(assoc.) • Sachês de 8 g e frasco plástico com 40 g	1 a 5 g VO a cada 8 ou 12 h Lavagem gástrica: 1 a 2 colheres de chá/10 a 15 kg de peso vivo dissolvido em 200 mℓ de água	Idem
Carvedilol (bloqueador beta-adrenérgico não seletivo e alfa-1-seletivo)	Carvedilol® (H) • Embalagem com 15 comp. de 3,125; 6,25; 12,5 e 25 mg • Embalagem com 30 comp. de 25 mg	0,2 a 0,3 mg/kg VO a cada 12 h; se necessário, fazer aumentos graduais até no máximo 0,8 mg/kg	–
Caulim + pectina (adsorvente protetor de mucosa)	Kaomagna® (H) • Suspensão: frasco de 120 mℓ	1 a 2 mℓ/kg VO a cada 4 ou 6 h	Idem
Cefaclor (antibiótico bactericida)	Ceclor® (H) • Suspensão: frasco de 80 mℓ com 250 mg/5 mℓ e 375 mg/5 mℓ	15 a 20 mg/kg VO a cada 8 h	–
Cefadroxila (antibiótico bactericida)	Cefamox® (H) • Embalagem com 4 ou 8 cápsulas de 500 mg • Embalagem com 10 comp. de 1 g • Suspensão oral: frasco de 100 mℓ com 250 e 500 mg/mℓ Cefa-drops® (V) • Pó para suspensão oral: frasco de 15 ou 50 mℓ com 50 mg/mℓ Cefa-Cure® (V) • Caixa com 20 tabletes de 50 mg • Caixa com 10 tabletes de 200 mg • Caixa com 5 tabletes de 1.000 mg	22 a 35 mg/kg VO a cada 12 h	Idem
Cefalexina (antibiótico bactericida)	Cefalexina Cápsulas (H) • Caixa com 8, 12 ou 20 cápsulas de 250 ou 500 mg • Suspensão oral: frasco de 60 mℓ com 250 mg/5 mℓ Keflex® (H) • Caixa com 8 ou 40 drágeas de 500 mg e 1 g • Suspensão oral: frasco de 15 mℓ com 4,5 mg/gota • Frasco de 60 e 100 mℓ com 250 mg/5 mℓ • Solução: frasco de 15 mℓ com 4,5 mg/gota • Drágea de 1 g, com 8 Rilexine® 75, 200, 300, 500 e 600 (V) • 75: caixa com 16 comp. de 75 mg • 200: cartucho com 12 injetores de 10 mℓ cada com 100 mg de cefalexina + 100 mg de neomicina + 10 mg de prednisolona • 300: caixa com 12 ou 24 comp. de 300 mg de cefalexina • 500: cartucho com 12 injetores de 10 mℓ cada com 250 mg de cefalexina + 250 mg de neomicina • 600: caixa com 10 comp. de 600 mg Celesporin® (V) • Caixa com 12 comp. de 150 mg • Caixa com 10 comp. de 600 mg	10 a 30 mg/kg SC, IV, IM ou VO a cada 8 ou 12 h (no tratamento de piodermite) 22 a 35 mg/kg VO a cada 12 h	Idem
Cefalotina (antibiótico bactericida)	Keflin® (H) • Frasco-ampola com 1.000 mg/5 mℓ	10 a 30 mg/kg IV ou IM a cada 4 ou 8 h	Idem

(continua)

Princípio ativo e classificação	Exemplo de nome comercial e apresentação	Cães	Gatos
Cefazolina (antibiótico bactericida)	**Kefazol®**(H) • Frasco-ampola com 1.000 mg/2 mℓ	20 a 25 mg/kg IM ou IV a cada 6 ou 8 h	Idem
Cefepima (antibiótico bactericida)	**Maxcef®**(H) • Frasco-ampola de 500 mg, 1 g ou 2 g	50 mg/kg IV ou IM a cada 8 h	Idem
Cefotaxima (antibiótico bactericida)	**Ceforan®**(H) • Frasco-ampola de 500 mg e 1 g	30 a 80 mg/kg SC, IM ou IV, a cada 8 ou 12 h	20 a 80 mg/kg IV ou IM a cada 8 h
Cefovecina (antibiótico bactericida)	**Convenia®**(V) • Frasco-ampola de 10 mℓ com 80 mg/mℓ	8 mg/kg SC a cada 14 dias	Idem
Cefoxitina (antibiótico bactericida)	**Cefox®**(H) • Frasco-ampola de 1 g	25 a 30 mg/kg IV a cada 8 ou 12 h	Idem
Ceftazidima (antibiótico bactericida)	**Betazidin®**(H) • Frasco-ampola de 1 ou 2 g	25 a 30 mg/kg IV ou IM a cada 8 ou 12 h	Idem
Ceftiofur (antibiótico bactericida)	**Excenel®**(V) • Frascos de 20 mℓ com 1 g ou 80 mℓ com 4 g	2,2 a 4,4 mg/kg SC a cada 12 ou 24 h	Idem
Ceftriaxona (antibiótico bactericida)	**Rocefin®**(H) • Frasco-ampola de 250 mg, 500 mg ou 1 g	25 a 50 mg/kg SC, IV ou IM a cada 12 ou 24 h	Idem
Cefuroxima (antibiótico bactericida)	**Medcef®**(H) • Frasco-ampola de 750 mg com 6 mℓ de diluente	10 mg/kg IV a cada 12 h	–
Celecoxibe (anti-inflamatório inibidor seletivo de COX-2)	**Celebra®**(H) • Caixa com 20 cápsulas de 100 mg • Caixa com 10 ou 30 cápsulas de 200 mg	2 a 5 mg/kg/dia VO	–
Cetamina ou quetamina (anestésico geral dissociativo)	**Ketalar®**(H) • Frasco-ampola com 10 mℓ de 50 mg/mℓ **Vetaset®**(V) • Frasco-ampola de 10 mℓ com 1 g/10 mℓ	10 a 15 mg/kg IM ou 2 a 5 mg/kg IV ou IM	2 a 5 mg/kg IV ou IM
Cetirizina (anti-histamínico; antagonista H₁)	**Zyrtec®**(H) • Caixa com 12 comp. de 10 mg • Solução oral: frasco de 120 mℓ com 1 mg/mℓ	2 mg/kg VO, a cada 12 ou 24 h	1 mg/kg VO, a cada 24 h
Cetoanálagos + aminoácidos essenciais (nutracêutico utilizado na insuficiência renal)	**Ketosteril®**(H) • Caixa com 20 ou 100 comp.	1 comp./5 kg VO a cada 24 h	Idem
Cetoconazol (antifúngico)	**Nizoral®**(H) • Caixa com 10 ou 20 comp. de 200 mg **Cetoconazol Suspensão Oral 20%**(V) • Frasco: conta-gotas de 20 mℓ com 200 mg/mℓ	5 mg/kg VO a cada 12 h ou 10 mg/kg VO a cada 24 h 10 a 20 mg/kg a cada 24 h (têm sido indicadas em alguns casos de infecções micóticas subcutâneas e profundas)	5 mg/kg VO a cada 12 h ou 10 mg/kg VO a cada 24 h

(continua)

Capítulo 2 • Princípios Ativos, Apresentações e Doses para Cães e Gatos 273

Princípio ativo e classificação	Exemplo de nome comercial e apresentação	Cães	Gatos
Cetoprofeno ou Ketoprofeno (AINE inibidor não seletivo de COX-2)	**Ketofen®** (V) • Frasco de 10 mℓ a 1% • Frasco de 10 e 50 mℓ a 10% • Caixa com 10 comp. de 5 mg • Caixa com 10 comp. de 20 mg **Ketoflex®** (V) • Frasco de 10 mℓ a 1% • Frasco de 10 e 50 mℓ a 10% • Caixa com 10 comp. de 10 mg • Caixa com 10 comp. de 30 mg **Profenid®** (H) • Caixa com 20 cápsulas de 100 mg • Caixa com 10 comp. de 200 mg • Xarope: frasco de 150 mℓ + seringa graduada com 1 mg/mℓ • Ampola com 2 mℓ/100 mg	1 a 2 mg/kg VO, IM ou SC a cada 24 h durante 3 a 5 dias	0,5 a 1 mg/kg VO, IM ou SC a cada 24 h durante 3 a 5 dias
Ciclofosfamida (antineoplásico)	**Fosfaseron®** (H) • Frasco-ampola de 200 e 1.000 mg **Evociclo®** (H) • Frasco-ampola de 1 g **Genuxal®** (H) • Caixa com 50 drágeas de 50 mg • Frasco-ampola de 200 e 1.000 mg	50 mg/m² VO 4 dias/semana ou 200 a 300 mg/m² IV ou VO 1 vez/semana a cada 3 semanas	Idem
Ciclosporina (imunossupressor)	**Sandimmum®** (H) • Caixa com 50 cápsulas de 25, 50 ou 100 mg • Solução oral: frasco de 50 mℓ com 500 mg/5 mℓ • Ampola de 50 mg/mℓ ou 250 mg/5 mℓ	5 a 10 mg/kg/dia VO	Idem
Cimetidina (bloqueador H₂; antiácido)	**Tagamet®** (H) • Caixa com 10 ou 40 comp. de 200 mg • Caixa com 16 comp. de 400 mg • Ampola de 300 mg/2 mℓ	5 a 10 mg/kg VO, IM ou IV a cada 6 ou 8 h; na IRA, reduzir a dose para 2,5 a 5 mg/kg IM, SC ou VO a cada 12 h	2,5 a 5 mg/kg VO, IV ou IM a cada 12 h
Cimicoxib	**Cimalgex®** (V) • Caixa c/ 8 comp. de 8 mg, 30 mg ou 80 mg	2 mg/kg VO, a cada 24 h	–
Cinarizina (bloqueador H₁ e vasodilatador periférico)	**Stugeron®** (H) • Caixa com 30 comp. de 25 ou 75 mg • Frasco: gotas de 15 mℓ com 75 mg/mℓ = 3 mg/gota	1 mg/kg VO a cada 8 ou 24 h	–
Ciproeptadina (anti-histamínico antagonista da serotonina e estimulante do apetite)	**Cobavital®** (H) • Caixa com 16 comp. de 4 mg • Xarope: frasco de 100 mℓ com 4 mg/5 mℓ **Apevitin BC®** (H) • 4 mg	0,3 a 2 mg/kg VO a cada 12 h **Anti-histamínico:** 0,5 a 1,1 mg/kg VO, a cada 8 a 12 h	2 a 4 mg/animal VO a cada 12 ou 24 h **Anti-histamínico:** 0,5 a 1,1 mg/kg VO, a cada 8 a 12 h **Estimulante de apetite, asma ou marcação de território:** 1 a 4 mg/animal
Ciprofloxacina (antibiótico bactericida)	**Cipro®** (H) • Caixa com 6 ou 14 comp. de 250 ou 500 mg • Solução para infusão: frasco de 100 ou 200 mℓ com 2 mg/mℓ	10 a 15 mg/kg VO a cada 12 h	Idem
Cisplatina (antineoplásico)	**Cisplatex®** (H) • Frasco-ampola de 10 mg com 10 mℓ e de 50 mg com 50 mℓ	60 a 70 mg/m² IV lenta por 20 min a cada 3 a 6 semanas	Não

(continua)

Parte 1 • Princípios Ativos e Doses

Princípio ativo e classificação	Exemplo de nome comercial e apresentação	Cães	Gatos
Citarabina (antineoplásico)	**Aracytin® CS**$_{(H)}$ • Cartucho com 5 frascos-ampolas de 5 mℓ com 100 mg • Cartucho com 1 frasco-ampola de 500 mg/25 mℓ ou 1 g/10 mℓ	100 a 150 mg/m² IV ou SC ao dia por 4 dias 600 mg/m² IV dose única 300 mg/m²/dia ou como infusão contínua, ao longo de 48 h (dose total de 600 mg/m²) **Meningoencefalite granulomatosa:** 50 mg/m² SC 2 vezes/dia por 2 dias, com repetição a cada 3 semanas 200 mg/m² em infusão IV por 16 a 24 h Em alguns pacientes, esta dose é repetida no segundo dia	100 mg/m² ao dia por 2 dias
Claritromicina (antibiótico bacteriostático)	**Klaricid®**$_{(H)}$ • Caixa com 8, 12 ou 20 comp. de 250 mg • Caixa com 10, 14 ou 20 comp. de 500 mg • Injetável: frasco-ampola com 500 mg/10 mℓ • Suspensão: frasco de 60 ou 100 mℓ com 125 ou 250 mg/5 mℓ **Claritromicina Abbott®**$_{(H)}$ • Embalagem com 12 comp. de 250 mg • Embalagem com 10 e 14 comp. de 500 mg • Suspensão: frasco de 60 mℓ com 125 ou 250 mg/5 mℓ **Claritromicina Eurofarma®**$_{(H)}$ • Frasco-ampola de 500 mg	7,5 a 10 mg/kg VO a cada 12 h	Idem
Clemastina (anti-histamínico)	**Alergovet C®**$_{(H)}$ • Caixa com 10 comp. de 0,7 e 1,4 mg **Agasten®**$_{(H)}$ • Caixa com 15 comp. de 1 mg • Xarope: frasco de 120 mℓ com 0,25 mg/5 mℓ	0,05 a 0,1 mg/kg VO a cada 12 h	0,34 a 0,68 mg/animal VO a cada 12 h
Clindamicina (antibiótico bacteriostático)	**Antirobe®**$_{(V)}$ • Cartelas com 10 cápsulas de 150 mg • Gotas: frasco de 20 mℓ com 25 mg/mℓ **Dalacin® C**$_{(H)}$ • Caixa com 16 cápsulas de 300 mg • Ampola com 300 mg/2 mℓ ou 600 mg/4 mℓ	5 a 10 mg/kg VO a cada 12 h 22 mg/kg VO ou IM a cada 12 ou 24 h por 2 semanas (toxoplasmose e *Neospora caninum*)	5 a 10 mg/kg VO a cada 12 h 25 a 50 mg/kg/dia VO por 2 a 3 semanas (toxoplasmose)
Clomipramina (antidepressivo tricíclico)	**Anafranil®**$_{(H)}$ • Caixa com 20 drágeas de 10 ou 25 mg • Caixa com 20 comp. de 75 mg	2 a 4 mg/kg VO a cada 12 h	0,5 a 1 mg/kg VO a cada 12 h
Clonazepam (anticonvulsivante benzodiazepínico)	**Rivotril®**$_{(H)}$ • Caixa com 20 comp. de 0,5 e 2 mg • Gotas: frasco de 20 mℓ com 2,5 mg/mℓ = 0,1 mg/gota	**Convulsão:** 0,5 a 1,5 mg/kg VO, a cada 8 ou 12 h **Comportamento:** 0,1 a 0,5 mg/kg VO, 8 ou 12 h	0,1 a 0,2 mg/kg VO a cada 12 ou 24 h 0,016 mg/kg
Clopidrogrel (antiplaquetário)	**Plavix®**$_{(H)}$ • Caixa com 4 comp. de 300 mg • Caixa de 14 ou 28 comp. de 75 mg	1 a 3 mg/kg VO a cada 24 h 0,5 a 1 mg/kg VO a cada 24 h (se associado ao ácido acetilsalicílico)	Idem

(continua)

Capítulo 2 • Princípios Ativos, Apresentações e Doses para Cães e Gatos   275

Princípio ativo e classificação	Exemplo de nome comercial e apresentação	Cães	Gatos
Cloprostenol (prostaglandina sintética)	Ciosin® (V) • Frasco-ampola de 4 ou 20 mℓ com 250 mg/mℓ	1 a 5 µg/kg IM a cada 24 h, iniciando-se com a metade da dose nos 3 primeiros dias (piometra de cérvice aberta) ou 1 a 1,25 µg/kg SC durante 7 dias como abortivo	–
Clorambucila (antineoplásico)	Leukeran® (H) • Embalagem com 25 comp. de 2 mg	2 a 6 mg/m² VO ao dia por 3 semanas; depois 1,5 mg/m² VO ao dia por 15 dias, depois a cada 3 dias Início: 2 a 20 mg/m² Manutenção: 1,5 mg/m²	0,1 a 0,2 mg/m² VO a cada 24 h, depois 0,2 mg/kg/dia VO 2 mg/gato VO, a cada 48 a 72 h (doença inflamatória intestinal) Início: 1,5 mg/m² Manutenção: 0,2 mg/m²
Cloranfenicol (antibiótico bacteriostático)	Quemicetina® (H) • Caixa com 20 e 100 drágeas de 250 e 500 mg • Xarope: frasco de 100 mℓ com 156 mg/5 mℓ	Estearato e palmitato: 40 a 50 mg/kg VO a cada 8 h Succinato: 40 a 50 mg/kg IM, SC ou IV a cada 12 h	Estearato e palmitato: 12,5 a 20 mg/kg VO a cada 12 h Succinato: 12,5 a 20 mg/kg IM, SC ou IV a cada 12 h
Clorazepato (ansiolítico)	Tranxilene® (H) • Frasco com 20 cápsulas de 5, 10 ou 15 mg	2 mg/kg VO a cada 12 h Problemas de comportamento: 0,55 a 2,2 mg/kg VO 1 a 2 vezes/dia Adjuvante na epilepsia: 1 a 2 mg/kg	Problemas de comportamento: 0,2 a 0,5 mg/kg VO 1 a 2 vezes/dia
Cloreto de potássio (solução eletrolítica)	Solução a 19,1% (H) • Ampola de 10 mℓ Clotássio Xarope (H) • Xarope: frasco de 100 mℓ com 60 mg/mℓ Slow-K® (H) • Caixa com 10 ou 20 drágeas de 600 mg	Reposição IV: 0,5 mEq/kg/h IV (1 mℓ = 2,56 mEq) diluído em solução fisiológica 0,9% Reposição oral: 50 a 100 mg/kg VO a cada 12 h Eutanásia: 100 mg/kg ou 1 mℓ/kg IV após uso de anestésico geral injetável	Idem
Cloreto de sódio (solução eletrolítica)	Solução a 0,9% (H) • Ampola plástica de 10 e 20 mℓ com 9 mg/mℓ • Bolsa plástica de 50, 100, 250, 500 e 1.000 mℓ	40 a 60 mℓ/kg/dia IV ou SC	Idem
Clorfeniramina (bloqueador H₁ anti-histamínico)	Apracur® (H)(assoc.) • Blíster com 6 comp. de 1 mg de clorfeniramina	0,5 a 1 mg/animal VO a cada 12 h 4 a 8 mg/kg	0,25 a 0,5 mg/animal VO a cada 12 h 2 mg/kg
Clorpromazina (derivado fenotiazínico – tranquilizante maior)	Amplictil® (H) • Caixa com 20 comp. de 25 e 100 mg • Solução oral: frasco de 20 mℓ a 4% • Ampola de 5 mℓ com 5 mg/mℓ	Sedativo: 0,5 mg/kg IM ou IV Antiemético: 0,5 mg/kg IM a cada 8 h Problemas de comportamento: 0,5 a 3,3 mg/kg VO 1 a 4 vezes/dia Tranquilizante: 0,5 a 3 mg/kg Pré-anestésico: 1,1 mg/kg Antiemético: 1 mg/kg	Idem
Clorpropamida (hipoglicemiante oral; sulfonilureia)	Diabinese® (H) • Caixa com 30 ou 100 comp. de 250 mg	10 a 40 mg/kg VO a cada 24 h após a alimentação	Idem
Clortalidona (diurético tiazídico)	Higroton® (H) • Caixa com 28 ou 42 comp. de 12,5, 25 ou 50 mg	2 a 4 mg/kg VO a cada 12 h	Idem

(continua)

Princípio ativo e classificação	Exemplo de nome comercial e apresentação	Cães	Gatos
Codeína (antitussígeno derivado opioide)	**Codein®**(H) • Caixa com 30 comp. de 30 ou 60 mg • Solução oral: frasco de 120 ml com 3 mg/ml • Ampola com 60 mg/2 ml	0,1 a 0,3 mg/kg VO a cada 8 h (tosse) 1 a 2 mg/kg VO a cada 8 h (tosse) 0,5 a 2 mg/kg VO a cada 6 ou 8 h (dor)	Usar com cautela 0,1 a 0,3 mg/kg VO a cada 8 h (tosse)
Colchicina (alcaloide natural para tratamento de amiloidose, fibrose ou cirrose hepática)	**Colchis®**(H) • Caixa com 20 comp. de 0,5 ou 1 mg	0,025 a 0,03 mg/kg VO a cada 24 h	Idem
Condroítina (mucopolissacarídio)	**Artroglycan® Comprimidos**(V)(assoc.) • Caixa com 30 comp. de 200 mg **Artroglycan® Injetável**(V)(assoc.) • Frasco com 12 g/100 ml **Condroton®**(V)(assoc.) • Comp. de 500 e 1.000 mg contendo sulfato de condroitina A, glicosamina, moluscos (*Perna canaliculus*), colágeno, ácido ascórbico, sulfato de manganês	**Colapso de traqueia:** 15 mg/kg/dia VO durante 30 dias **Artropatias:** 15 a 30 mg/kg/dia VO; 3 a 5 mg/kg/dia IM ou SC **Atroglycan® Comprimidos:** Até 10 kg: 1 comp./dia Entre 10 e 25 kg: 2 comp./dia Acima de 25 kg: 3 comp./dia **Atroglycan® Injetável:** Até 10 kg: 1 ml IM ou SC Entre 10 e 25 kg: 2 ml, IM ou SC Mais de 25 kg: 2,5 ml IM ou SC **Condroton® Comprimidos de 500 mg:** **Animais até 5 kg:** 1 comp./dia **Animais de 5 a 10 kg:** 1 comp. 2 vezes/dia **Manutenção:** Até 5 kg: 1 comp./dia em dias alternados **Animais de 5 a 10 kg:** 1 comp./dia até encontrar a dosagem de manutenção, que pode ser 1 comp./ semana **Condroton® Comprimidos de 1.000 mg** **Animais de 10 a 15 kg:** 1 comp. 2 vezes/dia **Animais de 15 a 25 kg:** 1,5 comp. 2 vezes/dia **Animais de 25 a 50 kg:** 2 comp. 2 vezes/dia **Animais acima de 50 kg:** 3 comp. 2 vezes/dia **Manutenção:** **Animais de 10 a 25 kg:** 1 comp./dia **Animais acima de 25 kg:** 2 comp./dia até chegar a dosagem de manutenção, que pode ser 1 comp./ semana	**Artropatias:** 15 a 30 mg/kg/dia VO; 3 a 5 mg/kg/dia IM ou SC **Atroglycan Injetável:** Até 10 kg: 1 ml IM ou SC 10 a 25 kg: 2 ml IM ou SC Mais de 25 kg: 2,5 ml IM ou SC
Corticotropina (ACTH)	**Synacthen®**(H) • Frasco-ampola de 1 ml com 250 µg	**Teste de estimulação do ACTH para diagnóstico de hiperadrenocorticismo:** 5 µg/kg IM ou IV dose única	–

(continua)

Capítulo 2 • Princípios Ativos, Apresentações e Doses para Cães e Gatos

Princípio ativo e classificação	Exemplo de nome comercial e apresentação	Cães	Gatos
Cromo (nutracêutico; mineral adjuvante no tratamento da diabetes melito)	**Chromo Dog Tabs®** (V)(assoc.) • Frasco com 30 tabletes mastigáveis de 600 mg em potes com 18 g **Sbelt Cat®** (V)(assoc.) • Frasco de 40 mℓ	**Chromo Dog Tabs®:** 1 tablete (600 mg)/cão	**Sbelt Cat®:** **Até 5 kg de peso:** 1 mℓ/1,1 g **Mais de 5 kg:** 2 mℓ/2,2 g
Dacarbazina (antineoplásico)	**Dacarb®** (H) • Frasco-ampola de 100 mg/10 mℓ ou 200 mg/20 mℓ	**Neoplasias linforreticulares:** 200 mg/m² IV ao dia por 5 dias, repetir a cada 3 semanas **Sarcoma de tecido mole:** 800 a 1.000 mg/m² em 6 a 8 h de infusão contínua a cada 3 semanas	**Neoplasias linforreticulares:** 200 a 250 mg/m² infusão IV ao dia a cada 24 h por 5 dias, repetir a cada 21 dias **Sarcoma de tecido mole:** 1.000 mg/m² em 6 a 8 h de infusão IV contínua a cada 21 dias
Dalteparina (anticoagulante)	**Fragmin®** (H) • Solução injetável: caixa com 10 ampolas de 1 mℓ com 10.000 UI e caixa com 10 seringas de 0,2 mℓ com 2.500 UI • Solução injetável: caixa com 10 seringas de 0,2 mℓ com 5.000 UI	150 UI/kg SC a cada 8 h até 180 UI/kg SC a cada 6 h	150 UI/kg SC a cada 4 h até 180 UI/kg SC a cada 6 h
Danazol (andrógeno modificado)	**Ladogal®** (H) • Caixa com 50 cápsulas de 50, 100 ou 200 mg	5 a 10 mg/kg VO a cada 12 h	5 a 10 mg/kg VO a cada 12 h
Dantroleno (relaxante muscular)	**Dantroleno® Intravenoso** (H) • Frasco-ampola com 20 mg/60 mℓ	1 a 5 mg/kg IV ou VO a cada 8 h	0,5 a 2 mg/kg VO a cada 8 h 1 mg/kg IV
Dapsona (agente bactericida e anti-inflamatório)	**Furp-Dapsona®** (H) • Caixa com 20 comp. de 100 mg	1 mg/kg VO a cada 8 ou 12 h	Idem
Decametrina ou deltametrina (ectoparasiticida piretroide)	**Butox® P** (V) • Ampola de 10 mℓ	**Acaricida:** 4 mℓ/1 ℓ de água **Carrapaticida:** 2 ℓ/ℓ de água	2 mℓ/ℓ de água
Decanoato de nandrolona (esteroide anabolizante)	**Deca-Durabolin®** (H) • Ampola de 1 mℓ com 25 e 50 mg	1 a 1,5 mg/kg/semana IM	Idem
Deferoxamina (quelante de ferro e alumínio)	**Desferal® IM** (H) • Frasco-ampola com 500 mg/2 mℓ **Desferal® IV** (H) • Frasco-ampola com 500 mg/5 mℓ	10 mg/kg IV ou IM Fazer 2 doses com intervalo de 2 h e continuar com administração a cada 8 h por um período de 24 h	Idem
Deflazacorte (corticoide)	**Calcort®** (H) • Caixa com 20 comp. de 6 mg • Caixa com 10 comp. de 30 mg	0,75 a 1,25 mg/kg VO	Idem
Desmopressina (hormônio hipofisário sintético)	**Acetato de Desmopressina®** (H) • Solução nasal a 100 μg/mℓ, em frascos de 25 doses/2,5 mℓ ou 50 doses/5 mℓ de 10 μg **DDAVP** (H) • Spray nasal: solução a 100 mg/mℓ em frasco de 25 ou 50 doses de 10 mg • Frasco com 30 comp. de 0,1 e 0,2 mg • Ampola de 4 mg/1 mℓ	1 a 2 μg/kg SC a cada 12 ou 24 h Spray nasal: 1 a 4 gotas/animal aplicadas no saco conjuntival	Idem

(continua)

Princípio ativo e classificação	Exemplo de nome comercial e apresentação	Cães	Gatos
Dexametasona (corticosteroide)	Azium® (V) • Estojo com 20 comp. de 0,5 mg • Solução injetável: frasco de 5, 10 ou 20 mℓ com 2 mg/mℓ	Reações alérgicas: 0,1 a 0,5 mg/kg SC ou IV a cada 4 ou 8 h Anti-inflamatório: 0,07 a 0,15 mg/kg IV, IM ou VO a cada 12 ou 24 h Trauma cerebral e espinal: 1 a 4 mg/kg IV ou IM Choque: 5 mg/kg IV Teste de supressão para hiperadrenocorticismo: Baixa dose: 0,01 mg/kg IV Alta dose: 0,1 mg/kg IV	Reações alérgicas: 0,1 a 0,5 mg/kg SC ou IV a cada 4 ou 8 h Anti-inflamatório: 0,07 a 0,15 mg/kg IV, IM ou VO a cada 12 ou 24 h Trauma cerebral e espinal: 1 a 4 mg/kg IV ou IM Choque: 5 mg/kg IV Teste de supressão para hiperadrenocorticismo: Baixa dose: 0,1 mg/kg IV Alta dose: 1 mg/kg IV
Dexclorfeniramina (bloqueador H₁)	Polaramine® (H) • Caixa com 20 comp. de 2 mg • Frasco de 100 mℓ com 2 mg/5 mℓ	2 a 10 mg/animal VO a cada 12 ou 24 h	2 a 4 mg/gato VO a cada 12 ou 24 h
Dexmedetomidina (agonista alfa-2-seletivo; sedativo e analgésico)	Dexdomitor® (V) • Frasco-ampola de 10 mℓ com 0,5 mg/mℓ	Como agente único para sedação e analgesia: 375 µg/m² IV e 500 µg/m² IM Dose pré-anestésica: 125 µg/m² (procedimentos pouco dolorosos) ou 375 µg/m² (procedimentos moderadamente dolorosos), administrados 20 min antes da indução anestésica. A dose deve ser ajustada de acordo com o tipo e a duração do procedimento cirúrgico e com o temperamento do paciente	MPA, exames não invasivos, pouco a moderadamente dolorosos, que necessitem de contenção, sedação e analgesia: 40 µg/kg IM, o que equivale ao volume de 0,08 mℓ de Dexdomitor®/kg, quando utilizado em procedimentos. Não deve ser utilizado em gatos com menos de 2 kg de peso. É indicado exclusivamente para administração em dose única
Dexrazoxano (quelante; derivado do EDTA)	Cardioxane® (H) • Frasco-ampola de 500 mg	Administrar 10 vezes a dose de doxorrubicina por infusão IV A administração de doxorrubicina deve ocorrer até 30 min após o dexrazoxano	–
Dextrana (expansor plasmático)	Rheomacrodex® (H) • Ampola de 10 mℓ com 100 mg/mℓ	10 a 20 mℓ/kg/dia IV durante 30 a 60 min	5 a 10 mℓ/kg/dia IV durante 30 a 60 min
Dextrometorfano (antitussígeno)	Silencium® (H)(assoc.) • Cada 5 mℓ (1 colher de chá) contém: 5 mg de bromidrato de dextrometorfano + 3 mg de succinato de doxilamina + 250 mg de citrato de sódio + 1,25 mg de cloreto de cetilapiridínio	0,5 a 2 mg/kg VO a cada 8 ou 12 h	Idem
Diaceturato diminazeno/ diazoamino-dibenzamidina (quimioterápico babesicida)	Ganaseg® (V) • Frasco-ampola de 30 mℓ com 70 mg/mℓ	3,5 mg/kg IM ou SC ou 1 mℓ/20 kg IM ou SC	3,5 mg/kg IM ou SC ou 1 mℓ/20 kg IM ou SC

(continua)

Capítulo 2 • Princípios Ativos, Apresentações e Doses para Cães e Gatos

Princípio ativo e classificação	Exemplo de nome comercial e apresentação	Cães	Gatos
Diazepam (benzodiazepínico- tranquilizante menor)	**Valium®** (H) • Caixa com 20 comp. de 5 ou 10 mg • Ampola com 5 mg/2 ml	Estado epiléptico: 0,5 a 1 mg/kg IV, repetir se necessário Controle da convulsão: 1 a 4 mg/kg VO divididos em 3 a 4 vezes/dia Relaxamento do esfíncter urinário: 2 a 10 mg VO a cada 8 h MPA: 0,1 a 0,5 mg/kg IM Distúrbios de comportamento: 0,5 a 2 mg/kg VO a cada 6 ou 8 h	Convulsão: 2 a 5 mg/gato IV ou VO a cada 8 h Orexígeno: 0,05 a 0,15 mg/kg VO a cada 24 ou 48 h Relaxamento do esfíncter urinário: 2,5 mg/gato VO a cada 6 ou 8 h MPA: 0,1 a 0,5 mg/kg IM Distúrbios de comportamento: 1 a 4 mg/gato mg/kg VO a cada 6 ou 8 h
Diazóxido (anti-hipertensivo)	**Tensuril®** (H) • Ampola de 300 mg/20 ml	5 a 30 mg/kg/dia VO a cada 8 ou 12 h	Não
Dicicloverina (anticolinérgico antiespasmódico gastrintestinal)	**Bentyl®** (H) • Frasco de 15 ml com 20 mg/ml	5 a 10 mg/animal VO a cada 8 ou 12 h	–
Dietilestilbestrol (DES) (estrógeno sintético)	**Destilbenol®** (H) • Caixa com 50 comp. de 1 mg	Incontinência urinária: 0,1 a 1 mg/cão/dia VO por 3 a 5 dias, depois 1 a 2 vezes/semana Hiperplasia prostática: 0,2 a 1 mg/cão/dia VO por 5 dias	Incontinência urinária: 0,05 a 0,1 mg/gato/dia VO
Difenidramina (bloqueador H_1 anti-histamínico)	**Difenidrin®** (H) • Ampola de 50 mg/1 ml	2 a 4 mg/kg VO, IM ou IV a cada 6 ou 8 h	Idem
Difenil-hidantoína ou fenitoína (anticonvulsivante)	**Epelin®** (H) • Frasco com 30 cápsulas de 100 mg • Frasco de 120 ml com 100 mg/5 ml **Hidantal®** (H) • Caixa com 25 comp. de 100 mg • Ampola de 5 ml com 50 mg/ml	*Status epilepticus* refratário ao diazepam: 20 mg/kg diluído em 500 ml ou 250 ml de solução fisiológica em 3 h de infusão IV contínua Convulsão manutenção: 15 a 40 mg/kg VO a cada 8 h ou 20 a 35 mg/kg VO divididos em 2 doses Arritmias: 2 a 4 mg/kg até 10 mg/kg total IV Hipoglicemia tumor-induzida: 6 mg/kg VO a cada 8 ou 12 h	Não
Difenoxilato (antidiarreico)	**Lomotil®** (H) • Caixa com 10 comp. de 2,5 mg	0,1 a 0,2 mg/kg VO a cada 8 ou 12 h	0,05 a 0,1 mg/kg VO a cada 12 h
Difloxacino (antibiótico bactericida)	**Dicural®** (V) • Caixa com 10 comp. de 15, 50, 100 ou 150 mg	5 a 10 mg/kg VO a cada 24 h	Idem
Digitoxina (digitálico ou glicosídio cardíaco)	**Digitaline®** (H) • Frasco de 10 ml com 0,02 mg/gota	0,02 a 0,03 mg/kg VO a cada 8 ou 12 h	Idem
Digoxina (digitálico ou glicosídio cardíaco)	**Digoxina®** (H) • Caixa com 24 comp. de 0,25 mg • Elixir: frasco de 60 ml com 0,25 mg/5 ml	0,0025 a 0,005 mg/kg VO a cada 12 h; 0,22 mg/m² VO a cada 12 h	0,008 a 0,01 mg/kg VO a cada 48 h
Di-hidroestreptomicina (antibiótico bactericida)	**Di-hidroestreptomicina®** (V) • Frasco-ampola de 20 ml com 250 mg/ml	7,5 a 20 mg/kg IM ou SC a cada 12 ou 24 h ou 10 a 15 mg/kg VO a cada 8 ou 12 h	Idem

(continua)

Princípio ativo e classificação	Exemplo de nome comercial e apresentação	Cães	Gatos
Diltiazem (vasodilatador bloqueador de canal de cálcio)	**Angiolong®**(H) • Caixa com 30 comp. revestidos de 30 ou 60 mg **Balcor®**(H) • Frasco-ampola com 25 mg/5 ml ou 50 mg/10 ml	0,5 a 1,5 mg/kg VO a cada 8 h **Fibrilação atrial:** 0,05 a 0,25 mg/kg IV durante 5 min; 0,5 a 2,0 mg/kg VO a cada 8 h	1,75 a 2,4 mg/kg VO a cada 8 h 0,25 mg/kg IV durante 2 min; 6 a 7 mg/gato VO a cada 24 h
Dimenidrato (bloqueador H_1 – anti-histamínico e anticinetose)	**Dramin®**(H) • Caixa com 10 comp. de 100 mg • Solução oral: frasco de 120 ml com 2,5 mg/ml **Dramin B6 DL® Injetável Intravenoso**(H) • Ampola de 10 ml com 30 mg	4 a 8 mg/kg VO, IM ou IV a cada 8 h	12,5 mg/gato VO, IM ou IV a cada 8 h
Dimercaprol (agente quelante)	**Dimercaprol®**(H) • Ampola de 100 mg/1 ml	2,5 a 5 mg/kg IM a cada 4 h durante 2 dias continuando com administração a cada 12 h por mais 10 dias	–
Dimeticona (antifisético)	**Luftal®**(H) • Caixa com 20 comp. de 40 mg • Gotas: frasco de 15 ml com 75 mg/ml = 2,5 mg/gota)	40 a 125 mg/cão VO a cada 8 h	40 mg/gato VO a cada 8 h
Dimetilsulfóxido (DMSO) (AINE de uso tópico e sistêmico)	**Dimesol®**(V) • Frasco de 1.000 ml a 100% • Gel: bisnaga com 40 e 100 g e pote de 1.000 g a 95% • Frasco-ampola de 20 ou 100 ml com 98,78%	1 g/kg IV lento (solução de 10 a 20% em glicose 5%) 0,5 a 1 mg/kg IV, a cada 24 h Utilizar diluído em solução 10 a 20% de NaCl 0,9%	Não
Dinoprosta (análogo da $PGF_{2\alpha}$)	**Lutalyse®**(V) • Frasco-ampola de 10 ml com 5 mg/ml	0,025 a 0,25 mg/kg SC a cada 12 ou 24 h durante 3 a 5 dias	Iniciar com 0,1 mg/kg e depois com 0,25 mg/kg SC a cada 24 h durante 5 dias
Dipiridamol (vasodilatador e inibidor da agregação plaquetária)	**Persantin®**(H) • Caixa de 40 drágeas com 75 ou 100 mg • Ampola de 5 mg/2 ml	4 a 10 mg/kg VO a cada 24 h 4 mg/kg IM a cada 24 h	4 a 10 mg/kg VO a cada 24 h 4 mg/kg IM a cada 24 h
Dipirona (analgésico antitérmico)	**Algivet®**(V) • Frasco-ampola de 50 ml a 50% **Buscopan® Composto**(V) • Frasco-ampola de 50 ml com 500 mg de dipirona + 4 mg de hioscina **Novalgina®**(H) • Ampola de 2 ml com 500 mg/ml • Caixa com 30, 100 e 240 comp. de 500 mg • Gotas: frasco de 10 e 20 ml a 20 gotas/500 mg • Xarope: frasco de 100 ml com 250 mg/5 ml	25 mg/kg IM, SC, IV ou VO a cada 6 h	Idem (com cautela)
Disofenol (endoparasiticida)	**Ancylex®**(V) • Caixa com 4 comp. de 50 mg • Ampola de 10 ml com 37,5 mg/ml • Frasco de 10 mg/ml	10 mg/kg VO ou SC, podem ser repetidos em 2 a 3 semanas	10 mg/kg VO
Dobutamina (catecolamina sintética de ação rápida inotrópica positiva)	**Dobuton®**(H) • Ampola de 20 ml com 250 mg	250 mg diluída em 1.000 ml de dextrose 5% a 2,5 a 10 µg/kg/min em infusão IV	0,5 a 2 µg/kg/min em infusão IV
Dolasetrona (antiemético inibidor 5-HT_3)	**Anzemet®**(H) • Caixa com 5 comp. revestidos de 75 mg • Ampola com 100 mg/5 ml	0,6 mg/kg VO, IV ou SC a cada 24 h	Idem

(continua)

Capítulo 2 • Princípios Ativos, Apresentações e Doses para Cães e Gatos

Princípio ativo e classificação	Exemplo de nome comercial e apresentação	Cães	Gatos
Domperidona (antagonista dopaminérgico procinético e antiemético)	**Motilium®**(H) • Caixa com 30 ou 60 comp. de 10 mg • Suspensão: frasco de 100 mℓ com 5 mg/5 mℓ	0,05 a 0,1 mg/kg VO a cada 12 ou 24 h **Leishmaniose:** 1 mg/kg VO, a cada 12 h, durante 30 dias	Idem
Dopamina (catecolamina inotrópica positiva)	**Revivan®**(H) • Ampola de 2 e 10 mℓ com 50 mg (diluir 1 ampola de 10 mℓ em 500 mℓ de lactato de Ringer, fisiológica ou glicose 5%) • Ampola de 5 mℓ com 200 mg	**IRA:** 2 a 5 µg/kg/min infusão IV **Choque cardiogênico ou séptico:** 5 a 10 µg/kg/min infusão IV **Falência cardíaca aguda:** 10 a 15 µg/kg/min, infusão IV	Idem
Doramectina (avermectina endectocida)	**Dectomax®**(H) • Frasco-ampola de 50, 200 ou 500 mℓ a 1% **Dorax Pet®**(V) • Blíster com 4 comp. de 6 ou 18 mg	**Demodicose:** 600 µg/kg SC a cada 7 dias por 5 a 23 semanas 0,6 mg/kg de peso, sendo duas administrações com intervalo de 7 dias	200 a 270 µg/kg SC
Doxapram (estimulante respiratório)	**Dopram® V**(V) • Frasco-ampola de 20 mℓ com 20 mg/mℓ	5 a 10 mg/kg IV, pode ser repetida em 15 a 20 min **Depressão respiratória no recém-nascido:** 1 a 5 mg/animal SC, sublingual ou na veia umbilical; 1 a 2 gotas/animal sublingual	1 a 5 mg/kg IV
Doxiciclina (antibiótico bacteriostático)	**Doxiciclina**(H) • Caixa com 3 e 15 drágeas de 100 mg • Xarope: frasco de 60 mℓ com 50 mg/5 mℓ **Doxiciclina Univet®**(V) • Solução injetável: frasco de 20 mℓ com 40 mg/mℓ **Doxifin®**(V) • Caixa com 14 comp. de 50 ou 100 mg • Caixa com 15 comp. de 200 mg	5,0 mg/kg VO a cada 12 h ou 10 mg/kg VO a cada 24 h	Idem
Doxorrubicina (antineoplásico)	**Adriblastina®**(H) • Frasco-ampola com 10 e 50 mg	30 mg/m² diluídos em 150 mℓ de dextrose 5% IV a cada 3 semanas (não exceder a dose total de 250 mg/m²)	20 a 25 mg/m² a cada 3 semanas (não exceder a dose total de 90 mg/m²)
Droperidol (tranquilizante neuroléptico)	**Droperidol** • Solução injetável de 2,5 mg/mℓ com 25 ou 50 unidades	0,5 a 2 mg/kg IV IM	Idem
Dropropizina/ levodropropizina (antitussígeno não opioide)	**Antux®**(H) • Xarope: frasco de 120 mℓ com 30 mg/5 mℓ • Solução gotas: frasco de 10 ou 20 mℓ com 30 mg/mℓ	15 a 30 mg/cão VO a cada 12 h	–
Ebastina (anti-histamínico)	**Ebastel®**(H) • Caixa com 10 comp. de 10 mg	1 mg/kg/dia VO	–
EDTA (quelante; anticolagenase)	**Ácido Etilenodiaminotetra-cético**(H) • 10 mg/mℓ diluídos em solução de dextrose 5%	25 mg/kg SC, IM ou IV a cada 6 h por 2 a 5 dias	Idem

(continua)

Princípio ativo e classificação	Exemplo de nome comercial e apresentação	Cães	Gatos
Efedrina (agonista alfa-adrenérgico)	Efedrina®(H) • Ampola com 50 mg/1 mℓ	Broncodilatador: 2,5 a 5 mg/cão VO a cada 8 ou 12 h Incompetência do esfíncter urinário: 2,5 a 5 mg VO a cada 8 h Hipotensão: 0,1 a 0,25 mg/kg IV	Broncodilatador: 2 a 5 mg/gato VO a cada 8 ou 12 h 2 a 4 mg VO a cada 8 h Incompetência do esfíncter urinário: Hipotensão: 0,05 a 0,25 mg/kg IV
Elixir paregórico (antidiarreico)	Elixir paregórico(H) • Frasco de 100 mℓ com 4,5 mg/mℓ	0,05 a 0,06 mg/kg VO a cada 8 ou 12 h	Idem (com cuidado)
Emodepsida + Praziquantel (endoparasiticida)	Drontal Gatos SpotOn®(V) • Cartucho com 0,35 mℓ, 0,7 mℓ e 1,12 mℓ	–	Uso tópico 0,5 a 2,5 kg: cartucho de 0,35 mℓ 2,5 a 5 kg: cartucho de 0,7 mℓ 5 a 8 kg: cartucho de 1,12 mℓ
Embutramida (opioide utilizado somente para eutanásia)	T-61®(H)(associação) • Frasco-ampola de vidro com 20 ou 50 mℓ	0,3 mℓ/kg IV lenta Intrapulmonar: até 10 kg de peso, aplicar de 7 a 10 mℓ por animal. Mais de 10 kg de peso, aplicar primeiro 10 mℓ e, depois que o animal deitar, outra dose de 3 a 10 mℓ, de acordo com seu tamanho	0,3 mℓ/kg, IV lenta Injeção intrapulmonar: Gatos de poucos dias de idade: 1 mℓ/animal Gatos de até 6 meses de idade: 3 mℓ/animal Gatos com mais de 6 meses de idade: 5 mℓ/animal Gatos com mais de 5 kg de peso: 10 mℓ/animal
Enalapril (inibidor da ECA – anti-hipertensivo)	Maleato de enalapril(H) • Embalagem com 30 comp. de 5, 10 ou 20 mg Renitec®(H) • Caixa com 10 ou 30 comp. de 20 mg • Caixa com 30 comp. de 5 e 10 mg • Frasco-ampola de 5 mℓ com 1 mg/mℓ	0,25 a 0,5 mg/kg VO a cada 12 ou 24 h	0,25 a 0,5 mg/kg VO a cada 12 h
Enilconazol (antifúngico)	Clinafarm® Smoke(V)(importado) • Gerador de fumaça – 33,4 g – acondicionado em caixa com 6 unidades Clinafarm® Spray(V)(importado) • Frasco de 1 l com 150 mg/mℓ	Aspergilose nasal: 10 mg/kg a cada 12 h, instilados no seio nasal (solução a 10% diluída em partes iguais de água destilada), durante 10 a 14 dias	Idem
Enoxaparina sódica (anticoagulante)	Clexane®(H) • Caixa com 1 ou 10 seringas de 20 mg/0,2 mℓ; de 40 mg/0,4 mℓ; de 60 mg/0,6 mℓ; de 80 mg/0,8 mℓ; de 100 mg/1 mℓ	0,8 mg/kg SC a cada 6 h	1 mg/kg SC a cada 12 h

(continua)

Princípio ativo e classificação	Exemplo de nome comercial e apresentação	Cães	Gatos
Enrofloxacina (antibiótico bactericida)	Baytril®(V) • Solução injetável: frasco de 10 mℓ a 5% • Solução injetável: frasco de 10 e 50 mℓ a 10% • Pig Doser: frasco de 100 mℓ • Caixa com 10 comp. de 50 mg • Caixa com 10 comp. de 150 mg Enrotrat® Tabs(V) • Caixa com 10 comp. de 25, 100 ou 200 mg Baytril Flavour® • Caixa com 10 comp. de 15 mg • Caixa com 10 comp. de 50 mg • Caixa com 10 comp. de 150 mg • Injetável a 5% Flotril®(V) • Solução injetável: frasco-ampola de 10 e 50 mℓ a 10% • Solução injetável: frasco-ampola de 20 mℓ a 2,5% • Solução oral: frasco de 500 mℓ a 10% • Pig Pump: frasco de 100 mℓ • Caixa com 10 comp. de 50 ou 150 mg	5 a 10 mg/kg VO, IM, SC ou IV a cada 12 ou 24 h 10 a 20 mg/kg IM, IV ou VO a cada 24 h (Psedomonas aeruginosa) Baytril Flavour: 15 mg: 1 comp./3 kg 50 mg: 1 comp./10 kg 150 mg: 1 comp./50 kg 5%: 1 mℓ/10 kg	2,5 mg/kg VO, IM, SC ou IV a cada 12 h 5 mg/kg VO, IM, SC ou IV a cada 24 h
Epinefrina (adrenérgico)	Epinefrina Solução 1:1.000(H) • Ampola com 1 mg/1 mℓ	0,1 mℓ/kg IC 0,5 a 1,5 mℓ IV, repetir a cada 30 min (anafilaxia)	Idem
Epirrubicina (antineoplásico)	Farmorubicina® CS(H) Solução injetável estéril com 2 mg/mℓ	30 mg/m² IV a cada 3 semanas por 3 a 4 tratamentos	–
Ergometrina (alcaloide de ergot – anti-hemorrágico uterino)	Methergin®(H) • Ampolas de 1 mℓ com 0,2 mg/mℓ • Embalagem com 12 drágeas de 0,125 mg	0,011 a 0,022 mg/kg IM, dose única, ou VO ou IM a cada 6 ou 8 h 0,1 a 0,5 mg/animal IM 0,075 a 0,25 mg/animal VO, a cada 8 h	0,1 mg/animal, a cada 24 h
Eritromicina (antibiótico bacteriostático)	Eritrex®(H) • Blíster com 21 comp. de 500 mg • Suspensão oral: frasco com 125 e 250 mg/5 mℓ Ilosone®(H) • Cartuchos com 20 cápsulas de 250 mg • Cartela com 48 drágeas de 500 mg • Suspensão oral: frasco de 15 mℓ com 100 mg/mℓ ou de 100 mℓ com 125 mg/mℓ ou com 250 mg/mℓ	10 a 20 mg/kg VO a cada 8 ou 12 h	Idem
Eritropoetina (regulador da produção de glóbulos vermelhos)	Eprex®(H) • Seringas com 1.000 UI/0,5 mℓ; 2.000 UI/0,5 mℓ; 3.000 UI/0,3 mℓ; 4.000 UI/0,5 mℓ ou 10.000 UI/1 mℓ	100 UI/kg SC 3 vezes/semana até normalização do hematócrito, depois 2 vezes/semana Manutenção de 25 a 50 UI/kg 1 a 3 vezes/semana	Idem
Ertapeném (antibiótico bactericida betalactâmico)	Invanz®(H) • Frasco-ampola de 1 g	15 a 30 mg/kg IV, IM ou SC a cada 8 ou 12 h	Idem

(continua)

Princípio ativo e classificação	Exemplo de nome comercial e apresentação	Cães	Gatos
Escitalopram (antidepressivo ISRS)	**Exodus®**(H) • Caixa com 7, 15, 30 ou 60 comp. revestidos de 10 mg • Caixa com 7 ou 30 comp. revestidos de 15 mg • Caixa com 30 comp. revestidos de 20 mg	0,5 a 1 mg/kg/dia (experimental)	–
Esmolol (bloqueador beta-1-adrenérgico de curta ação antiarrítmico)	**Brevibloc®**(H) • Ampola com 100 mg/10 mℓ ou 2.500 mg/10 mℓ	0,05 a 0,1 mg/kg IV lento ou infusão de 0,05 a 0,2 mg/kg/min (dose máxima total de 0,5 mg/kg)	Idem
Espectinomicina (antibiótico bacteriostático)	**Linco-Spectin® Solução**(V)(assoc.) • Frasco de 50 mℓ com 50 mg/mℓ de lincomicina + 100 mg/mℓ de espectinomicina **Linco-Spectin® Solução 440**(V)(assoc.) • Baldes plásticos e/ou sacos de polietileno contendo 20 kg ou 25 kg A cada 100 g com 22 g de lincomicina + 22 g de espectinomicina **Lispec®**(V)(assoc.) • Frasco de 50 mℓ com 50 mg/mℓ de lincomicina + 120 mg/mℓ de espectinomicina **Trobicin® 2 g**(H) • Frasco com 2 g	5 a 12 mg/kg IM ou VO a cada 12 h	Idem
Espinosade/Spinosad (ectoparasiticida; lactona macrocíclica)	**Confortis®**(V) • 140 mg para cães de 2,3 a 4 kg e gatos de 1,9 a 2,7 kg • 270 mg para cães de 4,5 a 9 kg e gatos de 2,8 a 5,4 kg • 560 mg para cães de 9 a 18 kg e gatos de 5,5 a 11 kg • 810 mg para cães de 18 a 27 kg • 1.620 mg para cães de 27 a 54 kg	1 tablete mastigável VO de acordo com o peso do animal e a apresentação do produto	1 tablete mastigável VO de acordo com o peso do animal e a apresentação do produto
Espiramicina (antibiótico bacteriostático)	**Rovamicina®**(H) • Caixa com 16 cápsulas de 1.500.000 UI **Stomorgyl® 2**(V)(assoc.) • Caixa com 20 drágeas de 150.000 UI de espiramicina/25 mg de metronidazol **Stomorgyl® 10**(V)(assoc.) • Caixa com 20 drágeas de 750.000 UI de espiramicina/125 mg de metronidazol **Stomorgyl® 20**(V)(assoc.) • Caixa com 10 drágeas de 1.500.000 UI de espiramicina/ 250 mg de metronidazol	75.000 UI/kg VO a cada 24 h **Stomorgyl® 2**: 1 comp./ 2 kg/dia **Stomorgyl® 10**: 1 comp./ 10 kg/dia **Stomorgyl® 20**: 1 comp./ 20 kg/dia	Idem
Espironolactona (diurético poupador de potássio)	**Aldactone®**(H) • Caixa com 30 comp. de 25 ou 50 mg ou 16 comp. de 100 mg	1 a 2 mg/kg VO a cada 12 h ou 2 a 4 mg/kg VO a cada 24 h	Idem
Estradiol (benzoato) (estrógeno sintético)	**Cronibest®**(V) • Frasco de 20 mℓ com 1 mg/mℓ **Estrogin®**(V) • Ampola de 5 mℓ e frasco-ampola de 100 mℓ com 1 mg/mℓ	2,5 mg/animal IM ou SC	Idem

(*continua*)

Capítulo 2 • Princípios Ativos, Apresentações e Doses para Cães e Gatos   285

Princípio ativo e classificação	Exemplo de nome comercial e apresentação	Cães	Gatos
Estradiol (cipionato) (estrógeno sintético)	E.C.P.® (V) • Frasco-ampola de 10 mℓ com 2 mg/mℓ	0,044 mg/kg IM 72 h após a cópula (abortivo) Não repetir a dose no mesmo ciclo estral	0,25 mg/gato IM 2 a 5 dias após a cópula (abortivo)
Estreptomicina (antibiótico bactericida)	Estreptomax® (V) • Frasco-ampola de 15 mℓ com 6,25 g	10 a 15 mg/kg VO a cada 6 h; IM ou SC a cada 8 h	Idem
Estreptoquinase (fibrinolítico)	Solustrep® (H) • Frasco-ampola com 250.000, 750.000 ou 1.500.000 UI	90.000 UI/animal IV durante 20 min, seguidos de infusão IV de 45.000 UI/animal durante 2 a 24 h	Idem
Estriol (succinato) (estrógeno anti-hemorrágico)	Styptanon® (H) • Frasco-ampola com 10 mg/2 mℓ Incurin® (V) • Caixa com 30 comp. de 1 mg. Indicado para o tratamento da incontinência urinária hormônio dependente devido ao mecanismo de esfíncter em cadelas	0,25 a 0,5 mg/kg IM Incurin: 0,5 a 2 comp./animal VO a cada 24 h. Iniciar o tratamento com 1 comprimido por dia; se o tratamento tiver resultado, reduzir a dose para 1/2 comprimido ao dia. Caso contrário, aumente para 2 comprimidos ao dia	–
Etodolaco (AINE inibidor preferencial de COX-2)	Flancox® (H) • Caixa com 14 ou 30 comp. de 300 mg • Caixa com 10 ou 20 comp. de 400 mg	10 a 15 mg/kg VO a cada 24 h	–
Etomidato (indutor anestésico)	Hypnomidate® (H) • Ampola com 20 mg/10 mℓ	1 a 2 mg/kg IV rápido, preferencialmente em associação com 0,5 mg/kg IV de diazepam	Idem
Etoricoxibe (AINE inibidor seletivo de COX-2)	Arcoxia® (H) • Caixa com 7 ou 14 comp. de 60, 90 ou 120 mg	1 mg/kg VO a cada 24 h	Idem
Famotidina (bloqueador H₂; antiácido)	Famoset® (H) • Caixa com 10 ou 30 comp. de 20 ou 40 mg	0,5 a 1 mg/kg VO, IV, IM ou SC a cada 12 ou 24 h	Idem
Fanciclovir (antiviral)	Fanclomax® (H) • Caixa com 10 comp. de 125 mg • Caixa com 7 comp. de 250 mg • Caixa com 21 comp. de 250 mg Penvir® (H) • Caixa com 10 comp. revestidos de 125 mg • Caixa com 14 e 21 comp. revestidos de 500 mg	–	40 a 90 mg/kg VO a cada 8 h, durante 3 semanas
Fembendazol (endoparasiticida)	Panacur® Comprimidos (V) • Blíster de 6 e 8 comp. de 500 mg Panacur 10% (V) • Frasco de 20 mℓ com 100 mg/mℓ Vetmax Plus® (V) • Caixa com 4 comp. de 200 mg • Frasco de 30 mℓ com 200 mg/5 mℓ	50 mg/kg VO a cada 24 h por 3 dias, repetir em 2 a 3 semanas	30 mg/kg VO a cada 24 h por 3 a 6 dias, repetir em 2 a 3 semanas
Fempiridina/ fenazopiridina (analgésico e antisséptico das vias urinárias)	Pyridium® (H) • Caixa com 25 drágeas de 100 mg • Caixa com 18 drágeas de 200 mg	4 mg/kg VO a cada 8 h	Idem
Fenilbutazona (AINE não seletivo de COX-2)	Butazolidina® (H) • Caixa com 20 drágeas de 200 mg • Ampola com 600 mg/3 mℓ	15 a 22 mg/kg VO ou IV a cada 12 ou 24 h	Não

(continua)

Princípio ativo e classificação	Exemplo de nome comercial e apresentação	Cães	Gatos
Fenitoína/difenil-hidantoína (anticonvulsivante)	Epelin® (H) • Frasco com 30 cápsulas de 100 mg • Frasco de 120 mℓ com 100 mg/5 mℓ Hidantal® (H) • Caixa com 25 comp. de 100 mg • Ampola de 5 mℓ com 50 mg/mℓ	*Status epilepticus* refratário ao diazepam: 20 mg/kg diluídos em 500 mℓ ou 250 mℓ de SF em 3 h de infusão IV contínua Convulsão manutenção: 15 a 40 mg/kg VO a cada 8 h ou 20 a 35 mg/kg VO divididos em 2 doses Arritmias: 2 a 4 mg/kg até 10 mg/kg total IV Hipoglicemia tumor-induzida: 6 mg/kg VO a cada 8 ou 12 h	Não
Fenobarbital (barbitúrico anticonvulsivante)	Gardenal® (H) • Caixa com 20 comp. de 50 ou 100 mg • Gotas: frasco de 20 mℓ com 40 mg/mℓ = 2 mg/gota • Ampola de 200 mg/1 mℓ	Estado epiléptico: 10 a 30 mg/kg IV Controle da convulsão: 2 a 8 mg/kg VO a cada 12 h	Estado epiléptico: 6 mg/kg IV ou IM Controle da convulsão: 2 a 4 mg/kg VO a cada 12 h Alopecia psicogênica: 4 a 8 mg/gato VO a cada 12 h
Fenoterol (broncodilatador; agonista beta-2 seletivo)	Berotec® (H) • Gotas: frasco de 20 mℓ com 5 mg/mℓ • Xarope adulto: frasco de 120 mℓ (cada mℓ contém 0,5 mg de bromidrato de fenoterol) • Xarope pediátrico: frasco de 120 mℓ (cada mℓ contém 0,25 mg de bromidrato de fenoterol)	0,05 a 0,2 mg/kg VO a cada 12 ou 24 h	Idem
Fentanil (agonista opioide)	Fentanil(H) • Ampola de 2, 5 e 10 mℓ com 78,5 mg/mℓ Fentanest® Adesivo Transdérmico(H) • Embalagem com 10 adesivos transdérmicos de 2,5 mg (10 cm²) e 7,5 mg (30 cm²). Aplicação transdérmica, monodose, sendo que a quantidade de fentanila liberada de cada adesivo é proporcional à área (25 µg/h em 10 cm² de adesivo)	2 a 4 µg/kg IV, IM ou SC Analgésico pós-operatório: 5 µg/kg IV, depois 3 a 6 µg/kg IV infusão contínua Transdérmico: 50 µg/h a cada 72 h	2 a 3 µg/kg IV Analgésico pós-operatório: 2 a 3 µg/kg IV, depois 2 a 3 µg/kg IV infusão contínua Transdérmico: 25 µg/h a cada 120 h
Fentanil + Droperidol (neuroleptoanalgesia)	Nilperidol® (H)(assoc.) • Ampola de 2 mℓ com 0,1 mg de fentanil + 5 mg de droperidol	1 mℓ/7 a 9 kg IM 1 mℓ/11 a 27 kg IV	0,5 mℓ/4,5 kg SC (efeito máximo em 60 min aproximadamente)
Ferro Dextrana (suplemento de ferro; hematínico)	Ferrodex® (V) • Frasco-ampola de 10 ou 50 mℓ com 100 mg/mℓ Lectron 20%® (V) • Frasco-ampola de 50 mℓ	Anemia ferropriva por perda aguda: 10 a 20 mg/kg IM, DA (continuar a suplementação oral com sulfato ferroso) Anemia ferropriva por perda crônica: 5 a 20 mg/kg IM a cada 15 dias (utilizado caso VO seja inviável)	Anemia ferropriva por perda crônica: 50 mg/gato IM a cada 2 a 4 semanas

(continua)

Princípio ativo e classificação	Exemplo de nome comercial e apresentação	Cães	Gatos
Ferro quelatado (suplemento de ferro; hematínico)	Hemolipet®(V) Comprimidos • Caixa com 30 comp. Hemolipet®(V) Sticks • Frasco com 45 sticks Hemolipet®(V) Líquido • Frasco com 110 mℓ Hemolitan®(V) • Frascos conta-gotas contendo 30 e 60 mℓ Hemolitan Pet®(V) • Frascos conta-gotas de 30 e 60 mℓ e frasco com 30 comp.	Hemolipet®: 1 comp./20 kg/dia Hemolipet® Sticks: 1 stick/20 kg/dia Hemolipet® Líquido: 1 mℓ/10 kg, 2 vezes/dia Hemolitan®: 1 gota/kg 2 vezes/dia ou 1 mℓ para cada 10 kg 2 vezes/dia	Hemolipet®: 1 comp./20 kg/dia Hemolipet® Sticks: 1 stick/20 kg/dia Hemolipet® Líquido: 1 mℓ/10 kg, 2 vezes/dia Hemolitan®: 1 gota/kg 2 vezes/dia ou 1 mℓ para cada 10 kg 2 vezes/dia
Filgrastim (fator estimulante de colônia)	Filgrastine®(H) • Seringas com 300 µg/1 mℓ ou 600 µg/0,5 mℓ Granulokine®(H) • Seringas com 300 µg/1 mℓ ou 600 µg/0,5 mℓ	Neutropenia: 5 a 10 µg/kg/dia SC por 5 dias Aplasia/hipoplasia medular/imunoestimulante: 5 a 10 µg/kg/dia SC por 5 dias	Neutropenia: 3 a 10 µg/gato SC a cada 12 ou 24 h por 5 dias
Finasterida (antiandrogênico utilizado para tratamento de hipertrofia prostática benigna)	Finasterida(H) • Caixa com 30 comp. de 1 ou 5 mg	0,1 a 0,5 mg/kg VO a cada 24 h	–
Fipronil (ectoparasiticida)	Fiprolex® Drop Spot(V) • Bisnagas de 0,67; 1,34; 2,68 ou 4,02 mℓ a 1% Frontline®(V) • Spray: frasco de 100 ou 250 mℓ a 0,25% • Plus: bisnagas de 0,5; 0,67; 1,34; 2,68 ou 4,02 mℓ a 1% + metropeno Efipro®(V) • 1 ou 4 pipetas de 0,67 mℓ, 1,34 mℓ, 2,68 mℓ ou 4,02 mℓ Defend Pro Gatos®(V) • 1 pipeta com 10 g de fipronil	Frontline®(V): umedecer completamente o animal com o spray (aproximadamente 3 a 6 mℓ/kg) ou, para a formulação spot-on, usar o seguinte esquema: • Até 10 kg: 1 pipeta de 0,67 mℓ • Entre 10 e 20 kg: 1 pipeta de 1,34 mℓ • Entre 20 e 40 kg: 1 pipeta de 2,68 mℓ • Acima de 40 kg: 2 pipetas de 2,68 mℓ Effipro®: • 1 pipeta de 0,67 mℓ para cães > 2 kg e até 10 kg • 1 pipeta de 1,34 mℓ para cães > 10 kg e até 20 kg • 1 pipeta de 2,68 mℓ para cães > 20 kg e até 40 kg • 1 pipeta de 4,02 mℓ para cães > 40 kg e até 60 kg • 2 pipetas de 2,68 mℓ para cães > 60 kg	Frontline®(V): umedecer completamente o animal com o spray (aproximadamente 3 a 6 mℓ/kg) ou para a formulação spot-on, usar 1 pipeta de 0,5 mℓ por animal Defend Pro Gatos®(V): 1 pipeta por animal
Firocoxibe (AINE inibidor seletivo de COX-2)	Previcox®(V) • Caixa com 10 comp. de 57 ou 227 mg	5 mg/kg/dia VO	1,5 mg/kg/dia VO (não há estudos há longo prazo, somente com dose única)
Florfenicol (antibiótico bacteriostático)	Nuflor®(V) • Frasco-ampola de 30 ou 100 mℓ com 300 mg/mℓ	Infecções suscetíveis: 5 a 20 mg/kg VO, SC IM ou IV a cada 12 h (extrabula)	Infecções suscetíveis: 5 a 20 mg/kg VO, SC, IM ou IV a cada 12 h (extrabula)

(continua)

Princípio ativo e classificação	Exemplo de nome comercial e apresentação	Cães	Gatos
Fluazuron (ectoparasiticida; inibidor da síntese de quitina)	**Effective®** (V)(assoc.) • Pipetas de 0,67 mℓ, 1,5 mℓ, 4 mℓ, 6,7 mℓ, 10 mℓ	• Até 4 kg: 1 pipeta de 0,67 mℓ • De 4 a 9 kg: 1 pipeta de 1,5 mℓ • De 9 a 24 kg: 1 pipeta de 4 mℓ • De 24 a 40 kg: 1 pipeta de 6,7 mℓ • De 40 a 60 kg: 1 pipeta de 10 mℓ	–
Flubendazol (endoparasiticida)	**Flubendazol Gel Oral** (V) • Frasco de 10 ou 25 mℓ com 44 mg/mℓ	22 mg/kg VO	22 mg/kg VO
Flucitosina (antifúngico)	**Ancotil®** (H) • Frasco com 50 comp. de 500 mg	Criptocose: 30 a 50 mg/kg VO 3 vezes/dia	Criptocose: 30 a 50 mg/kg VO 3 vezes/dia Candidíase urinária: 67 mg/kg VO, 3 vezes/dia
Fluconazol (antifúngico)	**Zoltec®** (H) • Caixa com 8 cápsulas de 50 mg ou 100 mg • Embalagem com 1 cápsula de 150 mg • Solução IV: frasco de 100 mℓ com 2 mg/mℓ	5 a 10 mg/kg VO ou IV a cada 12 ou 24 h Pulsoterapia: 5 a 10 mg/kg/dia durante 28 dias; em seguida, um regime de semana alternada (1 semana sim, 1 semana não) ou dias alternados (a cada 48 ou 72 h) Candidíase e infecções micóticas sistêmicas: 2,5 a 5 mg/kg Meningoencefalites micóticas: 8 a 12 mg/kg Candidíases urinárias: 5 a 12 mg/kg	2,5 a 5 mg/kg VO ou IV a cada 24 h Criptococose: 50 mg/gato VO a cada 12 ou 24 h Criptococose tegumentar ou respiratória: 5 a 10 mg/kg Meningoencefalite ou coriorretinite criptocócica: 50 a 100 mg/animal Candidíases urinárias: 5 a 12 mg/kg
Fludrocortisona (anti-inflamatório corticosteroide)	**Florinefe®** (H) • Frasco com 100 comp. de 0,1 mg	0,01 a 0,2 mg/kg VO a cada 24 h	0,1 a 0,2 mg/gato VO a cada 24 h
Flumazenil (antagonista benzodiazepínico)	**Lanexat®** (H) • Ampola de 0,5 mg/mℓ	0,01 a 0,02 mg/kg IV (conforme necessidade)	Idem
Flumetasona (anti-inflamatório corticosteroide)	**Flucortan®** (H) • Frasco-ampola de 10 mℓ com 0,5 mg/mℓ	0,01 mg/kg SC ou IV a cada 24 h	0,125 a 0,1 mg/gato SC ou IV a cada 24 h
Flunarizina (bloqueador do canal de cálcio)	**Vertix®** (V) • Caixa com 20 ou 50 comp. de 10 mg • Solução oral: frasco de 30 mℓ com 5 mg/mℓ	2,5 a 10 mg/cão	Idem
Flunitrazepam (tranquilizante; ansiolítico/benzodiazepínico)	**Rohypnol®** (H) • Caixa com 20 ou 30 comp. de 1 mg	0,01 a 0,03 mg/kg VO a cada 24 h	–

(continua)

Capítulo 2 • Princípios Ativos, Apresentações e Doses para Cães e Gatos   289

Princípio ativo e classificação	Exemplo de nome comercial e apresentação	Cães	Gatos
Flunixina meglumina (AINE não seletivo de COX-2)	Banamine® 5 mg₍ᵥ₎ • Estojo com 10 comp. de 5 mg Banamine® 20 mg₍ᵥ₎ • Estojo com 10 comp. de 20 mg Banamine® Injetável 10 mg₍ᵥ₎ • Frasco de 10 mℓ com 10 mg/mℓ Banamine® Injetável₍ᵥ₎ • Frasco de 10 e 50 mℓ com 50 mg/mℓ Aplonal®₍ᵥ₎ 1% • Caixa com 12 comp. de 5 e 20 mg Flunixim comprimidos₍ᵥ₎ • Caixa com 10 comp. de 5 e 20 mg	0,5 a 1 mg/kg VO, IM, IV ou SC a cada 24 h por, no máximo, 3 dias Aplonal: 1 mg/kg Fluxinim: Comprimidos de 5 mg: 1 comp./ 5 kg Comprimidos de 20 mg: 1 comp./ 20 kg	0,25 mg/kg VO, IM, IV ou SC a cada 24 h por, no máximo, 3 dias
Fluoruracila (antineoplásico)	Fluoro-Uracila®₍ₕ₎ • Ampola com 250 mg/10 mℓ ou 500 mg/10 mℓ	100 a 150 mg/m² IV 1 vez/ semana	Não
Fluoxetina (antidepressivo ISRS)	Prozac®₍ₕ₎ • Caixa com 7, 14, 28 cápsulas de 20 mg • Frasco de 70 mℓ com 20 mg/5 mℓ • Caixa com 14 e 28 comp. de 20 mg	1 a 2 mg/kg VO a cada 24 h	0,5 a 1,5 mg/kg VO a cada 24 h
Fluralaner (ectoparasiticida; isoxazolina)	Bravecto®₍ᵥ₎ • Cartuchos contendo 1, 2 ou 4 comp. mastigáveis de: 112,5 mg (cães entre 2 e 4,5 kg); 250 mg (cães entre 4,5 e 10 kg); 500 mg (cães entre 10 e 20 kg); 1.000 mg (cães entre 20 e 40 kg) ou 1.400 mg (cães entre 40 e 56 kg) Bravecto Transdermal Cães®₍ᵥ₎ • Pipeta de 112,5 mg (cães entre 2 e 4,5 kg); 250 mg (cães entre 4,5 e 10 kg); 500 mg (cães entre 10 e 20 kg); 1.000 mg (cães entre 20 e 40 kg) ou 1.400 mg (cães entre 40 e 56 kg) Bravecto Plus Gato®₍ᵥ₎ • Pipeta de 112,5, 250 e 500 mg Bravecto Transdermal Gato®₍ᵥ₎ • Pipeta de 112,5, 250 e 500 mg	1 comp. mastigável VO a cada 3 meses conforme a faixa de peso: • Entre 2 e 4,5 kg – 112,5 mg • Entre 4,5 e 10 kg – 250 mg • Entre 10 e 20 kg – 500 mg • Entre 20 e 40 kg – 1.000 mg • Entre 40 e 56 kg – 1.400 mg Bravecto Transdermal Cães: • Entre 2 e 4,5 kg – 1 pipeta de 112,5 mg • Entre 4,5 e 10 kg – 1 pipeta de 250 mg • Entre 10 e 20 kg – 1 pipeta de 500 mg • Entre 20 e 40 kg – 1 pipeta de 1.000 mg • Entre 40 e 56 kg – 1 pipeta de 1.400 mg	Bravecto Plus Gato: • Entre 1,2 e 2,8 kg – 1 pipeta de 112,5 mg • Entre 2,8 e 6,25 kg – 1 pipeta de 250 mg • Entre 6,25 e 12,5 kg – 1 pipeta de 500 mg Bravecto Transdermal Gato®₍ᵥ₎ • Entre 1,2 e 2,8 kg – 1 pipeta de 112,5 mg • Entre 2,8 e 6,25 kg – 1 pipeta de 250 mg • Entre 6,25 e 12,5 kg – 1 pipeta de 500 mg
Flurazepam (tranquilizante; ansiolítico/ benzodiazepínico)	Dalmadorm®₍ₕ₎ • Caixa com 20 comp. de 30 mg	0,2 a 0,4 mg/kg VO por 4 a 7 dias	0,2 a 0,4 mg/kg VO por 4 a 7 dias
Flutamida (antineoplásico)	Eulexin®₍ₕ₎ • Caixa com 20 comp. de 250 mg	5 mg/kg VO a cada 24 h	Não
Fluticasona (corticosteroide de ação local)	Fluticaps®₍ₕ₎ • Embalagem com 60 cápsulas de 50 ou 250 mg + inalador	200 a 250 mg/animal por dose inalada a cada 12 h	50 a 250 mg/animal por dose inalada a cada 12 h
Fluvoxamina (antidepressivo ISRS)	Luvox®₍ₕ₎ • Caixa com 15 ou 30 comp. revestidos de 100 mg	0,5 a 2 mg/kg VO a cada 12 ou 24 h	0,25 a 0,5 mg/kg VO a cada 24 h
Fosfomicina trometamol (antibacteriano das vias urinárias)	Monuril®₍ₕ₎ • Envelope com 8 g de granulado contendo 3 g de fosfomicina	40 mg/kg VO em dose única	Não

(continua)

290　Parte 1 • Princípios Ativos e Doses

Princípio ativo e classificação	Exemplo de nome comercial e apresentação	Cães	Gatos
Furazolidona (quimioterápico antimicrobiano; nitrofurano)	Giarlam® (H) • Caixa com 14 comp. de 200 mg • Suspensão: frasco de 70 mℓ com 50 mg/5 mℓ	8 a 20 mg/kg VO a cada 12 ou 24 h	8 a 20 mg/kg a cada 12 ou 24 h
Furosemida (diurético de alça)	Lasix® (H) • Caixa com 20 comp. de 40 mg • Ampola com 20 mg/2 mℓ Semidin® (V) • Frasco-ampola de 10 ou 50 mℓ com 10 mg/mℓ Urolab® (V), Zalix® (V) • Frasco-ampola de 10 mℓ com 50 mg/mℓ	Diurético: 1 a 2 mg/kg VO SC, IM ou IV a cada 12 ou 24 h Edema pulmonar decorrente de ICC: 4 mg/kg IV a cada 8, 12 ou 24 h (emergencial) Ascite por insuficiência hepática: 1 a 2 mg/kg VO ou SC a cada 12 h associada à espironolactona 1 a 2 mg/kg VO ou SC a cada 12 ou 24 h Insuficiência renal aguda (oligúrica/anúrica): 2 a 6 mg/kg IV a cada 8 h, ou 3 a 8 μg/kg/min (infusão contínua)	Diurético: 0,5 a 4 mg/kg VO, SC, IM ou IV a cada 8, 12 ou 24 h Edema cerebral: 1 a 2 mg/kg VO ou IV a cada 12 h Ascite por insuficiência hepática: 1 a 2 mg/kg VO ou SC a cada 12 ou 24 h Insuficiência aguda (oligúrica/anúrica): 0,5 a 4 mg/kg IV a cada 8 h
Gabapentina (análogo do GABA)	Gabapentina (H) • Caixa com 10 cápsulas de 300 mg ou 30 cápsulas de 400 ou 600 mg	Anticonvulsivante: 2,5 a 10 mg/kg VO a cada 12 ou 24 h Dor neuropática: 10 a 15 mg/kg VO, a cada 8 h	Anticonvulsivante: 5 a 10 mg/kg VO, a cada 8 ou 12 h Dor neuropática: 10 a 15 mg/kg VO, a cada 8 h Transporte: 15 a 20 mg/kg VO
Gencitabina (antineoplásico)	Gemcit® (H) • Frasco-ampola de 200 mg ou 1 g. Para reconstituir, adicionar no mínimo 5 mℓ da solução de cloreto de sódio a 0,9% ao frasco de 200 mg ou no mínimo 25 mℓ ao frasco de 1 g. Agitar para dissolver	300 mg/m^2 IV lento (25 a 30 min) a cada 7 dias, durante 3 a 4 semanas, mantendo-se 1 semana de descanso entre as séries	200 mg/m^2 IV lento (25 a 30 min) a cada 7 dias, durante 3 a 4 semanas, mantendo-se 1 semana de descanso entre as séries
Genfibrozila (agente hipolipemiante)	Lopid® (H) • Caixa com 24 comp. de 600 mg ou 12 comp. de 900 mg	7,5 mg/kg VO a cada 12 h	Idem
Gentamicina (antibiótico bactericida)	Garamicina® (H) • Ampola com 60 mg/1,5 mℓ; 80 mg/2 mℓ; 120 mg/1,5 mℓ; 160 mg/2 mℓ; 280 mg/2 mℓ Gentocin® (V) • Frasco-ampola de 10, 50 ou 100 mℓ com 40 mg/mℓ • Pig Pump: Frasco de 100 mℓ com 5 mg/mℓ	2 a 4 mg/kg IM, IV ou SC a cada 8 ou 12 h 6 a 10 mg/kg IM, IV ou SC a cada 24 h	6 a 8 mg/kg IM, IV ou SC a cada 24 h
Glibencamida/ gliburida (hipoglicemiante oral; sulfonilureia)	Daonil® (H) • Caixa com 30, 100 ou 120 comp. de 5 mg	Não	0,2 mg/kg/dia VO ou 0,625 mg (½ comp.)/gato ao dia
Glicerina (diurético osmótico oral, lubrificante e laxante)	Glicerina Solução a 12% (H) • Frasco de 100 mℓ	Glaucoma: 0,6 a 2 mℓ/kg VO a cada 8 h Enema: diluir 1:1 com água morna	Idem
Gliconato de cálcio (solução eletrolítica)	Gliconato de cálcio (H) • Solução a 10%	10 a 30 mℓ IV lenta; ou 0,5 a 1,5 mℓ/kg IV lenta	5 a 15 mℓ IV lenta ou 0,5 a 1,5 mℓ/kg IV lenta

(continua)

Princípio ativo e classificação	Exemplo de nome comercial e apresentação	Cães	Gatos
Glicosamina + Sulfato de condroítina (nutracêuticos)	**Atroglycan® Comprimidos**$_{(V)(assoc.)}$ • Caixa com 30 comp. de 200 mg **Artroglycan® Injetável**$_{(V)(assoc.)}$ • Frasco com 12 g/100 mℓ **Condroton®** $_{(V)(assoc.)}$ • Comp. de 500 e 1.000 mg contendo sulfato de condroitina A, glicosamina, moluscos (*Perna canaliculus*), colágeno, ácido ascórbico, sulfato de manganês **Condroplex 500®**$_{(V)}$ • Frasco com 60 comp. **Condroplex 1.000®**$_{(V)}$ • Frasco com 60 comp. **Condroplex Sticks®**$_{(V)}$ • Frasco com 45 *sticks* **Condroplex LB®**$_{(V)}$ • Frasco com 60 comp.	**Colapso de traqueia:** 15 mg/kg/dia VO durante 30 dias **Artropatias:** 15 a 30 mg/kg/dia VO; 3 a 5 mg/kg/dia IM ou SC **Atroglycan® Comprimidos** **Animais com até 10 kg:** 1 comp./dia **Entre 10 e 25 kg:** 2 comp./dia **Animais acima de 25 kg:** 3 comp./dia **Atroglycan® Injetável:** **Até 10 kg:** 1 mℓ, IM ou SC **10 a 25 kg:** 2 mℓ, IM ou SC **Mais de 25 kg:** 2,5 mℓ, IM ou SC **Condroton® Comprimidos de 500 mg:** **Animais até 5 kg:** 1 comp./dia **Animais de 5 a 10 kg:** 1 comp. 2 vezes/dia **Manutenção:** **Até 5 kg:** 1 comp./dia, em dias alternados **Animais de 5 a 10 kg:** 1 comp./dia, até encontrar a dose de manutenção, que pode ser 1 comp./semana **Comprimidos de 1.000 mg:** **Animais de 10 a 15 kg:** 1 comp. 2 vezes/dia **Animais de 15 a 25 kg:** 1 comp. e meio 2 vezes/dia **Animais de 25 a 50 kg:** 2 comp. 2 vezes/dia **Animais acima de 50 kg:** 3 comp. 2 vezes/dia **Manutenção:** **Animais de 10 a 25 kg:** 1 comp./dia **Animais acima de 25 kg:** 2 comp./dia até chegar a dosagem de manutenção, que pode ser 1 comp./semana	**Artropatias:** 15 a 30 mg/kg/dia VO; 3-5 mg/kg/dia IM ou SC **Atroglycan® Injetável:** Até 10 kg: 1 mℓ IM ou SC 10. 25 kg: 2 mℓ IM ou SC Mais de 25 kg: 2,5 mℓ IM ou SC
Glicose a 50% (diurético osmótico)	**Glicose a 50%**$_{(H)}$ • Ampola de 10 mℓ	2 mℓ/kg VO ou 1 mℓ/kg IV	Idem
Glipizida (hipoglicemiante oral)	**Minidiab®**$_{(H)}$ • Caixa com 30 comp. de 5 mg	–	2,5 a 7,5 mg/gato VO a cada 12 h junto ao alimento
Glucagon (hormônio pancreático hiperglicemiante)	**Glucagen®**$_{(H)}$ • Frasco-ampola de 1 mg/1 mℓ	**Teste de tolerância:** 0,03 mg/kg IV	Não

(continua)

Princípio ativo e classificação	Exemplo de nome comercial e apresentação	Cães	Gatos
Gonadorrelina (hormônio hipotalâmico)	Fertagyl® (V) • Frasco-ampola de 5 mℓ com 100 µg/mℓ	**Criptorquidismo:** 50 a 100 µg/animal IV ou SC, podendo ser repetidos de 4 a 6 dias se não houver resposta inicial **Estímulo da libido de machos:** 3,3 µg/kg IM a cada 7 dias, 1 mês antes da cópula **Tratamento de cisto ovariano:** 3,3 µg/kg a cada 24 h, durante 3 dias	**Criptorquidismo, infertilidade ou redução da libido:** 1 µg/kg, a cada 2 a 3 dias IM **Estímulo da ovulação após a cópula ou para detectar resquícios de ovário remanescente após a castração:** 25 µg/animal IM
Gonadotropina humana (hormônio gonadotrófico humano)	Choriomon-M® (H) • Frasco-ampola com 5.000 UI/1 mℓ Chorulon® 5.000 UI (V) • Frasco-ampola com 5.000 UI/5 mℓ	**Criptorquidismo:** 500 UI/animal IM 2 vezes/semana durante 4 a 6 semanas. **Cisto folicular persistente:** 500 UI/animal IM repetidos após 48 h **Infertilidade em fêmeas:** 500 UI/animal SC nos dias 10 e 11 do proestro, realizando o cruzamento 2 dias após ou quando o esfregaço vaginal indicar **Infertilidade em machos:** 500 UI/animal SC 2 vezes/semana durante 4 semanas, associados a 20 UI/kg SC 3 vezes/semana durante 3 meses de gonadotropina equina ou FSH-P	**Infertilidade em fêmeas:** 100 a 500 UI/animal IM **Baixa de libido e criptoirquidismo:** 50 a 100 UI/animal IM repetidos conforme a necessidade
Granisetrona (antiemético antagonista de receptores 5-HT)	Kytril® (H) • Caixa com 10 comp. de 1 mg • Ampola de 1 ou 3 mℓ com 1 mg/mℓ	0,1 a 0,15 mg/kg VO ou IV a cada 6 h	–
Griseofulvina (antifúngico)	Fulcin® (H) • Caixa com 20 comp. de 500 mg	25 a 50 mg/kg/dia VO durante 3 a 6 semanas	Idem
Guaifenesina (expectorante reflexo)	Transpulmim® Guaifenesina (H) • Xarope: frasco de 150 mℓ com 200 mg/15 mℓ	**Expectorante:** 3 a 5 mg/kg VO a cada 8 h	**Expectorante:** 3 a 5 mg/kg VO a cada 8 h
Haloperidol (derivado fenotiazínico; tranquilizante maior)	Haldol® (H) • Caixa com 20 comp. de 1 ou 5 mg • Gotas: frasco de 20 mℓ com 2 mg/mℓ • Ampola com 5 mg/1 mℓ	0,02 a 0,2 mg/kg VO, IM ou SC a cada 12 h	–
Halotano (anestésico inalatório)	Tanohalo® (H) • Frasco de 100 ou 250 mℓ com 1 mg/mℓ	**Indução:** 2 a 4% **Manutenção:** 0,5 a 1,5%	Idem
Hemoglobina glutamer (hemoglobina semissintética)	Oxyglobin® (V)(importada) • Bolsa plástica de 60 ou 125 mℓ com 130 mg/mℓ de hemoglobina glutamer-200 bovina	Dose única de 10 a 30 mℓ IV ou até uma taxa de 5 a 10 mℓ/kg/h	Dose única de 3 a 5 mℓ/kg IV lento. A taxa máxima é de 5 mg/kg/h e não deve exceder 13 a 20 mℓ/kg em 24 h
Heparina sódica (anticoagulante)	Liquemine® IV (H) • Frasco-ampola com 25.000 UI/5 mℓ Liquemine® SC (H) • Frasco-ampola com 5.000 UI/0,25 mℓ	**Tromboembolismo:** 100 a 200 UI/kg IV, depois 50 a 100 UI/kg SC a cada 6 ou 8 h **CID:** 75 a 100 UI/kg IV a cada 6 h **Pancreatite aguda:** 100 UI/kg SC a cada 12 h	Idem

(continua)

Capítulo 2 • Princípios Ativos, Apresentações e Doses para Cães e Gatos 293

Princípio ativo e classificação	Exemplo de nome comercial e apresentação	Cães	Gatos
Hialuronato de sódio/ Ácido hialurônico (mucopolissacarídeo)	Hylartril®(V) • Seringa com 20 mg/2 mℓ Polireumin®(H) • Frasco-ampola de 20 mg/2 mℓ	3 a 5 mg/animal, 1 vez/ semana intra-articular	–
Hidralazina (vasodilatador arterial-anti-hipertensivo)	Apressolina®(H) • Caixa com 20 comp. de 25 ou 50 mg Nepresol®(H) • Ampola com 20 mg/1 mℓ	Vasodilatador arterial: 1 a 3 mg/kg VO a cada 12 h Hipertensão sistêmica: 0,5 a 2 mg/kg VO a cada 8 ou 12 h	Vasodilatador arterial e na hipertensão sistêmica: 2,5 mg/gato VO a cada 12 h
Hidroclorotiazida (diurético tiazídico de potência moderada)	Clorana®(H) • Caixa com 20 comp. de 25 ou 50 mg	2 a 4 mg/kg VO a cada 12 h	2 a 4 mg/kg VO a cada 12 h Para diminuir a excreção urinária de cálcio: 1 mg/kg VO a cada 12 h
Hidrocortisona (corticosteroide)	Solu-Cortef®(H) • Frasco-ampola com 100 mg/2 mℓ e 500 mg/4 mℓ	8 a 20 mg/kg IM ou IV Choque: 50 a 150 mg/kg IV; para 2 doses, fazer intervalo de 8 h	Idem
Hidróxido de alumínio (antiácido)	Hidróxido de Alumínio Suspensão(H) • Frasco de 240 mℓ com 300 mg/5 mℓ Pepsamar®(H) • Envelope com 10 comp. de 230 mg • Gel: frasco de 240 mℓ com 300 mg/5 mℓ	10 a 45 mg/kg VO a cada 8 ou 12 h Quelante de fosfato: 20 a 90 mg/kg VO a cada 8 ou 12 h	Idem
Hidróxido de magnésio (antiácido e laxante)	Leite de Magnésia(H) • Frasco de 120 ou 350 mℓ com 400 mg/5 mℓ	Antiácido: 5 a 30 mℓ VO Laxante: 15 a 150 mℓ VO	Laxante: 5 a 15 mℓ VO
Hidroxietilamida (expansor plasmático)	Voluven®(H) • Bolsa de PVC de 500 mℓ Plasmin®(H) • Frasco plástico, vidro ou bolsa plástica de 250 e 500 mℓ	10 a 20 mℓ/kg IV em 2 a 4 h de administração contínua	10 a 15 mℓ/kg IV em 2 a 4 h de administração contínua
Hidroxiureia (antineoplásico)	Hydrea®(H) • Frasco com 100 cápsulas de 500 mg	50 mg/kg VO a cada 24 h, 3 dias/semana	25 mg/kg VO a cada 24 h, 3 dias por semana ou 12,2 mg/kg VO a cada 24 h, por 16 dias, seguidos de dose de manutenção em dias alternados
Hidroxizina (anti-histamínico e ansiolítico)	Hixizine®(H) • Caixa com 30 comp. de 25 mg • Xarope: frasco de 120 mℓ com 10 mg/5 mℓ	Antialérgico: 2 mg/kg VO ou IM a cada 6 ou 8 h Prurido: 2,2 mg/kg VO a cada 8 h Problemas de comportamento: 2,2 mg/kg VO a cada 8 ou 12 h	Antialérgico: 1 a 2 mg/kg VO a cada 8 ou 12 h Problemas de comportamento: 2,2 mg/kg VO a cada 8 ou 12 h
Hioscina/ Escopolamina (anticolinérgico; alcaloide beladona)	Buscopan®(H) • Embalagem com 20 drágeas de 10 mg • Solução oral (gotas): frasco de 20 mℓ com 10 mg/mℓ	0,3 a 1,5 mg/animal IM ou VO	Não

(continua)

Princípio ativo e classificação	Exemplo de nome comercial e apresentação	Cães	Gatos
Ibuprofeno (AINE não seletivo de COX-2)	**Advil®** (H) • Caixa com 20 comp. de 200 mg • Suspensão oral: frasco de 100 mℓ com 100 mg/5 mℓ **Alivium®** (H) • Caixa com 3, 8 ou 10 cáps. líquidas de 400 mg • Caixa com 4 ou 10 comp. de 400 mg • Gotas: frasco de 20 mℓ com 50 e 100 mg/mℓ • Suspensão: frasco de 100 mℓ com 30 mg/mℓ	5 mg/kg VO a cada 12 ou 24 h	5 mg/kg VO a cada 24 h
Idarrubicina (antineoplásico)	**Evomid®** (H) • Frasco-ampola com 5 ou 10 mg **Zavedos®** (H) • Frasco-ampola com 5 ou 10 mg	Acima de 15 kg: 22 mg/m² VO	2 mg/animal VO, durante 3 dias consecutivos a cada 3 semanas
Ifosfamida (antineoplásico)	**Evolox®** (H) • Frasco-ampola com 1 g **Holoxane®** (H) • Caixa com 10 frascos-ampolas de 500 mg, 1 e 2 g **Ifosfamida** (H) • Frasco-ampola com 1 ou 2 g	Administrar solução fisiológica (18 mℓ/kg/h IV) durante 6 h aplicando a ifosfamida 30 min após iniciada essa administração, na dose de 350 mg (animais com menos de 10 kg) ou 375 mg (acima de 10 kg)/m² IV	Administrar solução fisiológica (18 mℓ/kg/h IV) durante 6 h aplicando a ifosfamida 30 min após iniciada essa administração, na dose de 350 a 500 mg/m² IV; para linfomas, podem ser usados até 900 mg/m² a cada 3 semanas
Imidacloprida (ectoparasiticida)	**Advantage®** (V) • 1 bisnaga plástica de 0,4 mℓ para cães até 4 kg • 1 bisnaga plástica de 1 mℓ para cães entre 4 e 10 kg • 1 bisnaga plástica de 2,5 mℓ para cães entre 10 e 25 kg **Advantage® Cães e Gatos** (V) • 1 bisnaga plástica de 0,4 mℓ para cães e gatos até 4 kg **Seresto® Coleira** (V) • Coleira à base de imidacloprida e flumetrina. Coleira de 38 e 70 cm com 8 meses de duração	10 mg/kg, a cada 30 dias/ *spot-on*	Idem
Imidocarb (hemoparasiticida)	**Imizol®** (V) • Frasco-ampola de 15 mℓ com 120 mg/mℓ	5 mg/kg IM ou SC dose única (pode ser repetida após 2 semanas)	Idem
Imipeném (antibiótico bactericida)	**Tienam®** (H) • Frasco-ampola de 500 mg	3 a 10 mg/kg IV ou IM a cada 6 ou 8 h	Idem
Imipramina (antidepressivo tricíclico)	**Tofranil®** (H) • Caixa com 20 drágeas de 10 ou 25 mg	0,5 a 1 mg/kg VO a cada 8 h 2 a 4 mg/kg a cada 12 ou 24 h	2 a 4 mg VO a cada 12 h
Imunoglobulina G (imunoglobulina)	**Imunoglobulina** (H) • Frasco-ampola com 0,5 g/10 mℓ; 1 g/20 mℓ; 3 g/60 mℓ; 5 g/100 mℓ ou 10 g/200 mℓ	0,4 a 0,5 mg/kg/dia durante 5 dias IV ou 0,5 a 1,5 g/kg IV	–
Indoxacarbe (ectoparasiticida; pulicida)	**Activyl®** (V) • Gatos entre 0,6 e 4 kg: 1 pipeta de 0,51 mℓ de 99,45 mg *pour-on* • Gatos acima de 4 kg: 1 pipeta de 1,03 mℓ de 200,85 mg *pour-on*	Não	Entre 0,6 e 4 kg: 0,51 mℓ/ animal Acima de 4 kg: 1,03 mℓ/ animal
Insulina de longa-ação ultralenta (hormônio pancreático hipoglicemiante)	**Novolin® U** (H) • Frasco-ampola de 10 mℓ a 100 UI/mℓ	0,5 UI/kg SC ao dia	1 a 3 UI SC 1 a 2 vezes/dia

(*continua*)

Princípio ativo e classificação	Exemplo de nome comercial e apresentação	Cães	Gatos
Insulina intermediária lenta (hormônio pancreático hipoglicemiante)	Novolin® L(H) • Frasco-ampola de 10 mℓ com 100 UI/mℓ Caninsulim®(V) • Frasco-ampola de 2,5 mℓ com 40 UI/mℓ	< 15 kg: 1 UI/kg SC 1 a 2 vezes/dia > 25 kg: 0,5 UI/kg SC 1 a 2 vezes/dia Caninsulim®: A dose inicial diária é de 1 UI/kg SC + a dose suplementar por peso: 1 UI para cães com menos de 10 kg 2 UI para cães com cerca de 10 kg 3 UI para cães entre 12 e 20 kg 4 UI para cães acima de 20 kg	0,25 a 0,5 UI/kg SC a cada 12 h Caninsulim®: A dose inicial para gatos é de 0,5 UI/kg SC 2 vezes/dia, se a concentração de glicose no sangue for 20 mmol/ℓ (isto é, 3,6 g/ℓ ou 360 mg/dℓ) ou superior e 0,25 UI/kg 2 vezes/dia se a linha de base da concentração de glicose no sangue for inferior a 20 mmol/ℓ (isto é, 3,6 g/ℓ ou 360 mg/dℓ). Essa dose é ajustada individualmente, dependendo da resposta do tratamento
Insulina regular (NPH) (hormônio pancreático hipoglicemiante)	Iolin NPH®(H) • Frasco-ampola de 10 mℓ com 100 UI/mℓ	Inicialmente 0,2 UI/kg IM, depois 0,1 UI/kg/h até a glicose baixar a 250 mg/dℓ; ou 2,2 UI/kg/dia IV lenta (cetoacidose)	Inicialmente 0,2 UI/kg IM, depois 0,1 UI/kg a cada hora até a glicose baixar a 250 mg/dℓ
Interferona (imunomodulador)	Roferon-A®(H) • Seringas com 3, 4,5 ou 9 milhões de U/0,5 mℓ	Imunossupressor: 0,2 UI/kg VO a cada 24 h em semanas alternadas ou 1 UI/5 kg VO ao dia durante 7 dias, em semanas alternadas ou contínuas Neoplasias: 1,5 a 2 milhões de UI/m2 SC 2 a 3 vezes/semana	Tratamento da FeLV: 30 UI/animal VO 1 a 2 vezes/dia durante 7 dias, 1 semana sim outra não Tratamento de úlceras labiais indolentes: 60 a 120 UI/animal VO ou SC diariamente Para obter 30 UI/mℓ: diluir o frasco inteiro de 3 milhões UI em 1 ℓ de solução salina, totalizando 3.000 UI/mℓ. Colocar 1 mℓ de 3.000 UI/mℓ em 99 mℓ de solução salina para obter 30 UI/mℓ. Retirar alíquotas de 1 mℓ e congelar por até 1 ano. Descongelar conforme necessário, manter refrigerado por até 1 semana. Não pode ser recongelado
Iodeto de potássio (expectorante e antifúngico)	Iodeto de Potássio Xarope(H) • Embalagem de 100 mℓ com 200 mg/mℓ	Esporotricose: 40 a 50 mg/kg/dia VO durante 60 dias	Esporotricose: 5 mg/kg/dia VO associados ao itraconazol 100 mg/gato/dia VO durante 60 dias
Ioimbina (bloqueador alfa-2-adrenérgico)	Antisedan®(V) • Frasco-ampola de 10 mℓ com 5 mg/mℓ	0,1 a 0,2 mg/kg IV, IM ou SC	Idem
Ipeca (antitussígeno)	Xarope de Ipeca(H) • Frasco de 120 mℓ	5 a 15 mℓ VO ou 3 a 6 mℓ VO	2 a 6 mℓ VO
Irbersartana (vasodilatador; BRA)	Aprovel®(H) • Caixa com 14 ou 28 comp. de 150 ou 300 mg	5 mg/kg VO a cada 12 ou 24 h	–
Isoflurano (anestésico geral inalatório)	Forane®(H) • Frasco com 100 ou 240 mℓ	Indução: 5% Manutenção: 1,5 a 2,5%	Idem
Isoniazida (antibacteriano)	Furp-Isoniazida®(H) • Caixa com 20 comp. de 100 mg	5 a 15 mg/kg VO a cada 24 h	Idem

(continua)

Princípio ativo e classificação	Exemplo de nome comercial e apresentação	Cães	Gatos
Isossorbida (vasodilatador; nitrato orgânico)	**Isordil®**(H) • Caixa com 30 comp. de 2,5 mg, 5 mg, 10 mg ou 40 mg	0,5 a 2 mg/kg VO a cada 12 h	Idem
Isotretinoína (retinoide sistêmico)	**Roacutan®**(H) • Caixa com 30 cápsulas de 10 ou 20 mg	1 a 3 mg/kg/dia VO	1 a 3 mg/kg/dia VO
Isoxsuprina (vasodilatador)	**Inibina®**(H) • Caixa com 20 ou 30 comp. de 10 mg • Injetável: ampola com 10 mg/2 mℓ	1 mg/kg VO a cada 24 h	Não
Itraconazol (antifúngico)	**Itranax®**(H) • Caixa com 4, 10 ou 15 cápsulas de 100 mg **ITL®**(V) • Caixa com 10 cápsulas de 25, 50 ou 100 mg	5 mg/kg VO a cada 12 h ou 10 mg/kg VO a cada 24 h **Pulsoterapia:** 5 a 10 mg/kg/dia durante 28 dias, em seguida, um regime de semana alternada (1 semana sim, 1 semana não) ou dias alternados (a cada 48 ou 72 h)	Idem
Ivermectina (endectocida)	**Cardomec®**(V) • Caixa com 6 tabletes de 68, 136 ou 272 mg de ivermectina associada ao pamoato de pirantel **Ivomec®**(V) • Frasco-ampola de 50, 200, 500 ou 1.000 mℓ com 10 mg/mℓ **Mectimax®**(V) • Caixa com 4 ou 20 comp. de 3 mg • Caixa com 4 ou 30 comp. de 12 mg • Injetável: frasco-ampola de 50,100, 200, 500 e 1.000 mℓ a 1% **Revectina®**(H) • Caixa com 2 ou 4 comp. de 6 mg	**Microfilaricida:** 50 a 200 µg/kg VO dose única **Prevenção de dirofilariose:** 6 µg/kg VO 1 vez/mês **Endoparasiticida:** 0,02 mℓ/kg SC **Ectoparasiticida:** 0,04 mℓ/kg SC; 300 a 600 µg/kg/dia VO ou 0,5 µg/kg/dia VO	Idem
Ketanserina (cicatrizante)	**Vulketan®**(V) Pomada ou gel tubo com 30 g	Aplicar topicamente na área afetada 2 vezes/dia até a cicatrização da ferida	Idem
Lactato de cálcio (recalcificante)	**Kalyamon® B-12**(H) • Frasco de 250 mℓ **Calcilan Oral®**(V) • Frasco de 100 mℓ	0,2 a 2 g VO 130 a 200 mg/kg VO a cada 8 h **Cães pequeno porte:** Até 2 meses: 5 mℓ De 2 a 4 meses: 10 mℓ Mais de 4 meses: 15 mℓ **Cães de médio porte:** Até 2 meses: 10 mℓ De 2 a 4 meses: 20 mℓ Mais de 4 meses: 30 mℓ **Cães de grande porte:** Até 2 meses: 15 mℓ De 2 a 4 meses: 30 mℓ Mais de 4 meses: 45 mℓ	Idem
Lactobacillus acidophilus (probiótico)	**Florafort® Pet**(V)(assoc.) • Pasta seringa com 14 g	**Animais de pequeno porte:** Recém-nascidos: 1 g Animais adultos: 2 g **Animais de grande porte:** Recém-nascidos: 2 g Animais adultos: 4 g	Idem
Lactulose (laxante)	**Lactulona® Xarope**(H) • Frasco de 120 mℓ com 667 mg/mℓ	**Constipação intestinal:** 1 mℓ/4,5 kg VO a cada 8 h **Encefalopatia hepática:** 0,5 mℓ/kg VO a cada 8 h	**Constipação intestinal:** 1 mℓ/4,5 kg VO a cada 8 h **Encefalopatia hepática:** 2,5 a 5,0 mℓ VO a cada 8 h

(continua)

Capítulo 2 • Princípios Ativos, Apresentações e Doses para Cães e Gatos 297

Princípio ativo e classificação	Exemplo de nome comercial e apresentação	Cães	Gatos
Lansoprazol (antiácido; bloqueador da bomba de prótons)	**Lanz®**(H) • Caixa com 4, 7, 14 e 28 cápsulas gelatinosas de 15 e 30 mg	0,5 mg/kg VO a cada 24 h	2,5 a 5 mℓ/animal VO, a cada 8 ou 12 h
Leflunomida (imunossupressor)	**Arava®**(H) • Caixa com 30 comp. de 10, 20 ou 100 mg	**Anemia hemolítica autoimune:** 4 mg/kg/dia VO, normalmente divididos em doses de 2 mg/kg a cada 12 h, reduzida para 2 mg/kg a cada 24 h. Após o período de indução, a dose deve ser diminuída para incrementos de 25% até o paciente estar estabilizado ou até a resolução da doença. Alguns pacientes podem necessitar de um início com altas doses	**Artrite reumatoide em associação com metotrexato:** 10 mg/gato VO 2 vezes/semana + 2,5 mg/gato VO a cada 7 dias de metotrexato
Leucovorina cálcica (antídoto dos antagonistas do ácido folínico)	**Leucovorin®**(H) • Caixa com 10 comp. de 15 mg • Ampola de 3 mg/1 mℓ	0,1 a 0,3 mg/kg IV, IM ou VO, a cada 24 h **Metotrexato – Administração ou intoxicação:** 3 mg/m² VO, IM ou IV **Pirimetamina – Intoxicação:** 1 mg/kg VO a cada 24 h	0,1 a 0,3 mg/kg IV, IM ou VO, a cada 24 h
Levamisol (endoparasiticida imunoestimulante)	**Ascaridil®**(H) Pediátrico: comp. de 80 mg Adulto: 150 mg	**Microfilaricida:** 10 mg/kg/dia VO durante 6 a 10 dias **Endoparasiticida:** 7,5 a 10 mg/kg VO **Imunoestimulante:** 0,5 a 2 mg/kg VO 3 vezes/semana	**Endoparasiticida:** 4,4 mg/kg VO (dose única) **Vermes pulmonares:** 20 a 40 mg/kg VO a cada 6 h por 5 a 6 tratamentos (*Dictyocaulus species*)
Levedura de cerveja (suplemento vitamínico)	**Levedura de cerveja**(H) • Frasco com 100 comp. de 500 mg **Queranon®**(V) • Frasco com 30 cápsulas de tiamina (vitamina B₁), pantotenato de cálcio (vitamina B₅), cistina, extrato de leveduras	200 mg/kg/dia VO **Queranon®:** 1 a 2 cápsulas/ 15 kg	Idem
Levodopa (agonista dopaminérgico)	**Cronomet®**(H) • Cartucho com 20 comp. de 200 mg	**Encefalopatia hepática:** 6,8 mg/kg VO inicialmente, reduzindo para 1,4 mg/kg VO a cada 6 h	Idem
Levomepromazina (derivado fenotiazínico tranquilizante maior)	**Neozine®**(H) • Caixa com 20 comp. de 25 mg e 100 mg • Solução oral: frasco de 20 mℓ com 1 mg/gota • Solução injetável: ampola de 5 mℓ com 5 mg/mℓ	1 a 2 mg/kg IM, SC, IV ou VO **MPA:** 1 mg/kg IM ou IV	Idem
Levotiroxina (T₄) (hormônio sintético T₄)	**Synthroid®**(H) • Caixa com 30 ou 100 comp. de 25, 50, 75, 88, 100, 112, 125, 150, 175 ou 200 mg	22 µg/kg VO a cada 12 h (máximo de 800 µg/kg/ cão); introdução gradual ou 0,5 mg/m²/dia VO	20 a 30 µg/kg/dia VO ou divididos em 2 vezes/dia ou 0,5 mg/m²/dia VO
Levofloxacino (antimicrobiano bactericida; quinolona de 3ª geração)	**Levaflox®**(H) • Bolsa plástica de 50 ou 100 mℓ para infusão IV a 5 mg/mℓ **Levofloxacino Comprimidos**(H) • Caixa com 3, 7 ou 10 comp. de 500 mg • Caixa com 7 comp. de 250 mg	10 mg/kg/dia VO ou IV	Idem

(*continua*)

Princípio ativo e classificação	Exemplo de nome comercial e apresentação	Cães	Gatos
Lidocaína (anestésico local e antiarrítmico)	**Lidocaína**$_{(H)}$ • Frasco-ampola de 20 mℓ a 0,5, 1 ou 2% **Lidovet®**$_{(V)}$ • Frasco-ampola de 20 ou 50 mℓ a 2%	**Antiarrítmico:** 2 a 4 mg/kg IV até 1 a 2 min; ou 25 a 80 mg/kg/min em infusão IV **Anestesia epidural:** 0,22 mℓ/kg ou 1 mℓ/4,5 kg **Animais idosos ou prenhes:** 1 mℓ/6 kg (solução a 2%)	**Antiarrítmico:** 0,25 a 0,75 mg/kg IV lenta; ou 10 a 40 mg/kg/min em infusão IV **Anestesia epidural:** 0,2 mℓ/kg (solução a 2%)
Lincomicina (antibiótico bacteriostático)	**Frademicina®**$_{(H)}$ • Caixa com 12 cápsulas de 500 mg • Ampola com 300 mg/mℓ ou 600 mg/2 mℓ **Linco-Spectin®**$_{(V)}$ • Solução estéril: frasco-ampola de 10 ou 50 mℓ com 50 mg/mℓ **Lincomicin 300®**$_{(V)}$ • Caixa com 16 ou 80 comp. de 300 mg	15 mg/kg VO a cada 8 h 10 mg/kg IM ou IV a cada 12 h **Lincomicin:** 1 comp. para 20 kg	Idem
Linezolida (antibiótico bacteriostático; oxazolidinona)	**Zyvox®**$_{(H)}$ • Caixa com 10 comp. de 600 mg • Solução para infusão: embalagem com 10 bolsas de 300 mℓ com 2 mg/mℓ	10 mg/kg VO ou IV a cada 8 ou 12 h (utilizar a cada 8 h em infecções graves e a cada 12 h em infecções que não apresentam risco de morte)	Idem
Lisina (aminoácido; nutracêutico)	**Lysin® Cat SF**$_{(V)(assoc.)}$ • Em pó: 100 g **Lysin Cat Emugel®**$_{(V)(assoc.)}$ • Frasco com 100 mℓ	–	400 mg/gato/dia VO, diariamente suplementado à alimentação do gato Formulação em pasta: 1 a 2 mℓ para gatos adultos e 1 mℓ para filhotes Filhotes: 1 mℓ ao dia Adultos: 2,5 mℓ ao dia
Lisinopril (inibidor da ECA anti-hipertensivo)	**Lisinopril**$_{(H)}$ • Caixa com 30 comp. de 5, 10 ou 20 mg	0,5 mg/kg VO a cada 24 h	0,25 a 0,5 mg/kg VO a cada 24 h
Lítio (metal alcalino; estabilizador de humor)	**Carbolitium®**$_{(H)}$ • Caixa com 50 comp. de 300 mg	11 mg/kg VO a cada 12 h	–
Lomustina (antineoplásico)	**Citostal®**$_{(H)}$ • Frasco com 5 cápsulas de 10 e 40 mg	60 mg/m² VO a cada 6 semanas 70 a 90 mg/m² VO a cada 4 semanas **Tumor cerebral:** 60 a 80 mg/m² VO a cada 6 ou 8 semanas	50 a 60 mg/m² VO a cada 3 a 6 semanas 10 a 20 mg/gato a cada 3 a 6 semanas
Loperamida (antidiarreico)	**Imosec®**$_{(H)}$ • Caixa com 12 comp. de 2 mg	0,08 a 0,1 mg/kg VO a cada 8 h	0,08 a 0,16 mg/kg VO 1 a 2 vezes/dia (com cautela)
Loratadina (antagonista H$_1$ anti-histamínico)	**Claritin®**$_{(H)}$ • Caixa com 12 comp. de 10 mg • Xarope: frasco de 100 mℓ com 5 mg/5 mℓ	1 mg/kg VO a cada 24 h	Idem
Lorazepam (benzodiazepínico; ansiolítico; anticonvulsivante)	**Lorax®**$_{(H)}$ • Caixa com 30 comp. de 1 ou 2 mg **Lorazepam**$_{(H)}$ • Caixa com 30 comp. de 1 ou 2 mg	0,05 mg/kg VO a cada 12 h *Status epilepticus:* 0,2 mg/kg/IV, repetir a cada 3 a 4 h se necessário **Ansiolítico:** 0,05 a 0,25 mg/kg VO a cada 8 ou 12 h	**Ansiolítico:** 0,05 a 0,25 mg/kg VO a cada 12 ou 24 h

(continua)

Capítulo 2 • Princípios Ativos, Apresentações e Doses para Cães e Gatos 299

Princípio ativo e classificação	Exemplo de nome comercial e apresentação	Cães	Gatos
Losartana (anti-hipertensivo)	Corus® (H) • Caixa com 28 comp. de 25 mg • Caixa com 14 e 28 comp. de 50 mg Torlós® (H) • Caixa com 28 comp. de 25 mg • Caixa com 14 e 28 comp. de 50 mg	Não é considerado tratamento padrão, somente adjuvante Doses experimentais: 0,125 mg/kg/dia VO (paciente azotêmico) 0,25 mg/kg/dia VO (paciente não azoêmico) 0,25 a 1 mg/kg/dia VO (paciente cardíaco)	Idem
Lovastatina (antilipêmico)	Lovastatina(H) • Caixa com 30 comp. de 10 ou 20 mg • Caixa com 10 comp. de 40 mg	10 a 20 mg/cão VO a cada 24 h	–
Lufenurona (ectoparasiticida)	Program® Plus(V) (assoc.) • Caixa com 2 ou 6 comp., respectivamente, de milbemicina oxima e lufenurona: 2,3/46 mg: 1 comp. VO até 4,5 kg; 5,75/115 mg: 1 comp. VO de 5 a 11 kg; 11,5/230 mg 1 comp. VO de 12 a 22 mg/kg; ou 23/460 mg 1 comp. VO até 23 a 45 kg	Controle de pulgas: 10 mg/kg VO mensalmente	Controle de pulga: 10 mg/kg VO ou SC a cada 6 meses ou 30 mg/kg VO mensalmente Imunomodulador: 15 a 30 mg/kg VO (com alimento) ao dia, durante 30 dias Antifúgico (dermatofitose): 80 a 120 mg/kg VO (com o alimento) a cada 21 dias, totalizando 4 doses
Mandelamina ou metenamina (antisséptico urinário)	Sepurin® (H) • Caixa com 20 drágeas de 120 mg	10 mg/kg VO a cada 6 h	Não
Manitol (diurético osmótico)	Manitol 20%(H) • Frasco com 250 ou 500 mℓ	Diurético: 1 a 2 g/kg (solução a 20%) IV a cada 6 h Glaucoma e trauma cranial: 0,25 a 2 g/kg (solução a 20%), infusão IV por 30 a 60 min	Idem
Marbofloxacino (antimicrobiano bactericida; quinolona de 2ª geração)	Marbopet® (V) • Blíster com 10 comp. de 27,5 e 82,5 mg Marbocyl P® (V) • Blíster com 10 comp. de 5, 20 e 80 mg	2,75 a 5,5 mg/kg/dia VO	Idem
Maropitant (antiemético)	Cerenia® (V) • Caixa com 4 comp. de 16, 24, 60 ou 160 mg • Solução injetável: frasco de 20 mℓ com 10 mg/mℓ	1 mg/kg/dia VO ou SC ou 2,8 mg/kg/dia VO ou SC (durante 2 dias) depois 1 mg/kg/dia	0,5 a 1 mg/kg/dia VO ou SC
Mavacoxib (AINE inibidor seletivo de COX-2)	Trocoxil® (V) • Caixa com 2 comp. mastigáveis de 6, 20, 30, 75 e 95 mg	2 mg/kg VO. A administração do 2º comp. deve ser feita 14 dias após a administração do 1º; a partir daí, o intervalo de administração é de 1 mês Não deve exceder 7 doses consecutivas	–

(continua)

Princípio ativo e classificação	Exemplo de nome comercial e apresentação	Cães	Gatos
Mebendazol (endoparasiticida)	**Mebendazol Univet® Cães e Gatos**$_{(V)}$ • Envelope com 5 comp. de 100 mg • Suspensão oral: frasco de 30 mℓ com 20 mg/mℓ **Pantelmin®**$_{(V)}$ • Suspensão: frasco de 30 mℓ com 20 mg/mℓ • Caixa com 6 comp. de 100 mg	22 mg/kg VO a cada 24 h por 3 dias	Idem
Meclizina (bloqueador H$_1$; antiemético)	**Meclin®**$_{(H)}$ • Caixa com 15 comp. de 25 e 50 mg	**Anticinetótico:** 12,5 a 25 mg/cão VO ao dia **Vestibulossedativo:** 1 a 2 mg/kg VO ao dia	**Anticinetótico:** 6,25 a 12,5 mg/gato VO ao dia (1 h antes da viagem)
Medetomidina (agonista alfa-2-adrenérgico)	**Domitor®**$_{(V)(importado)}$ • Frasco de 10 mℓ com 1 mg/mℓ	750 mg IV; 1.000 mg/m^2 IM; 30 a 40 mg/kg IM	80 a 110 mg/kg IM
Medroxiprogesterona (progestágeno)	**Promone-E®**$_{(V)}$ • Frasco-ampola de 1 ou 5 mℓ com 50 mg/mℓ **Repogen®**$_{(H)}$ • Blíster com 28 comp. de 0,625 mg	**Dermatologia:** 20 mg/kg dose única IM **Doença prostática:** 3 a 5 mg/kg IM ou SC **Distúrbios de comportamento:** 10 mg/kg IM ou SC **Anticoncepcional:** 2,5 a 3 mg/kg IM a cada 5 meses **Insuficiência luteal:** 0,1 mg/kg/dia VO	**Distúrbios de comportamento e dermatites:** 10 a 20 mg/kg SC dose única ou até 3 vezes/ano **Anticoncepcional:** 2 mg/kg IM a cada 5 meses
Megestrol (progestágeno sintético)	**Preve-Gest®**$_{(V)}$ • Caixa com 12 comp. de 20 mg ou caixa com 12 tabletes de 5 mg **Singestar®**$_{(H)}$ • Caixa com 8 comp. de 20 mg	**Dermatologia:** 1 mg/kg VO a cada 24 h **Distúrbios de comportamento:** 2 a 4 mg/kg VO a cada 24 h reduzindo a dose à metade após 8 dias **Anticoncepcional e pseudociese:** 2 mg/kg VO a cada 24 h por 8 dias do pró-estro ou 0,5 mg/kg VO por 8 dias (pseudociese)	**Dermatologia:** 5 mg/gato VO a cada 24 h durante 1 semana, continuando com administrações 2 vezes/semana 5 a 10 mg/gato VO por 10 a 14 dias, depois a cada 2 semanas (úlcera eosinofílica) **Distúrbios de comportamento:** 2 a 5 mg/gato VO a cada 24 h, reduzindo a dose à metade após 8 dias
Melarsomina (dirofilaricida)	**Immiticide®**$_{(V)}$ • Frasco-ampola de 2 mℓ com 25 mg/mℓ	2,5 mg/kg IM a cada 24 h em 2 aplicações. Repetir a dose a cada 4 meses. A administração deve ser feita na musculatura lombar entre L3 e L5	Não
Melatonina (hormônio produzido pela glândula pineal)	**Melatonin®**$_{(H)(importado)}$ • Frasco com 30, 60 ou 90 cápsulas de 5 mg	3 a 5 mg/animal (cães com menos de 10 kg) a 6 mg/animal (cães com mais de 10 kg) VO a cada 8 ou 12 h, durante 6 a 8 semanas (dermatologia) ou 3 a 6 mg/animal VO a cada 12 ou 24 h (redução da atividade noturna)	3 a 12 mg/animal VO a cada 12 ou 24 h (redução da atividade noturna)
Melfalana (antineoplásico)	**Alkeran®**$_{(H)}$ • Caixa com 25 comp. de 2 mg • Frasco-ampola de 50 mg	1,5 a 4 mg/m^2 VO ao dia por 7 a 10 dias, seguidos de intervalos de 2 a 3 semanas ou 0,1 a 0,2 mg/kg VO ao dia	2 mg/m^2 VO a cada 48 h

(continua)

Capítulo 2 • Princípios Ativos, Apresentações e Doses para Cães e Gatos

Princípio ativo e classificação	Exemplo de nome comercial e apresentação	Cães	Gatos
Meloxicam (AINE inibidor preferencial de COX-2)	**Maxicam®**(V) • Blíster com 10 ou 15 comp. de 0,5 e 2 mg • Frasco com 30, 40 e 60 comp. • Plus 0,5 mg com condroitina e Plus 2 mg com condroitina cartucho com 8 comp. • Injetável 0,2%: frasco com 50 mℓ **Meloxivet®**(V) • Cartucho com 10 comp. de 1, 2 e 6 mg **Movatec®**(H) • Caixa com 10 comp. de 7,5 e 15 mg • Ampola de 1,5 mℓ com 15 mg	0,2 mg/kg inicial; depois, 0,1 mg/kg VO, IM, SC ou IV a cada 24 h por até 14 dias	0,1 mg/kg inicial; depois, 0,05 mg/kg IM, SC, IV ou VO a cada 24 h por até 4 dias
Meperidina (agonista opioide hipnoanalgésico)	**Dolosal®**(H) • Ampola com 100 mg/2 mℓ	2 a 4 mg/kg IV, IM ou SC, dose única	3 a 5 mg/kg IM ou IV
Mepivacaína (anestésico local)	**Mepivalem®**(H) • Solução injetável a 3% (30 mg/mℓ) sem vasoconstritor acondicionada em seringas de 1,8 mℓ	A dose para infiltração local varia conforme o local de administração. De modo geral, são usados 0,5 a 3 mℓ da solução a 2% **Epidural:** 0,5 mℓ da solução a 2% a cada 30 s até a ausência de reflexos	Idem
Mercaptopurina (antineoplásico)	**Puri-Nethol®**(H) • Caixa com 25 comp. de 50 mg	50 mg/m² VO ao dia ou 2 mg/kg VO ao dia	Idem
Meropeném (antibiótico bactericida)	**Meronem® IV**(H) • Ampola de 500 mg e 1 g **Meromax®**(H) • Ampola de 2 g **Meropeném**(H) • Ampola de 500 mg e 1 g	**Infecções suscetíveis:** 20 a 25 mg/kg IV a cada 12 ou 24 h 8,5 mg/kg SC, a cada 12 h	Idem
Mesalazina (AINE intestinal)	**Asalit®**(H) • Caixa com 20 comp. de 400 mg • Embalagem com 10 supositórios de 250 mg **Mesacol®**(H) • Caixa com 30 comp. de 400 e 800 mg • Embalagem com 10 supositórios de 250 e 500 mg **Mesalazina®**(H) • Caixa com 30 comp. de 800 mg	**Anti-inflamatório intestinal:** 5 a 10 mg/kg via retal a cada 12 ou 24 h **Doença inflamatória intestinal:** 5 a 10 mg/kg VO ou via retal a cada 12 ou 24 h	Não
Metadona (opioide analgésico)	**Metadona**(H) • Ampola com 10 mg/mℓ • Embalagem com 20 comp. de 5 e 10 mg	**Analgesia:** 0,5 a 1,5 mg/kg VO, SC ou IM a cada 4 ou 6 h **Pré-anestésico:** 0,1 a 0,5 mg/kg IV, SC ou IM **Epidural:** 0,3 mg/kg	**Analgesia:** 0,05 a 0,5 mg/kg VO, SC ou IM a cada 4 ou 6 h **MPA:** 0,1 a 0,2 mg/kg IV, SC ou IM **Epidural:** 0,3 mg/kg
Metaraminol (agonista adrenérgico; hipertensor arterial)	**Aramin®**(H) • Ampola com 10 mg/1 mℓ	0,01 a 0,1 mg/kg/IV lento ou 10 mg em 250 mℓ de glicose 5%, administrados IV até o efeito desejado	–
Metenamina (antisséptico urinário)	**Sepurin®**(H)(assoc.) • Caixas com 20 drágeas de 120 mg	10 mg/kg VO a cada 6 ou 8 h	Não

(continua)

Princípio ativo e classificação	Exemplo de nome comercial e apresentação	Cães	Gatos
Metergolina (inibidor da galactogênese e da pseudociese)	Contralac® 20(V) • Caixa com 16 comp. de 2 mg Contralac® 5(V) • Caixa com 16 comp. de 0,5 mg Sec-Lac®(V) • Caixa com 16 comp. de 5 e 20 mg	0,1 mg/kg VO a cada 12 h durante 10 dias Sec-Lac® 5 mg: 1 comp./5 kg VO, a cada 12 h Sec-Lac® 20 mg: 1 comp./20 kg VO, a cada 12 h	0,125 mg/kg VO a cada 12 h durante 4 a 8 dias Sec-Lac®: 1 comp./4 kg VO, a cada 12 h
Metformina (hipoglicemiante oral)	Glifage®(H) • Caixa com 30 comp. de 500 mg, 850 mg e 1 g	Não	25 ou 50 mg/gato VO a cada 12 h (5 a 10 mg a cada 12 h; a eficácia é limitada) ou 2 a 10 mg/kg VO a cada 12 h
Metilfenidato (sintapomimético)	Ritalina®(H) • Caixa com 30 comp. de 10 mg	5 a 10 mg VO, a cada 12 ou 24 h	–
Metilprednisolona acetato (corticosteroide)	Depo-Medrol®(H) • Frasco-ampola de 2 mℓ com 40 mg/mℓ	Anti-inflamatório: 1 a 2 mg/kg IM a cada 14 dias Choque: 30 a 35 mg/kg IV Trauma craniano: 30 mg/kg IV; depois 15 mg/kg IV a cada 2 ou 6 h; depois reduzir para 2,5 mg/kg/h por 42 h Trauma da coluna vertebral: 30 mg/kg IV; depois 15 mg/kg IV 2 h depois; 10 mg/kg IV SC por 2 dias Crise aguda hipoadrenal: 5 mg/kg IV a cada 6 h	Idem
Metilprednisolona succinato (corticosteroide)	Solu-Medrol®(H) • Frasco-ampola de 40 mg/1 mℓ, 125 mg/2 mℓ, 500 mg/8 mℓ, 1 g/16 mℓ	Anti-inflamatório: 5 a 10 mg/kg IV ou IM; pode ser repetida a metade da dose 2 a 6 h depois Choque: 25 a 30 mg/kg IV Trauma craniano: 10 mg/kg IV a cada 2 ou 6 h; depois reduzir para metade da dose	Idem
Metimazol/Tiamazol (antitireoidiano)	Tapazol®(H) • Caixa com 100 comp. de 5, 50 ou 10 mg	40 mg/kg IV, imediatamente antes da administração de cisplatina (dose experimental)	2,5 a 5 mg VO 1 a 3 vezes/dia
Metionina (aminoácido)	Mercepton® Gotas(V)(assoc.) • Cada 100 mℓ contém: acetilmetionina 15 g; cloreto de colina 10 g; inositol 1 g; nicotinamida 1 g; pantotenato de cálcio 0,5 g; vitamina B₁ 1 g; vitamina B₂ 0,05 g; vitamina B₆ 0,25 g. Frasco: conta-gotas de 20 mℓ	100 mg/kg VO a cada 12 h Cães de pequeno porte, gatos, coelhos Nos primeiros meses de vida: 20 gotas 2 a 3 vezes/dia Depois de 3 meses de idade: 30 gotas 2 a 3 vezes/dia Filhotes de cães de raça grande: 30 gotas 2 a 3 vezes/dia Cães adultos de raça grande: 35 a 70 gotas 2 a 3 vezes/dia	1 a 1,5 g/animal VO a cada 24 h
Metoclopramida (antiemético)	Plasil®(H) • Caixa com 20 comp. de 10 mg • Solução oral: frasco de 100 mℓ com 5 mg/5 mℓ • Gotas: frasco de 10 mℓ com 4 mg/mℓ • Ampola com 10 mg/2 mℓ Vetol®(V) • Ampola de 2 mℓ com 10 mg/mℓ	Antiemético: 0,2 a 0,5 mg/kg VO, SC, IM ou IV a cada 8 h ou 0,01 a 0,02 mg/kg em infusão IV contínua Procinético: 0,2 a 0,5 mg/kg VO a cada 8 h Estimulante da lactogênese: 0,1 a 0,2 mg/kg VO a cada 12 h	Idem

(continua)

Capítulo 2 • Princípios Ativos, Apresentações e Doses para Cães e Gatos   303

Princípio ativo e classificação	Exemplo de nome comercial e apresentação	Cães	Gatos
Metoprolol (antiarrítmico e anti-hipertensivo bloqueador beta-1)	Seloken® (H) • Caixa com 20 comp. de 100 mg • Seringas com 5 mg/5 mℓ	0,5 a 1 mg/kg VO a cada 8 h ou 5 a 50 mg/cão VO a cada 8 h	2 a 15 mg/gato VO a cada 8 h
Metotrexato (antineoplásico)	Metotrexato • Blíster com 5 comp. de 2,5 mg	Carcinoma: 2,5 mg/m² VO a cada 48 ou 72 h ou 15 a 25 mg/m² IV a cada 1 ou 2 semanas ou 0,3 a 0,5 mg/kg VO ou IV Linfoma: 2,5 mg/m² VO nos dias 1 e 5 semanalmente, ou 2 a 3 vezes/semana	Carcinoma: 2,5 mg/m² VO 2 a 3 vezes/semana; 0,8 mg/kg IV a cada 2 a 3 semanas Linfoma: 2,5 a 5 mg/m² VO 2 a 3 vezes/semana
Metronidazol (antibacteriano e antiprotozoário)	Flagyl® (H) • Estojo com 20 comp. de 250 mg • Estojo com 24 comp. de 400 mg • Suspensão oral pediátrica: frasco de 100 mℓ com 40 mg/mℓ • Solução injetável a 0,5%: frasco e bolsa plástica de 100 mℓ com 500 mg (5 mg/mℓ) Ginecológico: tubo com 50 g	Giardíase: 15 a 25 mg/kg VO a cada 12 h durante 5 a 8 dias Infecções anaeróbicas: 15 mg/kg VO a cada 12 h ou 12 mg/kg a cada 8 h	Giardíase: 12 a 25 mg/kg VO a cada 12 h durante 5 a 8 dias (giardíase) Infecções anaeróbicas: 10 a 25 mg/kg a cada 24 h
Mexiletina (antiarrítmico)	Mexitil® (H) • Caixa com 20 cápsulas de 100 mg • Caixa com 30 cápsulas de 200 mg	4 a 8 mg/kg VO a cada 8 ou 12 h (com cautela)	–
Micofenolato de mofetila (imunossupressor)	Myfortic® (H) • Caixa com 120 comp. de 180 e 360 mg	10 mg/kg VO a cada 8 h ou 20 mg/kg VO a cada 12 h	Não
Midazolam (benzodiazepínico – tranquilizante menor)	Dormonid® (H) • Caixa com 20 comp. de 7,5 ou 15 mg • Ampola com 5 mg/mℓ; 15 mg/3 mℓ; 50 mg/10 mℓ	0,1 a 0,25 mg/kg IM, IV ou VO 0,1 a 0,3 mg/kg/h infusão IV	0,05 a 0,1 mg/kg IV ou VO 0,3 a 0,6 mg/kg IV associado com 3 mg/kg de quetamina
Milbemicina oxima (lactona macrocíclica; endoparasiticida)	Milbemax® C(V)(assoc.) • Milbexima oxima/praziquantel: 2,5 mg/25 mg, 2 ou 10 comp. até 5 kg; 12,5/125 mg, 2 ou 10 comp. de 5 a 25 kg Milbemax® G(V)(assoc.) • Milbexima oxima/praziquantel: 4 mg/10 mg, 2 ou 10 comp. até 2 kg; 16 mg/40 mg, 2 ou 10 comp. de 2 a 8 kg Program® Plus(V)(assoc.) • Caixa com 2 ou 6 comp., respectivamente, de milbemicina oxima e lufenurona: com 2,3/46 mg, 1 comp. VO até 4,5 kg; 5,75/115 mg, 1 comp. VO de 5 a 11 kg; 11,5/230 mg, 1 comp. VO de 12 a 22 /kg; ou 23/460 mg, 1 comp. VO de 23 a 45 kg NexGard Spectra® (V)(assoc.) • Afoxolaner + Milbemicina Oxima: tablete mastigável de 0,5 g, 1 g, 2 g, 4 g e 8 g	Dirofilarose (prevenção): 0,5 mg/kg VO, mensalmente Demodicose: 0,5 a 1 mg/kg VO ao dia, durante 60 a 90 dias Nexgard Spectra: Tablete de 0,5 g: 2 a 3,5 kg Tablete de 1 g: 3,6 a 7,5 kg Tablete de 2 g: 7,6 a 15 kg Tablete de 4 g: 15,1 a 30 kg Tablete de 8 g: 30,1 a 60 kg	Dirofilarose (prevenção): 0,5 mg/kg VO, mensalmente Antiparasitário intestinal: 0,5 a 2 mg/kg VO
Milrirona (agente inotrópico positivo)	Primacor® (H) • Frasco-ampola com 20 mg/20 mℓ	0,5 a 1 mg/kg IV, a cada 12 h	Não
Miltefosina (leishmaniostático)	Milteforan® (V) • Frascos de 30, 60 ou 90 mℓ com 20 mg/mℓ	2 mg/kg/dia (1 mℓ para cada 10 kg de peso corporal) VO durante 28 dias	–

(continua)

Parte 1 • Princípios Ativos e Doses

Princípio ativo e classificação	Exemplo de nome comercial e apresentação	Cães	Gatos
Minociclina (antibiótico bacteriostático)	Minomax® (H) • Frasco com 9 ou 30 comp. de 100 mg	5 a 15 mg/kg VO a cada 12 h	Idem
Mirtazapina (antiemético; antidepressivo; ansiolítico)	Menelat® (H) • Caixa com 10 e 30 comp. de 30 mg • Caixa com 30 comp. de 45 mg Remeron® Soltab (H) • Caixa com 30 comp. de 15, 30 ou 45 mg Mirtz® (V) • Caixa com 12 comp. de 2 mg	0,6 mg/kg VO a cada 24 h (não exceder a dose total de 30 mg/dia) ou 3,75 a 7,5 mg/cão VO a cada 24 h	1,9 a 3,75 mg/gato VO a cada 24, 48 ou 72 h Mirtz®: 1 comp./animal VO, a cada 48 h
Misoprostol (análogo sintético da prostaglandina E_1 – tratamento de gastrite)	Cytotec® (H) • Caixa com 28 comp. de 200 mg	2,5 a 5 mg/kg VO a cada 8 ou 12 h	–
Mitotano (antineoplásico)	Lisodren® (H) • Frasco com 100 comp. de 500 mg	**Antineoplásico:** 25 a 50 mg/m² IV a cada 3 semanas **Hiperadrenocorticismo:** 40 a 50 mg/kg/dia durante 7 a 10 dias; depois 1 vez/semana	Não
Mitoxantrona (antineoplásico)	Evomixan® (H) • Frasco-ampola com 20 mg/10 mℓ	5 a 6 mg/m² IV a cada 3 semanas	2,5 a 6,5 mg/m2 IV a cada 3 semanas
Mometasona (anti-inflamatório esteroide)	Posatex® (V)(assoc.) • Frasco de 17,5 mℓ com 15 g; 1 gota contém 244 μg de orbifloxacina, 24 μg de furoato de mometasona, 24 μg de posaconazol	**Administração auricular diária durante 7 dias:** • Peso inferior a 2 kg: 2 gotas/ouvido • Entre 2 e 15 kg: 4 gotas/ouvido • Superior a 15 kg: 8 gotas/ouvido	–
Montelucaste sódico (antagonista de receptores de leucotrienos; tratamento de asma felina)	Montelair® (H) • Caixa com 10 ou 30 comp. de 4, 5 ou 10 mg • Caixa com 10 ou 30 sachês de 4 mg	Não	0,5 a 1 mg/kg VO a cada 24 h
Morfina (agonista opioide; hipnoanalgésico)	Dimorf® (H) • Caixa com 50 comp. de 10 ou 30 mg • Solução oral: frasco de 60 mℓ com 10 mg/mℓ = 26 gotas • Embalagem com 60 cápsulas de liberação programada de 30, 60 ou 100 mg • Ampola com 2 mg/2 mℓ ou 10 mg/1 mℓ	0,5 a 2 mg/kg IM, SC ou IV lento 1,5 a 3 mg/kg VO a cada 8 h 0,1 mg/kg epidural	0,05 a 0,2 mg/kg IM ou SC a cada 8 h
Moxidectina (avermectina endectocida)	Cydectin® (V) • Frasco-ampola com 50, 200 ou 500 mℓ a 10 mg/mℓ ProHeart® SR-12 (V) • Frasco de 8 mℓ de diluente com 889 mg de moxidectina Bravecto Plus Gato® (V) • Pipeta de 112,5, 250 e 500 mg Bravecto Transdermal Gato® (V) • Pipeta de 112,5, 250 e 500 mg	**Prevenção da dirofilariose:** 3 μg/kg VO ou SC a cada 30 dias **Demodicose:** 400 μg/kg VO a cada 24 h durante 3 a 4 meses; 200 μg/kg SC a cada 7 a 15 dias **Sarna sarcóptica:** 200 a 250 μg/kg/semana SC **Controle de endoparasitas:** 25 a 300 μg/kg VO ou SC **ProHeart® SR-12:** 0,05 mℓ/kg (1 mℓ/20 kg) SC no lado direito ou esquerdo da região cervical cranial à escápula	**Bravecto Plus Gato®:** 1,2 a 2,8 kg: 1 pipeta de 112,5 mg 2,8 a 6,25 kg: 1 pipeta de 250 mg 6,25 a 12,5 kg: 1 pipeta de 500 mg **Bravecto Transdermal Gato® (V)** 1,2 a 2,8 kg: 1 pipeta de 112,5 mg 2,8 a 6,25 kg: 1 pipeta de 250 mg 6,25 a 12,5 kg: 1 pipeta de 500 mg

(continua)

Princípio ativo e classificação	Exemplo de nome comercial e apresentação	Cães	Gatos
Moxifloxacino (antimicrobiano bactericida; quinolona de 4ª geração)	Avalox®(H) • Caixa com 5 ou 7 comp. de 400 mg	10 mg/kg VO a cada 24 h	–
Nadolol (betabloqueador não seletivo antiarrítmico e anti-hipertensivo)	Corgard®(H) • Caixa com 30 comp. de 40 mg • Caixa com 20 comp. de 80 mg	0,25 a 0,5 mg/kg VO a cada 12 h	Idem
Nalbufina (analgésico opioide)	Nubain®(H) • Ampola de 1 e 2 mℓ com 10 mg/mℓ	0,1 a 0,5 mg/kg SC, IM ou IV a cada 8 h 0,5 a 2 mg/kg SC 0,03 a 0,1 mg/kg IV, a cada 4 ou 8 h	0,1 a 0,4 mg/kg SC ou IM a cada 8 h 1,5 a 3 mg/kg IV, a cada 3 h
Naloxona (antagonista opioide)	Narcan®(H) • Ampola com 0,4 mg/1 mℓ • Pediátrico: ampola com 0,04 mg/2 mℓ	0,02 a 0,04 mg/kg IM, IV ou SC	Idem
Naltrexona (antagonista opioide)	Revia®(H) • Frasco com 30 cápsulas de 50 mg Uninaltrex®(H) • Frasco com 30 cápsulas de 50 mg	2 a 5 mg/kg VO a cada 24 h ou 1 mg/kg SC a cada 24 h Problemas de comportamento: 2,2 mg/kg VO a cada 12 h	25 a 50 mg/animal VO a cada 24 h
Nandrolona (esteroide anabolizante)	Deca-Durabolin®(H) • Ampola com 25 mg/1 mℓ ou 50 mg/1 mℓ	1,5 mg/kg (máximo de 200 mg/animal) IM a cada 7 dias	1 mg/kg IM, a cada 7 dias
Naproxeno (AINE inibidor não seletivo de COX-2)	Flanax®(H) • Caixa com 20 comp. de 275 mg • Caixa com 10 comp. de 550 mg • Suspensão: frasco de 50 mℓ com 25 mg/mℓ	2 mg/kg VO a cada 48 h	–
Neomicina (antibiótico bactericida; aminoglicosídio)	Kaopek®(V)(assoc.) • Envelope de 10 e 100 g; cada 100 g contêm 20 g ftalilsulfatiazol, 2 g de sulfato de neomicina, 2 g de pectina e 2 g de caulim	10 a 20 mg/kg VO a cada 6 ou 8 h	Idem
Neostigmina (anticolinesterásico)	Prostigmine®(H) • Ampola de 0,5 mg/1 mℓ	Tratamento de miastenia gravis: 0,5 mg/kg VO, há cada 8 ou 12 h; 1 a 2 mg IM; 5 a 15 mg VO Diagnóstico de miastenia gravis: 0,05 mg/kg IM Intoxicação por agentes curarizantes: 0,001 mg/kg SC, seguidos de 0,04 mg/kg IV de atropina	Idem
Nicergolina (vasodilatador cerebral; vasodilatador priférico) Indicado para tratamento da Disfunção Cognitiva Canina (DCC)	Sermion®(H) • Caixa com 20 comp. de 30 mg	0,25 a 0,5 mg/kg VO, a cada 24 h por 30 dias; se obtida eficácia, manter o tratamento	–
Niclosamida (endoparasiticida; salicilamida)	Atenase®(H) • Caixa com 4 comp. de 500 mg	157 mg/kg/VO administrados em jejum, durante a noite, e repetidos após 2 a 3 semanas	Idem

(continua)

Princípio ativo e classificação	Exemplo de nome comercial e apresentação	Cães	Gatos
Nifedipino (vasodilatador; bloqueador do canal de cálcio)	**Adalat®**(H) • Frasco com 30, 60 ou 90 cápsulas gelatinosas de 10 mg	Dose empírica extrapolada da dose humana: 10 mg/animal VO a cada 8 h	–
Nimesulida (AINE inibidor preferencial de COX-2)	**Sulidene®**(V) • Caixa com 10 comp. de 50 e 100 mg **Scaflan®**(H) • Caixa com 12 comp. de 100 mg • Suspensão oral: frasco de 15 mℓ com 50 mg/mℓ ou de 60 mℓ com 10 mg/mℓ	0,7 a 5 mg/kg VO a cada 24 h (3 a 5 dias)	–
Nistatina (antifúngico)	**Micostatin®**(H) • Caixa com 16 ou 30 drágeas de 500.000 UI • Suspensão oral: frasco de 50 ou 120 mℓ com 100.000 UI/mℓ	50.000 a 100.000 UI/kg VO a cada 6 ou 8 h	Idem
Nitazoxanida (antiprotozoário)	**Annita®**(H) • Caixa com 6 comp. de 500 mg • Suspensão: frasco com 45 ou 100 mg/5 mℓ	Não	25 mg/kg VO a cada 12 ou 24 h, até a melhora do quadro
Nitempiram (ectoparasiticida; nitroguanidina)	**Capstar®**(V) • Caixa com 6 ou 12 comp. de 11,4 ou 57 mg **Invicto®**(V) • Caixa com 1, 6 e 20 comp. de 11,4 e 57 mg	11,4 mg/animal (cães com menos de 11,4 kg) ou 57 mg/animal (cães com mais de 11,4 kg) VO a cada 24 h Invicto®: 1 mg/kg VO Cães com até 11,4 kg: 1 comp. de 11,4 mg Cães acima de 11,4 kg até 57 kg: 1 comp. de 57 mg	11,4 mg/animal VO a cada 24 h Invicto®: 1 mg/kg VO Gatos com até 11,4 kg: 1 comp. de 11,4 mg
Nitrofurantoína (quimioterápico antimicrobiano)	**Macrodantina®**(H) • Caixa com 28 cápsulas de 100 mg	4 a 10 mg/kg VO a cada 6 ou 8 h	Idem
Nitroglicerina (vasodilatador venoso)	**Nitradisc®**(H) • Caixa com 10 adesivos de 25 ou 50 mg que liberam, respectivamente, 0,2 e 0,5 mg/h **Tridil®**(H) • Ampola de 25 mg com 5 mℓ • Ampola de 50 mg com 10 mℓ	Tópico na pele ou na face interna do pavilhão auditivo: 4 a 12 mg (máx. 15 mg) a cada 12h ou 1,25 a 2,5 cm de pomada ou gel a 2% a cada 8 h Pequeno porte: 0,1 mg/animal/hora, transdermal Grande porte: 0,2 mg/kg/hora, transdermal	Tópico na pele ou na face interna do pavilhão auditivo: 0,75 a 1,5 cm a cada 8 h ou 6 h ou 2 a 4 mg (máx. 15 mg) de gel a 2% a cada 12 h 0,1 mg/kg/hora, transdermal
Nitroprusseto de sódio (vasodilatador venoso)	**Nitroprus®**(H) • Frasco-ampola com 50 mg/2 mℓ	1 a 5 µg/kg/min IV (máximo 10 µg/kg/min). Monitorar a pressão arterial	0,5 a 5 µg/kg/min IV (máximo 10 µg/kg/min). Monitorar a pressão arterial
Nitroscanato (endoparasiticida; substituto fenólico)	**Lopatol®**(V) • Caixa com 6 comp. de 100 mg • Caixa com 4 comp. 500 mg	**Antiparasitário:** 50 mg/kg VO	**Platinossomíase:** 100 mg/kg VO
Nizatidina (bloqueador H_2)	**Axid®**(H) • Caixa com 10 ou 20 cápsulas de 150 e 300 mg	2,5 a 5 mg/kg VO a cada 24 h	Idem

(continua)

Princípio ativo e classificação	Exemplo de nome comercial e apresentação	Cães	Gatos
Norfloxacino (antibiótico bactericida)	Floxacin®(H) • Frasco com 6 ou 14 comp. de 400 mg Norflomax®(V) • Frasco-ampola de 10 ou 50 mℓ com 150 mg/mℓ Norflagen®(V) • Caixa com 10 comp. de 200 mg	15 a 22 mg/kg VO a cada 12 h	Idem
Nortriptilina (antidepressivo tricíclico)	Cloridrato de Nortriptilina(H) • Caixa com 20 cápsulas de 10, 25, 50 ou 75 mg • Solução oral: frasco de 100 mℓ com 10 mg/5 mℓ Pamelor®(H) • Caixa com 30 cápsulas de 10, 25, 50 ou 75 mg • Solução oral: frasco de 100 mℓ com 2 mg/mℓ	1 a 2 mg/kg VO a cada 12 h durante 30 dias	–
Ocitocina (estimulante uterino)	Syntocinon®(H) • Ampola de 5 UI/1 mℓ Orastina Forte®(V) • Frasco-ampola de 5 mℓ com 0,5 UI/mℓ • Frasco-ampola de 10 mℓ com 0,5 UI/mℓ	5 a 20 UI/cadela IM ou IV; repetir a cada 15 a 30 min, se necessário	2,5 a 5 UI/gata IM ou IV; repetir até 3 vezes a cada 30 a 60 min
Oclacitinib (antialérgico imunomodulador inibidor seletivo da enzima JAK)	Apoquel®(V) • Caixa com 20 unidades de 3,6, 5,4 e 16 mg	0,4 a 0,6 mg/kg (a dose inicial a cada 12 h por 14 dias; após os 14 dias iniciais, a cada 24 h)	Não
Octreotida (análogo sintético da somatostatina)	Sandostatin®(H) • Ampola com 0,05 mg/1 mℓ, 0,1 mg/1 mℓ ou 0,5 mg/1 mℓ	2 a 20 µg/cão SC a cada 8 ou 12 h	Não
Oestriol (estrogênio natural)	Incurin®(V) • Tabletes de 1 mg (blíster com 30)	Controle da incontinência urinária responsiva ao estrogênio em cadelas ovariohisterectomizadas: 2 mg/cadela VO por 14 dias Após o controle da incontinência, a dose pode ser reduzida a 1 mg 1 vez/dia e, em seguida, 0,5 mg 1 vez/dia, dependendo da resposta individual. Deve haver um mínimo de 7 dias entre cada ajuste da dose Após a identificação da menor dose que controla a incontinência urinária, a dose pode ser diminuída ainda mais, administrada 1 vez a cada 2 dias. Se a cadela não responder a 2 mg/dia, o diagnóstico deve ser reavaliado	Não
Ofloxacino (antibiótico bactericida)	Flogirax®(H) • Caixa com 20 comp. de 200 ou 400 mg	5 a 20 mg/kg VO a cada 12 h	Idem

(continua)

Princípio ativo e classificação	Exemplo de nome comercial e apresentação	Cães	Gatos
Óleo de fígado de bacalhau (suplemento vitamínico A, D, E)	Emulsão Scott® (H) • Frasco de 170 ou 390 mℓ	1 colher de chá/10 kg VO a cada 24 h 0,5 a 1,5 mℓ/kg VO a cada 24 h	Idem
Óleo de linhaça (nutracêutico; fonte de ômega 3 e 6)	Dry Lin® (H) • Frasco com 60 cápsulas gelatinosas de 1.000 mg Óleo de Linhaça 1 g Herbarium® (H) • Frasco com 60 cápsulas gelatinosas de 1.000 mg Óleo de Linhaça 500 mg (H) • Frasco com 30 ou 60 cápsulas gelatinosas de 500 mg	500 a 1.000 mg VO 1 a 2 vezes/dia Cães de pequeno porte: 500 mg/10 kg ou 500 mg/animal VO 1 a 2 vezes/dia Cães de médio a grande porte: 1 cápsula de 1.000 mg/20 kg ou 1 cápsula de 1.000 mg/animal VO de 1 a 2 vezes/dia	125 a 500 mg/gato VO 1 a 2 vezes/dia (de preferência, abrir a cápsula na comida)
Óleo de oliva (nutracêutico; fonte de ácidos graxos; laxante)	Azeite de oliva	5 a 60 mℓ/animal VO	5 a 15 mℓ/animal VO
Óleo de peixe/ômega 3 (nutracêutico; fonte de ômega 3)	Fish Oil Sundow® (H) • Frasco com 320 cápsulas gelatinosas de 1.000 mg Óleo de Peixe Herbarium® (H) • Embalagem com 30 cápsulas gelatinosas de 600 mg Ograx-3® 500 (V) • Frasco com 30 cápsulas gelatinosas de 500 mg Ograx-3® 1000 (H) • Frasco com 30 cápsulas gelatinosas de 1.000 mg Ômega 3 Dog® 500 (V) • Frasco com 30 cápsulas gelatinosas de 500 mg Ograx® 1500 (V) • Frasco com 30 cápsulas gelatinosas de 1.500 mg Ômega 3 Dog® 1000 (V) • Frasco com 30 cápsulas gelatinosas de 1.000 mg	500 a 1.000 mg/cão VO 1 a 2 vezes/dia Adenite sebácea/malasseoziose: 1 g/5 kg/dia VO Atopia: 1 g/5 kg/dia VO Glomerulopatia: 1 g/10 kg/dia VO Hiperlipidemia: 100 a 200 mg/kg/dia VO	250 a 500 mg/gato VO 1 a 2 vezes/dia Atopia: 1 g/5 kg/dia VO Glomerulopatia: 1 g/10 kg/dia VO
Óleo de peixe/ômega 3 (nutracêutico; fonte de ômega 3)	Seniox 500® (V) • Frasco com 30 cápsulas gelatinosas de 500 mg Seniox 1.000® (V) • Frasco com 30 cápsulas gelatinosas de 500 mg Oxcell 500® (V) • Frasco com 30 cápsulas gelatinosas de 500 mg Oxcell 1.000® (V) • Frasco com 30 cápsulas gelatinosas de 1.000 mg	500 a 1.000 mg/cão VO 1 a 2 vezes/dia Adenite sebácea/malasseoziose: 1 g/5 kg/dia VO Atopia: 1 g/5 kg/dia VO Glomerulopatia: 1 g/10 kg/dia VO Hiperlipidemia: 100 a 200 mg/kg/dia VO	250 a 500 mg/gato VO 1 a 2 vezes/dia Atopia: 1 g/5 kg/dia VO Glomerulopatia: 1 g/10 kg/dia VO
Óleo de rícino (laxante)	Laxol® (H) • Frasco de 100 mℓ	8 a 30 mℓ VO	4 a 10 mℓ VO
Óleo mineral (laxante lubrificante)	Nujol® (H) • Frasco com 200 mℓ	1 a 2 mℓ/kg VO	Idem

(continua)

Capítulo 2 • Princípios Ativos, Apresentações e Doses para Cães e Gatos 309

Princípio ativo e classificação	Exemplo de nome comercial e apresentação	Cães	Gatos
Óleo TCM (suplemento nutricional)	MCT Óleo de Coco Vita Flôr®(H) • Frasco de 500 ml Óleo de Coco 500 mg FortVitta®(H) • Frasco com 60 cápsulas gelatinosas de 500 mg Óleo de Coco 1.000 mg FortVitta®(H) • Frasco com 60 ou 120 cápsulas gelatinosas de 1.000 mg	1 a 2 ml/kg/dia misturado ao alimento	Idem
Olsalazina (sulfonamida anti-inflamatória intestinal)	Dipentum®(H)(importado) • Frasco com 100 cápsulas de 250 mg	5 a 10 mg/kg VO a cada 8 h	Não
Omeprazol (inibidor da bomba de prótons)	Losec®(H) • Caixa com 7 ou 14 cápsulas de 10, 20 ou 40 mg; frasco-ampola com 40 mg/10 ml Gaviz V®(V) • Caixa com 10 comp. de 10 ou 20 mg Petprazol®(V) • Frasco com 30 comp. de 10 ou 20 mg	0,7 a 1 mg/kg VO ou IV a cada 24 h ou 12 h com alimento nas refeições	Idem
Ondansetrona (antiemético de ação central)	Zofran®(H) • Caixa com 10, 16 e 80 comp. de 8 mg • Ampola com 4 mg/2 ml (IM) e 8 mg/4 ml (IM, IV) Vonau Vet® • Frasco com 30 ml de 5 mg/ml	0,11 a 0,22 mg/kg VO a cada 8 h ou IV a cada 12 h 0,5 mg/kg IV lento Vonau Vet®: 0,5 mg/kg VO, a cada 12 h	Idem
Orbifloxacina (antibiótico bactericida)	Orbax®(V) • Frasco com 10 comp. de 22,7 mg	2,5 a 7,5 mg/kg VO a cada 24 h	Idem
Oseltamivir (antiviral)	Tamiflu®(H) • Caixa com 10 comp. de 30, 45 ou 75 mg	2,2 mg/kg VO a cada 12 h, durante 5 dias	Não
Oxacilina (antibiótico bactericida)	Staficilin-N®(H) • Frasco-ampola com 500 mg/3 ml	10 a 20 mg/kg IM a cada 8 h ou IV a cada 6 h 22 a 40 mg/kg VO a cada 6 ou 8 h	Idem
Oxibutinina (antiespasmódico urinário para tratamento da incontinência urinária por hiper-reflexia do detrusor)	Retemic®(H) • Caixa com 30 comp. de 5 mg • Xarope: frasco de 120 ml com 5 mg/5 ml	5 mg/cão VO a cada 8 ou 12 h ou 0,2 mg/kg VO a cada 8 ou 12 h	0,5 a 1 mg/gato VO a cada 8 ou 12 h
Oximetolona (esteroide anabolizante; estimulante da eritropoese)	Homogenin®(H) • Caixa com 10 comp. de 50 mg	1 a 5 mg/kg VO a cada 12 ou 24 h	Idem
Oxitetraciclina (antibiótico bacteriostático)	Terramicina®(H) • Caixa com 8 cápsulas de 500 mg • Ampola com 100 mg/2 ml Terramicina® LA(V) • Frasco-ampola de 50 ml com 200 mg/ml	20 a 22 mg/kg VO a cada 8 h 7,5 a 10 mg/kg IM ou IV a cada 12 h	Idem

(continua)

Princípio ativo e classificação	Exemplo de nome comercial e apresentação	Cães	Gatos
Paclitaxel (agente antineoplásico ligante da tubulina)	**Paclitax®**(H) • Frasco-ampola de 30 ou 100 mg	**Pequeno porte (até 10 kg):** 5 mg/kg IV lento durante 3 a 6 h (diluir em solução fisiológica a 0,9%), a cada 3 semanas. Administrar difenidramina 30 min antes, 2 mg/kg IM **Médio a grande porte:** 132 mg/m^2 IV lento durante 3 a 6 h (diluir em solução fisiológica a 0,9%), a cada 3 semanas. Administrar difenidramina 30 min antes, 2 mg/kg IM	Não
Pamidronato (anti-hipercalcêmico)	**Pamidronato dissódico**(H) • Frasco-ampola de 10 mℓ com 30, 60 ou 90 mg	1 a 2 mg/kg, dissolvidos em 150 mℓ de solução fisiológica e administrados em infusão IV durante 2 horas. Pode ser repetido após 1 a 3 semanas	Idem
Pancreatina (suplemento enzimático pancreático)	**Creon®**(H) • Cápsulas (10.000 UI): cartuchos com 30 cápsulas de pancreatina sob a forma de microesferas com revestimento acidorresistente • Cápsulas (25.000 UI): cartucho com 20 e 30 cápsulas de pancreatina sob a forma de microesferas com revestimento acidorresistente	2 a 4 cápsulas com o alimento 0,5 a 6 g/dia/animal VO (manipulação)	1 a 2 cápsulas com o alimento 0,25 a 3 g/dia/animal VO (manipulação)
Pancurônio (bloqueador neuromuscular não despolarizante)	**Pancuron®**(H) • Ampola com 4 mg/2 mℓ	0,044 a 0,11 mg/kg IV 0,022 a 0,060 mg/kg IV com halotano	0,020 a 0,022 mg/kg IV
Pantoprazol (antiácido inibidor da bomba de prótons)	**Pantozol®**(H) • Embalagem com 7, 14 e 28 comp. de 20 e 40 mg • Ampola com 40 mg/10 mℓ	0,5 a 0,6 mg/kg/dia VO 0,5 a 1 mg/kg infusão IV lenta (2 ou 15 min) a cada 24 h **Para infusão IV de 2 min:** diluir 40 mg do pó de injeção em 10 mℓ de NaCl 0,9%, concentração final de 4 mg/mℓ **Para infusão IV de 15 min:** diluir 40 mg do pó de injeção em 10 mℓ de NaCl 0,9%, em seguida misturar essa solução em um volume de 100 mℓ de glicose a 5% ou NaCl 0,9% ou lactato de Ringer com uma solução final de 0,4 mg/mℓ	Idem
Paracetamol (analgésico antitérmico)	**Tylenol®**(H) • Envelope com 4 comp. de 500 ou 750 mg • Gotas: frasco de 15 mℓ com 200 mg/mℓ	15 mg/kg VO a cada 8 h	Não
Paroxetina (inibidor seletivo 5-HT–antidepressivo)	**Aropax®**(H) • Caixa com 20 ou 30 comp. de 20 mg	0,5 mg/kg/dia VO	Idem

(continua)

Princípio ativo e classificação	Exemplo de nome comercial e apresentação	Cães	Gatos
Penicilamina (quelante de cistina, chumbo e cobre)	**Cuprimine®**(H) • Cartucho com 50 cápsulas de 250 mg	**Urolitíase por cistina:** 15 mg/kg VO a cada 12 h **Hepatopatia por cobre:** 10 a 15 mg/kg VO a cada 12 h **Intoxicação por chumbo:** 33 a 100 mg/kg/dia VO divididos em 4 tomadas por 7 dias	Não
Penicilina G benzatina (antibiótico bactericida)	**Benzetacil®**(H) • Frasco-ampola com 600.000 UI/4 mℓ ou 1.200.000 UI/4 mℓ **Benzapen®**(V) • Frasco-ampola com 10.000.000 UI/15 mℓ **Pentabiótico® Veterinário Pequeno Porte**(V)(assoc.) • Frasco-ampola de 3 mℓ com 600.000 UI de benzatina + 300.000 UI de procaína + 300.000 UI de potássica + 250 mg de estreptomicina	40.000 UI/kg IM a cada 48 ou 72 h	Idem
Penicilina G potássica (antibiótico bactericida)	**Novapen®**(V) • Frasco-ampola de 50 mℓ com penicilina G potássica de 20.000.000 UI	40.000 UI/kg VO a cada 6 h 20.000 UI/kg IM, IV ou SC a cada 4 h	Idem
Penicilina G procaína (antibiótico bactericida)	**Benzilpenicilina Procaína**(H) • Frasco-ampola com 5.000.000 UI	20.000 UI/kg IM ou SC a cada 12 ou 24 h	Idem
Penicilina V (antibiótico bactericida)	**Pen-Ve-Oral®**(H) • Caixa com 12 comp. de 500.000 UI • Solução oral: frasco de 60 mℓ com 400.000 UI/5 mℓ	15.000 UI/kg VO a cada 6 ou 8 h	Idem
Pentoxifilina (metilxantina; anti-inflamatório e vasodilatador periférico)	**Trental®**(H) • Caixa com 20 comp. de 400 mg • Infantil: ampola de 5 mℓ/100 mg **Proex®**(V) • Caixa com 20 comp. de 50, 100 e 200 mg	10 a 15 mg/kg VO a cada 8 h **Dermatopatias:** 25 mg/kg VO a cada 24 h **Proex®:** 5 a 10 mg/kg VO, a cada 8 ou 12 h	**Dermatopatias:** 100 mg/gato VO a cada 8 ou 12 h
Permetrina (piretroide/ectoparasiticida)	**Advantage® Max3**(V)(assoc.) • Bisnaga plástica para uso tópico de 0,4; 1; 2,5 e 4 mℓ cada com 100 mg de imidacloprida + 500 mg de permetrina/mℓ **Bulldog® Shampoo**(V) • Frasco de 500 mℓ **Kwell®**(H) • Loção: frasco de 60 mℓ com 10 mg/mℓ **Nedax® Xampu**(H) • Frasco de 60 mℓ com 10 mg/mℓ • Sabonete com 10 mg/g	1 mℓ (solução a 50%)/1 ℓ de água (pulverização) ou, para cães, 650 mg para animais até 15 kg ou 1.300 mg acima desse peso, na forma de *pour-on* **Advantage® Max3:** 0,4 mℓ: cães até 4 kg 1 mℓ: cães entre 4 e 10 kg 2,5 mℓ: cães entre 10 e 25 kg 4 mℓ: cães acima de 25 kg	–
Peróxido de benzoíla (antibacteriano; ceratolítico; comedolítico)	**Peroxydex® Spherulites**(V) • Frasco de 125, 500 ou 5.000 mℓ com 35 mg/mℓ **Sanadog®**(V) • Frasco de 125 ou 500 mℓ com 25 mg/mℓ	Fazer um banho a cada 3 dias, deixando em contato com a pele por 10 min antes de enxaguar	Idem

(continua)

Princípio ativo e classificação	Exemplo de nome comercial e apresentação	Cães	Gatos
Peróxido de hidrogênio (agente oxidante; antisséptico)	Água Oxigenada 10 volumes(H) • Frasco de 100 ml	1 a 2 ml (solução 10 volumes)/kg VO (dose total máxima de 50 ml/animal), podendo repetir após 15 a 30 min	Idem
Pimobendana (inotrópico positivo; inodilatador)	Vetmedin®(V)(importado) • Comp. mastigáveis de 1,25, 2,5 e 5 mg Fortekor Duo®(V) • Comprimidos de 1,25 mg	0,25 a 0,3 mg/kg VO a cada 12 h Fortekor Duo®: 2,5 a 5 kg: 0,5 comp./animal	1,25 mg/gato VO a cada 12 h
Pindolol (bloqueador beta-adrenérgico)	Visken®(H) • Caixa com 20 comp. de 5 e 10 mg	0,125 a 0,25 mg/kg VO a cada 12 h	–
Piperacilina (antibiótico bactericida; betalactâmico)	Tazocin® 2,25 g(H) • Frasco-ampola de dose única com piperacilina sódica equivalente a 2 g de piperacilina, tazobactam sódico equivalente a 250 mg de tazobactam. Cada frasco-ampola de 2,25 g deverá ser reconstituído com 10 ml de solução fisiológica. Após a reconstituição, espera-se um volume final aproximado de 11,5 ml de solução dentro do frasco Tazocin® 4,5 g(H) • Frasco-ampola de dose única com piperacilina sódica equivalente a 4 g de piperacilina, tazobactam sódico equivalente a 500 mg. Cada frasco-ampola de 2,25 g deverá ser reconstituído com 20 ml de solução fisiológica. Após a reconstituição, espera-se um volume final aproximado de 23 ml de solução dentro do frasco Piperacilina Sódica + Tazobactam Sódico(H), Tazocin®(H) • Frasco-ampola de 2,25 ou 4,5 g com, respectivamente, 2 e 4 g de piperacilina e o restante de tazobactam sódico. Deve ser diluído em 10 a 50 ml de solução fisiológica, água destilada ou glicose 5% e administrado em um período de 20 a 30 min	20 a 40 mg/kg IV a cada 6 h ou IM a cada 8 h	Idem
Piperazina (endoparasiticida)	Proverme®(V) • Envelope com 28 g a 360 mg/g Vermical®(H) • Envelope com 10 ou 50 g	50 a 100 mg/kg VO, repetir em 15 a 21 dias	Idem
Piracetam (agente nootrópico; estimulante da função cerebral)	Nootron®(H) • Caixa com 60 comp. de 400 mg • Solução oral: frasco de 110 ml com 300 mg/5 ml Nootropil®(H) • Caixa com 30 comp. de 800 mg • Injetável: ampola com 1.000 mg/5 ml	10 mg/kg VO a cada 8 h	Não

(continua)

Princípio ativo e classificação	Exemplo de nome comercial e apresentação	Cães	Gatos
Pirantel (endoparasiticida)	Canex® Original(V) • Blíster com 4 comp. de 50 mg – 1 comp./10 kg Canex® Plus 3(V) • Blíster com 4 comp. de 50 mg de pirantel + 50 mg de praziquantel + 150 mg de febantel – 1 comp./10 kg Canex® Premium(V) • Blíster com 4 comp. de 450 e 950 mg de ivermectina + pirantel + praziquantel + febantel • Blíster com 2 comp. de 3.600 mg, 1 comp. de 450 mg/5 kg e 1 comp. de 950 mg/35 a 40 kg Drontal® Plus(V)(assoc.) • Caixa com 2 comp. de 660 mg – 1 comp./10 kg • Caixa com 4 comp. de 660 mg – 1 comp./10 kg • Caixa com 2 comp. de 2.310 mg – 1 comp./35 kg Drontal® Puppy(V)(assoc.) • Frasco de 20 mℓ com 1 mℓ/kg Drontal® Gatos(V)(assoc.) • Caixa com 4 comp. de 339 mg – 1 comp./4 kg	5 a 10 mg/kg VO, repetidos após 3 semanas	Idem
Piridostigmina (anticolinesterásico)	Mestinon®(H) • Caixa com 20 comp. de 60 mg	Miastenia *gravis*: 0,5 a 3 mg/kg VO a cada 8 ou 12 h	Miastenia *gravis*: 0,25 mg/kg VO a cada 12 ou 24 h 1 a 5 mg/gato VO a cada 24 h **Antídoto de medicamento curarizante:** 0,15 a 0,3 mg/kg IM ou IV a cada 24 h
Pirimetamina (antiprotozoário)	Daraprim®(H) • Frasco com 100 comp. de 25 mg	1 mg/kg VO a cada 24 h por 3 dias; depois, 0,5 mg/kg VO a cada 24 h por 10 a 21 dias	0,5 a 1 mg/kg VO a cada 24 h por 14 a 28 dias
Piriprol (ectoparasiticida)	Prac-Tic®(V) • Pipetas com 0,45, 1,1, 2,2 ou 5 mℓ	Obedecer o seguinte esquema: • 2 a 4,5 kg: 1 pipeta de 0,45 mℓ • 4,5 a 11 kg: 1 pipeta de 1,1 mℓ • 11 a 22 kg: 1 pipeta de 2,2 mℓ • 22 a 50 kg: 1 pipeta de 5,0 mℓ • Mais de 50 kg: combinar 2 pipetas de acordo com o peso do animal	Não
Piriproxifeno (ectoparasiticida; análogo do hormônio juvenil)	Mypet® Plus(V)(assoc.) • Bisnaga de 1, 2, 3, 4 e 6 mℓ Mypet® Plus Gatos(V)(assoc.) • Bisnaga de 1 mℓ Mypet® Plus Spray(V)(assoc.) • Frasco de 100 e 250 mℓ Mypet® Spray(V)(assoc.) • Frasco de 100, 250 e 1.000 mℓ Mypet® Aerossol(V)(assoc.) • Frasco de 400 mℓ para uso no ambiente	Bisnaga: • Até 8 kg: 1 mℓ • 8 a 16 kg: 2 mℓ • 16 a 24 kg: 3 mℓ • 24 a 40 kg: 4 mℓ • 40 a 50 kg: 5 mℓ *Spray:* • 2 a 4 jatos/kg	2 a 4 jatos/kg

(continua)

Princípio ativo e classificação	Exemplo de nome comercial e apresentação	Cães	Gatos
Piroxicam (AINE inibidor não seletivo de COX-2)	**Feldene®**(H) • Caixa com 15 cápsulas de 20 mg • Caixa com 10 comp. solúveis de 20 mg • Injetável: ampola com 40 mg/2 mℓ	0,3 mg/kg VO a cada 24 a 48 h	0,3 mg/kg VO a cada 24 ou 48 h (não usar por mais de 7 dias)
Polimixina B (antibiótico bactericida; polipeptídio)	**Sulfato de Polimixina B**(H) • Frasco-ampola de 500.000 UI	2 mg/kg, IM a cada 12 h 3 mg/2,5 mℓ de solução fisiológica em nebulização a cada 8 a 12 h	Idem
Ponazurila (triazina protozoocida)	**Ponazuril Oral Paste®**(V)(importado) • Pasta: tubo de 127 g com 150 mg/g	15 mg/kg/dia VO durante 4 semanas	Idem
Posoconazol (antifúngico triazol)	**Posatex®**(V) • Solução otológica: Frasco de 17,5 mℓ. Uma gota contém 267 µg de orbifloxacino, 27 µg de furoato de mometasona e 27 µg de posaconazol	Peso inferior a 2 kg: aplicar 2 gotas/dia no ouvido Peso entre 2 e 15 kg: aplicar 4 gotas/dia no ouvido Peso de 15 kg ou mais: aplicar 8 gotas/dia no ouvido	–
Praziquantel (endoparasiticida)	**Cestox®**(H) • Caixa com 4 comp. de 150 mg	5 a 10 mg/kg VO	5 mg/kg VO
Prazosina (bloqueador alfa-1-seletivo anti-hipertensivo)	**Minipress® SR**(H) • Caixa com 15 cápsulas de liberação lenta de 1, 2 ou 4 mg	1 mg/15 kg VO a cada 8 ou 12 h 0,07 mg/kg VO a cada 8 ou 12 h	0,25 a 2 mg/gato VO a cada 8 ou 12 h 0,07 mg/kg VO a cada 8 ou 12 h
Prednisolona (corticosteroide)	**Prednisolona Solução Oral**(H) • Solução oral: frasco de 60 ou 100 mℓ de 3 mg/mℓ **Prediderm®**(V) • Caixa com 10 comp. de 5 ou 20 mg **Prelone®**(H) • Cartuchos com 10 ou 20 comp. de 5 mg • Cartucho com 10 comp. de 20 mg **Dermacorten®**(V) • Blíster de 10 comp. com 5 ou 20 mg **Neo-Corticol®**(V) • Frasco de 10 mℓ com 25 mg/mℓ	**Anti-inflamatório e alergia:** 0,5 a 1 mg/kg VO ou IM a cada 12 h **Imunossupressão:** 2 mg/kg VO ou IM a cada 12 h	**Alergia:** 1 mg/kg VO ou IM a cada 12 h **Imunossupressão:** 2 a 3 mg/kg VO ou IM a cada 12 h
Prednisona (corticosteroide)	**Meticorten®**(H) • Estojo com 20 comp. de 5 mg • Estojo com 10 comp. de 20 mg **Meticorten® 5**(V) • Blíster com 10 comp. de 5 mg **Meticorten® 20**(V) • Blíster com 10 comp. de 20 mg	**Anti-inflamatório e alergia:** 0,5 a 1 mg/kg VO ou IM a cada 12 h **Imunossupressão:** 2 a 3 mg/kg VO ou IM a cada 12 h; depois, a cada 48 h **Uso prolongado:** 0,5 a 2 mg/kg, em dias alternados **Choque:** 5,5 a 11 mg/kg IV	Idem
Pregabalina (analgésico; anticonvulsivante)	**Lyrica®**(H) • Caixa com 14 ou 28 cápsulas de 75 ou 150 mg	**Anticonvulsivante:** 3 a 4 mg/kg VO a cada 12 h **Dor neuropática:** 4 mg/kg VO a cada 12 h	**Anticonvulsivante:** 2 a 3 mg/kg VO a cada 12 h **Dor neuropática:** 2 a 4 mg/kg VO a cada 12 h
Primidona (anticonvulsivante)	**Primid®**(H) • Caixa com 100 comp. de 100 mg • Caixa com 20 comp. de 250 mg	**Dose inicial:** 8 a 10 mg/kg VO a cada 8 h **Manutenção:** 10 a 15 mg/kg VO a cada 8 h	10 a 20 mg/kg VO a cada 8 h
Procainamida (antiarrítmico)	**Procamide®**(H) • Caixa com 20 comp. de 300 mg • Injetável: ampola com 500 mg/5 mℓ	10 a 20 mg/kg VO a cada 8 h ou 6 a 8 mg/kg IV administrados em 3 min e, se necessário, seguidos de gotejamento IV a 25 a 50 µg/kg/min (solução em glicose 5% com 1 a 2 mg/mℓ)	3 a 8 mg/kg VO a cada 6 ou 8 h ou 1 a 2 mg/kg IV administrados em 3 min e, se necessário, seguidos de gotejamento IV a 10 a 20 µg/kg/min (solução em glicose 5% com 1 a 2 mg/mℓ)

(continua)

Capítulo 2 • Princípios Ativos, Apresentações e Doses para Cães e Gatos   315

Princípio ativo e classificação	Exemplo de nome comercial e apresentação	Cães	Gatos
Progesterona (hormônio sexual feminino)	**Evocanil®**(H) • Caixa com 30 comp. de 100 mg ou 20 de 200 mg **Utrogestan®**(H) • Caixa com 30 cápsulas de 100 mg ou 14 de 200 mg	2 a 4 mg/kg IM ou SC a cada 24 h (forma oleosa) ou a cada 5 a 10 dias IM (forma de depósito)	Idem
Proligestona (análogo da progesterona)	**Covinan®**(V) • Frasco-ampola de 20 mℓ com 100 mg/mℓ	30 mg/kg SC (raças pequenas) ou 10 mg/kg SC (raças grandes), aplicados no anestro ou no início do proestro (suprime o estro em 3 a 7 dias), podendo ser o usado o seguinte esquema: Menos de 3 kg: 1 mℓ/animal 3 a 5 kg: 1 a 1,5 mℓ/animal 5 a 10 kg: 1,5 a 2 mℓ/animal 10 a 20 kg: 2,5 a 3,5 mℓ/animal 20 a 30 kg: 3,5 a 4,5 mℓ/animal 30 a 45 kg: 4,5 a 5,5 mℓ/animal 45 a 60 kg: 5,5 a 6 mℓ/animal Mais de 60 kg: 1 mℓ/10 kg	Idem
Prometazina (bloqueador H$_1$ anti-histamínico)	**Fenergan®**(H) • Caixa com 20 comp. de 25 mg • Ampola de 50 mg/2 mℓ	0,2 a 1 mg/kg VO, SC ou IM a cada 8 ou 12 h	Idem
Propafenona (antiarrítmico)	**Ritmonorm®**(H) • Caixa com 10, 20 ou 60 comp. de 300 mg • Ampola de 20 mℓ com 3,5 mg/mℓ	0,5 a 3 mg/kg VO ou IV	–
Propiltiuracila (antagonista dos hormônios tireoidianos)	**Propil®**(H) • Caixa com 30 comp. de 100 mg	–	10 mg/kg VO a cada 8 ou 12 h 50 mg/gato VO a cada 8 ou 12 h
Propofol (anestésico geral injetável)	**Diprivan®**(H) • Ampola de 20 mℓ ou frasco-ampola de 50 ou 100 mℓ com 10 mg/mℓ **Propovet®**(V) • Frasco de 50 ml com 50 mg/mℓ	Indução: 6 mg/kg IV lenta 0,4 a 0,8 mg/kg/min (se a anestesia > 15 min) Manutenção 10 mg (1 mℓ/10 a 25 kg) Sedação: 0,1 mg/kg IV em 1 min	Idem
Propoxur (ectoparasiticida)	**Coleira Tea 327®** Cães e Gatos(V) • Coleira de 33 cm para gatos • Coleira de 33 cm para cães • Coleira de 44 cm para cães de médio a pequeno porte • Coleira de 57 cm para cães de grande porte **Leevre®**(V) • Coleira de 48 e 63 cm para cães	Uso da coleira a cada 5 meses **Leevre®:** uso da coleira a cada 6 meses ou 24 semanas	Idem
Propranolol (bloqueador beta-adrenérgico antiarrítmico)	**Cloridrato de Propranolol** • Caixa com 30 comp. de 10, 40 e 80 mg	**Arritmias:** 0,2 a 1 mg/kg VO a cada 8 h 0,02 a 0,06 mg/kg em infusão IV **Hipertensão sistêmica:** 2,5 a 10 mg VO a cada 8 ou 12 h	**Arritmias:** 0,25 a 5 mg em infusão IV lenta, seguida por 2,5 a 5 mg VO a cada 8 h **Hipertensão sistêmica:** 2,5 a 5 mg VO a cada 8 ou 12h

(continua)

Princípio ativo e classificação	Exemplo de nome comercial e apresentação	Cães	Gatos
Prostaglandina F-2-alfadinoprosta (prostaglandina sintética)	Lutalyse® (V) • Frascos de doses múltiplas de 10 ou 30 ml com 5 mg/ml	Piometra: 0,1 a 0,25 mg/kg/dia SC por 5 dias Interrepção da gravidez: 0,025 a 0,05 mg/kg (25 a 50 μg/kg) IM a cada 12 h	Piometra: 0,1 a 0,25 mg/kg SC ao dia por 3 a 5 dias Interrupção da gravidez: 0,5 a 1 mg/kg (25 a 50 μg/kg) IM a cada 12 h, 2 injeções Hiperplasia fibroadenomatosa mamária: 0,5 mg/kg/dia SC durante 2 dias
Protamina (antagonista da heparina)	Protamina® 1000® (H) • Ampola de 5 ml com 10 mg/ml	1 a 1,5 UI para cada 100 UI de heparina administradas em infusão IV durante 60 min	Idem
Pseudoefedrina (simpatomimético)	Claritin-D® (H)(assoc.) • Xarope: frasco de 60 ml com 1 mg + 12 mg/ml. Cada ml contém 1 mg de loratadina + 12 mg de sulfato de pseudoefedrina	0,2 a 0,4 mg/kg VO a cada 8 ou 12 h	Idem
Psílio/Psyllium (laxante de volume)	Metamucil® (H) • Caixa com 10 sachês de 5,85 g ou envelope com 174 g	2 a 10 g VO a cada 12 ou 24 h ou 1 colher de chá/5 a 10 kg (misturado na comida)	Idem
Quimotripsina (enzima)	Parenzyme® Analgésico (H)(assoc.) • Caixa com 18 drágeas de 8.230 UI de alfaquimotripsina + 41.200 UI de tripsina + 300 mg de paracetamol	1.000 a 5.000 UI/animal VO a cada 12 h	1.000 a 2.500 UI/animal VO a cada 12 h
Quinidina (antiarrítmico)	Quinidine® (H) • Caixa com 20 comp. de 200 mg	5 a 20 mg/kg VO ou IM a cada 8 h	5 a 15 mg/kg VO ou IM a cada 8 h
Ramipril (vasodilatador anti-hipertensivo; inibidor da ECA)	Ramipril (H) • Caixa com 20 ou 30 comp. de 2,5, 5 e 10 mg	0,125 a 0,25 mg/kg VO a cada 24 h	0,125 mg/kg VO a cada 24 h
Ranitidina (bloqueador H_2 antiácido)	Antak® (H) • Caixa com 10 ou 20 comp. de 150 ou 300 mg • Frasco de 120 ml com 75 mg/5 ml • Ampola com 50 mg/2 ml	1 a 2 mg/kg VO, IV ou SC a cada 12 h	Idem
Remifentanila (hipnoanalgésico; agonista opioide)	Ultiva® (H) • Frasco-ampola com 1, 2 ou 5 mg	4 μg/kg IV, continuando com 6 a 20 μg/kg/h em infusão IV contínua	Anestesiar com propofol e administrar 6 a 12 μg/kg/h em infusão IV contínua
Ribaverina (antiviral)	Ribaverina (H) • Frasco com 20, 40 ou 60 cápsulas de 250 mg Virazole® (H) • Caixa com 20 ou 60 cápsulas de 250 mg • Caixa com 20 cápsulas de 100 mg	30 a 60 mg/kg VO a cada 24 h	–
Rifamicina (antibiótico bactericida)	Rifamicina 300 mg (H) • Caixa com 6 cápsulas de 300 mg Rifaldin® (H) • Caixa com 6 cápsulas de 300 mg • Suspensão: frasco de 100 ml com 100 mg/5 ml Rifocina® Spray (H) • Frasco de 20 ml com 10 mg/ml	5 a 10 mg/kg VO a cada 12 h 10 mg/kg VO a cada 24 h	Idem
Rifampicina (antibiótico bactericida)	Rifampicina Cápsulas (H) • Caixa com 10 cápsulas de 300 mg	10 a 20 mg/kg VO a cada 8 ou 12 h	Idem

(continua)

Princípio ativo e classificação	Exemplo de nome comercial e apresentação	Cães	Gatos
Robenacoxibe (AINE inibidor seletivo de COX-2)	Onsior® (V)(Importado) • Blíster com 7 comp. de 10, 20 e 40 mg Onsior Gatos® (V) • Blíster com 6 comp. de 6 mg Onsior Injetável® (V) • Frasco com 20 mℓ de 20 mg/mℓ	1 a 2 mg/kg/q VO a cada 24 h ou 2 mg/kg SC imediatamente antes de cirurgias	1 a 2 mg/kg VO a cada 24 h (usar um máximo de 6 dias) ou 2 mg/kg/SC imediatamente antes de cirurgias
Rocurônio (bloqueador neuromuscular competitivo ou não despolarizante)	Esmeron® (H) • Ampola de 5 ou 10 mℓ com 10 mg/mℓ Rocuron® (H) • Embalagem com 12 frascos--ampolas de 5 mℓ com 10 mg/mℓ	0,5 mg/kg IV, seguido de infusão IV contínua a 0,2 mg/kg/h	0,6 mg/kg IV
Ropivacaína (anestésico local)	Cloridrato de Ropivacaína (H) • Solução injetável: caixa com 5 ampolas de 20 mℓ com 7,5 e 10 mg/mℓ Naropin® (H) • Solução injetável: caixa com 5 ampolas de 20 mℓ com 2, 7,5 e 10 mg/mℓ	1 a 3 mg/kg perineural	Idem
S-adenosilmetionina (nutracêutico)	SAMe BIOVEA® (H)(Importado) • Caixa com 30 tabletes de 200 ou 400 mg S-Adenosyl-100® (V)(Importado) • Frasco com 30 tabletes de 100 mg S-Adenosyl-225® (V)(Importado) • Frasco com 30 tabletes de 225 mg PetSame® (V)(associação) • Caixa com 20 comp. Cada comp. contém: Colina (Mín) 2.000 mg/kg + Extrato de Alcachofra (Mín) 150 mg/kg + Extrato de Cardo Mariano (Mín) 200 g/kg + Inositol (Mín) 20 g/kg + S-Adenosilmetionina (Mín) 200 g/kg + Selênio (Mín) 57 mg/kg + Zinco (Mín) 670 mg/kg	Hepatopatia: 20 mg/kg VO ao dia PetSame®: 1 comp./10 kg VO, a cada 24 h	Lipidose hepática: 20 mg/kg VO ao dia ou 90 a 100 mg/gato PetSame®: 1 comp./animal VO, a cada 24 h
Salbutamol (agonista beta-2-adrenérgico; broncodilatador)	Aerolin® (H) • Caixa com 20 comp. de 2 ou 4 mg • Xarope: frasco de 120 mℓ com 2 mg/5 mℓ • Injetável: caixa com 5 ampolas de 0,5 mg/1 mℓ • Nebulização: frasco de 10 mℓ com 6 mg/mℓ • Aerossol: frasco com 200 doses de 100 μg Sulfato de Salbutamol (H) • Xarope: frasco de 120 mℓ com 0,4 mg/mℓ ou 2 mg/5 mℓ	0,2 a 0,5 mg/kg VO a cada 8 ou 12 h ou 100 a 200 μg/cão inalados por meio de espaçador, a cada 12 h	100 μg/gato, inalados por meio de espaçador, a cada 12 h
Sangue	Sangue (transfusão)	20 mℓ/kg IV, IP, intramedular	Idem
Sarolaner (ectoparasiticida; isoxazolina)	Simparic® (V) • Embalagem com 1 ou 3 comp. mastigáveis palatáveis de 5, 10, 20, 40, 80 e 120 mg	2 a 4 mg/kg VO 1 vez/mês ou comp. de: • 5 mg: 1,3 a 2,5 kg • 10 mg: 2,6 a 5 kg • 20 mg: 5,1 a 10 kg • 40 mg: 10,1 a 20 kg • 80 mg: 20,1 a 40 kg • 120 mg: 40 a 60 kg	Não

(continua)

Princípio ativo e classificação	Exemplo de nome comercial e apresentação	Cães	Gatos
Secnidazol (antiparasitário; derivado imidazólico; protozoocida)	**Secnidazol**(H) • Caixa com 4 comp. de 500 mg • Caixa com 2 ou 4 comp. de 1.000 mg • Suspensão oral: frasco de 15 ou 30 mℓ com 150 mg/mℓ	30 mg/kg/dia VO durante 5 a 7 dias	Idem
Selamectina (lactonas macrocíclicas; avermectinas; endectocida)	**Revolution®**(V) **6% e 12%** • 6% para gatos de 2,5 a 7,5 kg: 1 ampola de 0,75 mℓ • 6% para cães e gatos até 2,5 kg: 1 ampola de 0,25 mℓ • 12% para cães de 2,5 a 5 kg: 1 ampola de 0,25 mℓ • 12% para gatos de 5 a 10 kg: 1 ampola de 0,5 mℓ • 12% para gatos de 10 a 20 kg: 1 ampola de 1 mℓ • 12% para gatos de 20 a 40 kg: 1 ampola de 2 mℓ	6 mg/kg, a cada 30 dias, *spot-on*	Idem
Selegelina (inibidor seletivo da MAO)	**Elepril®**(H) • Caixa com 20 comp. de 5 mg **Jumexil®**(H) • Caixa com 20 comp. de 5 mg • Caixa com 30 comp. de 10 mg	Hiperadrenocorticismo pituitário-dependente: 1 a 2 mg/kg/dia VO Disfunção cognitiva: 0,5 a 1 mg/kg/dia VO	Disfunção cognitiva: 0,25 a 1 mg/kg/dia VO
Sene (laxante)	**Agiolax®**(H) • Granulado: Frasco de 100 e 250 g • Caixa com 20 envelopes de 5 g. Cada colher de sobremesa (5 g) ou cada envelope contém: semente de *Plantago ovata* 2,60 g + casca de semente de I 0,11 g + *Cassia angustifolia* (sene) 0,5 a 0,66 g	Grânulos: ½ a 1 colher de chá/cão/dia VO	Grânulos: ½ colher de chá/gato a cada 24 h (com alimentação)
Sertralina (antidepressivo ISRS)	**Cloridrato de Sertralina**(H) • Caixa com 30 comp. revestidos de 50 mg **Tolrest®**(H) • Caixa com 28 comp. de 25, 50 ou 75 mg	2 a 4 mg/kg VO, a cada 24 h	0,5 mg/animal VO, a cada 24 h
Sevoflurano (anestésico geral inalatório)	**Sevocris®**(H) • Frasco de 100 e 250 mℓ **Sevoflurano**(H) • Frasco de 100 e 250 mℓ	4% (indução) e 2% (manutenção)	Idem
Sildenafila (vasodilatador; inibidor da fosfodiesterase)	**Citrato de Sildenafila**(H) • Caixa com 1, 2 ou 4 comp. de 50 mg • Caixa com 2 ou 4 comp. de 100 mg **Viagra®**(H) • Caixa com 4 comp. de 25 mg • Caixa com 1, 2, 4 ou 8 comp. de 50 mg • Caixa com 4 comp. de 100 mg	2 a 3 mg/kg VO, a cada 8 h	Idem
Silimarina (nutracêutico hepatoprotetor)	**Legalon®**(H) • Caixa com 30 drágeas de 70 mg • Caixa com 20 cápsulas de 140 mg • Suspensão: frasco de 100 mℓ com 50 mg/5 mℓ	20 a 50 mg/kg VO a cada 24 h	Idem

(continua)

Capítulo 2 • Princípios Ativos, Apresentações e Doses para Cães e Gatos 319

Princípio ativo e classificação	Exemplo de nome comercial e apresentação	Cães	Gatos
Sinvastatina (hipolipemiante)	Lipistatina®(H) • Caixa com 10, 20, 30, 40 e 60 comp. de 10 mg • Caixa com 10, 20, 30, 40 e 60 comp. de 20 mg • Caixa com 10, 20, 30, 40 e 60 comp. de 60 mg	1 a 1,8 mg/kg VO a cada 24 h	–
Somatotropina (hormônio hipofisário; hormônio do crescimento)	Eutropin®(H) • Frasco-ampola com 4 UI/1 mℓ ou 15 UI/1,5 mℓ Genotropin®(H) • Frasco-ampola de 1 mℓ com 16 ou 36 UI	0,1 UI/kg SC a cada 48 h durante 4 a 6 semanas	Não
Sorbitol (laxante)	Minilax®(H)(assoc.) • Embalagem com 7 bisnagas de 6,5 g para uso retal. Cada g contém 714 mg de sorbitol a 70% + 7,7 mg de laurel sulfato de sódio	0,5 a 1 g/kg VO ou via retal	Idem
Soro anticinomose (soro anticinomose)	Cannis Globulin® Polivalente(V) • Frasco com pó liofilizado + 1 Frasco diluente de 5 mℓ Cino-Globulin®(V) • Frasco de 10 mℓ	Medida profilática: 0,5 a 1 mℓ/kg SC. Repetir a cada 5 a 6 dias conforme orientação clínica Tratamento curativo: 1 a 2 mℓ/kg SC. Repetir a cada 24 a 48 h ou a critério do médico veterinário	Não
Soro antiofídico polivalente (soro hiperimune contra picada de serpentes do gênero Bothrops e Crotalus)	Soro Antiofídico Polivalente Lema®(V) • Frasco-ampola com pó liofilizado + 1 frasco diluente de 50 mℓ	Casos leves: 50 mℓ SC, dose única Casos médios: 80 mℓ sendo 40 mℓ SC e 40 mℓ IV, dose única Casos graves: 200 mℓ, sendo 50 mℓ SC e 150 mℓ IV, dose única	Idem
Soro antitetânico (antitoxina tetânica)	Soro Antitetânico Instituto Lema®(V) • Frasco-ampola de 5 mℓ com 5.000 U • Frasco-ampola de 50 mℓ com 50.000 UI Soro Antitetânico Biovet®(V) • Ampola de 2 mℓ com 5.000 UI	Terapêutica: 100.000 a 300.000 UI SC ou IM Profilática: 1.500 a 5.000 UI SC ou IM	Idem
Sotalol (bloqueador beta-1 seletivo; antiarrítmico; anti-hipertensivo)	Cloridrato de Sotalol(h) • Caixa com 30 comp. de 120 mg ou 20 de 160 mg	1 a 2 mg/kg VO a cada 12 h	Idem
Subsalicilato de bismuto (protetor de mucosa)	Pepto-Bismol®(H) • Suspensão oral: frasco de 100 mℓ com 262,4 mg de salicilato de bismuto monobásico a cada 15 mℓ ou 1 colher de sopa Pepto-Zil®(H) • Supensão oral: frasco de 120 mℓ com 17,46 mg/mℓ • Caixa com 20 comp. mastigáveis de 262 mg	4 mg/kg VO a cada 4 ou 6 h 0,25 mℓ/kg VO, a cada 12 ou 24 h	Cuidado: gatos são sensíveis

(continua)

Princípio ativo e classificação	Exemplo de nome comercial e apresentação	Cães	Gatos
Succinilcolina/ Suxametônio (bloqueador neuromuscular despolarizante)	Quelicin®(H) • Frasco-ampola de 10 mℓ com 500 mg; frasco-ampola de 100 mℓ com 100 mg Succitrat®(H) • Pó liofilizado para solução injetável de 100 e 500 mg	0,07 a 0,1 mg/kg IV	Idem
Sucralfato (protetor de mucosa)	Sucralfim®(H) • Embalagem com 30 comp. de 1.000 mg • Suspensão oral: embalagem com 20 flaconetes com 2 g/10 mℓ	20 a 30 mg/kg VO a cada 6 ou 8 h ou 0,5 a 1 g/cão VO a cada 8 ou 12 h	40 mg/kg VO a cada 8 h ou 250 a 500 mg/gato VO a cada 8 ou 12 h
Sufentanila (hipnoanalgésico; agonista opioide)	Fastfen®(H) • Ampola com 50 μg/1 mℓ, 25 μg/5 mℓ ou 5 μg/2 mℓ Sufenta®(H) • Ampola com 50 μg/1 mℓ, 50 μg/5 mℓ ou 10 μg/2 mℓ	MPA: 3 μg/kg IV 0,7 a 1 μg/kg IV, seguido de infusão contínua a 1 a 2 μg/kg/h	0,1 a 0,5 μg/kg IV, seguido de infusão contínua a 0,5 a 1 μg/kg/h
Sulfadiazina (quimioterápico bacteriostático; sulfonamida)	Sulfadiazina(H) • Caixa com 10 comp. de 500 mg	50 mg/kg VO a cada 12 h	25 a 50 mg/kg VO a cada 12 h
Sulfadiazina + Trimetoprima (quimioterápico bacteriostático; sulfonamida)	Ibatrin® Oral(V) • Solução oral: frasco conta-gotas de 20 e 50 mℓ de sulfadiazina/ trimetoprima 200/400 mg Ibatrin® Injetável(V) • Solução injetável: frasco de 15 mℓ de sulfadiazina/trimetoprima com 400 mg/mℓ de sulfadiazina	5 gotas/2 kg 15 a 30 mg/kg VO a cada 12 ou 24 h	Idem
Sulfadimetoxina + Trimetoprima (quimioterápico bacteriostático; sulfonamidas)	Giardicid®(V)(assoc.) • Caixa com 10 comp. de 50 mg • Caixa com 5 e 10 comp. de 500 mg	Giardicid® 50 mg: 0,5 comp./kg VO a cada 12 h por 5 dias Giardicid® 500 mg: 0,5 comp./10 kg VO a cada 12 h por 5 dias 50 mg/kg/dia VO	Giardicid® 50 mg: 0,25 a 0,5 comp./kg VO a cada 12 h por 5 dias Giardicid® 500 mg: 0,25 a 0,5 comp./10 kg VO a cada 12 h por 5 dias 25 mg/kg/dia VO
Sulfadimetoxina + Ormetoprim (quimioterápico bacteriostático; sulfonamidas)	Trissulfim® SID(V)(associação) • Caixa com 10 e 15 comp. de 400 mg • Caixa com 10 comp. de 1.600 mg	Trissulfim® 400 mg Infecções bacterianas: 1 a 2 comp./5 kg VO a cada 24 h por 3 a 21 dias Isosporose: 1 comp./2 kg VO a cada 24 h por 5 a 14 dias Trissulfim® 1.600 mg Infecções bacterianas: 1 a 2 comp./20 kg VO a cada 24 h por 3 a 21 dias Isosporose: 1 comp./8 kg VO a cada 24 h por 5 a 14 dias	Idem
Sulfadoxina (quimioterápico bacteriostático; sulfonamidas)	Borgal®(V)(assoc.) • Frasco-ampola de 5, 10 ou 50 mℓ com 200 mg/mℓ de sulfadoxina + 40 mg/mℓ de trimetoprima Trissulmax®(V)(assoc.) • Frasco de 50 mℓ com 200 mg/mℓ de sulfadoxina + 40 mg/mℓ de trimetoprima	30 mg/kg IM por 2 a 7 dias Trissulmax®: 10 a 15 mg/kg	Idem

(continua)

Capítulo 2 • Princípios Ativos, Apresentações e Doses para Cães e Gatos 321

Princípio ativo e classificação	Exemplo de nome comercial e apresentação	Cães	Gatos
Sulfaguanidina (quimioterápico bacteriostático; sulfonamidas)	Entero-Bio®(V)(assoc.) • Sachê de 15 g com 1.000 mg de ftalisulfatiazol + 1.500 mg sulfaguanidina + 450 mg sulfato de estreptomicina + 800 mg de hidróxido de alumínio + 600 mg de pectina + 3.500 mg de caulim	100 mg/kg VO a cada 12 h	Idem
Sulfametoxazol + Trimetoprima (quimioterápico antimicrobiano – sulfa potencializada)	Bactrim®(H) • Caixa com 20 comp. de 80 mg de trimetoprima + 400 mg de sulfametoxazol Bactrim F®(H) • Caixa com 4 ou 10 comp. de 160 mg de trimetoprima + 800 mg de sulfametoxazol Bactrim®(H) Suspensão Pediátrica • Frasco de 50 ou 100 mℓ com 40 mg de trimetoprima + 200 mg de sulfametoxazol/5 mℓ Bactrim® F Suspensão(H) Suspensão com 80 mg de trimetoprima + 400 mg de sulfametoxazol/5 mℓ Bactrim®(H) IV Solução Injetável • Ampola de 5 mℓ com 80 mg de trimetoprima + 400 mg de sulfametoxazol Tribrissen® Injetável(V) • Frasco de 15 mℓ com 400 mg/mℓ Tribrissen® Suspensão Oral(V) • Frasco de 100 mℓ com 400 mg/mℓ	15 a 30 mg/kg VO, IM ou SC a cada 12 ou 24 h	Idem
Sulfassalazina (sulfonamídico utilizado no tratamento de distúrbios inflamatórios intestinais)	Azulfin®(H) • Caixa com 60 comp. de 500 mg	10 a 30 mg/kg VO a cada 8 ou 12 h	10 a 20 mg/kg VO a cada 12 h
Sulfato de bário (contraste radiológico)	Bariogel® 100%(H) • Copo de 150 ou 200 mℓ com 1 g/mℓ	10 a 12/mℓ/kg VO ou 10 a 20 mℓ/kg via retal (para avaliação do cólon)	Idem
Sulfato de magnésio (catártico salino, colagogo e nutracêutico)	Magnoston®(H) • Ampola de 10 mℓ com 100 ou 500 mg/mℓ Sal Amargo(H) • Envelope de 15 g Purgante Salino(V) • Embalagem de 500 g com 800 mg/g	5 a 25 g/animal VO (catártico) ou 0,75 a 1 mEq (= 40 a 60 mg)/kg IV por 24 h, continuando com 0,3 a 0,5 mEq/kg/dia (hipomagnesemia)	2 a 5 g/animal VO (catártico) ou 0,75 a 1 mEq/kg IV por 24 h, continuando com 0,3 a 0,5 mEq (= 40 a 60 mg)/kg/dia (hipomagnesemia)
Sulfato de sódio (catártico ou laxante salino)	Sal de Glauber Purificado Catarinense®(H) • Sachê de 15 g	0,2 g/kg VO (laxante) ou 1 g/kg VO (catártico)	2 a 5 g/gato VO (catártico)
Sulfato ferroso (nutracêutico e hematínico)	Sulfato Ferroso(H) • Frasco com 50 drágeas de 250 mg • Xarope: frasco de 100 mℓ com 125 mg/5 mℓ • Gotas: frasco de 30 mℓ com 25 mg/mℓ	100 a 300 mg/cão VO a cada 24 h	50 a 100 mg/gato VO a cada 24 h
Sulfisoxasol (quimioterápico bacteriostático; sulfonamidas)	Silmetrin®(V) • Embalagem com 100 g, 1 ou 12 kg a 85 mg/g	50 mg/kg VO a cada 8 h	Idem

(continua)

322 Parte 1 • Princípios Ativos e Doses

Princípio ativo e classificação	Exemplo de nome comercial e apresentação	Cães	Gatos
Tadalafila (vasodilatador; inibidor da fosfodiesterase)	**Cialis®** (H) • Caixa com 1, 2, 4, 8 ou 12 comp. de 20 mg ou 30 comp. de 5 mg	1 mg/kg VO a cada 24 h	Não
Tamoxifeno (antagonista; agonista do receptor de estrógeno)	**Citrato de Tamoxifeno** (H) • Caixa com 30 comp. de 10 ou 20 mg	10 mg/animal VO a cada 12 h	Não
Taurina (aminoácido)	**Taurargin®** (H) (assoc.) • Caixa com 20 drágeas. Cada drágea contém: L-aspartato de L-arginina 0,400 g + taurina (ácido aminoetansulfônico) 0,100 g + fosfato de ditetraetilamônio 0,002 g	500 mg/cão VO a cada 12 h	250 mg/gato VO a cada 12 h
Teicoplanina (antibiótico glicopeptídio)	**Teiconin®** (H) • Frasco-ampola de 200 ou 400 mg + ampola de diluente de 5 mℓ	2 a 5 mg/kg IM ou IV	–
Teofilina (broncodilatador)	**Teolong®** (H) • Caixa com 30 cápsulas de 100, 200 e 300 mg	5 mg/kg VO a cada 6 ou 8 h 6 a 11 mg/kg IM ou IV a cada 6 ou 8 h	4 mg/kg VO a cada 6 ou 8 h 0,1 mg/kg IM ou IV a cada 8 h
Tepoxalina (AINE, inibidor de 5-LOX e não seletivo de COX-2)	**Zubrin®** (V) • Caixa com 10 comp. de 50, 100 e 200 mg	10 mg/kg VO a cada 24 h	–
Terbinafina (antifúngico)	**Lamisil®** (H) • Caixa com 14 comp. de 125 mg • Caixa com 7, 14 ou 28 comp. de 250 mg	30 a 40 mg/kg VO a cada 24 h por 3 semanas	Idem
Terbutalina (broncodilatador bloqueador beta-2 seletivo)	**Bricanyl®** (H) • Ampola com 0,5 mg/1 mℓ • Caixa com 20 comp. de 2,5 mg • Xarope: frasco de 100 mℓ com 1,5 mg/5 mℓ	0,01 mg/kg SC, IM ou IV a cada 4 h ou 1,25 a 5 mg/cão VO a cada 8 ou 12 h	0,01 mg/kg SC, IM ou IV a cada 4 h ou 0,625 mg/gato VO a cada 8 ou 12 h
Testosterona (propionato; hormônio andrógeno)	**Androgenol®** (V) • Frasco-ampola de 10 mℓ com 10 mg/mℓ	1 a 2 mg/kg IM a cada 2 a 4 semanas	Idem
Tetraciclina (antibiótico bacteriostático)	**Talcin®** (V) • Frasco com 16 cápsulas de 250 mg • Max – frasco-ampola de 10, 20 e 50 mℓ; 20 g de oxitetraciclina + 1,21 g de piroxicam para cada 100 mℓ do produto • Solução injetável: frasco-ampola de 15 mℓ com 1 g **Tetrex®** (H) • Caixa com 8 e 100 cápsulas de 500 mg **Tetrabion®** (V) • Frasco-ampola de 10 mℓ com 2.000 mg	15 a 20 mg/kg VO a cada 8 h 7 a 11 mg/kg IV ou IM a cada 12 h **Tetrabion®:** 0,35 mℓ/10 kg IM, a cada 12 h	Idem **Tetrabion®:** 0,35 mℓ/10 kg IM, a cada 12 h
Tetraetiltiuram (ectoparasiticida)	**Ectomosol®** (V) • Spray de 120 mℓ **Tetisarnol®** (V) • Frasco de 100 mℓ **Tiuran®** (V) • Sabonete de 80 g • Spray de 125 mℓ • Solução de 100 mℓ	**Spray:** aplicar um jato do produto na área afetada a cada 12 ou 24 h durante 7 dias **Sabonete:** ensaboar bem o animal procurando eliminar as crostas existentes nas lesões. Aguardar alguns minutos, protegendo o animal do sol, e, logo após esse tempo de espera, enxaguá-lo	Idem

(continua)

Princípio ativo e classificação	Exemplo de nome comercial e apresentação	Cães	Gatos
Tiabendazol (endoparasiticida)	**Helmiben®** (H)(assoc.) • Suspensão: frasco de 30 mℓ com 20 mg/mℓ de mebendazol + 33,2 mg/mℓ de tiabendazol **Thiaben®** (H) • Caixa com 6 comp. de 500 mg • Suspensão oral: frasco de 40 mℓ com 50 mg/mℓ	50 mg/kg a cada 24 h por 3 dias; repetir em 1 mês	125 mg/kg VO a cada 24 h por 3 dias (*Strongyloides* spp)
Tiacertasamida (tratamento de dirofilariose e hemobartonelose)	**Caparsolate®** (V)(importado) • Frasco-ampola de 50 mℓ com 10 mg/mℓ	2,2 mg/kg IV a cada 12 h por 2 dias	1 mg/kg dose única IV; repetir 2 dias depois
Tiamina (vitamina B₁)	**Benerva®** (H) • Caixa com 30 comp. de 300 mg	1 a 2 mg/kg IM 2 mg/kg/dia VO 10 a 100 mg/animal	1 a 2 mg/kg IM 4 mg/kg/dia VO 5 a 30 mg/animal
Tianfenicol (antibiótico bacteriostático; anfenicol)	**Glitisol®** (H) • Caixa com 20 cápsulas de 500 mg • Caixa com 2 envelopes de 2,5 g	25 a 30 mg/kg IV, IM, SC ou VO a cada 6 ou 8 h	50 mg/kg IM, SC ou VO a cada 12 h (cuidado)
Ticarcilina/clavulanato (antibiótico bactericida)	**Timentin®** (H) • Frasco-ampola com 3 g/15 mℓ	30 a 50 mg/kg IM ou IV a cada 6 ou 8 h	Idem
Tiletamina + Zolazepam (associação de um anestésico dissociativo + benzodiazepínico)	**Zoletil® 50**(V) • Frasco-ampola de 5 mℓ com 125 mg/mℓ de tiletamina + 125 mg/mℓ de zolazepam **Zoletil® 100**(V) • Frasco-ampola de 5 mℓ com 250 mg/mℓ de tiletamina + 250 mg/mℓ de zolazepam	**Zoletil® 50:** 0,2 a 0,3 mℓ/kg IM ou 0,1 a 0,2 mℓ/kg IV **Manutenção da anestesia:** 1/3 a 1/2 da dose original **Zoletil® 100:** 0,1 a 0,15 mℓ/kg IM ou 0,05 a 0,1 mℓ/kg IV	**Zoletil® 50:** 0,2 a 0,3 mℓ/kg IM ou 0,15 mℓ/kg IV **Manutenção da anestesia:** 1/3 a 1/2 da dose original **Zoletil® 100:** 0,1 a 0,15 mℓ/kg IM ou 0,05 a 0,075 mℓ/kg IV
Tilosina (antibiótico bacteriostático)	**Tylan® 200**(V) • Frasco-ampola de 50 mℓ com 100 ou 200 mg/mℓ **Tylan® Solúvel**(V) • Envelope de 100 g a 100%	7 a 15 mg/kg VO a cada 12 ou 24 h 8 a 11 mg/kg IM a cada 12 h Colite: 12 a 20 mg/kg VO com alimento a cada 8 h. Se houver resposta, passar para 12 h e depois, a cada 24 h	7 a 15 mg/kg VO a cada 12 ou 24 h 8 a 11 mg/kg IM a cada 12 h
Timomodulina (imunoestimulante)	**Leucogen®** (H) • Xarope: frasco de 120 mℓ com 20 mg/5 mℓ • Blíster com 20 cápsulas de 80 mg **Timulina®** (H) • Solução injetável: ampola de 1 mℓ com 2 mg/mℓ	5 mℓ/cão VO a cada 12 h 20 mg/cão VO a cada 12 h	3 mℓ/gato/dia VO (dose empírica)
Tinidazol (protozoocida)	**Pletil®** (H) • Caixa com 4 ou 8 comp. de 500 mg	15 a 44 mg/kg VO a cada 12 h	15 mg/kg VO a cada 24 h (*Giardia*: durante 5 dias; outras infecções anaeróbicas: mais de 5 dias)
Tiocolquicosído (relaxante muscular)	**Coltrax®** (H) • Caixa com 20 comp. de 20 mg • Ampola com 4 mg/2 mℓ	5 a 10 mg/cão VO a cada 24 h 1 a 2 mg/cão IM a cada 24 h (doses empíricas) Porte pequeno: 0,25 comp./animal Porte grande: 0,5 comp./animal	–
Tioguanina (antineoplásico)	**Lanvis®** (H) • Caixa com 25 comp. de 40 mg	40 mg/m² VO a cada 24 h durante 4 a 5 dias	25 mg/m² VO a cada 24 h durante 1 a 5 dias

(*continua*)

Princípio ativo e classificação	Exemplo de nome comercial e apresentação	Cães	Gatos
Tiopental (barbitúrico)	Thiopentax® (H) • Frasco-ampola com 500 ou 1.000 mg	Indução anestésica: 10 a 25 mg/kg IV (até o efeito); 22 mg/kg (após tranquilização) até o efeito Sedação: 2 a 4 mg/kg IV	5 a 10 mg/kg IV
Tioridazina (neuroléptico; fenotiazínico)	Melleril® (H) • Caixa com 20 drágeas de 10, 25, 50 ou 100 mg • Solução: frasco de 50 mℓ com 30 mg/mℓ Unitidazin® (H) • Caixa com 20 drágeas de 20, 25, 50 ou 100 mg	1,1 mg/kg VO a cada 8 h	Não
Tizanidina (relaxante muscular)	Sirdalud® (H) • Caixa com 30 comp. de 2 mg	1 a 2 mg/cão VO a cada 12 ou 24 h (dose empírica)	–
Tobramicina (antibiótico bactericida; aminoglicosídio)	Tobramina® (H) • Ampola com 75 mg/1,5 mℓ	2 a 4 mg/kg IV, IM ou SC a cada 8 ou 12 h	Idem
Toceranibe (inibidor da tirosinoquinase; tratamento do mastocitoma canino)	Palladia® (V)(importado) • Caixa com 30 comp. de 10, 15 e 50 mg	3,25 mg/kg VO a cada 48 h Em casos de ocorrência de efeitos colaterais importantes, a dose pode ser reduzida até 2,2 mg/kg VO a cada 48 h	Não
Tolazolina (antagonista alfa-2-adrenérgico)	Tolazine® (H)(importado) • Frasco de 100 mℓ com 100 mg/mℓ	4 mg/kg IV	Idem
Topiramato (anticonvulsivante; monossacarídio sulfamato substituído)	Topamax® (H) • Caixa com 60 cápsulas de 25, 50 ou 100 mg	5 a 10 mg/kg VO a cada 12 h	12,5 a 25 mg/animal a cada 8 ou 12 h
Tramadol (agonista opioide analgésico e antitussígeno)	Nulli® (V) • Frasco de 10 mℓ com 40 mg/mℓ Tramal® (H) • Caixa com 10 comp. de 100 mg • Caixa com 10 cápsulas de 50 mg • Solução oral: frasco de 10 mℓ com 100 mg/mℓ = 40 gotas • Ampola com 50 mg/1 mℓ ou 100 mg/1 mℓ Cronidor® (V) • Caixa com 10 comp. de 12, 40 e 80 mg • Injetável a 2%: frasco de 20 mℓ Dorless V® (V) • Caixa com 10 comp. de 12 mg	2 a 4 mg/kg VO, IM ou IV a cada 6 ou 8 h	1 a 4 mg/kg VO, IM ou IV a cada 6 ou 8 h
Trazodona (antidepressivo ISRS)	Donaren® (H) • Caixa com 20 ou 60 comp. de 50 mg • Caixa com 30 comp. de 100 mg • Caixa com 10 ou 20 comp. de 150 mg	1 a 5 mg/kg VO a cada 12 h (iniciar com doses mais baixas e aumentar aos poucos conforme a necessidade)	Não

(continua)

Capítulo 2 • Princípios Ativos, Apresentações e Doses para Cães e Gatos

Princípio ativo e classificação	Exemplo de nome comercial e apresentação	Cães	Gatos
Triancinolona (corticosteroide)	Triancil®(H) • Frasco-ampola de 5 mℓ com 20 mg/mℓ Retardoesteroide®(V) • Frasco-ampola de 50 mℓ com 20 mg/mℓ	0,05 a 0,22 mg/kg/dia IM ou SC (máx. 7 dias ou a cada 7 dias) Neoplasia: 1,2 a 1,8 mg/kg Anti-inflamátorio: 0,5 a 1 mg/kg Acetonido de triancinolona: 0,1 a 0,1 mg/kg	0,05 a 0,22 mg/kg/dia IM ou SC (no máximo 7 dias) Neoplasia: 1,2 a 1,8 mg/kg Anti-inflamátorio: 0,5 a 1 mg/kg Acetonido de triancinolona: 0,1 a 0,1 mg/kg
Triantereno (diurético poupador de potássio)	Iguassina®(H) • Caixa com 20 comp. de 50 mg	1 a 2 mg/kg VO a cada 12 h	Não
TCM	Óleo de Coco(H) • Latas de 1 ou 5 l Trigliceril CM®(H) • Frasco de 250 mℓ	1 a 2 mℓ/kg a cada 24 h, misturado à alimentação	Não
Trilostano (supressor da suprarrenal)	Modrenal®(H)(importado) • Caixa com 100 cápsulas de 60 e 120 mg Vetoryl®(V)(importado) • Caixa com 30 cápsulas de 10, 30 e 60 mg	Hiperadrenocorticismo: 3 a 10 mg/kg VO a cada 24 h (ajustar a dose com base na mensuração do cortisol) Alopecia X: 9 a 12 mg/kg VO a cada 24 h	Hiperadrenocorticismo: 30 mg/gato/dia ou 6 a 10 mg/kg/dia VO (dose experimental – ajustar a dose com base na mensuração do cortisol)
Valproato de sódio (anticonvulsivante)	Valpakine®(H) • Caixa com 40 comp. de 200 ou 500 mg • Solução oral: frasco de 40 mℓ com 200 mg/mℓ Depakene®(H) • Frasco com 30 mℓ • Caixa com 5 comp. de 50, 250, 300 ou 500 mg • Xarope: 100 mℓ de 50 mg/mℓ	75 a 200 mg/kg VO a cada 8 h 25 a 105 mg/kg/dia (em conjunto com fenobarbital)	–
Vanádio (nutracêutico adjuvante no tratamento do diabetes)	Não há apresentações comerciais vendidas isoladamente no Brasil	Não	1 mg (sulfato de vanádio) ou 0,2 mg (vanádio)/kg VO a cada 24 h
Vancomicina (antibiótico bactericida)	Vancocina®(H) • Frasco-ampola com 500 mg/ 10 mℓ ou 1 g/10 mℓ	15 a 30 mg/kg infusão IV a cada 6 ou 8 h	12 a 15 mg/kg/infusão IV a cada 8 h
Varfarina sódica (anticoagulante)	Coumadin®(H) • Caixa com 30 comp. de 1, 2,5 ou 5 mg Marevan®(H) • Caixa com 10 e 30 comp. de 5 mg • Caixa com 30 comp. de 7,5 mg Varfarina Sódica(H) • Caixa com 30 comp. de 5 mg	0,1 a 0,2 mg/kg VO a cada 12 h nos 2 a 4 primeiros dias; depois, a cada 24 h	0,25 a 0,5 mg/gato VO a cada 24 h
Vasopressina (hormônio antidiurético)	Encrise®(H) • Ampola com 20 UI/1 mℓ	0,2 a 0,8 UI/kg IV Antidiurético: 10 UI/animal IM ou IV Ressucitação cardiopulmonar: 0,2 a 0,8 UI/kg IM ou IV Choque: 0,01 a 0,04 UI/min	Idem

(continua)

Princípio ativo e classificação	Exemplo de nome comercial e apresentação	Cães	Gatos
Vecurônio (bloqueador neuromuscular não despolarizante)	**Vecuron®**(H) • Ampola de 1 ml com 4 mg/1 ml ou 10 mg/1 ml	0,1 mg/kg IV, podendo ser aplicadas doses adicionais de 0,04 mg/kg IV a cada 30 min, até uma dose total de 0,15 mg/kg	0,02 a 0,04 mg/kg IV
Vedaprofeno (analgésico e AINE inibidor preferencial de COX-2)	**Quadrisol® 5**(V) • Seringa de 15 ou 30 ml com 5 mg/ml **Quadrisol® 100**(V) • Seringa de 30 ml com 100 mg/ml	0,5 mg/kg/dia VO	Não
Verapamil (bloqueador do canal de cálcio antiarrítmico)	**Dilacoron®**(H) • Caixa com 30 drágeas de 80 ou 120 mg • Ampola com 5 mg/2 ml	0,05 a 0,15 mg/kg IV lenta	Não
Vimblastina (antineoplásico)	**Velban®**(H) • Frasco-ampola com 10 mg	2 a 2,5 mg/m² a cada 7 a 14 dias IV	Idem
Vincristina (antineoplásico)	**Oncovin®**(H) • Frasco-ampola de 10 ml com 1 mg **Tecnocris®**(H) • Frasco-ampola de 1 ml com 1 mg **Vincizina® CS**(H) • Frasco-ampola de 1 ml com 1 mg	0,5 a 0,75 mg/m² IV 1 vez/semana ou 0,0125 a 0,025 mg/kg IV 1 vez/semana	Idem
Vinorelbina (antineoplásico)	**Navelbine®**(H) • Frasco-ampola de 1 e 5 ml com 10 mg/ml • Caixa com 1 cápsula de 20 mg	15 mg/m² IV semanalmente	11 mg/m² IV semanalmente
Vitamina A (vitamina lipossolúvel)	**Monovin® A**(V) • Frasco-ampola de 20 ml com 100.000 UI/ml **Arovit®**(H) • Frasco de 20 ml com 5.000 UI/gota • Caixa com 30 drágeas de 50.000 UI • Ampola com 300.000 UI/1 ml	400 UI/kg/dia VO por 10 dias **Monovim® A:** 1 a 2 ml/dia IM durante 3 a 6 dias consecutivos	Idem
Vitamina B₁ (vitamina hidrossolúvel)	**Benerva®**(H) • Caixa com 30 comp. de 300 mg **Beum®**(H) • Caixa com 30 comp. revestidos de 300 mg **Monovin® B1**(V) • Frasco-ampola de 20 ml com 100 mg/ml **Citoneurin®**(H)(assoc.) • Caixa com 20 drágeas com 100 mg de vitamina B₁ + 100 mg de vitamina B₆ + 5.000 μg de B₁₂ **Dexa-Citoneurin®**(H)(assoc.) • Caixa com 20 comp. com 100 mg de vitamina B₁ + 100 mg de vitamina B₆ + 5.000 μg de vitamina B₁₂ + 4 μg de dexametasona • Ampola de 1 ml com 100 mg de vitamina B₁ + 100 mg de vitamina B₆ + Ampola de 2 ml com 5.000 mg de vitamina B₁₂ + 4 μg de dexametasona	2 a 4 mg/kg IV, IM, SC ou VO a cada 24 h	Idem

(continua)

Princípio ativo e classificação	Exemplo de nome comercial e apresentação	Cães	Gatos
Vitamina B$_2$ (vitamina hidrossolúvel)	Potenay® Injetável$_{(V)(assoc.)}$ • Frasco de 10 mℓ. Cada 100 mℓ da solução contém: 600 mg de sulfato de mefentermina + 200 mg de vitamina B$_2$ + 500 mg de vitamina B$_6$ + 10.000 mg de nicotinamida + 500 g de pantotenato cálcio	2 a 4 mg/kg IV, IM, SC ou VO	Idem
Vitamina B$_3$ (vitamina hidrossolúvel)	Acinic®$_{(H)}$ • Caixa com 30 comp. de 500 mg • Caixa com 30 comp. de 750 mg	5 a 10 mg/kg IM, SC ou VO. Para o tratamento de lúpus eritematoso, associar 100, 250 ou 500 mg/animal (respectivamente com menos de 5 kg, 5 a 10 kg e acima de 10 kg) a igual dose de tetraciclina, a cada 8 h VO	Idem
Vitamina B$_6$ (vitamina hidrossolúvel)	Gob6®$_{(H)}$ • Caixa com 18 comp. mastigáveis de 25 mg	40 a 100 mg/cão IV, IM ou VO a cada 8 ou 12 h	4 a 8 mg/kg VO no alimento (prevenção de cálculos de oxalato)
Vitamina B$_{12}$ (vitamina hidrossolúvel)	Rubranova®$_{(H)}$ • Ampola com 5.000 mg/2 mℓ ou 15.000 mg/2 mℓ Monovin® B$_{12(V)}$ • Frasco-ampola de 20 mℓ com 1.000 mg/mℓ	100 a 200 mg/dia VO 50 a 500 mg/animal IM	50 a 100 mg/dia VO 50 a 100 mg/animal IM
Vitamina C (ácido ascórbico; vitamina hidrossolúvel acidificante)	Cewin®$_{(H)}$ • Frasco de 20 mℓ com 200 mg/mℓ (gotas) • Comp. efervescentes de 1 ou 2 g Monovin® C$_{(V)}$ • Frasco-ampola de 20 mℓ com 150 mg/mℓ	100 a 500 mg/cão/dia VO	125 mg/gato/dia VO
Vitamina D$_2$ (vitamina lipossolúvel)	Vitadesan®$_{(H)(assoc.)}$ • Frasco de 10 mℓ com palmitato de retinol (vitamina A) 3.000 UI + ergocalciferol (vitamina D$_2$) 800 UI/mℓ	Iniciar com 4.000 a 6.000 UI/kg VO a cada 24 h; quando forem alcançados níveis séricos entre 8 e 9,5 mg/dℓ, administrar 1.000 a 2.000 UI em intervalos ajustados de acordo com a necessidade, entre 24 h e 7 dias 1.000 UI/kg de alimento ou 30 UI/kg IM, SC ou VO a cada 24 h	Iniciar com 4.000 a 6.000 UI/kg VO a cada 24 h; quando forem alcançados níveis séricos entre 8 e 9,5 mg/dℓ, administrar 1.000 a 2.000 UI em intervalos ajustados de acordo com a necessidade, entre 24 h e 7 dias
Vitamina D$_3$ (vitamina lipossolúvel)	Aderogil® D3$_{(H)(assoc.)}$ • Frasco de 10 mℓ com 22.000 UI de vitamina D$_3$ + 55.000 UI de vitamina A Laviz® D3$_{(V)}$ • Frasco de 50, 100, 200 ou 400 g com 80.000.000 UI/kg	500 a 2.000 UI/kg/dia VO por 10 dias	Idem
Vitamina E (vitamina lipossolúvel)	E-Tabs®$_{(H)}$ • Frasco com 30 cápsulas de 400 e 1.000 UI Monovin® E$_{(V)}$ • Frasco de 20 mℓ com 2 g	100 a 400 UI VO a cada 12 h **Doenças hepáticas:** 10 a 14 UI/kg/dia VO **Doenças cutâneas imunomediadas:** 400 a 600 UI VO a cada 12 h Monovin® E: 2 a 3 mℓ/dia IM, 4 a 5 aplicações	Idem

(continua)

Princípio ativo e classificação	Exemplo de nome comercial e apresentação	Cães	Gatos
Vitamina K (vitamina lipossolúvel anti-hemorrágica)	Kanakion® (H) • Ampola com 10 mg/mℓ IV Kanakion® Pediátrico (H) • Ampola de 0,2 mℓ com 2 mg IM, IV ou VO Kavit® (H) • Ampola com 10 mg/mℓ IM Monovin® K (V) • Frasco-ampola de 20 mℓ com 1,5 mg/mℓ IM ou IV	2 a 5 mg/kg SC, IV, IV ou VO Monovin® K: 1 a 5 mℓ IM ou IV	Idem
Voriconazol (antifúngico azólico)	Vfend® (H) • Caixa com 14 comp. revestidos de 50 ou 200 mg Vfend® IV (H) • Frasco-ampola com 200 mg/20 mℓ	4 a 5 mg/kg VO a cada 12 h	Não
Xilazina (agonista alfa-2-adrenérgico)	Kensol® (V) • Frasco-ampola de 10 mℓ com 20 mg/mℓ Rompun® (V) • Frasco-ampola de 10 mℓ com 20 mg/mℓ	1,1 mg/kg IV 1,1 a 2,2 mg/kg IM ou SC 0,6 mg/kg IV ou IM (sedativo) 0,4 a 0,5 mg/kg IV ou IM (emético)	1,1 mg/kg IV 0,44 mg/kg IV ou IM (emético)
Zafirlucaste (antagonista de receptores de leucotrienos)	Accolate® (H) • Caixa com 28 ou 56 comp. de 10 ou 20 mg	20 mg/cão VO a cada 12 h	5 mg/gato VO a cada 12 ou 24 h ou 1 a 2 mg/kg VO a cada 12 ou 24 h
Zinco (sulfato) (micromineral)	Unizinco® (H) • Xarope: frasco de 100 mℓ com 4 mg/mℓ	5 a 10 mg/kg VO a cada 12 h **Dermatose responsiva a zinco:** 2 mg/kg/dia VO **Hepatite tóxica a cobre:** 2 mg/kg/dia VO	Não

3 Princípios Ativos, Apresentações e Doses para Equinos, Bovinos, Ovinos, Caprinos e Suínos

Princípio ativo e classificação	Exemplo de nome comercial e apresentação	Equinos	Bovinos	Ovinos e caprinos	Suínos
Abamectina (endectocida)	Duotin® (V) • Frasco de 50, 500 e 1.000 mℓ a 1%	0,2 mg/kg SC 0,1 mℓ (solução 0,5%)/kg/*pour-on*	10 mg/50 kg ou 200 µg/kg SC	Não	0,1 mg/kg/dia VO misturado na ração durante 7 dias
Acepromazina (tranquilizante menor; derivado fenotiazínico)	Acepran® 1% (V) • Frasco-ampola de 20 mℓ a 1%	0,05 mg/kg IV 0,04 a 0,11 mg/kg IM ou SC	0,05 mg/kg IV 0,11 a 0,44 mg/kg IM	0,01 a 0,02 mg/kg IV 0,05 a 0,1 IM 0,5 a 1 mℓ/100 kg ou SC	0,03 a 0,2 mg/kg IM ou IV
Acetazolamida (diurético; inibidor oral da anidrase carbônica)	Diamox® (H) • Caixa com 25 comp. de 250 mg)	2 a 4 mg/kg VO a cada 12 h	6 a 8 mg/kg VO a cada 12 h	–	6 a 8 mg/kg IV, IM, SC ou VO a cada 24 h (na água ou alimento)
Acetilcisteína (mucolítico)	Fluimucil® (H) • Ampola de 3 mℓ a 10% • Caixa com 16 comp. efervescentes de 600 mg • Caixa com 15 envelopes de 600 mg Pulmo® Plus Gel (V) • Frasco de 500 mℓ	5 a 10 mg/kg VO a cada 12h Aerossol: 2 a 5 mℓ/50 kg a cada 8 ou 12 h Enema: solução a 4% diluída em 120 a 240 mℓ via retal por meio de cateter de Foley Pulmo® Plus Gel: 4 mℓ/100 kg VO a cada 12 h	Aerossol: 2 a 5 mℓ/50 kg a cada 8 ou 12 h	–	–
Acetiltributila acetato (antifisético)	Blo-Trol® (V) • Embalagem com 20 seringas flexicap de 10 mℓ	–	10 mℓ/animal, a cada 6 a 10 h VO ou IR (bezerros) 20 a 30 mℓ/animal. Se necessário, repetir a dose 6 a 10 h após o primeiro tratamento VO ou IR	10 mℓ/animal. Se necessário, repetir a dose 6 a 10 h após o primeiro tratamento VO ou IR	–

(*continua*)

Princípio ativo e classificação	Exemplo de nome comercial e apresentação	Equinos	Bovinos	Ovinos e caprinos	Suínos
Aciclovir (antiviral)	Aciclovir® (H) • Caixa com 10 ou 25 comp. de 200 ou 400 mg Zovirax® (H) • Caixa com 25 comp. de 200 mg • Injetável: caixa com 5 ampolas de 5 mℓ com 50 mg/mg	20 mg/kg VO a cada 8 h	–	–	–
Ácido acético a 5% (acidificante oral)	Vinagre	250 mℓ/450 kg VO	2 a 6 ℓ VO acompanhados de 20 ℓ de água fria; ou 2 a 3 ℓ/100 kg	0,5 a 1 ℓ VO acompanhados de 2 a 8 ℓ de água fria	–
Ácido acetilsalicílico (analgésico, antipirético, antiplaquetário)	Ácido acetilsalicílico (H) • Caixa com 30 comp. de 100 e 300 mg AAS® (H) • Caixa com 20 comp. de 500 mg • Caixa com 30 comp. de 100 mg Agespirin® (V) • Balde com 5 kg • Sachê com 100 g	25 a 50 mg/kg VO a cada 12 h 30 mg/kg/dia (uveíte crônica recorrente)	10 a 20 mg/kg VO a cada 12 h ou 1 g/ℓ de água de bebida	–	10 a 20 mg/kg VO a cada 12 h ou 1 g/ℓ de água de bebida
Ácido ascórbico Vitamina C (vitamina hidrossolúvel acidificante)	Monovin C® (V) • Frasco-ampola de 20 mℓ com 15 g/100 mℓ Vita-Vet C® (V) • Pote de 500 g	Adulto: 10 a 50g animal/dia, VO Potro e Pônei: 10 g/animal/dia, VO Equinos adultos: 1 frasco de 20 mℓ por dose, IV ou IM; Potros: meio frasco (10 mℓ, a cada h) IV ou IM	2,2 a 11 mg/kg/ dia IM IV ou 2 g duas vezes/ semana IM Monovin C®: 20 mℓ/dia IM IV (adultos) 10 mℓ/dia IM IV (bezerros) Fazer 5 ou 6 aplicações por dia ou em dias alternados Bovinos adultos: 1 frasco de 20 mℓ Bezerros: meio frasco (10 mℓ) a cada 24 h	Monovin C®: 10 mℓ/dia IM IV Fazer 5 ou 6 aplicações por dia ou em dias alternados	Monovin C®: 5 mℓ/dia, IM, IV Fazer 5 ou 6 aplicações por dia ou em dias alternados Via injetável, em aplicações intramusculares ou endovenosas. Suínos adultos: meio frasco (10 mℓ, a cada 24 h)
Ácido épsilon-aminocaproico (inibidor de enzimas proteolíticas; antifibrinolítico; hemostático)	Ipsilon® (H) • Caixa com 36 comp. de 500 mg • Frasco-ampola de 20 mℓ com 1 ou 4 g	Iniciar com 10 mg/kg IV, continuando com 2 mg/kg/h IV ou VO até que a hemorragia seja controlada	–	–	100 mg/kg IV muito lento
Ácido fólico (vitamina do complexo B)	Folin® (H) • Frascos com 30 e 100 comp. de 5 mg	75 mg IM (potro) 75 mg IM a cada 3 dias	Não	Não	Não

(continua)

Capítulo 3 • Princípios Ativos, Apresentações e Doses para Equinos, Bovinos, Ovinos, Caprinos e Suínos 331

Princípio ativo e classificação	Exemplo de nome comercial e apresentação	Equinos	Bovinos	Ovinos e caprinos	Suínos
Ácido hialurônico ou hialuronato de sódio (substância natural que atua como lubrificante e absorvedor de impacto articular)	Hyalozima®(H) • Frasco-ampola com 2.000 UI/5 mℓ ou 20.000 UI/5 mℓ Hylartil® Vet(V) • Cartucho com 1 seringa de 2 mℓ com 10 mg/mℓ	40 mg IV 10 a 100 mg intra-articular 20 a 120 mg ao redor do tendão inflamado Articulações pequenas e médias em equinos devem ser tratadas com doses de 2 mℓ Articulações grandes (coxo-femural) em equinos devem ser tratadas com 4 mℓ	40 mg IV 10 a 100 mg intra-articular 20 a 120 mg ao redor do tendão inflamado	–	–
Ácido mefenâmico (AINE não seletivo de COX-2)	Ponstan®(H) • Embalagem com 24 comp. de 500 mg	2,2 mg/kg/dia VO por 5 a 7 dias	2,2 mg/kg/dia VO	–	–
Ácido nalidíxico (quimioterápico antimicrobiano; quinolona de 1ª geração)	Wintomylon®(H) • Caixa com 56 ou 80 comp. de 500 mg	–	140 mg/kg (inicial), continuando com 70 mg/kg VO a cada 24 h (bezerro)	–	140 mg/kg (inicial), continuando com 70 mg/kg VO a cada 24 h (leitão) 140 mg/ℓ de água ou 180 mg/kg de alimento
Água oxigenada (emético de ação periférica)	Água oxigenada a 3%(H)	–	–	–	0,2 mℓ/kg VO (emético) Alguns animais podem requerer doses maiores
Albendazol (endoparasiticida)	Albendathor® 10(V) • Frascos de 200 mℓ, 1 e 5 ℓ a 10% Albendathor® Injetável(V) • Frasco-ampola de 250 e 500 mℓ	50 mg/kg VO a cada 12 h por 2 dias (S. vulgaris larvae) 4 a 8 mg/kg VO a cada 12 h por 1 mês (Echinococcus spp)	5 a 10 mg/kg VO	3,75 a 5 mg/kg/dia VO por 35 dias (profilaxia contra metacercária de Fasciola hepática)	
Alopurinol (análogo da purina uricosúrico)	Zyloric®(H) • Caixa com 30 comp. de 100 ou 300 mg	5 mg/kg VO	–	–	–

(continua)

332 Parte 1 • Princípios Ativos e Doses

Princípio ativo e classificação	Exemplo de nome comercial e apresentação	Equinos	Bovinos	Ovinos e caprinos	Suínos
Altrenogeste (hormônio progestágeno sintético)	Regumate® (V) • Frasco de 360 mℓ com 4 mg/mℓ Altrengest® (V) • Frasco-ampola com 50 mℓ de 60 mg/mℓ	0,044 mg/kg VO a cada 24 h durante 15 dias consecutivos (supressão do estro para sincronização) 22 a 44 mg/animal VO a cada 24 h (manutenção da gestação) 0,044 mg/kg VO a cada 24 h durante 15 dias (sincronização do estro) Altrengest®: 5 mℓ/animal IM profunda, a cada 7 dias, até 120 dias de gestação	120 a 200 mg/animal SC	–	15 mg/animal VO a cada 24 h durante 15 dias (sincronização do estro) Regumate®: 20 mg/animal a cada 24 h VO, por 18 dias
Amicacina (antibiótico bactericida)	Novamin® (H) • Frasco-ampola de 2 mℓ com 100, 250 ou 500 mg	3,5 a 7 mg/kg IM a cada 12 h ou SC a cada 8 h	10 mg/kg IV ou IM a cada 12 h	–	10 a 15 mg/kg a cada 12 ou 24 h
Aminofilina (broncodilatador)	Aminofilina (H) • Caixa com 20 comp. de 100 ou 200 mg • Ampola de 240 mg/10 mℓ	2 a 7 mg/kg IV a cada 8 h 5 a 10 mg/kg VO a cada 8 h	2 a 9 mg/kg IV a cada 8 h	–	1 a 3 mg/kg IM ou IV a cada 8 h
Amiodarona (antiarrítmico)	Ancoron® (H) • Caixa com 20 comp. revestidos de 100 ou 200 mg • Gotas: frasco de 30 mℓ com 200 mg/mℓ = 30 gotas • Injetável: caixa com 6 ampolas de 150 mg/3 mℓ	5 mg/kg/h IV na 1ª hora, seguidos por 0,83 mg/kg/h no 1º dia e 1,9 mg/kg/h no dia seguinte	–	–	–
Amitraz (ectoparasiticida)	Triatox® Pulverização (V) • Frasco plástico de 200 mℓ e 1 ℓ	Não	1 ℓ do produto/500 ℓ de água	4 ℓ do produto/1.000 ℓ de água	20 mℓ do produto/5 ℓ de água
Amoxicilina (antibiótico bactericida)	Clamoxyl® L.A. (V) • Frasco-ampola de 50 mℓ com 150 mg/mℓ Clamoxyl Injetável® (V) • Frasco-ampola de 50, 100 e 250 mℓ com 150 mg/mℓ	10 a 22 mg/kg, a cada 6 ou 8 h IV ou IM 1 mℓ da suspensão para 10 kg/peso IV, a cada 48 h	15 mg/kg, a cada 24 ou 48 h IM SC 1 mℓ da suspensão para 10 kg/peso IV, a cada 48 h	15 mg/kg de peso vivo, ou seja, 1 mℓ da suspensão para 10 kg/peso, IV, a cada 48 h	15 mg/kg de peso vivo, ou seja, 1 mℓ da suspensão para 10 kg/peso, IV, a cada 48 h
Ampicilina benzatina (antibiótico bactericida)	Ampicilina Calbos® (V) • Frasco-ampola de 10 mℓ com 0,2 g de ampicilina sódica e 2 g de ampicilina benzatina	11 a 22 mg/kg IM a cada 8 ou 12 h 1 mℓ para cada 22 kg de peso vivo, com intervalo de 8 a 12 horas entre as aplicações	10 a 20 mg/kg IM a cada 12 h 1 mℓ para cada 22 kg de peso vivo, com intervalo de 8 a 12 horas entre as aplicações	–	10 a 20 mg/kg IM a cada 12 h

(continua)

Princípio ativo e classificação	Exemplo de nome comercial e apresentação	Equinos	Bovinos	Ovinos e caprinos	Suínos
Ampicilina sódica (antibiótico bactericida)	Ampicilina Veterinária Injetável 2 g₍ᵥ₎ • Frasco com 2 g de ampicilina sódica • Frasco-ampola de 10 mℓ	25 a 100 mg/kg IV a cada 8 h ou IM a cada 6 h 10 mg/kg de peso corporal, 2 vezes ao dia, durante 7 dias, ou seja, 0,05 mℓ do produto reconstituído para cada kg de peso corporal, 2 vezes ao dia, durante 7 dias	10 a 20 mg/kg IM a cada 8 h ou IV a cada 12 h	10 a 20 mg/kg IM a cada 8 h ou IV a cada 12 h	10 a 20 mg/kg IM a cada 8 h ou IV a cada 12 h
Amprólio (coccidiostático)	Amprocox®₍ᵥ₎ • Barricas de 5 kg com pacotes de 200 g	Não	10 mg/kg/dia na água de consumo por 5 a 7 dias 10 g do produto para cada 3 kg de ração. Em surtos severos, tratar por 4 a 5 dias com 4 g da mistura para cada quilo de peso vivo. Alternativamente, dissolver 10 g do produto em 300 mℓ de água, tratando por 4 a 5 dias na dose de 1 mℓ para quilo de peso vivo (equivalente a 20 mg por quilo de peso vivo)	10 mg/kg/dia na água de consumo por 5 a 7 dias 10 g do produto para cada 3 kg de ração. Em surtos severos, tratar por 4 a 5 dias com 4 g da mistura para cada quilo de peso vivo. Alternativamente, dissolver 10 g do produto em 300 mℓ de água, tratando por 4 a 5 dias na dose de 1 mℓ para quilo de peso vivo (equivalente a 20 mg por quilo de peso vivo)	Não
Anfotericina B (antifúngico; antibiótico macrolídio poliênico)	Anforicin® B₍ₕ₎, Ambisome®₍ₕ₎ • Frasco-ampola com 50 mg/10 mℓ de formulação lipossomal	Iniciar com 0,3 mg/kg IV (em 1.000 mℓ de solução de glicose a 5%) no 1º dia, 0,45 mg/kg no 2º dia e 0,6 mg/kg no 3º dia, mantendo essa dose em dias alternados por 10 a 60 dias ou até que ocorram sinais de toxicidade	–	–	–
Apramicina (antibiótico aminoglicosídio)	Apralan®₍ᵥ₎ • Pó solúvel: envelopes de 113 ou 226 g com 444 mg/g	–	20 a 40 mg/kg VO a cada 24 h na bebida ou leite (bezerro)	–	10 a 20 mg VO a cada 12 ou 24 h ou 100 mg/ℓ de água de bebida durante 7 dias

(continua)

Princípio ativo e classificação	Exemplo de nome comercial e apresentação	Equinos	Bovinos	Ovinos e caprinos	Suínos
Atipamezole (antagonista alfa-2-adrenérgico)	Antisedan® (V) • Frasco-ampola de 10 ml com 5 mg/ml	0,05 a 1 mg/kg IV ou 60 a 80 µg/kg IV (extrabula)	60 a 80 µg/kg IV (extrabula)	–	–
Atracúrio (bloqueador neuromuscular não despolarizante)	Tracrur® (H) • Ampola de 2,5 e 5 ml com 10 mg/ml	0,055 mg/kg IV (intraoperatória) Potros: 0,04 a 0,7 mg/kg IV	–	–	–
Atropina (anticolinérgico/ bloqueador muscarínico)	Atropina 1% (V) • Frasco de 20 ml	0,1 a 0,4 mg/kg IV, IM ou SC 0,1 a 1 mg/kg IV, IM ou SC 0,01 a 0,02 mg/kg IV (bradiarritmias) Adulto: 6 a 8 ml	0,1 a 0,4 mg/kg IV, IM ou SC Adulto: 7 a 10 ml Jovem: 3 a 5 ml	0,1 a 0,4 mg/kg IV, IM ou SC Caprinos: 2 a 5 ml	0,1 a 0,4 mg/kg IV, IM ou SC 2 a 5 ml
Azaperona (neuroléptico derivado da butirofenona)	Destress® Injetável (V) • Frasco de 20 ml com 40 mg/ml	Não	Não	Não	0,25 a 0,5 mg/kg IM (sedação sem ataxia) 2 a 8 mg/kg IM (sedação e imobilização) **Porcas agressivas:** 1 ml/20 kg de peso **Reagrupamento:** 1 ml/20 kg de peso **Estresse:** 0,5 ml a 1 ml/20 kg de peso **Distrofia muscular:** 0,5 ml a 1 ml/20 kg de peso **Cesariana com anestesia local:** 1 ml a 2 ml/20 kg de peso **Sobrecarga cardíaca:** 1 ml a 2 ml/100 kg de peso Obs.: em porcos não castrados, não ultrapassar 1 ml de Destress® 20 ml/20 kg de peso

(continua)

Capítulo 3 • Princípios Ativos, Apresentações e Doses para Equinos, Bovinos, Ovinos, Caprinos e Suínos   335

Princípio ativo e classificação	Exemplo de nome comercial e apresentação	Equinos	Bovinos	Ovinos e caprinos	Suínos
Azitromicina (antibiótico bacteriostático; macrolídio)	Azitromicina(H) • Caixa com 2, 3 ou 5 comp. revestidos de 500 mg ou 1 comp. revestido de 1 g • Suspensão: frasco com 600 mg/15 ml ou 900 mg/22,5 ml Zitrex-100®(V) • Caixa com 6 comp. de 100 mg Zitrex-500®(V) • Caixa com 3 comp. de 500 mg	Tratamento de infecções por *Rhodococcus equi*: 10 mg/kg VO a cada 24 h durante 5 dias, continuando então a administrar a cada 48 h (potros)	–	–	–
Betametasona (corticosteroide)	Soluspan®(H) • Ampola de 1 ml com 3 mg de acetato e 3 mg de fosfato de betametasona	2,5 a 5 ml a cada 1 a 3 semanas intra-articular 0,05 a 1 mg/kg IV ou IM Potro: 2 a 10 mg/kg Adulto: 20 a 30 mg/kg	1 a 5 ml intra-articular 0,05 a 1 mg/kg IV ou IM Bezerro: 2 a 10 mg/kg Adulto: 20 a 30 mg/kg	–	–
Betanecol (agente colinérgico)	Liberan®(H) • Caixa com 20 comp. de 5, 10 ou 25 mg • Ampola de 1 ml com 5 mg	0,025 a 0,075 mg/kg SC a cada 6 ou 8 h 0,3 a 0,75 mg/kg VO a cada 6 ou 8 h	0,07 mg/kg SC a cada 8 h	Não	Não
Bicarbonato de sódio (alcalinizante)	Bicarbonato de sódio(H) • Ampola de 10 ml a 8,4%	2 a 4 mEq/kg IV diluídos em SF 60 g diluídos em 1 ℓ de água (adulto) 30 g diluídos em 1 ℓ de água (jovem)	2 a 4 mEq/kg IV diluídos em SF 60 g diluídos em 1 ℓ de água (adulto) 30 g diluídos em 1 ℓ de água (jovem)	2 a 4 mEq/kg IV diluídos em SF 60 g diluídos em 1 ℓ de água (adulto) 30 g diluídos em 1 ℓ de água (jovem)	1 a 2 mEq/kg IV diluídos em SF 30 g diluídos em 1 ℓ de água (adulto) 15 g diluídos em 1 ℓ de água (jovem)
Boldenona (esteroide anabolizante derivado da testosterona)	Equi Boost®(V) • Frasco de 10 ou 50 ml com 50 mg/ml Equifort®(V) • Frasco de 10 ml com 50 mg/ml	1 mg/kg IM por 3 semanas Equi Boost®: 2,2 (ml) – 100 (kg) 4,4 (ml) – 200 (kg) 6,6 (ml) – 300 (kg) 8,8 (ml) – 400 (kg) 11 (ml) - 500 (kg)	Não	Não	Não
Brometo de potássio/ Brometo de sódio (manipulação) (anticonvulsivante)	Brometo de potássio ou sódio Manipulação	Dose de ataque: 100 mg/kg VO, seguida por 25 mg/kg a cada 24 h	Não	Não	Não
Bromexina (mucolítico)	Aliv V®(V) • Frasco-ampola de 50 ml com 3 mg/ml Bisolvon®(V) • Frasco-ampola de 50 e 100 ml com 3 mg/ml	0,15 a 0,3 mg/kg IV, IM ou SC 25 a 30 ml/dia IV, IM ou SC (adultos) 8 a 15 ml/dia IV, IM ou SC (jovens)	0,15 a 0,3 mg/kg IV, IM ou SC 25 a 30 ml/dia IV, IM ou SC (adultos) 8 a 15 ml/dia IV, IM ou SC (jovens)	–	0,15 a 0,3 mg/kg IV, IM ou SC 5 a 15 ml/dia IV, IM ou SC (adultos) 5 a 8 ml/dia IV, IM ou SC (jovens)

(continua)

Princípio ativo e classificação	Exemplo de nome comercial e apresentação	Equinos	Bovinos	Ovinos e caprinos	Suínos
Bromocriptina (alcaloide de ergot; agonista dopaminérgico; inibidor da prolactina)	Parlodel®(H) • Caixa com 14 ou 28 comp. de 2,5 mg	0,03 a 0,09 mg/kg VO a cada 12 h	Não	Não	Não
Bromoprida (Procinético, antiemético)	Digesan®(H) • Solução injetável: ampola de 2 mℓ de 5 mg/mℓ • Solução oral: frasco de 120 mℓ com 1 mg/mℓ • Gotas: frasco de 20 mℓ com 4 mg/mℓ • Cápsula de 10 mg	–	–	–	–
Busserelina (análogo do hormônio GnRH)	Gonaxal®(V) • Frasco-ampola c/ 50 mℓ a 4,2 µg/mℓ)	**Tratamento de cistos foliculares:** administrar 5 mℓ de Gonaxal® por vaca (equivalente a 21 µg de buserelina acetato) **Ovulações tardias:** administrar 2,5 mℓ de Gonaxal® por vaca (equivalente a 10,5 µg de buserelina acetato) no momento da monta natural ou da I.A., respeitando o intervalo de aplicação máximo de até 6 h antes dos mesmos. Nesse esquema de tratamento, espera-se que a ovulação ocorra dentro de 24 h após a aplicação do produto. **Sincronização da dinâmica folicular e da ovulação:** administrar 2 doses de 2,5 mℓ por vaca (equivalente a 10,5 µg de buserelina acetato), com intervalo de 9 dias entre as aplicações.	20 µg/animal IV, IM ou SC (extrabula)	–	10 µg/animal IV, IM ou SC (extrabula)

(continua)

Capítulo 3 • Princípios Ativos, Apresentações e Doses para Equinos, Bovinos, Ovinos, Caprinos e Suínos 337

Princípio ativo e classificação	Exemplo de nome comercial e apresentação	Equinos	Bovinos	Ovinos e caprinos	Suínos
Butafosfana (nutracêutico/ composto orgânico fosforado)	Catosal® B12₍ᵥ₎ • Frasco-ampola de 10 ou 100 mℓ com 100 mg de butafosfana + 50.000 µg de cianocobalamina/mℓ	Adulto: 5 a 25 mℓ/ animal, IV, IM ou SC Potro: 5 a 12 mℓ/ animal, IV, IM, SC ou 1 a 2 mℓ/45 kg, IV, IM, SC, podendo ser repetidos a cada 24 h	Bezerro: 5 a 12 mℓ/animal, IV, IM ou SC, ou 1 a 2 mℓ/45 kg, IV, IM ou SC, podendo ser repetidos a cada 24 h	2 a 5 mℓ/45 kg, IV, IM, SC, podendo ser repetidos a cada 24h	–
Butorfanol (agonista-antagonista opioide; analgésico opioide)	Torbugesic®₍ᵥ₎ • Frasco-ampola de 10 ou 50 mℓ com 10 mg/mℓ	0,1 mg/kg IV ou IM	0,01 a 0,1 mg/kg IV ou IM	0,01 a 0,1 mg/kg IV ou IM	0,1 a 0,3 mg/kg IV ou IM
Calcitonina (hormônio tireoidiano; inibidor da reabsorção óssea)	Miacalcic®₍ₕ₎ • Solução injetável: embalagem com 5 ampolas de 1 mℓ com 100 UI	5 a 8 UI/kg IV, IM ou SC a cada 12 h	Não	Não	Não
Cambendazol (endoparasiticida; benzimidazólico)	Cambem®₍ₕ₎ • Caixa com 2 comp. de 180 mg • Suspensão: frasco de 20 mℓ com 30 mg/5 mℓ	20 mg/kg VO	20 mg/kg VO	Não	7,5 mg/kg VO ou 0,03% na ração
Canamicina (antibiótico bactericida)	Kanainjecto® 250₍ᵥ₎ • Frasco-ampola de 7 ou 50 mℓ com 250 mg/mℓ	7,5 mg/kg IM ou IV a cada 8 h	6 mg/kg IM a cada 12 h	6 mg/kg IM a cada 12 h	6 mg/kg IM a cada 12 h
Caulim + pectina (adsorvente e protetor de mucosa)	Kaobiotic®₍ᵥ₎ • Frasco de 250 mℓ	60 a 120 mℓ ou 15 a 30 mℓ/45 kg a cada 2 a 3 h ou 2 a 4 ℓ/450 kg VO	60 a 120 mℓ ou 15 a 30 mℓ/45 kg VO	7,5 a 60 mℓ	–
Carbacol/ carbamicolina (parassimpatomimético)	Colentim®₍ᵥ₎ • Ampola com 0,05 mg/5 mℓ	0,1 a 0,2 mg/animal SC 0,025 a 0,1 mg/animal SC (potros) Adulto: 2 a 4 mℓ/animal SC Potro: 0,5 a 2 mℓ/animal	0,05 a 0,15 mg/animal SC (extrabula)	0,025 a 0,05 mg/animal SC (extrabula)	0,05 a 0,15 mg/animal SC (extrabula)
Carbamazepina (anticonvulsivante)	Tegretol®₍ₕ₎ • Caixa com 20 comp. de 200 ou 400 mg	10 mg/kg VO a cada 6 h	Não	Não	Não
Carnitina/ λ-carnitina (aminoácido)	Laviz M.O Horse®₍ᵥ₎₍associação₎ • 2 seringas dosadoras de 40 g	• Potros: administrar 1 seringa (40 g) a cada 15 dias • Adultos: administrar o conteúdo das duas seringas (80 g) a cada 15 dias	–	–	–
Cáscara sagrada (20%) (laxante)	Cáscara sagrada 20%₍ₕ₎	10 a 20 mℓ/450 kg VO ou 4 a 8 mg/kg VO	10 a 20 mℓ/450 kg VO ou 4 a 8 mg/kg VO	–	–

(continua)

Princípio ativo e classificação	Exemplo de nome comercial e apresentação	Equinos	Bovinos	Ovinos e caprinos	Suínos
Cefaclor (antibiótico bactericida)	Ceclor®(H) • Suspensão: frasco de 80 mℓ com 250 mg/ 5 mℓ e 375 mg/5 mℓ	20 a 40 mg/kg VO a cada 8 h	3,5 mg/kg VO a cada 12 h (bezerros)	–	–
Cefadroxila (antibiótico bactericida)	Cefa-Drops®(V) • Pó para suspensão oral: frasco de 15 ou 50 mℓ com 50 mg/mℓ Cefamox®(H) • Frasco com 100 mℓ de 250 e 500 mg/5 mℓ	22 mg/kg VO a cada 12 h	–	–	–
Cefalexina (antibiótico bactericida)	Rilexine® 150(V) • Frasco-ampola de 100 ou 250 mℓ com 150 mg/mℓ Rilexine® 200(V) • Cartucho com 12 injetores de 10 mℓ cada com 100 mg de cefalexina + 100 mg de neomicina + 10 mg prednisolona Rilexine 500®(V) • Cartucho com 24 e 200 injetores de 10 mℓ cada com 250 mg de cefalexina + 250 mg de neomicina	–	Injetável: 7,5 a 10 mg/kg IM Intramamário: 10 mℓ de Rilexine® 200: em casos graves, repetir após 12 a 24 h	–	–
Cefalotina (antibiótico bactericida)	Keflin®(H) • Frasco-ampola de 1.000 mg com 5 mℓ	20 a 40 mg/kg IV a cada 8 h ou IM a cada 6 h	Bezerros: 10 a 12 mg/kg IV a cada 8 h ou IM a cada 6 h	–	–
Cefazolina (antibiótico bactericida)	Kefazol®(H) • Frascos-ampolas com 1.000 mg/2 mℓ	15 mg/kg IV a cada 12 h ou IM a cada 8 h 50 mg subconjuntival	–	–	–
Cefepima (antibiótico bactericida; cefalosporina de 4ª geração)	Maxcef®(H) • Frasco-ampola de 1 g ou 2 g	11 mg/kg IV a cada 8 h	–	–	–
Cefotaxima (antibiótico bactericida)	Kefoxin®(H) • Frasco-ampola de 1 g	25 a 50 mg/kg IV a cada 12 h ou IM a cada 8 h	–	–	–
Cefoxitina (antibiótico bactericida)	Cefox®(H) • Frasco-ampola de 1 g	30 a 40 mg/kg IM a cada 6 ou 8 h	–	–	–
Ceftazidima (antibiótico bactericida; cefalosporina de 3ª geração)	Fortaz® 1 g e 2 g(H) • Frasco-ampola com 1 g/10 mℓ ou 2 g/10 mℓ	25 a 50 mg/kg IV ou IM a cada 12 h	20 a 40 mg/kg IV ou IM a cada 12 ou 24 h	Não	Não

(continua)

Capítulo 3 • Princípios Ativos, Apresentações e Doses para Equinos, Bovinos, Ovinos, Caprinos e Suínos

Princípio ativo e classificação	Exemplo de nome comercial e apresentação	Equinos	Bovinos	Ovinos e caprinos	Suínos
Ceftiofur (antibiótico bactericida)	**Excenel®**(V) • Frascos de 20 mℓ com 1 g ou de 80 mℓ com 4 g **Excenel RTU EZ®**(V) • Frasco de 100 mℓ c/ 5 g	1 a 2 mg/kg IM a cada 24 h	1 a 2 mg/kg IM a cada 24 h **Excenel RTU EZ®**(V): 1 mℓ/50 kg. Administrar na dose de 1 mg de Ceftiofur/kg de peso, somente pela via intramuscular. Repetir o tratamento após intervalo de 24 h, por 3 dias consecutivos	–	1 a 2 mg/kg IM a cada 24 h **Excenel RTU EZ®**(V): administrar na dose de 1 a 3 mg de Ceftiofur/kg de peso, somente pela via intramuscular. Repetir o tratamento após intervalo de 24 h, por 3 dias consecutivos
Ceftriaxona (antibiótico bactericida)	**Rocefin®**(H) • Frasco-ampola de 250 mg, 500 mg ou 1 g	25 a 50 mg/kg IM ou IV a cada 12 h	–	–	–
Cefuroxima sódica (antibiótico bactericida; cefalosporina de 2ª geração)	**Medcef®**(H) • Frasco-ampola de 750 mg com 6 mℓ de diluente	10 a 20 mg/kg IV ou IM a cada 8 h	10 a 20 mg/kg IV ou IM a cada 8 h	Não	10 a 20 mg/kg IV ou IM a cada 8 h
Cetamina ou quetamina (anestésico geral dissociativo)	**Ketalar®**(H) • Frasco-ampola de 10 mℓ com 50 mg/mℓ **Cetamin 10%®**(V) • Frasco-ampola de 10 ou 50 mℓ com 100 mg/mℓ	1,5 a 2 mg/kg IV	2 mg/kg IV	–	2 a 3 mg/kg IV
Cetirizina (anti-histamínico; antagonista H_1)	**Zyrtec®**(H) • Caixa com 12 comp. de 10 mg • Solução oral: frasco de 120 mℓ com 1 mg/mℓ	0,2 a 0,4 mg/kg VO a cada 6 ou 8 h	Não	Não	Não
Cetoconazol (antifúngico)	**Nizoral®**(H) • Caixa com 10 ou 20 comp. de 200 mg	5 mg/kg VO a cada 24 h (pouco absorvido, fluconazol e voriconazol são mais completamente absorvidos)	Não	Não	Não
Cetoprofeno ou ketoprofeno (AINE)	**Ketofen®**(V) • Frasco de 10 mℓ a 1% • Frasco de 10 e 50 mℓ a 10% • Caixa com 10 comp. de 5 mg • Caixa com 10 comp. de 20 mg **Profenid®**(H) • Cápsulas de 50 mg • Solução oral com 20 mg • Ampola com 2 mℓ/ 100 mg	2,2 mg/kg IV ou IM a cada 24 h por 3 a 5 dias (dor musculoesquelética) 0,5 mg/kg IV a cada 6 h (endotoxemia)	3 mg/kg IM ou IV a cada 24 h por 1 a 3 dias	Não	3 mg/kg IM ou IV a cada 24 h por 1 a 3 dias

(continua)

Princípio ativo e classificação	Exemplo de nome comercial e apresentação	Equinos	Bovinos	Ovinos e caprinos	Suínos
Ciclofosfamida (antineoplásico)	Fosfaseron®(H) • Frasco-ampola de 200 e 1.000 mg Evociclo®(H) • Frasco-ampola com 1 g Genuxal®(H) • Caixa com 50 drágeas de 50 mg • Frasco-ampola de 200 e 1.000 mg	200 mg/m² IV a cada 1 a 2 semanas Até 4 vezes/semana: 50 mg/m²; 1 vez/semana: 200 a 300 mg/m²	Até 4 vezes/semana: 50 mg/m²; 1 vez/semana: 200 a 300 mg/m²	–	–
Cimetidina (bloqueador H_2; antiácido)	Tagamet®(H) • Caixa com 10 ou 40 comp. de 200 mg • Caixa com 16 comp. de 400 mg • Ampola com 300 mg/2 mℓ	Antissecretório: 6 a 7 mg/kg VO a cada 6 h ou IV a cada 8 h; 6 a 18 mg/kg, VO a cada 12 h Tratamento adjuvante de melanomas: 2,5 mg/kg VO a cada 8 h por 2 a 3 semanas	8 a 16 mg/kg VO, IM ou IV a cada 8 h	Não	Não
Cisplatina (antineoplásico)	Cisplatex®(H) • Frasco-ampola de 10 mg com 10 mℓ e de 50 mg com 50 mℓ Tecnoplatin®(H) • Frasco-ampola de 20 ou 100 mℓ com 0,5 mg/mℓ	1 mg/cm³ de tecido intralesional (sarcoide, tumor de pele) a cada 2 semanas	–	–	–
Citarabina (antineoplásico)	Aracytin® CS(H) • Cartucho com 5 frascos-ampolas de 5 mℓ com 100 mg • Cartucho com 1 frasco-ampola com 500 mg/25 mℓ ou 1 g/10 mℓ	200 a 300 mg/m² IV ou SC a cada 24 h, a cada 7 a 14 dias	–	–	–
Claritromicina (antibiótico bacteriostático; macrolídio)	Klaricid®(H) • Caixa com 8, 12 ou 20 comp. de 250 mg • Caixa com 10, 14 ou 20 comp. de 500 mg • Injetável: frasco-ampola com 500 mg/10 mℓ • Suspensão: frasco de 60 ou 100 mℓ com 125 ou 250 mg/5 mℓ Claritromicina Eurofarma®(H) • Frasco-ampola de 500 mg	7,5 mg/kg VO a cada 12 h (potros) para tratamento de *Rhodococcus equi*	–	–	–

(*continua*)

Capítulo 3 • Princípios Ativos, Apresentações e Doses para Equinos, Bovinos, Ovinos, Caprinos e Suínos   341

Princípio ativo e classificação	Exemplo de nome comercial e apresentação	Equinos	Bovinos	Ovinos e caprinos	Suínos
Clembuterol (broncodilatador, relaxante uterino, prevenção de ulceração abomasal)	Pulmonil® Gel(V) • Frasco de 500 mℓ com 20 μg/mℓ • Pó com 500 g a 20 μg/g	Broncoespamoslítico: 0,8 a 3,2 μg/kg nebulização ou VO a cada 12 h Broncodilatador: 0,8 μg/kg nebulização ou VO a cada 12 h Tocolítico: 200 μg/animal VO, IM ou IV lenta a cada 12 h	0,8 μg/kg IM ou IV 1,6 μg/kg/dia VO (prevenção de ulceração abomasal)	–	–
Clopidogrel (antiplaquetário)	Plavix®(H) • Caixa com 4 comp. de 300 mg e 14 ou 28 comp. de 75 mg	2 mg/kg VO a cada 24 h	–	–	–
Cloprostenol (prostaglandina sintética)	Ciosin®(V) • Frasco-ampola de 4 ou 20 mℓ com 250 μg/mℓ	1 mℓ/animal IM	2 mℓ/animal IM	100 a 150 mg/animal IM	0,7 a 1 mℓ/animal IM
Clorambucila (antineoplásico; imunossupressor)	Leukeran®(H) • Caixa com 25 comp. de 2 mg	20 mg/m² VO a cada 14 dias	Não	Não	Não
Cloranfenicol (antibiótico bacteriostático)	Viximicina®(H) • Frasco-ampola de 1 g de hemissucinato de cloranfenicol	Succinato: 25 a 50 mg/kg IV a cada 8 h ou IM a cada 6 h	Proibido para animais de consumo	Proibido para animais de consumo	Proibido para animais de consumo
Cloreto de potássio (solução eletrolítica)	Solução a 19,1%(H) • Ampola de 10 mℓ Clotássio® Xarope(H) • Xarope: frasco com 100 mℓ, 60 mg/mℓ Slow-K®(H) • Caixa com 10 ou 20 drágeas de 600 mg	50 g/animal adulto VO a cada 24 h ou 35 mg/kg/h IV Para eutanásia, anestesiar com barbiturato e aplicar uma dose aproximada de 100 mg/kg IV	50 g/animal adulto VO a cada 24 h ou 35 mg/kg/h IV Para eutanásia, anestesiar com barbiturato e aplicar uma dose aproximada de 100 mg/kg IV	Para eutanásia, anestesiar com barbiturato e aplicar uma dose aproximada de 100 mg/kg IV	Para eutanásia, anestesiar com barbiturato e aplicar uma dose aproximada de 100 mg/kg IV
Cloreto de sódio (solução eletrolítica)	Cloreto de sódio a 0,9%(H) • Frasco de 250, 500 ou 1.000 mℓ	De acordo com a necessidade, até 40 mℓ/kg IV, SC ou IP durante 24 h	De acordo com a necessidade, até 40 mℓ/kg IV, SC ou IP durante 24 h	De acordo com a necessidade, até 40 mℓ/kg IV, SC ou IP durante 24 h	De acordo com a necessidade, até 40 mℓ/kg IV, SC ou IP durante 24 h
Clorobutanol (tratamento de papilomatose)	Verrutrat®(V) • Frasco-ampola de 20 mℓ	–	1 mℓ/20 kg SC a cada 3 ou 10 dias, em um total de 3 aplicações	1 mℓ/20 kg SC a cada 3 ou 10 dias, em um total de 3 aplicações	–
Clorpromazina (derivado fenotiazínico; tranquilizante maior)	Amplictil®(H) • Ampola de 5 mℓ com 5 mg/mℓ	–	0,22 a 1 mg/kg IV 1 a 4,4 mg/kg IM	0,22 a 1 mg/kg IV	–

(continua)

Princípio ativo e classificação	Exemplo de nome comercial e apresentação	Equinos	Bovinos	Ovinos e caprinos	Suínos
Clortetraciclina (antibiótico bacteriostático)	**Clortetraciclina 20 Premix**$_{(V)}$ • Sacos de 0,25 ou 30 kg a 20% **Clortetraciclina Solúvel**$_{(V)}$ • Sachês de 100 g a 85%	6 a 10 mg/kg IV a cada 24 h 10 a 20 mg/kg VO a cada 24 h	6 a 10 mg/kg IV a cada 24 h 10 a 20 mg/kg VO a cada 24 h	6 a 10 mg/kg IV a cada 24 h 10 a 20 mg/kg VO a cada 24 h	6 a 10 mg/kg IV a cada 24 h 10 a 20 mg/kg VO a cada 24 h Utilizar de 300 g a 1.000 g do produto por tonelada de ração nas fases críticas de aparecimento das doenças. Tratamento: utilizar de 1.500 g a 3.000 g do produto por tonelada de ração, por 5 dias consecutivos
Closantel (endectocida)	**Taitec® Injetável**$_{(V)}$ • Frasco-ampola de 10, 50, 100 ou 250 mℓ com 250 mg/mℓ **Taitec® Oral**$_{(V)}$ • Frascos de 200 e 1.000 mℓ com 100 mg/mℓ	Endoparasiticida: 5 a 10 mg/kg VO ou SC Ectoparasiticida: 10 a 15 mg/kg VO ou SC	Endoparasiticida: 5 a 10 mg/kg VO ou SC Ectoparasiticida: 10 a 15 mg/kg VO ou SC	Endoparasiticida: 5 mg/kg VO ou SC Ectoparasiticida: 10 mg/kg VO ou SC	–
Cloxacilina (antibiótico bactericida)	**Anamastit® L-200**$_{(V)}$ • Seringa de 10 mℓ **Anamastit S®**$_{(V)}$ • Seringa de 8,5 g	1 seringa para cada quarto mamário, dose única	1 seringa para cada quarto mamário, dose única ou 1 seringa para cada teto	½ seringa para cada teto, dose única	½ seringa para cada teto, dose única
Condroitina (mucopolissacarídio)	**Artroglycan® Injetável**$_{(V)(associação)}$ • Frasco de 10 mℓ com 120 mg/mℓ	1 mg/kg IM a cada 4 dias (7 administrações) 250 mg intra-articular a cada 7 dias, durante 3 a 5 semanas ou 2 mg/kg VO a cada 24 h	–	–	4 mg/kg VO a cada 12 h durante 4 semanas
Dalteparina (anticoagulante)	**Fragmin®**$_{(H)}$ • Caixa com 10 seringas de 0,2 mℓ com 2.500 ou 5.000 UI	50 UI/kg SC a cada 24 h	–	–	–
Danofloxacino (antibiótico bactericida)	**Advocin® 180**$_{(V)}$ • Frasco-ampola de 20 ou 50 mℓ com 180 mg/mℓ **Advocin® 2,5**$_{(V)}$ • Frasco-ampola de 20 ou 50 mℓ com 25 mg/mℓ	Não	1,25 mg/kg IM, SC ou IV a cada 24 h	Não	1,25 mg/kg IM, SC ou IV a cada 24 h

(continua)

Princípio ativo e classificação	Exemplo de nome comercial e apresentação	Equinos	Bovinos	Ovinos e caprinos	Suínos
Dantroleno (relaxante muscular)	Dantroleno(H) • Frasco-ampola com 20 mg/60 mℓ	1,5 a 2,5 mg/kg IV lento a cada 6 h (rabdomiosite aguda) 2 mg/kg VO a cada 24 h (prevenção da rabdomiosite) 10 mg/kg/VO, 90 min antes da cirurgia (prevenção da miosite pós-anestésica) 4 mg/kg, IV VO, a cada 8 h	–	–	3 a 5 mg/kg IV ou VO a cada 8 h (hipertermia maligna)
Dapsona (antibacteriano)	Furp-Dapsona®(H) • Caixa com 20 comp. de 100 mg	3 mg/kg VO a cada 24 h	–	–	–
Deslorelina (análogo sintético da gonadorrelina; GnRH sintético)	Sincrorrelin®(V) • Frasco-ampola de 30 mℓ com 0,25 mg/mℓ	3 a 4 mℓ/animal IM	–	–	–
Desmopressina (hormônio hipofisário sintético)	Acetato de desmopressina(H) • Solução nasal: frascos de 2,5 mℓ (25 doses de 10 µg) ou 5 mℓ (50 doses de 10 µg) com 100 µg/mℓ DDAVP®(H) • Spray nasal: solução em frasco de 25 ou 50 doses de 10 µg com 100 µg/mℓ • Frasco com 30 comp. de 0,1 e 0,2 mg • Ampola com 4 µg/1 mℓ	20 µg/animal IV (diagnóstico de diabetes insípido)	–	–	–
Detomidina (agonista alfa-2-adrenérgico)	Detomidina 1%(V) • Frasco-ampola de 10 mℓ com 10 mg/mℓ Dormiun V®(V) • Frasco-ampola de 5 mℓ e 20 mℓ com 10 mg/mℓ	0,02 a 0,04 µg/kg IV ou IM	0,03 a 0,06 µg/kg IV ou IM	–	–
Dexametasona (corticosteroide)	Azium®(V) • Estojo com 20 comp. de 0,5 mg • Solução injetável: frasco de 5, 10 ou 20 mℓ com 2 mg/mℓ	2 a 5 mg/animal IV ou IM 5 a 10 mg VO 0,02 a 0,04 mg/kg IV, IM ou VO 0,5 a 2 mg/kg IV (choque)	5 a 20 mg/animal IM ou IV 5 a 10 mg VO 20 mg/animal IM (indução do parto) 0,01 a 0,04 mg/kg IV ou IM	5 a 10 mg/animal IM ou IV 8 a 16 mg IM (indução do parto em ovelha) 10 mg IM (indução do parto em cabra)	5 a 10 mg/animal IM ou IV
Dextranas (expansores plasmático)	Rheomacrodex ®(H) • Ampola de 10 mℓ com 100 mg/mℓ	10 mℓ/kg IV ou 500 mℓ de 32% de dextrana 70 na cavidade abdominal durante a cirurgia (prevenção de adesão intestinal)	10 mℓ/kg IV	–	–

(continua)

Princípio ativo e classificação	Exemplo de nome comercial e apresentação	Equinos	Bovinos	Ovinos e caprinos	Suínos
Dextrometorfano (antitussígeno)	Silencium®(H)(associação) • Cada 5 ml contém: 5 mg de bromidrato de dextrometorfano + 3 mg de succinato de doxilamina + 250 mg de citrato de sódio + 1,25 mg de cloreto de cetilapiridínio	100 mg/animal VO a cada 12 h	–	–	–
Diaceturato diminazeno/ diazoaminodi-benzamidina (quimioterápico babesicida e tripanosomicida)	Ganaseg®(V) • Frasco-ampola de 30 ml com 70 mg/ml Pirofort®(V) • Frasco-ampola de 30 ml com 70 mg/ml	3 a 5 mg/kg IM ou 1 ml/20 kg IM	3 a 5 mg/kg IM ou 1 ml/20 kg IM	–	–
Diazepam (benzodiazepínico; tranquilizante menor)	Valium®(H) • Caixa com 20 comp. de 5 ou 10 mg • Ampola com 5 mg/2 ml	0,05 a 0,5 mg/kg IV lento Pré-anestésico: 0,03 a 0,5 mg/kg, IV IM Convulsão: 25 a 50 mg/kg	0,5 a 1,5 mg/kg IV ou IM	0,5 a 1,5 mg/kg IV ou IM	0,5 a 3 mg/kg IM
Diazinon (ectoparasiticida; organofosforado)	Diazinon 40 PM(V) • Envelopes de 25 g a 40% Neocidol B 40®(V) • Caixa com 2 sachês com 10 brincos de 15 g que contém 6 g de diazinon	–	Diluir 25 g em 40 l de água, uso tópico Aplicar um brinco em uma das orelhas, utilizando o alicate de aplicação apropriado. Trocar após 5 meses	–	–
Diclazurila (coccidiostático)	Coccimax® Pig Doser(V) • Frasco de 100, 250, 500 ou 1.000 ml com 30 mg/ml Coxifarm®(V) • Sacos de 10 ou 25 kg com 250 mg/g	1 mg/kg VO a cada 24 h durante 28 dias	1 mg/kg VO	–	15 mg/kg VO, dose única, podendo ser repetida após 7 a 10 dias (leitão)
Diclofenaco sódico (AINE inibidor indistinto de COX)	Diclofenaco 50(V) • Frasco-ampola de 10 ou 50 ml com 50 mg/ml Vetflogin®(V) • Frasco-ampola de 10, 20, 50 ou 100 ml com 50 mg/ml	1 mg/kg IV, IM ou SC a cada 24 h durante 3 a 5 dias	1 mg/kg IV, IM ou SC a cada 24 h durante 3 a 5 dias ou 1 ml/50 kg IM, SC ou IV	1 mg/kg IV, IM ou SC a cada 24 h durante 3 a 5 dias	1 mg/kg IV, IM ou SC a cada 24 h durante 3 a 5 dias
Dietilestilbestrol (DES) (estrógeno sintético)	Destilbenol®(H) • Caixa com 50 comp. de 1 mg	5 a 15 mg/animal IM	40 a 80 mg/animal IM ou até 100 a 175 mg/animal IM como abortivo na gestação avançada	2 mg/animal IM	5 a 10 mg/animal IM

(continua)

Capítulo 3 • Princípios Ativos, Apresentações e Doses para Equinos, Bovinos, Ovinos, Caprinos e Suínos   345

Princípio ativo e classificação	Exemplo de nome comercial e apresentação	Equinos	Bovinos	Ovinos e caprinos	Suínos
Difenidramina (anti-histamínico; bloqueador H₁)	Difenidrin® (H) • Ampola de 50 mg/1 mℓ	1 a 2 mg/kg VO a cada 12 h Em emergências: 0,25 a 1 mg/kg IV ou IM	0,5 a 1 mg/kg IV ou IM	–	–
Diflubenzurona (inseticida inibidor da síntese de quitina)	Difly® (V) • Embalagem com 100 g, 300 g e 6 kg a 25%	–	60 mg/animal adicionados à ração	–	–
Digoxina (digitálico glicosídio cardíaco)	Digoxina (H) • Caixa com 24 comp. de 0,25 mg • Elixir: frasco de 60 mℓ com 0,25 mg/5 mℓ	11 µg/kg IV lento (insuficiência cardíaca e arritmias) 2,2 µg/kg IV (manutenção) 11 a 44 µg/kg VO	0,05 a 0,8 mg/kg IV	–	–
Di-hidroestreptomicina (antibiótico bactericida)	Di-hidroestreptomicina (V) • Frasco-ampola de 20 mℓ com 250 mg/mℓ	10 mg/kg IM a cada 8 h ou SC a cada 12 h	10 a 12,5 mg/kg IM ou SC a cada 12 h	–	–
Dimercaprol (agente quelante)	Dimercaprol (H) • Ampola com 100 mg/ 1 mℓ	2,5 a 5 mg/kg IM ou VO a cada 4 h, até a recuperação, evitando a administração por mais de 4 dias	2,5 a 5 mg/kg IM ou VO a cada 4 h, até a recuperação, evitando a administração por mais de 4 dias	–	2,5 a 5 mg/kg IM ou VO a cada 4 h, até a recuperação, evitando a administração por mais de 4 dias
Dimetilsulfóxido (DMSO) (AINE de uso tópico e sistêmico)	Dimesol® (V) • Frasco de 1.000 mℓ a 100% • Gel bisnaga de 40 e 100 g e pote de 1.000 g a 95% • Frasco-ampola de 20 ou 100 mℓ a 98,78%	0,5 a 1 g/kg IV lenta a cada 12 h. Diluir antes de usar. Não utilizar concentrações acima de 10%	Idem	Idem	–
Dinoprosta (prostaglandina F2-alfa)	Lutalyse® (V) • Frasco-ampola de 10 mℓ com 5 mg/mℓ	5 mg/450 kg SC	25 mg/animal IM, podendo ser repetido	–	10 mg/animal IM
Dipirona (analgésico antitérmico)	Algivet® (V) • Frasco-ampola de 50 mℓ a 50%	4 mℓ/45 kg IV, IM ou SC 20 a 60 mℓ IV, IM ou SC Equídeos: 20 a 40 mℓ; Potros: 5 a 15 mℓ	25 mg/kg IV, IM ou SC 8 mℓ/100 kg 20 a 60 mℓ, IM ou SC Bovinos: 8 mℓ para cada 100 kg de peso Bezerros: 5 a 15 mℓ	Ovelhas e cabras: 2 a 8 mℓ	10 a 30 mℓ
Dipirona + hioscina (analgésico, antitérmico espasmolítico)	Buscopan® Composto (V) • Frasco-ampola de 50 mℓ com 500 mg de dipirona + 4 mg de hioscina	Adulto: 20 a 30 mℓ/animal IM ou IV Potros: 5 a 10 mℓ	Bezerros: 20 a 30 mℓ/animal IM ou IV Adulto: 20 a 25 mℓ/animal	Adulto: 3 a 8 mℓ/animal Jovem: 1 a 2 mℓ	Adulto: 5 a 10 mℓ/animal Leitão: 1 a 2/animal
Disofenol (endoparasiticida; substituto fenólico)	Rumivac® 30 Injetável (V) • Frasco-ampola de 250 mℓ com 300 mg/mℓ Rumivac® Tablet (V) • Tabletes de 7 g com 1,26 g de disofenol	–	10 mg/kg (nematoides) ou 20 mg/kg (Fasciola) SC 1 tablete/100 kg VO 1 mℓ/40 kg SC	1 tablete/100 kg VO (ovino)	–

(continua)

Princípio ativo e classificação	Exemplo de nome comercial e apresentação	Equinos	Bovinos	Ovinos e caprinos	Suínos
Dobutamina (catecolamina sintética de ação rápida – inotrópica positiva)	Dobuton®(H) • Ampola de 20 mℓ com 250 mg	1 a 10 µg/kg/min, infusão IV	Não	Não	Não
Domperidona (antagonista dopaminérgico procinético e antiemético)	Motilium®(H) • Caixa com 30 ou 60 comp. de 10 mg • Suspensão: frasco de 100 mℓ com 5 mg/5 mℓ	1,1 mg/kg VO a cada 24 h, iniciando 15 dias antes do parto e continuando até 5 dias depois (estimulante de lactação)	0,05 a 0,1 mg/kg IM a cada 12 h ou VO a cada 24 h. Para o tratamento de leishmaniose visceral canina, usar 1 mg/kg VO, a cada 12 h, durante 30 dias	–	0,05 a 0,1 mg/kg IM a cada 12 h ou VO a cada 24 h. Para o tratamento de leishmaniose visceral canina, usar 1 mg/kg VO a cada 12 h durante 30 dias
Dopamina (catecolamina inotrópica positiva)	Revivan®(H) • Ampola de 10 mℓ com 50 mg • Ampola de 5 mℓ com 200 mg	2 a 5 µg/kg/min infusão IV (diluir 1 ampola de 10 mℓ em 500 mℓ de lactato de Ringer, SF ou glicose a 5%)	2 a 5 µg/kg/min, infusão IV (diluir 1 ampola de 10 mℓ em 500 mℓ de lactato de Ringer, SF ou glicose a 5%)	Não	Não
Doramectina (avermectina endectocida)	Dectomax®(H) • Frasco-ampola de 50, 200 ou 500 mℓ a 1%	–	0,2 mg/kg SC ou 0,5 mg/kg/ pour-on	–	0,3 mg/kg IM
Doxapram (estimulante respiratório)	Viviram V®(V) • Frasco-ampola de 100 mℓ com 20 mg/mℓ	0,44 a 0,55 mg/kg IV **Barbitúricos, xilazina e agentes inalados:** 0,5 mg/kg (2,5 mℓ / 100 kg) EV **Tempo Circulatório:** 200 mg totais EV	5 a 10 mg/kg IV	–	–
Doxiciclina (antibiótico bacteriostático)	Doxiciclina Univet®(V) • Solução injetável: frasco de 20 mℓ com 40 mg/mℓ Doxifin®(V) • Caixa com 14 comp. de 50 ou 100 mg • Caixa com 15 comp. de 200 mg Corta Curso 4%®(V) • Frasco-ampola de 50 mℓ com 4mg/mℓ	10 mg/kg VO a cada 12 h	4 mg/kg IM	4 mg/kg IM	4 mg/kg IM
Droperidol (tranquilizante; neuroléptico; derivado da butirofenona)	Droperdal®(H) • Ampola com 2,5 mg/ 1 mℓ	0,2 a 0,5 mg/kg IV ou IM	–	–	0,1 a 0,4 mg/kg IM
EDTA (quelante; anticolagenase)	Ácido etilenodiamino-tetracético(H) • 10 mg/mℓ diluídos em solução de dextrose a 5%	Até 25 mg/kg SC a cada 6 h ou IV muito lento a cada 8 h	Até 25 mg/kg SC a cada 6 h ou IV muito lento a cada 8 h	–	Até 25 mg/kg SC a cada 6 h ou IV muito lento a cada 8 h
Efedrina (agonista alfa-adrenérgico)	Efedrina(H) • Ampola com 50 mg/ 1 mℓ	0,7 mg/kg VO a cada 12 h	Não	Não	Não

(continua)

Capítulo 3 • Princípios Ativos, Apresentações e Doses para Equinos, Bovinos, Ovinos, Caprinos e Suínos   347

Princípio ativo e classificação	Exemplo de nome comercial e apresentação	Equinos	Bovinos	Ovinos e caprinos	Suínos
Enoxaparina sódica (anticoagulante)	Clexane®(H) • Caixa com 1 ou 10 seringas com 20 e 40 mg de enoxaparina sódica para injeção SC	Profilaxia: 0,5 mg/ kg SC a cada 24 h Pacientes de alto risco: 1 mg/kg SC a cada 24 h	Não	Não	Não
Enrofloxacina (antibiótico bactericida)	Baytril®(V) • Solução injetável: frasco de 10 ml a 5% solução injetável frasco de 10 e 50 ml a 10% • Pig doser: frasco de 100 ml • Caixa com 10 comp. de 50 mg • Caixa com 10 comp. de 150 mg Flotril®(V) • Solução injetável: frasco-ampola de 10 e 50 ml a 10% • Solução injetável: frasco-ampola de 20 ml a 2,5% • Solução oral: frasco de 500 ml a 10% • Pig Pump: frasco de 100 ml • Caixa com 10 comp. de 50 mg	2,5 a 5 mg/kg VO a cada 12 h 5 mg/kg IV, IM ou SC a cada 24 h	2,5 a 5 mg/kg IM ou SC a cada 24 h	2,5 a 5 mg/kg IM ou SC a cada 24 h	2,5 a 5 mg/kg IM ou SC a cada 24 h
Epinefrina (adrenérgico)	Epinefrina Solução 1:1.000(H) • Ampola com 1 mg/ 1 ml	1 ml/45 kg IV (emergência), IM ou SC	1 ml/45 kg IV (emergência), IM ou SC 3 a 8 ml IM ou SC	1 a 3 ml IV (emergência), IM ou SC	1 a 3 ml IV (emergência), IM ou SC
Eprinomectina (avermectina endectocida)	Eprinex®(V) • Frasco de 1 ou 2,5 l a 0,5% Eprino® Injetável 3,6%(V) • Frasco de 50, 200 ou 500 ml com 36 mg/ml	–	0,5 mg/kg ou 0,1 ml/kg da solução a 0,5% aplicado topicamente no dorso do animal 1 ml/100 kg (solução a 3,6%)	–	–
Ergometrina ou ergonovina (alcaloide de ergot; anti-hemorrágico)	Ergometrina(H) • Caixa com 12 comp. ou drágeas de 0,125 mg • Ampola com 0,2 mg/ 1 ml	0,04 mg/kg IM	1 a 3 mg/animal IM ou IV	0,4 a 1 mg/ animal IM ou IV	0,4 a 1 mg/ animal IM ou IV
Eritromicina (antibiótico bacteriostático)	Eritrex®(H) • Blíster com 21 comp. de 500 mg • Suspensão oral: frascos com 125 e 250 mg/5 ml	Potros: 15 a 25 mg/kg VO a cada 12 h	4 a 8 mg/kg IM a cada 12 ou 24 h (não injetar mais de 10 ml por local)	–	–

(continua)

Princípio ativo e classificação	Exemplo de nome comercial e apresentação	Equinos	Bovinos	Ovinos e caprinos	Suínos
Estradiol (cipionato) (estrógeno sintético)	E.C.P.®(V) • Frasco-ampola de 10 mℓ com 2 mg/mℓ	Éguas: 5 a 10 mg IM (anestro); 0,004 a 0,008 mg/kg IM a cada 2 dias (incontinência urinária) Éguas: Anestro 2,5 mℓ a 5 mℓ	Vacas: 3 a 5 mg IM (anestro) 10 mg IM (piometra, retenção de placenta, feto mumificado) 4 mg IM (persistência de corpo lúteo) Vacas: Anestro 1,5 mℓ a 2,5 mℓ Piometrite: 5 mℓ Placenta retida: 5 mℓ Corpo lúteo persistente: 2 mℓ Feto mumificado: 5 mℓ Hidroâmnios: 3 mℓ a 4 mℓ Novilhas: Anestro 1,5 mℓ	Ovelhas: 1,5 a 2,5 mg IM (anestro) Ovelhas: Anestro 0,25 mℓ a 0,5 mℓ	Porcas: 1,5 a 2,5 mg IM (anestro) Porcas: Anestro 0,25 mℓ a 0,5 mℓ
Estreptomicina (antibiótico bactericida)	Estreptomax®(V) • Frasco-ampola de 10 mℓ com 5 g	10 mg/kg IM a cada 12 ou 24 h	10 mg/kg IM ou SC a cada 8 h	–	–
Estreptoquinase (fibrinolítico)	Solustrep®(H) • Frasco-ampola com 250.000, 750.000 ou 1.500.000 UI	1.000 a 2.000 UI/kg IM a cada 24 h	1.000 a 2.000 UI/kg IM a cada 24 h	–	1.000 a 2.000 UI/kg IM a cada 24 h
Etodolaco (AINE inibidor preferencial de COX-2)	Flancox®(H) • Caixa com 14 ou 30 comp. de 300 mg • Caixa com 10 ou 20 comp. de 400 mg	23 mg/kg VO a cada 24 h	–	–	10 a 15 mg/kg VO a cada 24 h
Famotidina (bloqueador H₂; antiácido)	Famoset®(H) • Caixa com 10 ou 30 comp. de 20 ou 40 mg	0,35 mg/kg IV a cada 12 h 2,5 mg/kg VO a cada 12 h	Não	Não	0,1 a 0,2 mg/kg VO
Fembendazol (endoparasiticida)	Panacur®(V) • Frasco plástico de 180 g ou sachê de 25 g a 9% • Frasco de 20, 30, 50 e 240 mℓ, 1, 2, 4 e 5ℓ a 10% • Composto: seringa plástica com 26 g de pasta. Cada 100 g contém 14,65 g de fembendazol e 43,37 g de triclorfon • Pasta: seringa plástica com 20 g de pasta e 0,188 g de fembendazol Equifen® Plus(V) • Seringas de 26 g de pasta. Cada 100 g contém 14,5 g de fembendazol e 43,9 g de metrifonato	5 a 7,5 mg/kg VO (grandes estrongilídios) 10 mg/kg (Parascaris)	5 mg/kg VO	5 mg/kg VO	10 mg/kg VO

(continua)

Princípio ativo e classificação	Exemplo de nome comercial e apresentação	Equinos	Bovinos	Ovinos e caprinos	Suínos
Fempiridina/ Fenazopiridina (analgésico das vias urinárias)	Pyridium®(H) • Caixa com 25 drágeas de 100 mg • Caixa com 18 drágeas de 200 mg	4 mg/kg VO a cada 8 h	–	–	–
Fenilbutazona (AINE não seletivo de COX-2)	Fenilbutazona Injetável(V) • Frasco de 20 e 100 mℓ com 200 mg/mℓ Equipalazone®(V) • Frasco de 20 e 100 mℓ com 200 mg/mℓ	Adultos: 2,2 a 4,4 mg/kg VO IV, a cada 24 h Pôneis: 2,2 mg/kg VO IV, a cada 24 h	4 a 8 mg/kg VO a cada 24 5 mg/kg IV a cada 24 h	2 a 5 mg/kg VO ou IV a cada 24 h (extrabula)	2 a 5 mg/kg VO ou IV a cada 24 h (extrabula)
Fenilefrina (agonista alfa-1 seletivo)	Fenilefrina(H) • Ampola com 1 mg/1 mℓ	5 mg/animal IV	–	–	–
Fenitoína/ Difenil-hidantoína (anticonvulsivante/ antiarrítmico)	Epelin®(H) • Frasco com 30 cápsulas de 100 mg • Frasco de 120 mℓ com 100 mg/5 mℓ Hidantal®(H) • Caixa com 25 comp. de 100 mg • Ampola de 5 mℓ com 50 mg/mℓ	Epilepsia: 5 a 15 mg/kg VO a cada 8 h Arritmias: 10 a 20 mg/kg IV, IM ou VO a cada 2 a 4 h	Epilepsia: 5 a 15 mg/kg VO a cada 8 h Arritmias: 10 a 20 mg/kg IV, IM ou VO a cada 2 a 4 h	–	–
Fenobarbital (barbitúrico anticonvulsivante)	Gardenal®(H) • Caixa com 20 comp. de 50 ou 100 mg • Gotas: frasco de 20 mℓ com 40 mg/mℓ = 2 mg/gota • Ampola com 200 mg/1 mℓ	Doença corticocerebelar: 5 a 20 mg/kg IV (dose inicial), depois 2,2 mg/kg IV (manutenção) Potro: 5 a 25 mg/kg IV durante 30 min 12 mg/kg/dia VO	Não	Não	Não
Fentanil (agonista opioide)	Fentanil(H) • Ampola de 2, 5 e 10 mℓ com 78,5 µg/mℓ	0,05 µg/kg IV Doses repetidas: 1 a 5 µg/kg IV Infusão: 0,4 a 0,7 µg/kg IV	Doses repetidas: 1 a 5 µg/kg IV Infusão: 0,4 a 0,7 µg/kg IV	–	2 a 5 µg/kg IV ou IM
Fentiona (ectoparasiticida; organofosforado)	Tiguvon® 15 Spot-On(V) • Frasco de 1 ℓ a 15%	–	0,5 mℓ (solução a 15%)/8 kg na forma de spot-on (7 mℓ/100 kg)	–	–

(continua)

Princípio ativo e classificação	Exemplo de nome comercial e apresentação	Equinos	Bovinos	Ovinos e caprinos	Suínos
Ferro (suplemento de ferro; hematínico)	Ferrodex® (V), • Frasco-ampola de 10 ou 50 mℓ com 100 mg/mℓ Lectron® (V), • Frasco-ampola de 50 mℓ	1 a 1,5 mg/kg/ IM, dividido em dois locais de aplicação	Ferrodex®: Bezerros: 4 mℓ IM Lectron®: 2,5 mℓ IM	Ferrodex®: Cordeiros: 2 mℓ IM	Leitão: 100 mg/ animal IM (prevenção até 3 dias de idade); ou 100 a 200 mg/kg IM, podendo ser repetidos após 10 a 14 dias (tratamento de anemias ferroprivas) Miniporcos: usar 25 mg/animal Ferrodex®: Leitões: 2 mℓ IM no 3º dia de vida Lectron®: 1 mℓ IM
Fertirrelina (hormônio liberador de gonadotrofina hipotalâmica)	Fertigen® (V), • Cartucho individual com 5 ampolas de 2 mℓ com 50 μg/mℓ	–	2 mℓ (100 μg)/ animal/dia IM	–	–
Fipronil (ectoparasiticida)	Frontline® (V), • Spray: frasco de 100 ou 250 mℓ a 0,25% • Plus: bisnagas de 0,5, 0,6, 1,34, 2,68 ou 4,02 mℓ a 1% + metopreno Topline® (V), • Frasco de 1 ou 5 l a 1%	–	0,1 mℓ (solução a 1%)/10 kg na forma spot-on	–	–
Firocoxibe (AINE inibidor seletivo de COX-2)	Previcox® (V), • Caixa com 10 comp. de 57 ou 227 mg Firovet Injetável Horse® (V), • Frasco de 25 mℓ com 20 mg/mℓ Firovet Pasta Oral ® (V), • Seringa de 35 g com 1 g/mℓ	0,1 mg/kg/dia VO durante 14 dias	–	–	–
Florfenicol (antibiótico bacteriostático)	Nuflor® (V), • Frasco-ampola de vidro com 20, 30, 50, 100 e 250 mℓ com 300 mg/mℓ Premix® (V), • Saco de 2 ou 10 kg com 20 mg/g	Não	20 mg/kg (1 mℓ/ 15 kg) IM em duas aplicações com um intervalo de 48 h 40 mg/kg IM, dose única 20 mg/kg IM, em duas doses, com um intervalo de 48 h	Não	15 mg/kg IM, em duas doses, com um intervalo de 48 horas
Fluazurona (ectoparasiticida; inibidor da síntese de quitina)	Acatak® Pour On (V), • Frasco de 1 ou 5 ℓ a 2,5%	–	0,1 mℓ (solução a 2,5%)/kg, pour on	–	–

(continua)

Capítulo 3 • Princípios Ativos, Apresentações e Doses para Equinos, Bovinos, Ovinos, Caprinos e Suínos 351

Princípio ativo e classificação	Exemplo de nome comercial e apresentação	Equinos	Bovinos	Ovinos e caprinos	Suínos
Fluconazol (antifúngico)	Zoltec® (H) • Caixa com 8 cápsulas de 50 ou 100 mg • Embalagem com 1 cápsula de 150 mg	5 mg/kg VO a cada 24 h	–	–	–
Flumazenil (antagonista benzodiazepínico)	Lanexat® (H) • Ampola de 0,5 mg/ml	0,005 a 0,02 mg/kg IV	–	–	1 mg/10 a 15 mg de midazolam IV ou IM
Flumetasona (anti-inflamatório corticosteroide)	Algitan® (V) • Frasco-ampola de 50 ml com 0,5 mg/ml Flucortan® (V) • Frasco-ampola de 10 ml com 0,5 mg/ml	1,25 a 2,5 mg/ animal IM, IV ou intra-articular, a cada 24 h Flucortan®: 2,5 a 5 ml IV IM SC	1,25 a 5 mg/ animal IV ou IM a cada 24 h Flucortan®: 2,5 a 10 ml IV IM SC	Não Flucortan®: 1 a 2 ml IV IM SC	1,25 a 5 mg/ animal IV ou IM a cada 24 h Flucortan®: 0,25 a 5 ml IV IM SC
Flumetrina (ectoparasiticida; piretroide)	Bayticol® Pour On (V) • Frasco de 1 l a 1%	–	0,1 ml (solução a 1%)/kg, pour-on	–	–
Flunixina meglumina (AINE não seletivo de COX-2)	Banamine® Injetável 50 mg (V) • Frasco de 10 ml com 50 mg/ml	1,1 mg/kg VO, IM ou IV a cada 24 h 0,25 a 1 mg/kg a cada 8 h (endotoxemia)	1,1 a 2,2 mg/kg IM ou IV a cada 24 h	Não	1,1 a 2,2 mg/kg IM ou IV a cada 24 h
Fluticasona (corticosteroide de ação local)	Fluticaps® (H) • Embalagem com 60 cápsulas de 50 ou 250 µg + inalador	250 µg/animal via inalatória a cada 12 h	–	–	–
Ftalilsulfatiazol (quimioterápico bacteriostático; sulfonamida)	Kaopek® (V)(associação) • Caixa com 10 envelopes de 10 g e envelope de 100 g Antidiarreico Vallée® (V)(associação) • Caixa com 10 envelopes de 10 g	150 a 200 g/ animal VO ou na ração ou água, a cada 12 ou 24 h Potros: 40 a 80 g/ animal VO ou na ração, a cada 12 ou 24 h Antidiarreico Vallée®: 10 g/ 50 kg	150 a 200 g/ animal VO ou na ração ou água, a cada 12 ou 24 h Bezerros: 40 a 80 g/animal VO ou na ração, a cada 12 ou 24 h Antidiarreico Vallée®: 10 g/ 50 kg	40 a 80 g/animal VO ou na ração ou água, a cada 12 ou 24 h Antidiarreico Vallée®: 10 g/ 50 kg	40 a 80 g/animal VO ou na ração ou água, a cada 12 ou 24 h Leitões: 10 g/ animal VO ou na ração, a cada 12 ou 24 h Antidiarreico Vallée®: 10 g/ 50 kg
Furosemida (diurético de alça de alta potência)	Lasix® (H) • Caixa com 20 comp. de 40 mg • Ampola de 2 ml/10 mg Zalix® (H) • Frasco-ampola de 10 ml com 50 mg/ml	0,5 a 1 mg/kg IM, IV ou VO a cada 12 h	2,2 a 4,4 mg/kg IM ou IV a cada 12 h Zalix®: 0,5 a 1 mg/kg	2,2 mg/kg IM ou IV a cada 12 h Zalix®: 0,5 a 1 mg/kg	2,2 mg/kg IM ou IV a cada 12 h Zalix®: 0,5 a 1 mg/kg
Gabapentina (anticonvulsivante; analgésico)	Gabapentina (H) • Caixa com 10 cápsulas de 300 mg ou 30 cápsulas de 400 mg	Dor neuropática: 2,5 mg/kg VO a cada 12 h	–	–	–
Gentamicina (antibiótico bactericida)	Gentocin® (V) • Frasco-ampola de 10, 50 ou 100 ml a 40 mg/ml • Pig pump: frasco de 100 ml com 5 mg/ml	2 a 4 mg/kg IM, IV ou SC a cada 12 h 6,6 mg/kg IV ou IM a cada 24 h	2 a 4 mg/kg IM ou IV a cada 12 h 2,2 mg/kg IM ou IV a cada 8 h	2 a 4 mg/kg IM ou IV a cada 12 h	2 a 4 mg/kg IM ou IV a cada 12 h

(continua)

Princípio ativo e classificação	Exemplo de nome comercial e apresentação	Equinos	Bovinos	Ovinos e caprinos	Suínos
Glicerina (diurético; laxativo)	Glicerina Solução a 12%(H) • Frasco de 100 mℓ	1 a 2 mℓ (solução a 90%)/kg VO a cada 8 ou 12 h (deixar o animal sem água durante 30 a 60 min após a administração para melhor efeito) Para enemas, usar 2 a 15 mℓ para pequenos animais e 90 a 250 mℓ para grandes animais, dissolvidos em igual volume de água	1 a 2 mℓ (solução a 90%)/kg VO a cada 8 ou 12 h (deixar o animal sem água durante 30 a 60 min após a administração para melhor efeito) Para enemas, usar 2 a 15 mℓ para pequenos animais e 90 a 250 mℓ para grandes animais, dissolvidos em igual volume de água	–	1 a 2 mℓ (solução a 90%)/kg VO a cada 8 ou 12 h (deixar o animal sem água durante 30 a 60 min após a administração para melhor efeito) Para enemas, usar 2 a 15 mℓ para pequenos animais e 90 a 250 mℓ para grandes animais, dissolvidos em igual volume de água
Gliconato de cálcio a 20% (solução eletrolítica)	Gliconato de cálcio a 20%(H) • Solução a 10%	100 a 300 mℓ IV lento	100 a 300 mℓ IV lento	50 a 100 mℓ IV lento	50 a 100 mℓ IV lento
Glicosamina + sulfato de condroitina (nutracêuticos)	Artroglycan® Injetável(V)(associação) • Frasco com 12 g/100 mℓ Condroton® Injetável(V) • Frasco-ampola de 10 mℓ Condrix® Equi(V)(associação) • Pó: pote com 500 g	2 mℓ/100 kg IM ou SC por 5 a 7 dias Potros: 10 g/ animal VO a cada 24 h Adultos: 20 g/ animal VO a cada 24 h Por um período não inferior a 90 dias	2 mℓ/100 kg IM ou SC por 5 a 7 dias	0,5 mℓ/10 kg IM, 5 a 7 dias	0,5 mℓ/10 kg IM, 5 a 7 dias
Glucagon (hormônio pancreático)	Glucagen®(H) • Frasco-ampola de 1 mg/1 mℓ	–	5 mg (diluídos em 60 mℓ de SF)/ animal SC a cada 8 h por 14 dias	–	–
Gluconato de cálcio a 20% (solução eletrolítica)	Gluconato de cálcio a 20%®(H) • Solução a 10% Calciofarm®(V) • Frasco com 200 e 500 mℓ; cada 100 mℓ contêm 17 g	100 a 200 mℓ IV lento	100 a 200 mℓ IV lento	20 a 30 mℓ IV lento	5 mℓ IV lento

(continua)

Capítulo 3 • Princípios Ativos, Apresentações e Doses para Equinos, Bovinos, Ovinos, Caprinos e Suínos 353

Princípio ativo e classificação	Exemplo de nome comercial e apresentação	Equinos	Bovinos	Ovinos e caprinos	Suínos
Gonadorrelina (GnRH) (fator estimulante FSH e LH)	Fertagyl®(H) • Frasco-ampola de 5 mℓ com 100 µg/mℓ Profertil®(V) • Frasco-ampola de 5 mℓ com 500 µg/mℓ	50 µg/animal SC 30 min a 2 h antes do cruzamento (libido baixa) 40 µg IM 6 h antes do cruzamento (induzir ovulação)	Cisto folicular: 100 µg/animal IM SC IV Incremento da fertilidade: no período pós-parto, 250 a 500 µg (2,5 a 5,0 mℓ) IM SC IV Melhora da fertilidade na inseminação artificial: 100 µg (1 mℓ) IM SC IV Anestros, cistos ováricos foliculares e foliculares luteinizados: 250 a 500 µg (2,5 mℓ a 5,0 mℓ) IM SC IV	–	–
Gonadotropina coriônica equina (hormônio gonadotrófico sérico equino)	Folligon®(V) • Frasco-ampola com 1.000 UI/5 mℓ • Frasco-ampola com 5.000 UI/10 mℓ	–	1.500 a 3.000 UI/animal IM entre 8 e 13 dias do ciclo estral; após 48 h após, prostaglandina (superovulação) ou 500 a 1.000 UI/animal IM (anestro)	400 a 700 UI/animal IM	–
Gonadotropina coriônica humana (hormônio gonadotrófico humano)	Choriomon-M®(H) • Frasco-ampola com 5.000 UI/1 mℓ Chorulon® 5000 UI(V) • Frasco-ampola com 5.000 UI/5 mℓ	Indutor da ovulação: 2.000 a 3.000 UI/animal IV 6 h antes da cópula Garanhões: 1.000 a 2.000 UI/animal IM a cada 7 dias durante 8 semanas Criptorquidismo em potros: 1.000 UI/animal IM 2 vezes/semana durante 4 a 6 semanas Chorulon®: Ausência de cio: 1.500 a 3.000 UI, IM IV; se necessário, repetir depois de dois dias Indução da ovulação: 1.500 a 3.000 UI, IM IV, 24 h antes da I.A. ou acasalamento	10.000 UI/animal IM 2.500 a 5.000 UI/animal IV, podendo ser repetidos após 14 dias 500 a 2.500 UI injetados diretamente no folículo (cisto folicular persistente) Chorulon®: Melhora na taxa de concepção: 1.500 UI, IV IM, na I.A. ou na monta natural Doença cística do ovário: 3.000 IV	250 a 1.000 UI/animal IM ou SC (cisto folicular persistente)	2.000 a 3.000 UI/animal IV
Griseofulvina (antifúngico)	Fulcin®(H) • Caixa com 20 comp. de 500 mg	2,5 g/450 kg VO a cada 24 h por 3 semanas	20 mg/kg VO a cada 24 h por 21 a 50 dias	–	20 mg/kg VO a cada 24 h por 21 a 50 dias

(continua)

Princípio ativo e classificação	Exemplo de nome comercial e apresentação	Equinos	Bovinos	Ovinos e caprinos	Suínos
Guaifenesina (expectorante reflexo)	Transpulmim® Guaifenesina(H) • Xarope: frasco com 150 mℓ com 200 mg/15 mℓ	3 mg/kg VO (expectorante) ou 55 a 110 mg/kg IV (anestésico associado a barbitúricos)	55 a 110 mg (solução a 5%)/kg IV (anestésico)	–	44 a 88 mg/kg IV (anestésico)
Halotano (anestésico geral inalatório)	Fluothane® (H) • Frasco de 100 ou 250 mℓ com 1 mg/mℓ	Indução: 2 a 5% Manutenção: 0,5 a 3%	Idem	Idem	Idem
Heparina sódica (anticoagulante)	Liquemine® IV(H) • Frasco-ampola com 25.000 UI/5 mℓ Liquemine® SC(H) • Frasco-ampola com 5.000 UI/0,25 mℓ	50 a 100 UI/kg SC a cada 6 ou 12 h 80 a 120 UI/kg, a cada 8 a 12 h, IV SC	–	–	–
Hialuronato de sódio/ácido hialurônico (mucopolissacarídio)	Hyalovet® 20(V) • Seringas com 20 mg/2 mℓ Hylartil® Vet(V) • Seringas com 20 mg/2 mℓ	100 mg/animal VO 20 a 500 mg intra-articular	100 mg/animal VO 20 a 500 mg intra-articular	–	–
Hidralazina (vasodilatador arterial anti-hipertensivo)	Nepresol® (H) • Ampola com 20 mg/1 mℓ	0,5 mg/kg IV 0,5 a 1,5 mg/kg VO a cada 12 h	Não	Não	Não
Hidrato de cloral (hipnótico)	Hidrato de cloral Manipulado	50 a 60 mg/450 kg VO (12%) Sedação: 30 a 60 g/animal IV VO Outras indicações: 50 a 70 mg/kg IV	50 a 70 mg/kg IM (7%) Sedação: 30 a 60 g/animal IV VO Outras indicações: 50 a 70 mg/kg IV	–	4 a 6 mg/kg IV
Hidroclorotiazida (diurético tiazídico de potência moderada)	Clorana® (H) • Caixa com 20 comp. de 25 ou 50 mg	0,5 mg/kg VO a cada 12 h 0,5 a 1 mg/kg IM VO	125 a 250 mg/vaca IV ou IM 1 a 2 vezes/dia 0,25 a 0,5 mg/kg	–	–
Hidrocortisona (corticosteroide)	Solu-Cortef® (H) • Frasco-ampola com 100 mg/2 mℓ e 500 mg/4 mℓ	1 a 4 mg/kg IV	5 mg/kg IV	1 a 5 mg/kg IV	1 a 5 mg/kg IV
Hidróxido de magnésio (antiácido e laxante)	Leite de Magnésia(H) • Frasco de 120 ou 350 mℓ com 400 mg/5 mℓ	200 a 250 mℓ VO a cada 8 h 0,5 a 2 ℓ/450 kg VO Adulto: 0,25 a 0,5 mℓ/kg VO, a cada 12 h Potro: 15 mℓ/animal VO, a cada 6 h	1 a 4 ℓ/450 kg VO Antiácido: 1 g/kg VO Laxativo: 3 a 30 mℓ/45 kg dose única, VO ou sonda	0,5 a 2 ℓ/100 kg VO	0,5 a 2 ℓ/100 kg VO
Hidroxizina (anti-histamínico e ansiolítico)	Hixizine® (H) • Caixa com 30 comp. de 25 mg • Xarope frasco de 120 mℓ com 10 mg/5 mℓ	0,5 a 1 mg/kg VO ou IM a cada 8 h	–	–	–

(continua)

Capítulo 3 • Princípios Ativos, Apresentações e Doses para Equinos, Bovinos, Ovinos, Caprinos e Suínos 355

Princípio ativo e classificação	Exemplo de nome comercial e apresentação	Equinos	Bovinos	Ovinos e caprinos	Suínos
Hioscina/ escopolamina (anticolinérgico; alcaloide da beladona)	Buscopan® (H) • Caixa com 20 drágeas de 10 mg • Gotas: frasco de 20 mℓ com 10 mg/mℓ = 0,5 mg/gota • Injetável: ampola com 20 mg/1 mℓ Buscofin® Composto (V)(associação) • Frasco-ampola de 50 mℓ com 4 mg/mℓ de hioscina e 500 mg/mℓ de dipirona	0,3 mg/kg IV lento Buscofin®: Adulto: 20 a 30 mℓ/animal Potro: 5 a 10 mℓ/animal	20 mg/animal IM ou SC Buscofin®: Adulto: 20 a 25 mℓ/animal Potro: 5 a 10 mℓ/animal	5 mg/animal IM ou SC	Buscofin®: 5 a 10 mℓ/animal
Hormônio luteinizante (hormônio hipofisário estimulante da ovulação)	Pluset® (V) • Frasco-ampola de 500 UI de FSH + 500 UI de LH/20 mℓ	25 mg/animal IV	–	2,5 mg/animal IV	–
Ibuprofeno (AINE não seletivo de COX-2)	Advil® (H) • Caixa com 4 comp. de 400 mg • Caixa com 4 comp. revestidos de 600 mg • Gotas: frasco de 30 mℓ com 50 mg/mℓ = 5 mg/gota • Suspensão oral: frasco de 20 mℓ com 100 mg/mℓ	25 mg/kg VO a cada 8 h até 6 dias	14 a 25 mg/kg/dia VO	–	10 mg/kg/VO a cada 6 a 8 h
Imidocarbe (antiprotozoário)	Imizol® (V) • Frasco-ampola de 15 mℓ com 120 mg/mℓ	1 mℓ/50 kg IM dose única	Babesiose: 1 mℓ/100 kg SC, dose única Anaplasmose: 1 mℓ/40 kg SC, dose única Anaplasmose: 2,5 mℓ/100 kg	–	–
Imipeném (antibiótico bactericida; betalactâmico)	Tienam® (H) • Frasco-ampola de 500 mg	10 a 20 mg/kg IV lenta a cada 6 h	–	–	–
Imipramina (antidepressivo tricíclico)	Tofranil® (H) • Caixa com 20 drágeas de 10 ou 25 mg	Para melhorar a ejaculação: 2 mg/kg VO ou IV a cada 8 h por 2 semanas Narcolepsia: 1,5 mg/kg IM ou IV a cada 8 h ou 1,5 mg/kg VO a cada 8 h	Narcolepsia: 0,55 mg/kg IM ou IV a cada 8 h ou 1,5 mg/kg VO a cada 8 h	–	–
Insulina regular (NPH) (hormônio pancreático hipoglicemiante)	Iolin® NPH (H) • Frasco-ampola de 10 mℓ com 100 UI/mℓ	0,4 UI/kg IM ou SC (regular)	200 UI/450 kg SC a cada 12 h (longa ação) (lipidose hepática)	–	–

(continua)

Princípio ativo e classificação	Exemplo de nome comercial e apresentação	Equinos	Bovinos	Ovinos e caprinos	Suínos
Iodeto de potássio (expectorante)	Iodeto de potássio xarope$_{(H)}$ • Frasco-ampola de 100 mℓ a 20 mg/mℓ	20 a 40 mg/kg VO a cada 24 h ou 0,5 a 5 mg/kg IV (muito lenta) a cada 24 h 10 a 30 mℓ/dia	70 mg/kg (solução a 10 a 20%) IV, repetidos após 7 a 10 dias 10 a 30 mℓ/dia	–	70 mg/kg (solução a 10 a 20%) IV, repetidos após 7 a 10 dias
Iodeto de sódio (antifúngico e suplemento utilizado nas carências de iodo)	Bociodo®$_{(V)}$ • Frasco-ampola de 100 mℓ com 50 mg/mℓ de iodeto de sódio + 5 mg/mℓ de iodeto metaloide	20 a 40 mg/kg VO a cada 24 h 0,5 a 5 mg/kg IV a cada 24 h Bociodo®: 10 a 20 mℓ/animal IM (Adulto: 20 a 100 mℓ/dia Potro: 15 a 20 mℓ/dia)	70 mg/kg (solução a 20%) IV, repetidos após 7 a 10 dias 0,2 a 2 g/animal VO a cada 24 h Bociodo®: 10 a 20 mℓ/animal IM (Adulto: 20 a 100 mℓ/dia Bezerro: 15 a 20 mℓ/dia)	15 a 20 mℓ/dia	70 mg/kg (solução a 20%) IV, repetidos após 7 a 10 dias 0,2 a 2 g/animal VO a cada 24 h 15 a 20 mℓ/dia
Ioimbina (bloqueador alfa-2-adrenérgico)	Yobine®$_{(V)(importado)}$ • Frasco-ampola de 20 mℓ com 2 mg/mℓ Antisedan®$_{(V)}$ • Frasco-ampola de 10 mℓ com 5 mg/mℓ Reset 1,0%®$_{(V)}$ • Frasco de 50 mℓ com 10 mg/mℓ	0,10 a 0,15 mg/kg IV ou IM (antagonismo xilazina, detomidina, amitraz) 0,075 mg/kg IV (restauração da motilidade intestinal) Reset®: 0,1 mg/kg equivale a 1 mℓ/100 kg IV	0,125 a 0,2 mg/kg IV ou IM	0,1 a 0,2 mg/kg IV ou IM	0,125 a 0,2 mg/kg IV ou IM
Ipratrópio (broncodilatador)	Atrovent®$_{(H)}$ • Frasco de 10 mℓ com 200 doses de 20 µg Brometo de ipratrópio$_{(H)}$ • Frasco de 20 mℓ com 0,25 mg/mℓ	180 µg/animal via inalatória a cada 4 a 6 h durante 14 dias	–	–	–
Isoflupredona (anti-inflamatório corticosteroide)	Predef®$_{(H)}$ • Frasco-ampola de 10 mℓ com 2 mg/mℓ Silcort®$_{(V)}$ • Frasco de 10 mℓ com 2 mg/mℓ	10 a 20 mg/ animal IM ou intra-articular, podendo ser repetidos após 24 h Silcort®: 5 a 20 mg/animal IM, a cada 24h	10 a 20 mg/ animal IM ou intra-articular, podendo ser repetidos após 24 h Silcort®: 10 a 20 mg/animal IM, a cada 12 a 24 h	–	5 mg/animal IM ou intra-articular, podendo ser repetidos após 24 h Silcort®: 5 mg/135 kg IM, a cada 24 h
Isoflurano (anestésico geral inalatório)	Forane®$_{(H)}$ • Frasco de 100 ou 240 mℓ	Indução: 3 a 5% Manutenção: 1,5 a 1,8%	Indução: 3 a 5% Manutenção: 1,5 a 1,8%	–	–
Isoniazida (tuberculostático)	Fluodrazin®$_{(H)}$ • Comprimidos de 50, 100 e 300 mg Bio Pen®$_{(V)(associação)}$ • Frasco de 3,7 mℓ do produto e ampola diluente de 10 mℓ	5 a 15 mg/kg VO a cada 12 h Bio Pen®: 1 a 2 mℓ/25 kg IM profunda por 3 a 5 dias (equivalente a 8 mg/kg)	10 mg/kg/dia durante 1 mês (actinomicose) Bio Pen®: 1 a 2 mℓ/25 kg IM profunda por 3 a 5 dias (equivalente a 8 mg/kg)	Bio Pen®: 1 a 2 mℓ/25 kg IM profunda, 3 a 5 dias (equivalente a 8 mg/kg)	Bio Pen®: 1 a 2 mℓ/25 kg IM profunda, 3 a 5 dias (equivalente a 8 mg/kg)

(continua)

Capítulo 3 • Princípios Ativos, Apresentações e Doses para Equinos, Bovinos, Ovinos, Caprinos e Suínos 357

Princípio ativo e classificação	Exemplo de nome comercial e apresentação	Equinos	Bovinos	Ovinos e caprinos	Suínos
Isoxsuprina (vasodilatador)	Inibina®(H) • Caixa com 20 ou 30 comp. de 10 mg • Ampola com 10 mg/ 2 mℓ	0,6 a 1,2 mg/kg VO a cada 12 h	0,66 mg/kg VO em dose única (bezerros)	–	–
Itraconazol (antifúngico)	Itranax®(H) • Caixa com 4, 10 ou 15 cápsulas de 100 mg	Dermatofitose: 5 a 10 mg/kg Granulomas nasais: 3 a 5 mg/kg	–	–	–
Ivermectina (endectocida)	Ivomec®(V) • Frasco-ampola com 50, 200, 500 ou 1.000 mℓ a 10 mg/mℓ Eqvlan® Pasta(V) • Seringa plástica descartável com 6,42 g de pasta com 1,87% de ivermectina Equimax®(V)(associação) • Seringa graduada de 10 ou 30 g com ivermectina 1,2 g + praziquantel 15 g/100 g	0,2 mg/kg ou 200 µg/kg VO Equimax: 1 g/60 kg VO	0,2 mg/kg ou 200 µg/kg SC 1 mℓ/50 kg 0,5 mg/kg, tópico (pour-on)	–	1 mℓ/33 kg SC 0,3 mg/kg SC
Josamicina (antibiótico bacteriostático; macrolídio)	Aplucine® Premix(V) • Balde de 5 kg a 9%: cada 100 g do produto contém 9 g de josamicina	–	–	–	100 a 200 g/ tonelada de ração VO
Ketanserina (cicatrizante)	Vulketan®(V) • Tubos com 30 e 75 g de gel	Uso tópico a cada 12 h – lavar cuidadosamente o ferimento com água e aplicar o produto em toda a superfície e bordas lesionais	–	–	–
Lactobacillus acidophilus (probiótico)	Lactobac Bovis®(V)(associação) • Gel em seringa de 35 g Florafort® Pasta Bovinos e Bubalinos(V)(associação) • Bisnaga de 34 g Florafort® Pasta Caprinos e Ovinos(V)(associação) • Bisnaga de 34 g Florafort® Pasta Equinos(V)(associação) • Seringa de 34 g Florafort Pasta Suínos®(V)(associação) • Bisnaga de 34 g	Florafort® Pasta Equinos Animais recém-nascidos: 2 g VO Animais adultos: 4 g VO	Lactobac Bovis® Bezerros: 4 g VO durante 7 dias Florafort® Pasta Bovinos e Bubalinos Animais recém-nascidos: 2 g VO Animais adultos: 4 g VO	Florafort® Pasta Caprinos e Ovinos Animais recém-nascidos: 2 g VO Animais adultos: 4 g VO	Florafort® Pasta Suínos Animais recém-nascidos: 1 g VO Animais adultos: 2 g VO
Lactulose (laxante)	Lactulona® Xarope(H) • Frasco de 120 mℓ com 667 mg/mℓ	150 a 200 mℓ/ animal VO (adulto) ou 0,25 a 0,5 mℓ/kg/ dia VO	0,25 a 0,5 mℓ/kg/ dia VO	Não	Não

(continua)

Princípio ativo e classificação	Exemplo de nome comercial e apresentação	Equinos	Bovinos	Ovinos e caprinos	Suínos
Lasalocida (ionóforo eimeriostático)	Avatec® Premix 15%$_{(V)}$ • Sacos de 25 kg	–	0,5 a 2 mg/kg/dia misturados à ração ou sal mineral (= 30 g/ton)	–	–
Levamisol (endoparasiticida)	Equimeve® Pasta$_{(V)}$ • Seringa com 25 g Ripercol® L 150 F$_{(V)}$ • Frasco de 250 e 500 mℓ com 150 mg/mℓ Ripercol® L Injetável$_{(V)}$ • Frasco de 30, 100 e 250 mℓ com 75 mg/mℓ	Equimeve® Pasta: 2,5 a 25 g/50 kg VO 8 mg/kg VO 1 a 2 mg/kg VO a cada 48 h (imunoestimulante)	8 mg/kg SC	8 mg/kg SC	8 mg/kg SC
Levotiroxina (T$_4$) (hormônio sintético T$_4$)	Synthroid®$_{(H)}$ • Caixa com 30 ou 100 comp. de 25, 50, 75, 88, 100, 112, 125, 150, 175 ou 200 µg	10 a 20 µg/kg VO a cada 24 h	Não	Não	Não
Lidocaína (anestésico local e antiarrítmico)	Lidocaína$_{(H)}$ • Frasco-ampola de 20 mℓ com 0,5, 1 ou 2% Lidovet®$_{(V)}$ • Frasco-ampola de 20 ou 50 mℓ a 2%	2 a 50 mℓ por infiltração local (anestésico local) 0,5 mg/kg IV a cada 5 min até 2 a 4 mg/kg total (antiarrítmico)	5 a 100 mℓ (anestésico local)	3 a 10 mℓ (anestésico local)	3 a 10 mℓ (anestésico local)
Lincomicina (antibiótico bacteriostático)	Linco-Spectin®$_{(V)}$ • Solução estéril: frasco-ampola de 10 ou 50 mℓ com 50 mg/mℓ	Não	10 mg/kg IM a cada 12 ou 24 h 1 mℓ/10 kg	10 mg/kg IM a cada 12 ou 24 h 1 mℓ/10 kg	10 mg/kg IM a cada 12 ou 24 h 1 mℓ/10 kg
Lisina (aminoácido; nutracêutico)	G-Lysine®$_{(V)(assoc.)}$ • Baldes de 5 e 20 kg Bovitam®$_{(V)(assoc.)}$ • Frascos plásticos de 250 e 500 mℓ	Potros: 30 g/animal a cada 24 h Adultos com atividade leve: 20 a 30 g/animal a cada 24 h Adultos com atividade moderada: 30 a 40 g/animal a cada 24 h Adultos com atividade intensa: 30 a 50 g/animal a cada 24 h	Bovitam: 5 a 10 mℓ/animal SC	–	0,8 a 1 kg/ton de ração VO
Manitol (20%) (diurético osmótico)	Manitol 20%$_{(H)}$ • Frasco de 250 ou 500 mℓ	0,25 a 2 g/kg IV lento	1 a 2 g/kg IV	–	0,25 a 1 g/kg IV
Mebendazol (endoparasiticida)	Mebendazol Univet® Aves e Suínos$_{(V)}$ • Sachê de 30 g ou potes de 600 g com 50 mg/g Mebendazol Univet Equinos®$_{(V)}$ • Envelope de 20 g com 100 mg/g Equiminthe®$_{(V)}$ • Seringa plástica descartável de 30 g com 14,67 g/100 g de pasta	10 mg/kg VO 15 a 20 mg/kg VO a cada 24 h durante 5 dias (vermes pulmonares)	–	10 mg/kg VO	30 g/50 kg de ração durante 10 dias consecutivos

(continua)

Capítulo 3 • Princípios Ativos, Apresentações e Doses para Equinos, Bovinos, Ovinos, Caprinos e Suínos 359

Princípio ativo e classificação	Exemplo de nome comercial e apresentação	Equinos	Bovinos	Ovinos e caprinos	Suínos
Medroxiprogesterona (progestágeno sintético)	Depo-Provera®(H) • Frasco-ampola com 50 mg/1 mℓ ou 150 mg/1 mℓ Inibidex®(V) • Ampola com 50 mg/1 mℓ Tempogest®(V) • Ampola com 50 mg/1 mℓ	125 a 250 mg/ animal VO a cada 24 h durante 18 a 30 dias	125 a 250 mg/ animal VO a cada 24 h durante 18 a 30 dias	50 mg/animal VO a cada 24 h durante 18 dias	–
Megestrol (progestágeno)	Preve-Gest®(V) • Caixa com 10 tabletes de 5 ou 20 mg Singestar®(V) • Caixa com 8 comp. de 20 mg	65 a 85 mg/kg/ dia VO	Não	Não	Não
Melengestrol (esteroide progestacional sintético)	MGA® Premix(H) • Embalagem com 3,5 kg	–	2,28 g/animal VO a cada 24 h por 7 a 14 dias	–	–
Meloxicam (AINE inibidor preferencial de COX-2)	Maxican®(V) • Blíster com 10 ou 15 comp. e frasco com 30, 40 e 60 comp. de 0,5 e 2 mg • Plus: 0,5 mg com condroitina e 2 mg com condroítina, cartucho com 8 Maxican® Injetável(V) • Frasco de 10, 20, 50 e 100 mℓ a 2%	0,6 mg/kg IM, IV ou VO a cada 24 h	0,5 mg/kg IM ou IV a cada 24 h	–	0,4 mg/kg IM IV a cada 24 h
Meperidina (agonista opioide; hipnoanalgésico)	Dolosal®(H) • Ampola com 100 mg/ 2 mℓ	1 a 2 mg/kg IV 2 a 4 mg/kg IM	0,5 a 1 mg/kg IV 2 a 4 mg/kg IM	1 a 2,5 mg/kg IV	2 a 10 mg/kg IM
Mepivacaína (anestésico local)	Mepivalem®(H) • Solução injetável a 3% (30 mg/mℓ) sem vasoconstritor, acondicionada em seringas de 1,8 mℓ	Intra-articular: 150 mg na articulação	–	–	–
Metadona (opioide analgésico)	Metadona®(H) • Ampola com 10 mg/mℓ • Embalagem com 20 comp. de 5 e 10 mg	0,05 a 0,15 mg/ kg IV após sedação ou detomidina	–	–	–
Metilprednisolona acetato (corticosteroide)	Depo-Medrol®(H) • Frasco-ampola de 2 mℓ com 40 mg/mℓ	0,5 mg/kg IM 200 mg IM por 14 dias 80 a 400 mg intratendão 40 a 240 mg intra-articular	0,5 mg/kg IM 200 mg IM por 14 dias 80 a 400 mg intratendão 40 a 240 mg intra-articular	–	–
Metilprednisolona succinato (corticosteroide)	Solu-Medrol®(H) • Frasco-ampola com 40 mg/1 mℓ, 125 mg/ 2 mℓ, 500 mg/8 mℓ e 1 g/16 mℓ	2 a 4 mg/kg IM	–	–	–

(continua)

Princípio ativo e classificação	Exemplo de nome comercial e apresentação	Equinos	Bovinos	Ovinos e caprinos	Suínos
Metionina (aminoácido)	Mercepton® Injetável(V)(associação) • Frasco-ampola de 20 e 100 mℓ Metionina 8%(V) • Frasco de 30 ou 100 mℓ	Mercepton® Injetável: Adultos: 20 a 100 mℓ/dia Potros: 10 a 30 mℓ/dia 5 a 15 g/450 kg/dia na comida 25 mg/kg VO a cada 24 h ou 12,5 g/animal IV dissolvidos em 1 ℓ de solução glicofisiológica	Mercepton® Injetável: Adultos: 20 a 100 mℓ/dia Bezerros: 10 a 30 mℓ/dia 20 a 30 g/animal VO	Mercepton® Injetável: 10 a 30 mℓ/dia	Mercepton® Injetável: 10 a 30 mℓ/dia Leitões: 2 a 10 mℓ/dia
Metoclopramida (antiemético e procinético)	Plasil®(H) • Caixa com 20 comp. de 10 mg • Solução oral: frasco de 100 mℓ com 5 mg/5 mℓ • Gotas: frasco de 10 mℓ com 4 mg/mℓ • Ampola com 10 mg/2 mℓ Vetol®(V) • Ampola de 2 mℓ com 10 mg/mℓ	0,04 a 0,25 mg/kg IV, SC ou IM a cada 6 ou 8 h	0,3 mg/kg SC, IM ou IV a cada 6 ou 8 h	0,3 mg/kg SC, IM ou IV a cada 6 ou 8 h	0,3 mg/kg SC, IM ou IV a cada 6 ou 8 h
Metrifonato (endectocida; organofosforado)	Tira-Berne®(V) • Frascos de 200 e 1.000 mℓ com 500 mg/mℓ	–	Animais maiores de 3 meses: de 80 até 200 kg de peso corporal: 30 mℓ; entre 200 e 300 kg: 45 mℓ; acima de 300 kg: 80 mℓ; dosagem máxima: 80 mℓ	–	–
Metronidazol (antibacteriano e antiprotozoário)	Flagyl®(H) • Estojo com 20 comp. de 250 mg • Estojo com 24 comp. de 400 mg • Suspensão oral pediátrica: frasco de 100 mℓ com 40 mg/mℓ • Solução injetável a 0,5%: frasco e bolsa plástica de 100 mℓ com 500 mg (5 mg/mℓ)	15 a 25 mg/kg IV a cada 12 h ou VO a cada 8 h	10 a 20 mg/kg IV a cada 12 h, 3 vezes	10 a 20 mg/kg IV a cada 12 h, 3 vezes	66 mg/kg VO a cada 24 h
Midazolam (benzodiazepínico; tranquilizante menor)	Dormonid®(H) • Caixa com 20 comp. de 7,5 ou 15 mg • Ampola com 5 mg/mℓ; 15 mg/3 mℓ; 50 mg/10 mℓ	0,011 a 0,44 mg/kg IV	–	–	0,1 a 0,5 mg/kg IM
Milrinona (agente inotrópico positivo)	Primacor®(H) • Frasco-ampola com 20 mg/20 mℓ	0,2 mg/kg IV (dose inicial), depois 2,5 a 20 µg/kg/min em infusão IV	Não	Não	Não

(continua)

Capítulo 3 • Princípios Ativos, Apresentações e Doses para Equinos, Bovinos, Ovinos, Caprinos e Suínos 361

Princípio ativo e classificação	Exemplo de nome comercial e apresentação	Equinos	Bovinos	Ovinos e caprinos	Suínos
Monensina (eimeriostático)	Coban® 400₍ᵥ₎ • Sacos de 25 kg a 40% Coban® 200₍ᵥ₎ • Sacos de 25 kg a 20% Rumenfort 20%®₍ᵥ₎ • Saco de 25 kg a 20%	–	30 a 40 g/ton de ração ou 0,75% no sal mineral Bezerros, garrotes, bovinos adultos mantidos em regime de pasto, novilhas de reposição e reprodutoras de corte: 0,5 a 2 g/animal/dia Bovinos de corte em confinamento: 1 a 3 g/animal/dia. Vacas em lactação e no período periparto: 1,5 a 4,5 g/animal/dia Anticoccidiano: 3 g/animal/dia	–	–
Morfina (agonista opioide; hipnoanalgésico)	Dimorf®₍ₕ₎ • Caixa com 50 comp. de 10 ou 30 mg • Solução oral: frasco de 60 mℓ com 10 mg/mℓ = 26 gotas • Caixa com 60 cápsulas de liberação programada de 30, 60 ou 100 mg • Ampola com 2 mg/2 mℓ ou 10 mg/1 mℓ	0,3 a 0,5 mg/kg IV 0,2 a 0,4 mg/kg IM 0,05 a 0,1 mg/kg epidural (analgesia)	0,05 a 0,1 mg/kg epidural (analgesia)	–	–
Moxidectina (endectocida)	Cydectin®₍ᵥ₎ • Frasco-ampola de 50, 200 ou 500 mℓ com 10 mg/mℓ Equest® Gel 2%₍ᵥ₎ • Seringa com 12,2 g	0,4 mg/kg VO	0,2 mg/kg SC Cydectin®: 1 mℓ/50 kg SC	Ovinos: 1 mℓ/5 kg VO (solução a 1 mg/mℓ)	Não
Moxifloxacino (antimicrobiano bactericida; quinolona de 4ª geração)	Avalox®₍ₕ₎ • Caixa com 5 ou 7 comp. de 400 mg	5,8 mg/kg VO a cada 24 h (durante 3 dias)	–	–	–
Naloxona (antagonista opioide)	Narcan®₍ₕ₎ • Ampola de 0,4 mg/1 mℓ • Pediátrico: ampola de 0,04 mg/2 mℓ	0,01 a 0,02 mg/kg IV	Não	Não	Não
Naltrexona (antagonista opioide)	Revia®₍ₕ₎ • Frasco com 30 cápsulas de 50 mg Uninaltrex®₍ₕ₎ • Frasco com 30 cápsulas de 50 mg	0,04 mg/kg IV (mordedura de manjedoura – duração do efeito é de 1 a 7 h) 100 mg/animal IV (reversão de opiáceos)	Não	Não	Não

(continua)

Princípio ativo e classificação	Exemplo de nome comercial e apresentação	Equinos	Bovinos	Ovinos e caprinos	Suínos
Naproxeno (AINE)	Flanax® (H) • Caixa com 20 comp. de 275 mg • Caixa com 10 comp. de 550 mg • Suspensão: frasco de 50 mℓ com 25 mg/mℓ	5 a 10 mg/kg VO a cada 12 h, no máximo 14 dias	Não	Não	Não
Neomicina (antibiótico bactericida)	Neomin® S Pó Solúvel (V) • Balde de 5 kg a 40% Neo-Sulmetina® SM (V) • Frascos de 20, 100 e 1.000 mℓ, cada 100 mℓ: sulfaquinoxalina 2 g + sulfato de neomicina 0,20 g	7 a 12 mg/kg VO a cada 24 h por 3 a 5 dias	7 a 15 mg/kg VO a cada 24 h por 3 a 5 dias Bezerros: 22 mg/kg/dia VO	22 mg/kg/dia VO	7 a 15 mg/kg VO a cada 12 h
Neostigmina (anticolinesterásico)	Prostigmine® (H) • Ampola de 0,5 mg/1 mℓ	0,022 a 0,044 mg/kg SC ou IV	1,1 a 2,2 mg/ 50 kg SC ou IV	1,1 a 2,2 mg/ 50 kg SC ou IV 0,02 mg/kg SC	1,1 a 2,2 mg/ 50 kg IM 0,04 a 0,06 mg/kg IM
Nistatina (antifúngico)	Micostatin® (H) • Caixa com 16 ou 30 drágeas de 500.000 UI • Suspensão oral: frasco de 50 ou 120 mℓ com 100.000 UI/mℓ	5.000 a 10.000 UI/kg VO a cada 6 h ou 500.000 a 2.500.000 UI/ animal	–	–	100 g/ton de ração VO durante 10 dias
Nitazoxanida (antiprotozoário)	Annita® (H) • Caixa com 6 comp. revestidos de 500 mg • Suspensão: frasco de 45 ou 100 mℓ com 100 mg/5 mℓ	Iniciar com 25 mg/kg VO a cada 24 h durante 5 dias; em seguida, 50 mg/kg/dia VO até o 28º dia	–	–	–
Nitrofurantoína (quimioterápico antimicrobiano)	Macrodantina® (H) • Caixa com 28 cápsulas de 100 mg	2,5 a 4,5 mg/kg VO a cada 8 h	Não	Não	Não
Nitroxinila (endoparasiticida; fasciolicida)	Dovenix® Supra (V) • Frasco de 500 mℓ com 340 mg/mℓ	–	10 a 20 mg/kg SC 1 a 2 mℓ/50 kg SC	–	–
Nizatidina (bloqueador H₂)	Axid® (H) • Caixa com 10 ou 20 cápsulas de 150 e 300 mg	6,6 mg/kg VO a cada 8 h	Não	Não	Não
Norfloxacino (antibiótico bactericida)	Norflomax® (V) • Frasco-ampola de 10 ou 50 mℓ com 150 mg/mℓ • Solúvel: balde de 5 kg com 160 mg/g • Premix: balde de 5 kg com 160 mg/g	–	5 mg/kg IM ou SC a cada 24 h	–	7 mg/kg VO por 3 a 5 dias
Norgestometo (análogo sintético da progesterona)	Crestar® (V)(assoc.) • Caixa com 25 implantes de 6 mg + 25 ampolas com 3 mg/2 mℓ	–	Implantar 6 mg na orelha e, a cada 7 dias, aplicar 5 a 6 mg IM	–	–

(continua)

Capítulo 3 • Princípios Ativos, Apresentações e Doses para Equinos, Bovinos, Ovinos, Caprinos e Suínos 363

Princípio ativo e classificação	Exemplo de nome comercial e apresentação	Equinos	Bovinos	Ovinos e caprinos	Suínos
Novobiocina sódica (antibiótico bacteriostático)	Albadry® Plus Suspensão(V)(assoc.) • 20 seringas de 10 mℓ para uso intramamário	–	Aplicar o conteúdo de uma seringa por via intramamária em cada quarto do úbere da vaca no início do período seco	–	–
Ocitocina (estimulante uterino)	Ocitocina Forte®(V) • Frasco-ampola de 5, 20, 50 e 100 mℓ com 0,5 UI/mℓ	50 a 100 UI IV, IM ou SC 10 a 20 UI IV, IM ou SC (descida do leite) 80 a 100 UI em 500 mℓ de SF em infusão IV (indução do parto)	50 a 100 UI IV, IM ou SC 10 a 20 UI IV, IM ou SC (descida do leite)	30 a 50 UI IV, IM ou SC 5 a 20 UI IV, IM ou SC (descida do leite)	10 a 20 UI IV, IM ou SC
Óleo de fígado de bacalhau (nutracêutico; fonte de ômega 3 e vitaminas A e D)	Emulsão Scott®(H) • Frasco de 200 ou 400 mℓ	60 a 120 mℓ/ animal VO a cada 24 h	60 a 120 mℓ/ animal VO a cada 24 h	5 mℓ/animal VO a cada 24 h	5 mℓ/animal VO a cada 24 h
Óleo de oliva (nutracêutico; fonte de ácidos graxos; laxante)	Óleo de oliva • Frasco de 500 mℓ	–	120 a 180 mℓ/ animal VO	120 a 180 mℓ/ animal VO	–
Óleo mineral (lubrificante intestinal)	Nujol®(H) • Frasco de 200 mℓ de óleo mineral	10 mℓ/kg VO	1 a 4 ℓ VO	100 a 500 mℓ VO	100 a 500 mℓ VO
Omeprazol (inibidor da bomba de prótons)	Equiprazol®(V) • Frasco de 300 g e sachês de 10 g Gastrogard®(V) • Estojo de 7 seringas com 2,3 g de omeprazol Gastrozol® Pasta(V) • Estojo de 7 seringas com 2,28 g de omeprazol	1 a 4 mg/kg VO a cada 24	Não	Não	40 mg/animal VO a cada 24 h
Orbifloxacina (antimicrobiano bactericida; quinolona de 2ª geração)	Orbax®(V) • Frasco com 10 comp. de 22,7 mg	5 mg/kg VO a cada 24 h	Não	Não	Não
Oseltamivir (antiviral)	Tamiflu®(H) • Caixa com 10 cápsulas de 30 mg e 45 cápsulas com 75 mg	2 mg/kg VO a cada 12 h durante 5 dias	Não	Não	Não
Oxfendazol (endoparasiticida)	Oxfaden®(V) • Frasco de 250, 1.000 ou 5.000 mℓ com 22,5 mg/mℓ	10 mg/kg VO	2,5 a 4,5 mg/kg VO	2,5 mg/kg VO	4,5 mg/kg VO

(continua)

Princípio ativo e classificação	Exemplo de nome comercial e apresentação	Equinos	Bovinos	Ovinos e caprinos	Suínos
Oxibendazol (endoparasiticida/ benzimidazólico)	Equitac®(V) • Seringas com 22 g de pasta a 227 mg/g Oxyverm®(V) • Embalagem com 0,3 ou 10 kg a 100 mg/g	10 a 20 mg/kg VO	5 a 10 mg/kg VO	–	40 g/ton de ração durante 10 dias Oxyverm®: 2 mg/kg, VO
Oxitetraciclina (antibiótico bacteriostático)	Terramicina® LA(V) • Frasco-ampola de 50 mℓ com 200 mg/mℓ	10 a 20 mg/kg IV a cada 24 h	10 a 20 mg/kg IV ou IM a cada 24 h	10 a 20 mg/kg IV ou IM a cada 24 h	10 a 20 mg/kg IV ou IM a cada 24 h
Pancurônio (bloqueador neuromuscular não despolarizante)	Pancuron®(H) • Ampola com 4 mg/2 mℓ	0,04 a 0,066 mg/kg IV	Não	Não	Não
Pantoprazol (inibidor da bomba de prótons; antiácido)	Pantozol® IV(H) • Frasco-ampola de 10 mℓ com 40 mg/mℓ	1,5 mg/kg IV 24 h	Não	Não	Não
Paracetamol/ (analgésico e antipirético)	Tylenol®(H) • Envelope com 4 comp. de 500 ou 750 mg • Gotas frasco de 15 mℓ com 200 mg/mℓ	7 mg/kg VO a cada 6 ou 8 h	Bezerro: 50 mg/kg VO, seguidos por 30 mg/kg VO a cada 6 h	Não	Não
Penicilamina (agente quelante de cobre, chumbo, ferro e mercúrio)	Cuprimine®(H) • Caixa com 100 cápsulas de 250 mg	10 a 15 mg/kg VO 12 h	10 a 15 mg/kg VO 24 h		15 a 25 mg/kg VO 12 h
Penicilina G benzatina (antibiótico bactericida)	Benzapen®(V) • Frasco-ampola com 10.000.000 UI/15 mℓ Benzetacil®(H) • Frasco-ampola com 600.000 UI/4 mℓ ou 1.200.000 UI/4 mℓ	20.000 a 40.000 UI/kg IM a cada 48 ou 72 h	40.000 UI/kg IM a cada 48 ou 72 h	40.000 UI/ IM kg a cada 48 ou 72 h	40.000 UI/kg IM a cada 48 ou 72 h
Penicilina G benzatina, potássica ou sódica associada à estreptomicina (antibiótico bactericida)	Pentabiótico Veterinário Reforçado(V) • Frasco-ampola de 15 mℓ com 3.000.000 UI de benzatina + 1.500.000 UI de procaína + 1.500.000 UI de potássica + 1.250 mg de estreptomicina	5 mℓ/100 kg do produto IM a cada 48 ou 72 h	5 mℓ/100 kg do produto IM a cada 48 ou 72 h	6 mℓ/100 kg do produto IM a cada 48 ou 72 h	6 mℓ/100 kg do produto IM a cada 48 ou 72 h
Penicilina G potássica ou sódica (antibiótico bactericida)	Novapen®(V) • Frasco-ampola de 15 mℓ com penicilina G potássica 10.000.000 UI	12.000 a 50.000 UI/kg IM ou IV a cada 6 h	12.000 a 40.000 UI/kg IM ou IV a cada 12 ou 24 h	24.000 a 40.000 UI/kg IM ou IV a cada 12 ou 24 h	24.000 a 40.000 UI/kg IM ou IV a cada 12 ou 24 h
Penicilina G procaína (antibiótico bactericida)	Benzilpenicilina Procaína(H) • Frasco-ampola com 5.000.000 UI	22.000 a 44.000 UI/kg IM a cada 8 ou 12 h	22.000 a 45.000 UI/kg IM ou IV a cada 12 ou 24 h	22.000 a 45.000 UI/kg IM ou IV a cada 12 ou 24 h	22.000 a 45.000 UI/kg IM ou IV a cada 12 ou 24 h

(continua)

Princípio ativo e classificação	Exemplo de nome comercial e apresentação	Equinos	Bovinos	Ovinos e caprinos	Suínos
Pentoxifilina (metilxantina; anti-inflamatório e vasodilatador periférico)	Trental® (H) • Caixa com 20 comp. revestidos de 400 mg • Ampola com 100 mg/ 5 mℓ	7,5 a 8,5 mg/kg IV a cada 8 h Doença respiratória: 36 mg/kg VO a cada 12 h (a absorção oral é imprevisível)	–	–	–
Peróxido de hidrogênio (agente oxidante; antisséptico)	Água oxigenada 10 volumes (H) • Frasco com 100 mℓ	–	–	–	0,2 mℓ/kg/VO (emético)
Pilocarpina (parassimpatomimético)	Pilocarpina Calbos® (V) • Ampolas de 10 mℓ com 10 mg/mℓ Soluto Pilocarpina 1,5% (V) • Frasco de 10 mℓ com 15 mg/mℓ	65 a 300 mg/ animal IM ou SC 10 a 30 mg/ animal IM ou SC (potros)	65 a 300 mg/ animal IM ou SC 10 a 30 mg/ animal IM ou SC (bezerros)	10 a 30 mg/ animal IM ou SC	10 a 30 mg/ animal IM ou SC
Piperacilina (antibiótico bactericida; betalactâmico)	Tazocin® 2,25 g (H) • Frasco-ampola: dose única com piperacilina 2 g + tazobactam 250 mg. Cada frasco-ampola de 2,25 g deve ser reconstituído com 10 mℓ de SF. Após a reconstituição, espera-se um volume final aproximado de 11,5 mℓ de solução dentro do frasco Tazocin® 4,5 g (H) • Frasco-ampola: dose única com piperacilina 4 g + tazobactam 500 mg. Cada frasco-ampola de 2,25 g deve ser reconstituído com 20 mℓ de SF. Após a reconstituição, espera-se um volume final aproximado de 23 mℓ de solução dentro do frasco	15 a 50 mg/kg IV ou IM a cada 6 ou 12 h	–	–	–
Piperazina (endoparasiticida)	Vermical® (H) • Envelope com 10 ou 50 g	110 a 250 mg/kg VO	275 a 440 mg/kg ou 10 g para cada 50 kg de peso vivo	Não	100 a 200 mg/kg VO
Pirantel (endoparasiticida)	Piraverme® Gel Oral (V)(assoc.) • Bisnaga com 25 g	7 mg/kg VO (nematoides) 14 mg/kg VO (cestódios)	25 mg/kg VO	25 mg/kg VO	6,6 mg/kg/VO repetidos após 14 dias

(continua)

Princípio ativo e classificação	Exemplo de nome comercial e apresentação	Equinos	Bovinos	Ovinos e caprinos	Suínos
Pirimetamina (antiprotozoário)	**Daraprim®**(H) • Frasco com 100 comp. de 25 mg **Fansidar®**(H)(assoc.) • Frasco com 50 comp. de 25 mg de pirimetamina + 500 mg de sulfadoxina • Injetável: ampola com 25 mg de pirimetamina + 500 mg de sulfadoxina/2,5 mℓ	1 mg/kg VO a cada 24 h durante 90 a 120 dias (mieloencefalite infecciosa equina)	0,1 a 0,2 mg/kg VO a cada 12 h	Não	Não
Piroxicam (AINE inibidor não seletivo de COX-2)	**Agrovet® Plus**(V)(assoc.) • Frascos de 30 ou 50 mℓ com 10.000.000 UI de penicilina G procaína + 10.000.000 UI de penicilina G benzatina + 1.000 mg de piroxicam **Feldene®**(H) • Caixa com 15 cápsulas de 20 mg • Caixa com 10 comp. de 20 mg • Ampola com 40 mg 2 mℓ	0,2 mg/kg VO, dose única **Agrovet® Plus:** 1 mℓ/20 kg IM profunda (0,3 mg/kg)	**Agrovet® Plus:** 1 mℓ/20 kg IM profunda	**Agrovet® Plus:** 2 mℓ/10 kg IM profunda	**Agrovet® Plus:** 2 mℓ/10 kg IM profunda (12 mg/kg)
Polimixina B (antibiótico bactericida; polipeptídio)	**Sulfato de polimixina B**(H) • Frasco-ampola de 500.000 UI	1 mg/kg VO a cada 6 h (potros)	–	–	–
Ponazurila (triazina protozoocida)	**Ponazurila Oral Paste®**(V)(importado) • Tubo com 127 g de pasta com 150 mg/g	5 mg/kg/dia VO durante 4 semanas	–	–	–
Praziquantel (endoparasiticida)	**Cisticid®**(H) • Caixa com 50 comp. de 500 mg **Handicap® Equinos**(V)(assoc.) • Seringas graduadas de 10 ou 30 g com 1,2 g de ivermectina + 15 g de praziquantel + 44 g de ranitidina em 100 g **Equimax®**(V)(assoc.) • Seringas graduadas de 10 ou 30 g com 1,2 g de ivermectina + 15 g de praziquantel em 100 g	5 a 10 mg/kg IM, SC ou VO	5 a 10 mg/kg IM, SC ou VO	5 a 10 mg/kg IM, SC ou VO	5 a 10 mg/kg IM, SC ou VO

(continua)

Capítulo 3 • Princípios Ativos, Apresentações e Doses para Equinos, Bovinos, Ovinos, Caprinos e Suínos

Princípio ativo e classificação	Exemplo de nome comercial e apresentação	Equinos	Bovinos	Ovinos e caprinos	Suínos
Prednisolona (corticosteroide)	Prednisolona Solução Oral(H) • Solução oral: frasco de 60 ou 100 mℓ com 3 mg/mℓ Prelone®(H) • Cartuchos com 10 ou 20 comp. de 5 mg • Cartucho com 10 comp. de 20 mg Dermacorten®(V) • Blíster com 10 comp. de 5 ou 20 mg Neo-Corticol®(V) • Frasco de 10 mℓ com 25 mg/mℓ	0,25 a 1 mg/kg VO, IV ou IM, a cada 8 ou 12 h	0,2 a 1 mg/kg IV ou IM a cada 24 h	0,2 a 1 mg/kg IV ou IM a cada 24 h	0,2 a 1 mg/kg IV ou IM a cada 24 h
Prednisona (corticosteroide)	Meticorten® 5(V) • Blíster com 10 comp. de 5 mg Meticorten® 20(V) • Blíster com 10 comp. de 20 mg	0,2 a 1 mg/kg IM ou IV a cada 12 ou 24 h 2 a 5 mg/kg (choque)	0,2 a 1 mg/kg IM ou IV a cada 24 h 2 a 5 mg/kg (choque)	0,2 a 1 mg/kg IM ou IV a cada 24 h 2 a 5 mg/kg (choque)	0,2 a 1 mg/kg IM ou IV a cada 24 h 2 a 5 mg/kg (choque)
Primidona (anticonvulsivante)	Mysoline®(H) • Caixa com 100 comp. de 250 mg	1 a 2 mg/kg VO a cada 6 ou 12 h (potros)	Não	Não	Não
Procainamida (antiarrítmico)	Procamide®(H) • Caixa com 20 comp. de 300 mg • Injetável: ampola com 500 mg/mℓ	25 a 35 mg/kg VO 8 h ou 0,5 mg/kg IV a cada 10 min até a resolução do quadro ou ao se atingir a dose máxima de 2 a 4 mg/kg	Não	Não	Não
Progesterona (hormônio sexual feminino)	Evocanil®(H) • Caixa com 30 comp. de 100 mg ou 20 de 200 mg Utrogestan®(H) • Caixa com 30 cápsulas de 100 mg ou 14 cápsulas de 200 mg Sincrogest®(V) • Sachê contendo 10 dispositivos intravaginais	10 mg/45 kg IM a cada 24 h (forma oleosa para prevenção do aborto) 150 a 200 mg + 10 mg de estradiol IM a cada 24 h (forma oleosa para a inibição do desenvolvimento folicular) 100 mg/45 kg IM a cada 7 dias (forma de depósito, para prevenção do aborto)	150 a 200 mg/animal IM a cada 24 h (forma oleosa) Dispositivo: 1 unidade intravaginal/animal	10 mg animal IM a cada 24 h (forma oleosa, para sincronização do estro) 50 mg/animal IM a cada 10 dias (forma de depósito) 10 a 25 mg/animal IM a cada 24 h (forma oleosa para prevenção do aborto)	–
Prometazina (bloqueador H₁; anti-histamínico)	Fenergan®(H) • Caixa com 20 comp. de 25 mg • Ampola de 50 mg/2 mℓ	0,2 a 1 mg/kg IM ou IV a cada 8 ou 12 h	Idem	Idem	Idem

(continua)

368 Parte 1 • Princípios Ativos e Doses

Princípio ativo e classificação	Exemplo de nome comercial e apresentação	Equinos	Bovinos	Ovinos e caprinos	Suínos
Propafenona (antiarrítmico)	**Ritmonorm®**(H) • Caixa com 10, 20 ou 60 comp. de 300 mg • Ampola de 20 mℓ com 3,5 mg/mℓ	0,5 a 1 mg/kg IV 2 mg/kg VO a cada 8 h	Não	Não	Não
Propofol (anestésico geral injetável)	**Diprivan®**(H) • Ampola com 20 mℓ • Frasco-ampola de 50 ou 100 mℓ com 10 mg/mℓ **Propovet®**(V) • Frasco de 50 mℓ com 50 mg/mℓ	2,4 mg/kg IV (indução) 0,3 mg/kg/min IV (manutenção)	Não	Não	Não
Propoxur (ectoparasiticida)	**Propoxur® a 1%**(V) • Embalagem de 100 g e 1 kg **Tanidil®**(V)(assoc.) • Lata de 2 kg com 3 g de coumafós + 2 g de propoxur em 100 g	Aplicar topicamente sobre as feridas	Aplicar topicamente sobre as feridas	Aplicar topicamente sobre as feridas	Aplicar topicamente sobre as feridas
Propranolol (bloqueador beta-adrenérgico; antiarrítmico)	**Propranolol** • Caixa com 30 comp. de 10, 40 e 80 mg	0,4 a 0,8 mg/kg VO, a cada 8 h 0,1 a 0,5 mg/kg IV, a cada 12 h	Não	Não	Não
Prostaglandina F2-alfa dinoprosta (prostaglandina sintética)	**Lutalyse®**(V) • Frascos de doses múltiplas de 10 ou 30 mℓ com 5 mg/mℓ	5 a 10 mg/animal IM Éguas: 1 mℓ IM	25 mg/animal IM Vacas: 5 mℓ IM	5 a 10 mg/animal IM	5 a 10 mg/animal IM
Protamina (antagonista da heparina)	**Protamina 1000**(H) • Ampola com 5.000 UI/5 mℓ	Usar 1 a 1,5 UI para cada 100 UI de heparina administradas em infusão IV durante 60 min)	Usar 1 a 1,5 UI para cada 100 UI de heparina administradas em infusão IV durante 60 min) 100 mg (solução a 1%)/animal adulto IV (intoxicação por samambaia)	–	–
Psílio ou *Psyllium* (laxante de volume)	**Metamucil®**(H) • Caixa com 10 sachês de 6 g ou pote com 175 g a 60%	250 a 500 g/animal VO a cada 12 h, diluídos em 6 a 6 ℓ de água morna e administrados por sonda nasal	–	–	–
Quimiotripsina (enzima)	**Parenzyme® Analgésico**(H)(assoc.) • Caixa com 18 drágeas com 8.230 UI de alfaquimiotripsina + 41.200 UI de tripsina + 300 mg de paracetamol	25.000 UI/animal VO a cada 24 h	25.000 UI/animal VO a cada 24 h	–	–
Quinidina (antiarrítmico)	**Quinicardine®**(H) • Caixa com 20 comp. de 200 mg	20 a 22 mg/kg VO a cada 6 h	40 mg/kg IV	–	–

(continua)

Capítulo 3 • Princípios Ativos, Apresentações e Doses para Equinos, Bovinos, Ovinos, Caprinos e Suínos 369

Princípio ativo e classificação	Exemplo de nome comercial e apresentação	Equinos	Bovinos	Ovinos e caprinos	Suínos
Ractopamina (agonista beta-2-adrenérgico; promotor de crescimento)	**Ractosuin®**(V) • Saco de 10 kg	Não	Não	Não	250 a 1.000 g/ton de ração
Ramipiril (vasodilatador anti-hipertensivo; inibidor da ECA)	**Ramipiril**(H) • Caixa com 20 ou 30 comp. de 2,5, 5 ou 10 mg	0,2 mg/kg VO a cada 24 h	–	–	–
Ranitidina (bloqueador H_2; antiácido)	**Antak®** (H) • Caixa com 10 ou 20 comp. de 150 ou 300 mg • Frasco de 120 mℓ com 75 mg/5 mℓ • Ampola com 50 mg/ 2 mℓ **Handicap® Equinos**(V)(assoc.) • Seringa plástica graduada descartável de 10 ou 30 g, com cada 100 g contendo 49,8 g de cloridrato de ranitidina + 1,2 g de ivermectina + 15 g de praziquantel	0,5 a 2 mg/kg IV IM, a cada 6 a 8 h 6,6 a 8 mg/kg VO, a cada 8 h	–	45 mg/kg VO (ovelha)	150 mg/animal VO a cada 12 h
Rifampicina (antibiótico bactericida)	**Rifaldin®** (H) • Caixa com 6 cápsulas de 300 mg • Suspensão: frasco de 100 mℓ com 100 mg/5 mℓ	5 a 10 mg/kg VO a cada 12 h Potros: 5 mg/kg VO	10 a 20 mg/kg IM a cada 12 ou 24 h	–	10 a 20 mg/kg IM a cada 12 ou 24 h
Rocurônio (bloqueador neuromuscular competitivo ou não despolarizante)	**Esmeron**(H) • Ampola de 5 ou 10 mℓ com 10 mg/mℓ **Rocuron®** (H) • Embalagem com 12 frascos-ampolas de 5 mℓ com 10 mg/mℓ	0,4 a 0,6 mg/kg IV	–	–	–
Romifidina (agonista alfa-2-adrenérgico)	**Sedivet®** (V) • Frasco-ampola de vidro de 20 mℓ com 10 mg/mℓ	0,04 a 0,12 mg/kg IV (sedação e analgesia) 0,1 mg/kg IV (MPA)	Não	Não	Não
Salbutamol (agonista beta-2-adrenérgico; broncodilatador)	**Aerolin®** (H) • Caixa com 20 comp. de 2 ou 4 mg • Xarope: frasco de 120 mℓ com 2 mg/5 mℓ • Injetável: caixa com 5 ampolas com 0,5 mg/ 1 mℓ • Nebulização: frasco de 10 mℓ com 6 mg/mℓ • Aerossol: frasco com 200 doses de 100 µg **Sulfato de salbutamol**(H) Xarope: frasco de 120 mℓ com 0,4 mg/mℓ ou 2 mg/5 mℓ	1 µg/kg VO a cada 12 h 400 µg/animal via inalatória	Não	Não	Não

(continua)

Princípio ativo e classificação	Exemplo de nome comercial e apresentação	Equinos	Bovinos	Ovinos e caprinos	Suínos
Secnidazol (antiparasitário; derivado imidazólico; protozoocida)	Secnidazol₍H₎ • Caixa com 4 comp. de 500 mg • Caixa com 2 ou 4 comp. de 1.000 mg • Suspensão oral: frasco de 15 ou 30 mℓ com 150 mg/mℓ	30 mg/kg (máximo de 2 g) VO repetidos em 7 dias Protozooses hepáticas: 30 mg/kg VO a cada 24 h durante 5 a 7 dias	30 mg/kg (máximo de 2 g) VO repetidos em 7 dias Protozooses hepáticas: 30 mg/kg VO a cada 24 h durante 5 a 7 dias	30 mg/kg (máximo de 2 g) VO repetidos em 7 dias Protozooses hepáticas: 30 mg/kg VO a cada 24 h durante 5 a 7 dias	30 mg/kg (máximo de 2 g) VO repetidos em 7 dias Protozooses hepáticas: 30 mg/kg VO a cada 24 h durante 5 a 7 dias
Sevoflurano (anestésico geral inalatório)	Sevocris®₍H₎ • Frasco de 100 e 250 mℓ Sevoflurano₍H₎ • Frasco de 100 e 250 mℓ	4% (indução) 2% (manutenção)	4% (indução) 2% (manutenção)	4% (indução) 2% (manutenção)	4% (indução) 2% (manutenção)
Silicone 30% (antifisético)	Ruminol®₍V₎ • Frasco de 100 ou 500 mℓ a 30% Rumivet®₍V₎ • Frasco de 50 ou 100 mℓ a 30%	100 mℓ/animal VO puro ou misturado em 1.000 mℓ de água morna	100 mℓ/animal VO ou intrarruminal puro ou misturado em 500 mℓ de água morna	30 a 50 mℓ/animal VO puro ou misturado em 250 mℓ de água morna	–
Somatotropina bovina recombinante (hormônio hipofisário; hormônio do crescimento)	Boostin®₍V₎ • Caixa com 25 seringas de 500 mg/2 mℓ Lactropin®₍V₎ • Caixa com 25 seringas de 500 mg/1,4 mℓ	Não	500 mg/animal SC a cada 14 dias	Não	Não
Sorbitol (laxante)	Sedacol®₍V₎ • Frasco-ampola com 100 ou 200 mℓ a 50%	100 a 200 mℓ/animal IV rápido (adulto) 20 a 50 mℓ/animal IV rápido (potro)	100 a 200 mℓ/animal IV rápido (adulto) 20 a 50 mℓ/animal IV rápido (bezerro)	20 a 50 mℓ/animal IV rápido	–
Soro antiofídico polivalente (soro hiperimune contra picada de serpentes do gênero Bothrops e Crotalus)	Soro Antiofídico Polivalente Lema®₍V₎ • Frasco-ampola com produto liofilizado. Seringa com 50 mℓ de diluente	Casos leves: 50 mℓ SC, dose única Casos médios: 100 mℓ, sendo 50 mℓ SC e 50 mℓ IV, dose única Casos graves: 200 mℓ, sendo 50 mℓ SC e 150 mℓ IV, dose única	Idem	Idem	Idem
Soro antitetânico (antitoxina tetânica)	Soro Antitetânico Instituto Butantã₍V₎ • Ampolas ou frascos ampolas de 10 ou 20 mℓ com 150 UI/mℓ Soro Antitetânico Biovet®₍V₎ • Ampola de 2 mℓ com 5.000 UI Soro Antitetânico Lema®₍V₎ • Frasco-ampola de 50 mℓ com 50.000 UI • Frasco-ampola de 5 mℓ com 5.000 UI	Terapêutica: 100.000 a 300.000 UI SC ou IM Profilática: 1.500 a 5.000 UI SC ou IM	Idem	Idem	Idem

(continua)

Capítulo 3 • Princípios Ativos, Apresentações e Doses para Equinos, Bovinos, Ovinos, Caprinos e Suínos

Princípio ativo e classificação	Exemplo de nome comercial e apresentação	Equinos	Bovinos	Ovinos e caprinos	Suínos
Subsalicilato de bismuto (antidiarreico protetor da mucosa; antiácido)	Pepto-Zil® Comprimidos$_{(H)}$ • Caixa com 20 comp. de 262 mg Pepto-Zil® Solução Oral$_{(H)}$ • Frasco de 120 mℓ com 17,46 mg/mℓ	10 a 17,5 mg/kg VO a cada 6 h Úlceras gástricas: 100 a 200 g/animal VO, a cada 6 h	15 mg/kg VO a cada 6 ou 12 h	–	35 a 70 mg/animal VO, a cada 6 ou 12 h (leitão)
Succinilcolina/ Suxametônio (bloqueador neuromuscular despolarizante)	Quelicin®$_{(H)}$ • Frasco-ampola de 10 mℓ com 500 mg • Frasco-ampola de 100 mℓ com 100 mg Succitrat®$_{(H)}$ • Pó liofilizado para solução injetável de 100 e 500 mg	0,12 a 0,33 mg/kg IV	10 a 30 mg/animal IV	0,3 mg/kg IM	1,1 mg/kg IV
Sucralfato (protetor da mucosa)	Sucralfim®$_{(H)}$ • Embalagem com 30 comp. de 1.000 mg • Suspensão oral com 20 flaconetes com 2 g/10 mℓ	2 a 4 g/450 kg VO a cada 6 ou 12 h	Não	Não	Não
Sulfacetamida (quimioterápico bacteriostático; sulfonamidas)	Red Stop®$_{(V)(assoc.)}$ • Frasco de 20 e 50 mℓ com sulfacetamida 2,5 g + vitamina K 0,1 g + sulfato de atropina 22,5 mg em 50 mℓ do produto	Adulto: 20 mℓ/animal IM Potro: 10 mℓ/animal IM Potros na primeira fase de criação: 2 a 5 mℓ por vez de acordo com o porte do animal	Adulto: 20 mℓ/animal IM Bezerro: 10 mℓ/animal IM Bezerros na primeira fase de criação: 2 a 5 mℓ por vez de acordo com o porte do animal	10 mℓ/animal IM	Não
Sulfaclorpiridazina (quimioterápico bacteriostático; sulfonamida)	Consumix® 750$_{(V)(assoc.)}$ • Pó solúvel e premix com 80 g Coxulid® Plus$_{(V)(assoc.)}$ • Pó solúvel e premix com 80 g; cada 100 g contém: sulfaclorpiridazina 62,5 g + trimetoprima 12,5 g	–	50 mg/kg VO ou IV a cada 12 h (bezerro)	50 mg/kg VO ou IV a cada 12 h	50 mg/kg VO ou IV a cada 12 h
Sulfadiazina (quimioterápico antimicrobiano)	Ibatrin® Injetável$_{(V)}$ • Frasco-ampola de 15 mℓ com 400 mg/mℓ Ibatrin® Oral Aves e Suínos$_{(V)}$ • Frasco de 20 ou 200 mℓ com 400 mg/mℓ	20 a 30 mg/kg VO a cada 24 h	Ibatrim®: 16 mg/kg IM, a cada 24 h ou 1 mℓ/30 kg	Idem	Idem
Sulfadimetoxina + trimetoprima (quimioterápico bacteriostático; sulfonamida)	Dimetoprim®$_{(V)(assoc.)}$ • Frasco-ampola de 50 mℓ com 200 mg/mℓ	25 a 50 mg/kg IV ou VO a cada 24 h 8 mℓ/100 kg Potro: 0,1 mℓ/kg, a cada 24 h	25 a 50 mg/kg IV, IM, SC ou VO a cada 24 h 8 mℓ/100 kg Bezerro: 0,1 mℓ/kg a cada 24 h	–	8 mℓ/100 kg Leitão: 0,1 mℓ/kg a cada 24 h

(continua)

Princípio ativo e classificação	Exemplo de nome comercial e apresentação	Equinos	Bovinos	Ovinos e caprinos	Suínos
Sulfadoxina (quimioterápico bacteriostático; sulfonamida)	**Borgal®** (V)(assoc.) • Frasco-ampola de 5, 10 ou 50 mℓ com sulfadoxina 200 mg/mℓ + trimetoprima 40 mg/mℓ **Trissulmax®** (V)(assoc.) • Frasco de 50 mℓ com sulfadoxina 200 mg/mℓ + trimetoprima 40 mg/mℓ	30 mg/kg IM a cada 2 a 7 dias Borgal®: 3 mℓ/50 kg, equivalente a 12 mg/kg, IV IM, dose única	30 mg/kg IM a cada 2 a 7 dias Borgal®: 3 mℓ/50 kg, equivalente a 12 mg/kg, IV IM, dose única Trissulmax®: 1 mℓ/16 kg, equivalente a 10 a 15 mg/kg	–	30 mg/kg IM a cada 2 a 7 dias
Sulfaguanidina (quimioterápico bacteriostático; sulfonamida)	**Entero-Bio®** (V)(assoc.) • Sachê de 15 g com ftalisulfatiazol 1.000 mg + sulfaguanidina 1.500 mg + sulfato de estreptomicina 450 mg + hidróxido de alumínio 800 mg + pectina 3.500 mg	100 mg/kg VO a cada 12 h (não usar em herbívoros adultos) Potro: 1 envelope misturado na ração, a cada 12 h	100 mg/kg VO a cada 12 h (não usar em herbívoros adultos) Bezerro: 1 envelope misturado na ração, a cada 12 h	Cordeiro e cabrito: meio envelope misturado na ração, a cada 12 h	100 mg/kg VO a cada 12 h (não usar em herbívoros adultos) Leitão: meio envelope misturado na ração, a cada 12 h
Sulfamerazina (quimioterápico bacteriostático; sulfonamida)	**Antidiarreico Vallée®** (V)(assoc.) • Embalagem de 10 g. Cada 100 g contêm: ftalilsulfatiazol 10 g + sulfamerazina 5 g + cloridrato de clortetraciclina 3 g + hidróxido de alumínio gel seco 10 g + silicato de alumínio hidratado	100 mg/kg IV, IM ou VO a cada 6 h (não usar VO em herbívoros adultos)	100 mg/kg IV, IM ou VO a cada 6 h (não usar VO em herbívoros adultos) 3 envelopes de 10 g para 50 kg VO, a cada 12 h	–	100 mg/kg IV, IM ou VO a cada 6 h (não usar VO em herbívoros adultos)
Sulfametazina (quimioterápico bacteriostático; sulfonamida)	**Rodissulfa®** (V) • Frasco-ampola de 100 mℓ com 333 mg/mℓ	100 mg/kg IV, IM ou VO a cada 6 h (não usar VO em herbívoros adultos)	100 mg/kg IV, IM ou VO a cada 6 h (não usar VO em herbívoros adultos)	–	100 mg/kg IV, IM ou VO a cada 6 h (não usar VO em herbívoros adultos)
Sulfametoxazol (quimioterápico bacteriostático; sulfonamida)	**Trissulfim® SID** (V)(assoc.) • Caixa com 10 e 15 comp. de 400 mg • Caixa com 10 comp. de 1.600 mg **Trissulfin Injetável** (V) • Frasco de 50 mℓ com 10 g	15 a 30 mg/kg IV, IM, SC ou VO a cada 12 h	15 a 30 mg/kg IV, IM, SC ou VO a cada 12 h 1 mℓ/15 kg	15 a 30 mg/kg IV, IM, SC ou VO a cada 12 h	15 a 30 mg/kg IV, IM, SC ou VO a cada 12 h 0,1 a 0,3 mg/g de ração (terapêutica massal)
Sulfametoxazol + trimetoprima (quimioterápico antimicrobiano; sulfa potencializada)	**Tribrissen® Injetável** (V) • Frasco de 15 mℓ com 400 mg/mℓ **Tribrissen® Suspensão Oral** (V) • Frasco de 100 mℓ com 400 mg/mℓ	15 a 30 mg/kg IM ou VO a cada 12 ou 24 h 24 mg/kg IM ou IV a cada 24 h (1 mℓ/30 kg)	15 a 30 mg/kg IM a cada 12 ou 24 h (1 mℓ/30 kg)	15 a 30 mg/kg IM a cada 12 ou 24 h (1 mℓ/30 kg)	15 a 30 mg/kg IM a cada 12 ou 24 h 25 a 50 mg/kg VO a cada 24 h (1 mℓ/30 kg)
Sulfaquinoxalina (quimioterápico bacteriostático; sulfonamida)	**Avitrin® Sulfa** (V) • Frasco de 15 mℓ com 250 mg/mℓ **Sulfabase®** (V) • Sacos de 500 g com 250 mg/g	250 mg/ℓ de água de bebida (potros)	250 mg/ℓ de água de bebida (bezerros)	–	250 mg/ℓ de água de bebida

(continua)

Capítulo 3 • Princípios Ativos, Apresentações e Doses para Equinos, Bovinos, Ovinos, Caprinos e Suínos 373

Princípio ativo e classificação	Exemplo de nome comercial e apresentação	Equinos	Bovinos	Ovinos e caprinos	Suínos
Sulfato de magnésio (laxante)	Purgante Salino®(V) • Embalagem de 500 g com 800 mg/g Sulfato de magnésio(H)(V) • Ampola com 10 mEq/ 10 mℓ	0,2 a 1 g/kg/dia VO dissolvidos em 4 ℓ de água morna Purgante®: 400 g/1 ℓ de água VO, dose única	1 a 2 g/kg VO 0,44 mℓ (solução a 20%)/kg IV Purgante®: 500 g/1,5 ℓ de água VO, dose única	1 a 2 g/kg VO 0,44 mℓ (solução a 20%)/kg IV	1 a 2 g/kg VO 0,44 mℓ (solução a 20%)/kg IV
Sulfato de sódio (catártico ou laxante salino)	Sal de Glauber Purificado Catarinense®(H) • Sachê de 15 g	0,2 g/kg VO (laxante) 1 a 2 g/kg/VO (catártico)	1 a 2 g/kg VO (catártico)	–	30 a 60 g/animal VO
Sulfato ferroso (nutracêutico e hematínico)	Sulfato ferroso(H) • Frasco com 50 drágeas de 250 mg • Xarope: frasco de 100 mℓ com 125 mg/5 mℓ • Gotas: frasco de 30 mℓ com 25 mg/mℓ	2 a 8 g/animal VO a cada 24 h	8 a 15 g/animal VO a cada 24 h	0,5 a 2 g/animal VO a cada 24 h	0,5 a 2 g/animal VO a cada 24 h
Sulfisoxasol (quimioterápico bacteriostático; sulfonamida)	Silmetrin®(V) • Embalagem com 100 g, 1 ou 12 kg com 85 mg/g	–	–	–	0,15 a 0,35 mg/mℓ de água de bebida ou 0,25 a 0,35 mg/g de ração
Teofilina (broncodilatador; metilxantina)	Teolong®(H) • Caixa com 30 cápsulas de 100, 200 e 300 mg	11 mg/kg VO IV, a cada 8 ou 12 h	–	–	–
Terbutalina (broncodilatador bloqueador beta-2 seletivo)	Bricanyl®(H) • Ampola de 0,5 mg/1 mℓ • Caixa com 20 comp. de 2,5 mg • Xarope frasco de 100 mℓ com 1,5 mg/5 mℓ	0,02 a 0,06 mg/kg VO ou IV a cada 12 h	Não	Não	Não
Testosterona (propionato) (hormônio andrógeno)	Androgenol®(V) • Frasco-ampola de 10 mℓ a 10 mg/mℓ	Propionato ou suspensão aquosa: 300 a 500 mg/450 kg 1 vez/semana IM por 3 a 5 semanas Garanhão: 5 injeções de 10 mℓ, intervaladas em 3 dias, 30 dias antes da estação de reprodução	Suspensão aquosa: 50 mg/dia IM 100 mg/semana IM Touro: 5 injeções de 10 mℓ, intervaladas em 3 dias, 30 dias antes da estação de reprodução	Ovelha: 10 a 25 mg/dia IM Carneiro e bode: 5 injeções de 2 a 5 mℓ, intervaladas em 3 dias, 30 dias antes da estação de reprodução	Cachaço: 5 injeções de 2 a 10 mℓ, intervaladas em 3 dias, 30 dias antes da estação de reprodução
Tetraciclina (antibiótico bacteriostático)	Talcin®(V) • Frasco com 16 cápsulas de 250 mg • Max: frasco-ampola de 10, 20 e 50 mℓ • Para cada 100 mℓ do produto: oxitetraciclina 20 g + piroxicam 1,21 g • Solução injetável: frasco-ampola de 15 mℓ com 1 g	20 mg/kg VO a cada 8 h 10 mg/kg IM ou IV a cada 12 h	5 a 10 mg/kg IM ou IV a cada 12 ou 24 h	5 a 10 mg/kg IM ou IV a cada 12 ou 24 h	5 a 10 mg/kg IM ou IV a cada 12 ou 24 h

(continua)

Princípio ativo e classificação	Exemplo de nome comercial e apresentação	Equinos	Bovinos	Ovinos e caprinos	Suínos
Tiabendazol (endoparasiticida)	Thiabendazole® 600₍V₎ • Barricas contendo 5 e 10 kg do produto fracionados em sacos plásticos de 500 g com 60 g/100 g do produto	44 mg/kg VO a cada 24 h Utilizar 1.000 g do produto para cada 1.000 ℓ de água e manter um período de exposição de no mínimo 15 min. Agitar periodicamente a solução de uso. A água não utilizada no prazo de 24 h após a preparação do produto deverá ser desprezada	22 mg/kg VO a cada 24 h	–	–
Tiamulina (antibiótico bacteriostático)	Caliermutin® 10 Injetável₍V₎ • Frasco-ampola de 50 ou 100 mℓ com 100 mg/mℓ Caliermutin® 20 Injetável₍V₎ • Frasco-ampola de 100 mℓ com 200 mg/mℓ	–	–	–	10 a 15 mg/kg IM a cada 24 h 7,5 a 20 mg/dia VO na água de 1.000 mg/kg de ração
Tiaprosta (prostaglandina sintética)	Iliren®₍V₎₍importado₎ • Frasco de 50 mℓ com 0,15 mg/mℓ	3 mℓ/animal IM	3,5 mℓ/animal IV 5 mℓ/animal IM	1,5 mℓ/animal IM ou SC	–
Ticarcilina + ácido clavulânico (antibiótico bactericida; carboxipenicilina)	Timentin®₍H₎, Tioxin®₍H₎ • Frasco-ampola com 3 g/15 mℓ	44 a 50 mg/kg IV, IM ou SC a cada 6 ou 8 h	–	–	–
Tilmicosina (antibiótico bacteriostático; macrolídio)	Pulmotil® AC₍V₎ • Frasco de 240 ou 960 mℓ com 250 mg/mℓ Pulmotil® G 200 Premix₍V₎ • Sacos de 20 kg a 20% Micotil® 300₍V₎ • Frasco-ampola de 10 ou 50 mℓ com 300 mg/mℓ	–	10 mg/kg SC a cada 72 h (não exceder 15 mℓ por local de injeção)	10 mg/kg SC a cada 72 h (não exceder 15 mℓ por local de injeção)	Pulomotil G 200®: administrado aos suínos via ração, na dosagem de 1 a 2 kg/tonelada
Tilosina (antibiótico bacteriostático)	Tylan® 50₍V₎ • Frasco-ampola de 50 mℓ com 100 ou 200 mg/mℓ Tylan® 250 Premix₍V₎ • Saco de 25 kg com 25 g/100 g do produto	Não	17,6 mg/kg IM a cada 24 h 0,5 a 1,0 mℓ/20 kg IM, a cada 24 h	6,6 mg/kg IM a cada 24 h	5 a 8,8 mg/kg IM a cada 24 h
Tiludronato dissódico (anti-hipercalcêmico)	Tildren®₍V₎₍importada₎ • Frasco de 5 mg/mℓ	0,1 mg/kg a cada 24 h IV muito lento, durante 10 dias	–	–	–
Tinidazol (antiprotozoário; nitroimidazólico)	Pletil®₍H₎ • Caixa com 4 ou 8 comp. de 500 mg	10 a 15 mg/kg VO a cada 12 h (anaeróbico)	–	–	–

(continua)

Capítulo 3 • Princípios Ativos, Apresentações e Doses para Equinos, Bovinos, Ovinos, Caprinos e Suínos 375

Princípio ativo e classificação	Exemplo de nome comercial e apresentação	Equinos	Bovinos	Ovinos e caprinos	Suínos
Tiopental (barbitúrico)	**Thiopentax®** (H) • Frasco-ampola de 500 ou 1.000 mg	6 a 13 mg/kg IV (com pré-anestésico) 9 a 15,5 mg/kg IV (sem pré-anestésico) 10 a 15 mg/kg IV (manutenção)	8,2 a 10 mg/kg IV	10 a 14 mg/kg IV (ovelha) 20 a 22 mg/kg IV (cabra)	10 mg/kg IV
Tobramicina (antibiótico bactericida; aminoglicosídio)	**Tobramina®** (H) • Frasco-ampola com 75 mg/1,5 mℓ	4 mg/kg IM ou IV lento a cada 24 h	–	–	–
Tolazolina (antagonista alfa-2-adrenérgico)	**Tolazine®** (H)(importado) • Frasco de 100 mℓ com 100 mg/mℓ	4 mg/kg IV	0,3 mg/kg IV	–	–
Toltrazurila (antiprotozoário; coccidiostático)	**Baycox®** (V) • Frasco de 1 ℓ com 25 mg/mℓ **Isocox® Pig Doser** (V) • Frasco de 100, 250 ou 1.000 mℓ com 50 mg/mℓ	–	**Isocox®:** 3 mℓ/10 kg de peso vivo (equivalente a 15 mg/kg de toltrazurila) pela via oral em dose única	20 mg/kg VO em dose única **Isocox®:** Ovinos: 1 mℓ/ 25 kg de peso vivo (equivalente a 20 mg/kg de toltrazurila) pela via oral em dose única	Administrar 1 mℓ ou 50 mg/animal, dose única (leitões de até 7 dias de idade)
Tramadol (analgésico e antitussígeno opioide; agonista opioide)	**Tramal®** (H) • Caixa com 10 comp. de 100 mg • Caixa com 10 cápsulas de 50 mg • Solução oral: frasco de 10 mℓ com 100 mg/mℓ = 40 gotas • Ampola com 50 mg/1 mℓ ou 100 mg/1 mℓ **Cronidor®** (V) • Caixa com 10 comp. de 12, 40 e 80 mg • Injetável a 2%, frasco de 20 mℓ **Dorless V®** (V) • Caixa com 10 comp. de 12 mg **Nulli®** (V) • Frasco de 10 mℓ com 40 mg/mℓ	4 a 5 mg/kg VO a cada 12 h 2 mg/kg IV lento	–	–	2 a 4 mg/kg VO a cada 12 ou 24 h

(continua)

Princípio ativo e classificação	Exemplo de nome comercial e apresentação	Equinos	Bovinos	Ovinos e caprinos	Suínos
Triancinolona (corticosteroide)	Triancil® (H) • Frasco-ampola de 5 mℓ com 20 mg/mℓ Retardoesteroide® (V) • Frasco-ampola de 50 mℓ com 20 mg/mℓ	0,01 a 0,02 mg/kg IM ou SC 6 a 18 mg intra-articular ou intrassinovial 10 mg subconjuntival a cada 2 a 4 dias Retardoesteroide®: 0,01 a 0,02 mℓ/kg IM, em dose única. Por via intra-articular, aplicar de 3 a 9 mℓ em dose única	0,02 a 0,04 mg/kg IM 6 a 18 mg intra-articular Retardoesteroide®: em vacas leiteiras, para tratamento de cetose, aplicar 10 mℓ/animal, em dose única	0,02 a 0,04 mg/kg IM 6 a 18 mg intra-articular	0,02 a 0,04 mg/kg IM 6 a 18 mg intra-articular
Triclorfon (endectocida; organofosforado)	Neguvon® (V) • Sachês de 20, 150 e 500 g a 97% • Caixa com 150 e 500 g a 97%	40 mg/kg VO (nematódeos e bernes) 20 mg/kg VO (Parascaris) 10 mg/kg VO (bernes)	44 a 110 mg/kg VO 2 mℓ/100 kg SC (bernes) 3 mℓ/100 kg SC (endoparasitas)	44 a 110 mg/kg VO	44 a 110 mg/kg VO
Triclormetiazida (diurético tiazídico)	Naquasone® (V)(assoc.) • Frasco-ampola de 10 mℓ com triclormetiazida 10 mg + dexametasona 0,5 mg/mℓ • Envelope de 18 g com triclormetiazida 200 mg + dexametasona 5 mg	0,44 mg/kg IM ou VO a cada 24 h	0,44 mg/kg IM ou VO a cada 24 h 10 a 20 mℓ IV, conforme a severidade do edema	–	–
Trilostano (supressor da suprarrenal)	Modrenal® (H) (importado) • Caixa com 100 cápsulas de 60 e 120 mg Vetoryl® (V) • Caixa com 30 cápsulas de 30 e 60 mg	0,4 a 1 mg/kg VO a cada 24 h	–	–	–
Tulatromicina (antibiótico bacteriostático; macrolídio)	Draxxin® (V) • Frasco-ampola de 50 ou 100 mℓ com 100 mg/mℓ	2,5 mg/kg IM 1 vez/semana	2,5 mg/kg SC (não injetar >10 mℓ/local em bovinos adultos)	–	2,5 mg/kg SC (não injetar > 2,5 mℓ/local em suínos)
Urofolitropina (hormônio folículo-estimulante)	Fostimon-M® (H) • Frasco-ampola de 75 ou 150 UI	10 a 50 mg/ animal IV, IM ou SC (deficiência de FSH)	10 a 50 mg/ animal IV, IM ou SC (deficiência de FSH)	5 a 25 mg/animal IV, IM ou SC (deficiência de FSH)	5 a 25 mg/animal IV, IM ou SC (deficiência de FSH)
Valnemulina (antibiótico; pleuromutilina)	Econor® 50 (H) • Sacos de 25 kg a 50%	–	–	–	50 a 200 g/ton de ração
Vancomicina (antibiótico bactericida)	Vancocina® (H) • Frasco-ampola com 500 mg/10 mℓ ou 1 g/10 mℓ	20 a 40 mg/kg IV ou VO a cada 6 ou 12 h	Não	Não	Não

(continua)

Capítulo 3 • Princípios Ativos, Apresentações e Doses para Equinos, Bovinos, Ovinos, Caprinos e Suínos 377

Princípio ativo e classificação	Exemplo de nome comercial e apresentação	Equinos	Bovinos	Ovinos e caprinos	Suínos
Varfarina sódica (anticoagulante)	Coumadin®(H) • Caixa com 30 comp. de 1, 2,5 ou 5 mg Marevan®(H) • Caixa com 10 e 30 comp. de 5 mg • Caixa com 30 comp. de 7,5 mg Varfarina sódica(H) • Caixa com 30 comp. de 5 mg	0,02 mg/kg VO a cada 24 h	–	–	–
Vedaprofeno (analgésico e AINE inibidor preferencial de COX-2)	Quadrisol® 5(V) • Seringa de 15 ou 30 mℓ com 5 mg/mℓ Quadrisol® 100(V) • Seringa de 30 mℓ com 100 mg/mℓ	2 mg/kg VO, seguidos de 1 mg/kg VO a cada 12 h	–	–	–
Verapamil (antiarrítmico da classe IV; bloqueador de canal de cálcio)	Dilacoron®(H) • Caixa com 30 drágeas de 80 ou 120 mg • Ampola com 5 mg/2 mℓ	0,025 a 0,05 mg/kg IV a cada 30 min	–	–	–
Vincristina (antineoplásico; alcaloide de vinca)	Oncovin®(H) • Frasco-ampola de 10 mℓ com 1 mg Tecnocris®(H) • Frasco-ampola de 1 mℓ com 1 mg Vincizina® CS(H) • Frasco-ampola de 1 mℓ com 1 mg	0,5 mg/m² IV a cada 7 dias	–	–	–
Vitamina A (vitamina lipossolúvel)	Monovin® A(V) • Frasco-ampola de 20 mℓ com 100.000 UI/mℓ	1.000 UI/kg na ração 2.000 UI/kg na ração (crescimento) Monovin® A: 4 a 10 mℓ/animal IM profunda	1.000 UI/kg na ração 2 milhões UI/vaca IM (deficiência) 2.200 UI/kg na ração (crescimento) 3.200 a 3.800 UI/kg na ração (lactação) Monovin® A: 4 a 10 mℓ/animal IM profunda	400 UI/kg na ração (crescimento) Monovin® A: 4 a 6 mℓ IM profunda	Monovin® A: 4 a 6 mℓ IM profunda

(continua)

Princípio ativo e classificação	Exemplo de nome comercial e apresentação	Equinos	Bovinos	Ovinos e caprinos	Suínos
Vitamina B$_1$ (vitamina hidrossolúvel)	Monovin® B1$_{(V)}$ • Frasco-ampola de 20 ml com 100 mg/ml Citoneurin® $_{(H)(assoc.)}$ • Caixa com 20 drágeas com vitamina B$_1$ 100 mg + vitamina B$_6$ 100 mg + vitamina B$_{12}$ 5.000 μg Dexa-Citoneurin® $_{(H)(assoc.)}$ • Caixa com 20 comp. com vitamina B$_1$ 100 mg + vitamina B$_6$ 100 mg + vitamina B$_{12}$ 5.000 μg + dexametasona 4 mg • Ampola: de 1 ml com vitamina B$_1$ 100 mg + vitamina B$_6$ 100 mg • Ampola de 1 ml com 100 mg de vitamina B$_1$ + 100 mg de vitamina B$_6$ + ampola de 2 ml com 5000 μg de B$_{12}$ + 4 mg de dexametasona	1 a 5 mg/kg IM ou SC a cada 24 h Monovin® B1: 1 a 5 ml/animal IM a cada 24 h Equinos: 3 a 5 ml/dia durante 5 a 10 dias Potros: 1 a 2 ml/dia durante 5 a 10 dias	1 a 5 mg/kg IM ou SC a cada 24 h Monovin® B1: 1 a 5 ml/animal IM a cada 24 h Bovino: 3 a 5 ml/dia durante 5 a 10 dias Bezerro: 1 a 2 ml/dia durante 5 a 10 dias	Ovino e caprino: 1 a 2 ml/dia, durante 5 a 10 dias	4 mg/kg IM ou SC a cada 24 h Suínos: 1 a 2 ml/dia durante 5 a 10 dias Leitões: 5 ml/animal durante 5 a 10 dias
Vitamina B$_2$ (vitamina hidrossolúvel)	Potenay® Injetável$_{(V)(assoc.)}$ • Frasco de 10 ml: cada 100 ml da solução contém 600 mg de sulfanato de mefentermina + 200 mg de vitamina B$_2$ + 500 mg de vitamina B$_6$ + 10.000 mg de nicotinamina + 500 mg de pantotenato de cálcio	5 a 10 mg/kg IV, IM, SC ou VO	5 a 10 mg/kg IV, IM, SC ou VO 1 a 2 ml IM para cada 25 kg de peso	–	5 a 10 mg/kg IV, IM, SC ou VO
Vitamina B$_3$ (vitamina hidrossolúvel)	Acinic® $_{(H)}$ • Caixa com 30 comp. de 500 mg • Caixa com 30 comp. de 750 mg	–	2 a 3 mg/kg VO a cada 4 h (cetose)	–	–
Vitamina B$_{12}$ (vitamina hidrossolúvel)	Rubranova® $_{(H)}$ • Ampola com 5.000 μg/2 ml ou 15.000 μg/2 ml Monovin® B$_{12(V)}$ • Frasco-ampola de 20 ml com 1.000 μg/ml	2.000 μg/animal IM ou SC Potro: 500 μg/animal	2.000 μg/animal IM ou SC Bezerro: 500 μg/animal	500 μg/animal IM ou SC	500 μg/animal IM ou SC
Vitamina C (ácido ascórbico; vitamina hidrossolúvel acidificante)	Monovin® C$_{(V)}$ • Frasco-ampola de 20 ml com 150 mg/ml Laviz® C$_{(V)}$ • Frasco de 50 g com 200 mg/g	2,5 a 5 mg/kg VO Monovin® C: 20 ml/animal IM ou IV a cada 24 ou 48 h, 5 a 6 aplicações Potro: 10 ml/animal IM IV, a cada 24 h, 5 a 6 aplicações	2,5 a 5 mg/kg IM ou SC Monovin® C: 20 ml/animal IM ou IV a cada 24 ou 48 h, 5 a 6 aplicações Bezerro: 10 ml/animal IM IV, a cada 24 h, 5 a 6 aplicações	2,5 a 5 mg/kg IM ou SC Ovino e caprino: 10 ml/animal IM IV, a cada 24 h, 5 a 6 aplicações	2,5 a 5 mg/kg IM ou SC Suíno: 10 ml/animal IM IV, a cada 24 h, 5 a 6 aplicações

(continua)

Capítulo 3 • Princípios Ativos, Apresentações e Doses para Equinos, Bovinos, Ovinos, Caprinos e Suínos   379

Princípio ativo e classificação	Exemplo de nome comercial e apresentação	Equinos	Bovinos	Ovinos e caprinos	Suínos
Vitamina E (vitamina lipossolúvel)	**Monovin® E**(V) • Frasco de 20 mℓ com 2 g	0,1 mg/kg IM **Monovin® E:** 5 mℓ/dia IM 4 a 5 aplicações (adulto) 4 mℓ/dia 4 a 5 aplicações (potro)	50 mg/450 kg IM 5 mℓ/dia IM 4 a 5 aplicações (adulto) 4 mℓ/dia, 4 a 5 aplicações (bezerro)	0,1 mg/kg IM 2 a 3 mℓ/dia, 4 a 5 aplicações	0,1 mg/kg IM 2 a 3 mℓ/dia, 4 a 5 aplicações (leitões)
Vitamina K (vitamina lipossolúvel; anti-hemorrágico)	**Monovin® K**(V) • Frasco-ampola de 20 mℓ com 1,5 mg/mℓ	0,5 a 2,5 mg/kg SC, IM ou IV **Monovin® K:** 10 a 20 mℓ IM ou IV (adulto) 5 a 10 mℓ IM ou IV (potro)	1 a 2,5 mg/kg IV ou IM **Monovin® K:** 10 a 20 mℓ IM ou IV (adulto) 5 a 10 mℓ IM ou IV (bezerro)	1 mg/kg IV ou IM **Monovin® K:** 5 a 10 mℓ IM ou IV	1 mg/kg IV ou IM **Monovin® K:** 5 a 10 mℓ IM ou IV (adulto) 1 a 5 mℓ IM ou IV (leitão)
Voriconazol (antifúngico azólico)	**Vfend®**(H) • Caixa com 14 comp. revestidos de 50 ou 200 mg **Vfend® IV**(H) • Frasco-ampola com 200 mg/20 mℓ	3 a 5 mg/kg VO a cada 24 h	–	–	–
Xilazina (agonista alfa-2-adrenérgico; sedativo e analgésico)	**Kensol®**(V) • Frasco-ampola de 10 mℓ com 20 mg/mℓ) **Rompun®**(V) • Frasco-ampola de 10 mℓ com 20 mg/mℓ	1,1 mg/kg IV 2,2 mg/kg IM 0,3 a 0,6 mg/kg IV (em associação)	0,05 a 0,33 mg/kg IM 0,044 a 0,11 mg/kg IV	0,01 a 0,22 mg/kg IM	0,5 a 3 mg/kg IM

4 Princípios Ativos, Apresentações e Doses para Aves, Coelhos, Hamsteres e Ferretes

Princípio ativo e classificação	Exemplo de nome comercial e apresentação	Aves	Coelhos	Hamsteres	Ferretes
Acepromazina (derivado fenotiazínico; tranquilizante maior)	Acepran® 0,2%(V) • Frasco-ampola de 20 mℓ com 2 mg/mℓ • Gotas: frasco de 10 mℓ com 10 mg/mℓ	0,1 a 0,2 mg/kg IV ou IM	0,5 a 2 mg/kg IM	0,5 a 5 mg/kg SC ou IM	0,1 a 0,5 mg/kg IM ou SC
Ácido acetilsalicílico (analgésico antitérmico)	Ácido acetilsalicílico(H) • Caixa com 30 comp. de 100 e 300 mg AAS®(H) • Caixa com 20 comp. de 500 mg • Caixa com 30 comp. de 100 mg Monovin® C(V) • Frasco-ampola de 20 mℓ com 15 g/100 mℓ	5 mg/kg VO a cada 8 h 325 mg/250 mℓ na água de bebida	100 mg/kg VO a cada 4 ou 6 h	240 mg/kg VO	10 a 20 mg/kg VO a cada 12 h
Ácido nalidíxico (quimioterápico antimicrobiano; quinolona de 1ª geração)	Wintomylon®(H) • Caixa com 56 ou 80 comp. de 500 mg	140/mg/ℓ de água ou 280 mg/kg de alimento	–	–	–
Ácido tranexâmico (hemostático e antifibrinolítico)	Hemoblock®(H) • Caixa com 24 comp. de 250 mg • Caixa com 12 comp. de 500 mg • Ampola de 5 mℓ com 250 mg/5 mℓ Transamin®(H) • Caixa com 12 comp. de 500 mg • Ampola de 5 mℓ com 250 mg/5 mℓ	5 a 25 mg/kg IV lento, IM, SC ou VO a cada 8 ou 12 h	–	–	–
Ácido ursodesoxicólico (ácido biliar colerético litolítico)	Ursacol®(H) • Caixa com 20 comp. de 50, 150 ou 300 mg	10 a 15 mg/kg VO a cada 24 h	–	–	15 mg/kg VO a cada 12 h
Água oxigenada (emético de ação periférica)	Água oxigenada a 3%(H)	–	–	–	2,2 mℓ/kg/VO (emético)

(continua)

Parte 1 • Princípios Ativos e Doses

Princípio ativo e classificação	Exemplo de nome comercial e apresentação	Aves	Coelhos	Hamsteres	Ferretes
Albendazol (endoparasiticida)	**Zentel®**(H) • Caixa com 2 comp. de 200 mg • Caixa com 1 comp. de 400 mg • Suspensão: frasco de 10 mℓ com 400 mg	50 mg/kg VO a cada 24 h durante 3 a 5 dias, repetir após 14 dias	7,5 a 20 mg/kg/dia VO	–	–
Alopurinol (análogo da purina uricosúrico)	**Zyloric®**(H) • Caixa com 30 comp. de 100 ou 300 mg	10 a 15 mg/kg VO a cada 12 a 24 h 300 mg/ℓ de água de bebida	–	–	–
Amicacina (antibiótico bactericida)	**Novamin®**(H) • Frasco-ampola de 2 mℓ com 100, 250 ou 500 mg	10 a 20 mg/kg IM ou SC a cada 12 ou 24 h	8 a 16 mg/kg SC, IM ou IV a cada 24 h	10 a 20 mg/kg IM ou SC a cada 24 h	8 a 16 mg/kg SC, IM ou IV a cada 24 h
Aminofilina (broncodilatador)	**Aminofilina**(H) • Caixa com 20 comp. de 100 ou 200 mg • Ampola com 240 mg/10 mℓ	10 mg/kg VO a cada 6 h 3 mg/mℓ de água destilada em nebulização de 15 min	4 mg/kg VO ou IM a cada 12 h	–	4 a 6 mg/kg IV, VO ou IM a cada 12 h
Amitraz (ectoparasiticida)	**Triatox®**(V) • Frasco a 12,5% com 40, 200 ou 1.000 mℓ **Amipur® Cães**(V) • Frasco de 10 e 20 mℓ com 12,5 g/100 mℓ	–	**Acaricida:** diluir 1 mℓ/0,5 ℓ de água e aplicar topicamente em 3 a 6 tratamentos por 15 dias	**Acaricida:** diluir 1 mℓ/0,5 ℓ de água e aplicar topicamente em 3 a 6 tratamentos por 15 dias	**Acaricida:** diluir 1 mℓ/0,5 ℓ de água e aplicar topicamente em 3 a 6 tratamentos por 15 dias
Amoxicilina (antibiótico bactericida; betalactâmico; aminopenicilina)	**Amoxil®**(H) • Embalagem com 15, 21 e 30 cápsulas de 500 mg • Suspensão: embalagem de 150 mℓ com 125 mg/5 mℓ, 250 mg/5 mℓ e 500 mg/5 mℓ **Clamoxyl® L.A.**(V) • Frasco-ampola de 50 mℓ com 150 mg/mℓ **Duprancil®**(V) • Suspensão oral: frasco de 60 mℓ com 250 mg/5 mℓ	100 mg/kg IM, SC ou VO a cada 8 ou 12 h 200 a 400 mg/ℓ de água de bebida 300 a 600 mg/kg de alimento úmido **Ratitas:** usar 15 a 22 mg/kg VO 12 h ou 70 mg/ℓ de água de bebida	–	–	20 mg/kg SC a cada 12 h 20 a 30 mg/kg VO a cada 8 h
Ampicilina sódica (antibiótico bactericida)	**Amplacilina®**(H) • Frasco-ampola de 2 mℓ com 500 mg • Caixa com 12 cápsulas de 500 mg **Ampicilina veterinária injetável 2 g**(V) • Frasco com 2 g de ampicilina sódica • Frasco-ampola de 10 mℓ	150 a 200 mg/kg VO, IM ou IV a cada 8 ou 12 h 1.000 a 1.500 mg/ℓ de água de bebida **Ratitas:** 10 a 15 mg/kg VO, IM ou IV a cada 8 ou 12 h	–	–	5 a 10 mg/kg SC, IM ou IV a cada 12 h
Amprólio solução a 9,6% (antiprotozoário)	**Amprocox®**(V) • Pacotes de 200 g com 600 mg/g	25 mg/kg VO a cada 24 h durante 15 dias	1 mℓ/7 kg VO 1 vez/dia durante 5 dias 0,5 mℓ/500 mℓ da água de bebida por 10 dias	–	–

(continua)

Capítulo 4 • Princípios Ativos, Apresentações e Doses para Aves, Coelhos, Hamsteres e Ferretes

Princípio ativo e classificação	Exemplo de nome comercial e apresentação	Aves	Coelhos	Hamsteres	Ferretes
Anfotericina B (antifúngico)	Anforicin® B₍H₎ • Frasco-ampola de 50 mg/ 10 mℓ Ambisome® ₍H₎ • Frasco-ampola de 50 mg/ 10 mℓ de formulação lipossomal	Aspergilose pulmonar: 1,5 mg/kg IV ou IP a cada 8 h durante 3 dias associado à flucitosina ou 1 mg/mℓ de salina, por nebulização, a cada 12 h durante 15 min	–	–	0,4 a 0,8 mg/kg IV 1 vez/ semana
Apramicina (antibiótico aminoglicosídio)	Apralan® ₍V₎ • Envelope com 113 ou 226 g a 444 mg/g	250 a 500 mg/ℓ de água de bebida	–	–	–
Atipamezole (bloqueador alfa-2-adrenérgico)	Antisedan® ₍V₎ • Frasco-ampola de 10 mℓ com 5 mg/mℓ	0,25 a 0,5 mg/kg IM	1 mg/kg IM, SC, IV ou IP	0,04 a 0,05 mg/kg SC ou IM	0,4 a 1 mg/kg IM
Atracúrio (bloqueador neuromuscular não despolarizante)	Tracrur® ₍H₎ • Ampola de 2,5 e 5 mℓ com 10 mg/mℓ	0,15 a 0,45 mg/kg IV lento	–	–	–
Atropina (anticolinérgico bloqueador muscarínico)	Atropina 1%₍V₎ • Ampola de 5 mℓ • Frasco-ampola de 20 ou 50 mℓ com 10 mg/mℓ Atropion® ₍H₎ • Ampola de 1 mℓ com 0,25 mg ou 0,5 mg	0,04 a 0,1 mg/kg IV, IM ou SC (pré-anestésico) 0,1 a 0,2 mg/kg IV, IM ou SC (intoxicação por organosfos- forado)	0,1 a 2 mg/kg IM ou SC 2 a 10 mg/kg IM ou SC a cada 20 min, pelo tempo necessário (intoxicação por organofos- forado)	0,04 a 0,05 mg/kg SC ou IM	0,05 mg/kg IM
Azitromicina (antibiótico bacteriostático)	Azitromicina₍H₎ • Caixa com 2 e 3 comp. de 500 mg Azicox-2® ₍V₎ • Caixa com 6 comp. de 50 e 200 mg	40 mg/kg VO a cada 24 h. Contra Chlamydophila, usar durante 21 a 30 dias	15 a 30 mg/kg VO a cada 24 h	30 mg/kg VO a cada 24 h, durante 5 dias	–
Bacitracina (antibiótico bactericida; polipeptídio)	BMD® 11%₍V₎₍assoc.₎ • Saco de 25 kg BMD®Solúvel 50₍V₎₍assoc.₎ • Sachê com 100 g a 50%	400 mg/ℓ de água ou 500 mg/kg de alimento	–	–	–
Bicarbonato de sódio (alcalinizante)	Bicarbonato de sódio₍H₎ • Ampola de 10 mℓ a 8,4%	85 mg/kg IV lento por 15 a 30 min, até uma dose total máxima de 340 mg/kg	140 a 425 mg/kg IV por 4 a 8 h 60 a 120 g/ animal VO	140 a 425 mg/kg IV por 4 a 8 h 60 a 120 g/ animal VO	140 a 425 mg/kg IV por 4 a 8 h 60 a 120 g/ animal VO
Boldenona (esteroide anabolizante derivado da testosterona)	Equi Boost® ₍V₎ • Frasco de 10 ou 50 mℓ com 50 mg/mℓ Equifort® ₍V₎ • Frasco de 10 mℓ com 50 mg/mℓ	1,1 mg/kg IM a cada 3 semanas (ratitas)	Não	Não	Não

(continua)

Princípio ativo e classificação	Exemplo de nome comercial e apresentação	Aves	Coelhos	Hamsteres	Ferretes
Bromexina (expectorante; mucolítico)	Aliv V® (V) • Frasco-ampola de 50 mℓ com 3 mg/mℓ Bisolvon® (H) • Xarope: frasco de 120 mℓ com 4 mg/5 mℓ • Gotas: frasco de 50 mℓ com 2 mg/mℓ Bisolvon® (V) • Frasco-ampola de 50 e 100 mℓ com 3 mg/mℓ	3 a 6 mg/kg IM 10 a 20 mg/ℓ de água de bebida	–	–	–
Brometo de potássio/brometo de sódio (anticonvulsivante)	Brometo de potássio ou sódio • Manipulação	25 a 75 mg/kg VO a cada 24 h	Não	Não	70 a 80 mg/kg VO a cada 24 h (agente isolado) 2 a 30 mg/kg VO a cada 24 h (associado ao fenobarbital)
Bupivacaína (anestésico local)	Bupivacaína (H) • Frasco-ampola de 20 mℓ com 5 mg/mℓ	2 a 8 mg/kg em infiltração local; experimentalmente, tem sido misturada em partes iguais com DMSO para anestesia tópica em aves	1 mg/kg em infiltração local	Não	1 a 1,5 mg/kg em infiltração local
Buprenorfina (agonista opioide parcial; analgésico opioide)	Temgesic® (H) • Caixa com 48 comp. sublinguais de 0,2 mg • Ampola com 0,3 mg/1 mℓ	–	0,01 a 0,1 mg/kg IV, IM ou SC a cada 8 ou 12 h	0,05 a 1 mg/kg SC ou IM a cada 8 ou 12 h	0,01 a 0,05 mg/kg SC, IM ou IV a cada 8 ou 12 h
Busserrelina (análogo do hormônio GnRH)	Conceptal® (V) • Frasco-ampola de 10 mℓ com 4 µg/mℓ	–	0,8 µg/animal IV, IM ou SC	–	–
Butafosfana (nutracêutico; composto orgânico fosforado)	Catosal® (V) • Frasco-ampola de 10 ou 100 mℓ com butafosfana 100 mg + cianocobalamina 50.000 mg/mℓ	1 a 3 mℓ/ℓ de água de bebida	–	–	–
Butorfanol (agonista opioide parcial; analgésico opioide)	Torbugesic® (V) • Frasco-ampola de 10 ou 50 mℓ com 10 mg/mℓ	1 a 4 mg/kg IV ou IM, a cada 6 ou 8 h Ratitas: 0,05 a 0,25 mg/kg IV	0,1 a 0,5 mg/kg SC, IM ou IV a cada 2 a 4 h	2 mg/kg SC ou IM a cada 2 a 4 h	0,05 a 0,5 mg/kg SC ou IM a cada 8 ou 12 h
Canamicina (antibiótico bactericida; aminoglicosídio)	Kanainjecto-250® (V) • Frasco-ampola de 50 mℓ com 250 mg/mℓ	10 a 20 mg/kg IM 12 h 15 a 65 mg/ℓ de água de bebida (renovar diariamente)	–	–	–
Carprofeno (AINE inibidor preferencial de COX-2)	Rymadil® (V) • Frasco com 60 comp. de 25, 75 e 100 mg • Frasco-ampola de 20 mℓ com 50 mg/mℓ	2 a 10 mg/kg VO, IV, IM ou SC a cada 8 ou 12 h	1 a 1,5 mg/kg VO a cada 12 h 1 a 5 mg/kg VO a cada 24 h	–	–
Caulim + pectina (adsorvente e protetor de mucosa)	Kaobiotic® (V) • Frasco de 250 mℓ	1 a 2 mℓ/kg VO a cada 6 h	–	–	–

(continua)

Capítulo 4 • Princípios Ativos, Apresentações e Doses para Aves, Coelhos, Hamsteres e Ferretes   385

Princípio ativo e classificação	Exemplo de nome comercial e apresentação	Aves	Coelhos	Hamsteres	Ferretes
Cefadroxila (antibiótico bactericida)	Cefamox® (H) • Embalagem com 4 ou 8 cápsulas de 500 mg • Embalagem com 10 comp. de 1 g • Suspensão oral: frasco de 100 mℓ com 250 mg/mℓ e 500 mg/mℓ Cefa-Drops® (V) • Pó para suspensão oral: frasco de 15 ou 50 mℓ com 50 mg/mℓ	100 mg/kg VO a cada 12 h Ratitas: 20 mg/kg VO a cada 12 h	–	–	15 a 20 mg/kg VO a cada 12 h
Cefalexina (antibiótico bactericida)	Keflex® (H) • Caixa com 8 ou 40 drágeas de 500 mg e 1 g • Suspensão oral: frasco de 15 mℓ com 4,5 mg/gota, de 60 e 100 mℓ com 250 mg/5 mℓ • Solução: frasco de 15 mℓ com 4,5 mg/gota	50 a 100 mg/kg VO a cada 12 h Ratitas: 15 a 20 mg/kg VO a cada 8 h	–	25 mg/kg VO a cada 12 h	15 a 30 mg/kg VO a cada 8 ou 12 h
Cefalotina (antibiótico bactericida)	Keflitin® (H) • Frasco-ampola de 1 g com 5 mℓ	100 mg/kg VO a cada 6 ou 8 h	15 a 30 mg/kg/ dia SC ou IM	–	–
Ceftiofur sódico (antibiótico bactericida; cefalosporina de 3ª geração)	Accent® (V) • Cartucho contendo 1 frasco com 4 g de pó acompanhado de 1 frasco de 80 mℓ de diluente Excenel® (V) • Frascos de 20 mℓ com 1 g ou 80 mℓ com 4 g	10 a 20 mg/kg IM a cada 12 h	–	–	–
Celecoxibe (anti-inflamatório inibidor seletivo de COX-2)	Celebra® (H) • Caixa com 20 cápsulas de 100 mg • Caixa com 10 ou 30 cápsulas de 200 mg	10 mg/kg VO a cada 24 h	–	–	–
Cetamina/ Quetamina (anestésico geral dissociativo)	Ketalar® (H) • Frasco-ampola de 10 mℓ com 50 mg/mℓ Vetaset® (V) • Frasco-ampola de 10 mℓ com 1 g/10 mℓ	20 a 50 mg/kg IV, IM, SC ou IO (medicação pura) 10 a 25 mg/kg IM + 0,5 a 1 mg/kg IM de acepromazina 5 a 30 mg/kg IM + 0,5 a 2 mg IM de diazepam 5 a 30 mg/kg IM + 1 a 4 mg/kg IM de xilazina	25 a 50 mg/kg IM (medicação pura) 25 a 40 mg/kg IM + 0,25 a 1 mg/kg IM de acepromazina 20 a 40 mg/kg IM + 5 a 10 mg/kg IM de diazepam 20 a 40 mg/kg IM + 3 a 5 mg/kg IM de xilazina	20 a 200 mg/kg IP (medicação pura) 50 a 150 mg/kg IM + 5 mg/kg IM de acepromazina 40 a 150 mg/kg IM + 5 mg/kg IM de diazepam 50 a 150 mg/kg IM + 5 a 10 mg/kg IM de xilazina	20 a 35 mg/kg IM 0,3 a 1,2 mg/kg IV contínua (anestesia)
Cetoconazol (antifúngico)	Nizoral® (H) • Caixa com 10 ou 20 comp. de 200 mg Cetoconazol suspensão oral 20% (V) • Frasco: conta-gotas de 20 mℓ com 200 mg/mℓ	5 a 10 mg/kg VO a cada 12 h 200 mg/kg de alimento úmido Ratitas: 5 a 10 mg/kg VO a cada 24 h	–	–	10 a 30 mg/kg VO a cada 12 ou 24 h

(continua)

Princípio ativo e classificação	Exemplo de nome comercial e apresentação	Aves	Coelhos	Hamsteres	Ferretes
Cetoprofeno ou ketoprofeno (AINE inibidor não seletivo de COX-2)	Ketofen® (V) • Frasco de 10 ml a 1% • Frasco de 10 e 50 ml a 10% • Caixa com 10 comp. de 5 mg • Caixa com 10 comp. de 20 mg Ketoflex® (V) • Frasco de 10 ml a 1% • Frasco de 10 e 50 ml a 10% • Caixa com 10 comp. de 10 mg • Caixa com 10 comp. de 30 mg Profenid® (H) • Cápsulas de 50 mg • Solução oral: 20 mg • Ampola de 2 ml/100 mg	1 a 5 mg/kg VO, IM ou SC a cada 12 ou 24 h	1 a 3 mg/kg VO, IM ou SC a cada 24 h durante 3 a 5 dias	5 mg/kg VO, IM ou SC a cada 12 ou 24 h	1 a 3 mg/kg VO, IM ou SC a cada 24 h durante 3 a 5 dias
Ciclofosfamida (antineoplásico)	Fosfaseron® (H) • Frasco-ampola de 200 e 1.000 mg Evociclo® (H) • Frasco-ampola de 1 g Genuxal® (H) • Caixa com 50 drágeas de 50 mg • Frasco-ampola de 200 e 1.000 mg	200 mg/m² intraóssea a cada 7 dias	–	–	10 mg/kg SC ou VO
Cimetidina (bloqueador H₂; antiácido)	Tagamet® (H) • Caixa com 10 ou 40 comp. de 200 mg • Caixa com 16 comp. de 400 mg • Ampola de 300 mg/2 ml	5 a 10 mg/kg IV, IM ou VO a cada 8 ou 12 h	5 a 10 mg/kg VO, IM, SC ou IV a cada 8 ou 12 h	5 a 10 mg/kg VO, SC ou IV a cada 8 ou 12 h	10 mg/kg VO, SC ou IM lenta a cada 8 h
Ciprofloxacina (antibiótico bactericida)	Cipro® (H) • Caixa com 6 ou 14 comp. de 250 ou 500 mg • Solução para infusão: frasco de 100 ou 200 ml a 2 mg/ml	Ratitas: 3 a 6 mg/kg VO a cada 12 h 20 a 40 mg/kg VO a cada 12 h 250 mg/l de água de bebida	5 a 15 mg/kg VO a cada 12 h	10 mg/kg VO a cada 12 h	10 a 15 mg/kg VO a cada 12 h
Cisplatina (antineoplásico)	Cisplatex® (H) • Frasco-ampola de 10 ml com 10 mg e de 50 ml com 50 mg	1 mg/kg IV lenta por 20 min	–	–	–
Clorambucila (antineoplásico)	Leukeran® (H) • Embalagem com 25 comp. de 2 mg	2 mg/kg VO 2 vezes/semana	–	–	1 mg/kg VO
Cloranfenicol (antibiótico bacteriostático)	Quemicetina® (H) • Caixa com 20 e 100 drágeas de 250 e 500 mg • Xarope vidro de 100 ml com 156 mg/5 ml	Estearato e palmitato: 50 mg/kg VO a cada 12 h Succinato: 30 a 50 mg/kg IM ou SC a cada 24 h	Estearato e palmitato: 50 mg/kg VO a cada 12 h Succinato: 30 a 50 mg/kg IM ou SC a cada 12 h	Estearato e palmitato: 50 a 200 mg/kg VO a cada 8 h Succinato: 30 a 50 mg/kg IM ou SC a cada 12 h	Estearato e palmitato: 50 mg/kg VO a cada 8 h Succinato: 50 mg/kg IM ou SC a cada 12 h

(continua)

Princípio ativo e classificação	Exemplo de nome comercial e apresentação	Aves	Coelhos	Hamsteres	Ferretes
Cloreto de potássio (solução eletrolítica)	Solução a 19,1%$_{(H)}$ • Ampola de 10 mℓ Clotássio® Xarope$_{(H)}$ • Xarope: frasco de 100 mℓ a 60 mg/mℓ Slow-K®$_{(H)}$ • Caixa com 10 ou 20 drágeas de 600 mg	Máximo de 35 mg/kg/h IV	–	–	–
Cloreto de sódio (solução eletrolítica)	Cloreto de sódio a 0,9%$_{(H)}$ • Frasco de 250, 500 ou 1.000 mℓ	De acordo com a necessidade, até 80 mℓ/kg IV, SC ou IO durante 24 h	–	–	–
Clorexidina (antisséptico, bactericida e antifúngico)	Clorexidina$_{(V)}$ • Solução a 0,5%: frasco de 50 mℓ Sterilan®$_{(V)}$ • Frasco de 1 ℓ a 20%	3 a 8 mℓ (solução a 2%)/ℓ de água de bebida durante 7 a 14 dias	–	–	–
Clortetraciclina (antibiótico bacteriostático; tetraciclina)	Clortetraciclina 20 Premix$_{(V)}$ • Sacos com 0,25 ou 30 kg a 20% Clortetraciclina Solúvel$_{(V)}$ • Sachês com 100 g a 85%	50 mg/kg a cada 6 h VO 500 mg/ℓ de água de bebida 500 a 1.000 mg/kg de alimento úmido Ratitas: usar 15 a 20 mg/kg VO a cada 8 h. Para o tratamento de clamidiose, misturar no alimento na concentração de 0,05% para aves pequenas e até 1% para grandes psitacídeos	50 mg/kg VO a cada 24 h	20 mg/kg IM, SC ou VO a cada 12 h	–
Colchicina (alcaloide natural para tratamento de amiloidose, fibrose ou cirrose hepática)	Colchis®$_{(H)}$ • Caixa com 20 comp. de 0,5 ou 1 mg	0,04 mg/kg VO a cada 12 ou 24 h	–	–	–
Deferoxamina (quelante de ferro e alumínio)	Desferal® IM$_{(H)}$ • Frasco-ampola com 500 mg/2 mℓ Desferal® IV$_{(H)}$ • Frasco-ampola com 500 mg/ 5 mℓ	100 mg/kg/dia SC (hemocromatose hepática)	–	–	–
Dexametasona (corticosteroide)	Azium®$_{(V)}$ • Estojo com 20 comp. de 0,5 mg • Solução injetável: frasco de 5, 10 ou 20 mℓ com 2 mg/mℓ	2 a 4 mg/kg, a cada 12 ou 24 h IV, IM	0,5 a 2 mg/kg VO, SC ou IM a cada 12 h	0,1 a 0,6 mg/kg IM	0,2 a 1 mg/kg IM ou IV

(continua)

Princípio ativo e classificação	Exemplo de nome comercial e apresentação	Aves	Coelhos	Hamsteres	Ferretes
Diazepam (benzodiazepínico; tranquilizante menor)	**Valium®**(H) • Caixa com 20 comp. de 5 ou 10 mg • Ampola de 5 mg/2 mℓ	0,25 a 0,5 mg/kg IV ou IM 0,5 a 2,5 mg/kg/ dia VO 10 a 20 mg/ℓ de água de bebida **Ratitas:** 5 mg/ kg VO (sedação)	1 a 5 mg/kg IM	3 a 5 mg/kg IM	0,2 a 1 mg/kg IM ou IV
Diazóxido (anti-hipertensivo)	**Tensuril®**(H) • Ampola de 300 mg/20 mℓ	–	–	–	5 a 30 mg/kg VO a cada 12 h, junto com a alimentação, ajustando-se a dose de acordo com a gravidade da doença 5 a 30 mg/kg VO a cada 12 ou 24 h
Diclazurila (coccidiostático)	**Coccimax® Pig Doser**(V) • Frasco de 100, 250, 500 ou 1.000 mℓ com 30 mg/mℓ **Coxifarm®**(V) • Sacos de 10 ou 25 kg a 250 mg/g	10 mg/kg VO a cada 24 h nos dias 0, 1, 2, 4, 6, 8 e 10 5 a 10 mg/ℓ de água de bebida durante 2 dias	4 mg/kg SC 1 mg/kg de ração (intervalo entre doses da administração por via SC e duração do tratamento não informados na literatura consultada)	–	–
Diclofenaco sódico (AINE inibidor indistinto de COX)	**Diclofenaco 50**(V) • Frasco-ampola de 10 ou 50 mℓ com 50 mg/mℓ **Vetflogin®**(V) • Frasco-ampola de 10, 20, 50 ou 100 mℓ com 50 mg/mℓ	12,5 mg/kg VO, dose única	–	–	–
Dietilestilbestrol (DES) (estrógeno sintético)	**Destilbenol®**(H) • Caixa com 50 comp. de 1 mg	0,025 a 0,075 mg/kg IM 0,04 mg em 30 mℓ de água de bebida	0,5 mg/kg VO 1 a 2 vezes/ semana	Não	–
Difenidramina (bloqueador H$_1$; anti-histamínico)	**Difenidrin®**(H) • Ampola de 50 mg/1 mℓ	2 a 4 mg/kg VO a cada 12 h 20 a 40 mg/ℓ de água de bebida	2 mg/kg SC ou VO a cada 8 ou 12 h	1 a 2 mg/kg SC ou VO a cada 12 h	0,5 a 2 mg/kg VO ou IM a cada 12 h
Difenoxilato (antidiarreico)	**Lomotil®**(H) • Caixa com 10 comp. de 2,5 mg	**Ratitas:** 2 a 2,5 mg/kg VO a cada 8 h	–	–	–
Digoxina (digitálico ou glicosídio cardíaco)	**Digoxina**(H) • Caixa com 24 comp. de 0,25 mg • Elixir: frasco de 60 mℓ com 0,25 mg/5 mℓ	0,01 a 0,02 mg/ kg VO a cada 12 ou 24 h 0,13 mg/ℓ de água de bebida	0,005 a 0,01 mg/kg VO a cada 12 ou 24 h	0,005 a 0,01 mg/kg VO a cada 12 ou 24 h	0,005 a 0,01 mg/kg VO a cada 12 ou 24 h

(continua)

Capítulo 4 • Princípios Ativos, Apresentações e Doses para Aves, Coelhos, Hamsteres e Ferretes   389

Princípio ativo e classificação	Exemplo de nome comercial e apresentação	Aves	Coelhos	Hamsteres	Ferretes
Di-hidroestreptomicina (antibiótico bactericida)	Di-hidroestreptomicina₍ᵥ₎ • Frasco-ampola de 20 ml com 250 mg/ml	10 a 30 mg/kg IM a cada 8 ou 12 h	–	–	–
Diltiazem (antagonista do canal de cálcio; anti-hipertensivo)	Angiolong®₍ₕ₎ • Caixa com 30 comp. revestidos de 30 ou 60 mg Balcor®₍ₕ₎ • Frasco-ampola com 25 mg/5 ml ou 50 mg/ 10 ml	–	–	–	1,5 a 7,5 mg/kg/ dia VO
Dimercaprol (agente quelante)	Dimercaprol₍ₕ₎ • Ampola com 100 mg/1 ml	30 mg/kg VO a cada 12 h 2,5 a 5 mg/kg IM a cada 4 h durante 2 dias, continuando com a administração a cada 12 h por mais 10 dias	–	–	–
Dimetilsulfóxido (DMSO) (AINE de uso tópico e sistêmico)	Dimesol®₍ᵥ₎ • Frasco de 1.000 ml a 100% • Gel: bisnaga com 40 e 100 g e pote de 1.000 g a 95% • Frasco-ampola de 20 ou 100 ml a 98,78%	1 g (solução a 90%)/kg a cada 4 a 7 dias	–	–	–
Dinoprosta (análogo da PGF2-alfa)	Lutalyse®₍ᵥ₎ • Frasco-ampola de 10 ml com 5 mg/ml	0,02 a 0,1 mg/kg IM ou tópico no esfíncter uterovaginal	–	–	–
Dipirona (analgésico antitérmico)	Algivet®₍ᵥ₎ • Frasco-ampola de 50 ml a 50% Buscopan® Composto₍ᵥ₎ • Frasco-ampola de 50 ml com dipirona 500 mg + hioscina 4 mg Novalgina®₍ₕ₎ • Ampola de 2 ml com 500 mg/ml • Caixa com 30, 100 e 240 comp. de 500 mg • Gotas: frasco de 10 e 20 ml com 500 mg/ 20 gotas • Xarope: frasco de 100 ml com 250 mg/5 ml	25 mg/kg VO, IM, IV ou SC a cada 8 h	6 a 12 mg/kg IM, SC ou VO, a cada 8 ou 12 h	Não	–
Dobutamina (catecolamina sintética de ação rápida inotrópica positiva)	Dobuton®₍ₕ₎ • Ampola de 20 ml com 250 mg	15 mg/kg/min IV	–	–	–

(continua)

Princípio ativo e classificação	Exemplo de nome comercial e apresentação	Aves	Coelhos	Hamsteres	Ferretes
Dopamina (catecolamina inotrópica positiva)	Revivan® (H) • Ampola de 2 e 10 mℓ com 50 mg • Ampola de 5 mℓ com 200 mg • Diluir 1 Ampola de 10 mℓ em 500 mℓ de lactato de Ringer, SD ou glicose a 5%	7 a 10 mg/kg/ min IV	–	–	–
Doramectina (avermectina endectocida)	Dectomax® (H) • Frasco-ampola de 50, 200 ou 500 mℓ a 1%	1 mg/kg IM ou SC, repetir após 14 dias	0,2 a 0,3 mg/kg IM ou SC	–	–
Doxapram (estimulante respiratório)	Dopram V® (V) • Frasco-ampola de 20 mℓ com 20 mg/mℓ	5 a 20 mg/kg IV, IM ou intraóssea	2 a 5 mg/kg IV ou SC	5 a 10 mg/kg IV ou IP	5 a 11 mg/kg IV
Doxiciclina (antibiótico bacteriostático)	Doxiciclina (H) • Caixa com 3 e 15 drágeas de 100 mg • Xarope: frasco de 60 mℓ com 50 mg/5 mℓ Doxiciclina Univet® (V) • Solução injetável: frasco de 20 mℓ com 40 mg/mℓ Doxifin® (V) • Caixa com 14 comp. de 50 ou 100 mg • Caixa com 15 comp. de 200 mg	25 a 50 mg/kg VO ou IM a cada 12 ou 24 h 250 a 500 mg/ℓ de água de bebida 500 a 1.000 mg/ kg de alimento úmido 13 mg/mℓ de SF em nebulização de 15 min a cada 8 a 12 h Ratitas: 2 a 3,5 mg/kg VO a cada 12 h	2,5 mg/kg VO a cada 12 h 4 mg/kg VO a cada 24 h	2,5 mg/kg VO a cada 12 h	2,5 a 5 mg/kg VO a cada 12 h
Doxorrubicina (antineoplásico)	Adriblastina® (H) • Frasco-ampola de 10 e 50 mg	2 mg/kg IV a cada 30 dias	–	–	1 mg/kg IV a cada 3 semanas (4 administrações)
EDTA (quelante; anticolagenase)	Ácido etilenodiaminotetracético (H) • 10 mg/mℓ diluído em solução de dextrose a 5%	35 mg/kg IM ou IV a cada 12 h durante 5 a 7 dias	25 mg/kg SC a cada 6 ou 12 h	30 mg/kg SC a cada 12 h	20 a 30 mg/kg SC a cada 12 h
Enalapril (inibidor da ECA; anti-hipertensivo)	Eupressin® (H) • Embalagem com 30 comp. de 2,5, 5, 10 e 20 mg Renitec® (H) • Caixa com 10 ou 30 comp. de 20 mg • Caixa com 30 comp. de 5 e 10 mg • Frasco-ampola de 5 mℓ com 1 mg/mℓ	0,25 a 0,5 mg/kg VO a cada 24 ou 48 h	0,1 a 0,5 mg/kg VO a cada 24 ou 48 h	0,5 a 1 mg/kg VO a cada 24 h	0,25 a 0,5 mg/ kg VO a cada 24 ou 48 h
Enilconazol (antifúngico)	Clinafarm® Smoke (V)(importado) • Gerador de fumaça (33,4 g), acondicionado em caixa com 6 unidades Clinafarm® Spray (V)(importado) • Frasco de 1 ℓ com 150 mg/mℓ	6 mg/kg VO a cada 12 h 200 mg/ℓ de água de bebida 10 mg/mℓ de água destilada, em nebulizações de 15 min a cada 12 h, durante 3 semanas	–	–	–

(continua)

Capítulo 4 • Princípios Ativos, Apresentações e Doses para Aves, Coelhos, Hamsteres e Ferretes 391

Princípio ativo e classificação	Exemplo de nome comercial e apresentação	Aves	Coelhos	Hamsteres	Ferretes
Enrofloxacina (antibiótico bactericida)	Enrotrat® Tabs(V) • Caixa com 10 comp. de 25, 100 ou 200 mg Baytril®(V) • Solução injetável: frasco de 10 mℓ a 5% • Solução injetável: frasco de 10 e 50 mℓ a 10% • Pig doser: frasco de 100 mℓ • Caixa com 10 comp. de 50 mg e 150 mg Flotril®(V) • Solução injetável: frasco-ampola de 10 e 50 mℓ a 10% • Solução injetável: frasco-ampola de 20 mℓ a 2,5% • Solução oral: frasco de 500 mℓ a 10% • Pig pump: frasco de 100 mℓ • Caixa com 10 comp. de 50 mg	5 a 20 mg/kg VO, IM ou SC a cada 12 h 100 a 200 mg/ℓ de água de bebida 200 a 500 mg/kg de alimento úmido 10 mg/mℓ de SF em nebulizações de 15 min a cada 12 h	5 a 15 mg/kg VO, IM ou SC a cada 12 h	5 a 10 mg/kg VO ou IM a cada 12 h por 5 a 7 dias	5 a 15 mg/kg VO, SC ou IM a cada 12 h
Epinefrina (adrenérgico)	Epinefrina solução 1:1.000(H) • Ampola com 1 mg/1 mℓ	0,1 mg/kg IV, intraóssea ou IC	0,2 mg/kg IV ou intratraqueal	0,1 mg/kg IV	0,02 mg/kg IV, IM, SC ou intratraqueal
Eritromicina (antibiótico bacteriostático)	Eritrex®(H) • Blíster com 21 comp. de 500 mg • Suspensão oral: frasco com 125 e 250 mg/5 mℓ Ilosone®(H) • Cartuchos com 20 cápsulas de 250 mg • Cartela com 48 drágeas de 500 mg • Suspensão oral: frasco de 15 mℓ com 100 mg/mℓ ou de 100 mℓ com 125 mg/mℓ ou 250 mg/mℓ	50 a 100 mg/kg VO a cada 12 h 250 a 500 mg/ℓ de água de bebida 200 mg/kg de alimento úmido 5 a 20 mg/mℓ de SF em nebulizações de 15 min a cada 8 h Ratitas: 5 a 10 mg/kg VO a cada 8 h	–	–	10 mg/kg VO a cada 6 h
Ergometrina (alcaloide de ergot; anti-hemorrágico uterino)	Methergin®(H) • Ampolas de 1 mℓ com 0,2 mg/mℓ • Embalagem com 12 drágeas de 0,125 mg	0,06 mg/kg IM	–	–	–
Espectinomicina (antibiótico bacteriostático)	Linco-Spectin® Solução(H)(assoc.) • Frasco de 50 mℓ com lincomicina 50 mg/mℓ + espectinomicina 100 mg/mℓ Linco-Spectin® Solução 440(H)(assoc.) • Baldes plásticos ou sacos de polietileno de 20 kg ou 25 kg com lincomicina 22 g + espectinomicina 22 g/100 g Lispec®(H)(assoc.) • Frasco de 50 mℓ com lincomicina 50 mg/mℓ + espectinomicina 120 mg/mℓ	20 a 30 mg/kg IM a cada 8 ou 12 h 200 a 400 mg/ℓ de água de bebida 400 mg/kg de alimento úmido 13 mg/mℓ de SF em nebulização de 15 min a cada 8 ou 12 h	–	–	–

(continua)

Princípio ativo e classificação	Exemplo de nome comercial e apresentação	Aves	Coelhos	Hamsteres	Ferretes
Espiramicina (antibiótico bacteriostático; macrolídio)	**Espiramix® 500**$_{(V)}$ • Saco com 25 kg a 50% **Stomorgyl® 2**$_{(V)(assoc.)}$ • Caixa com 20 drágeas de 150.000 UI de espiramicina/25 mg de metronidazol **Stomorgyl® 10**$_{(V)(assoc.)}$ • Caixa com 20 drágeas de 750.000 UI de espiramicina/125 mg de metronidazol **Stomorgyl® 20**$_{(V)(assoc.)}$ • Caixa com 10 drágeas de 1.500.000 UI de espiramicina/250 mg de metronidazol	20 mg/kg IM a cada 24 h 200 a 400 mg/ℓ de água de bebida 400 mg/kg de alimento úmido	–	–	–
Estradiol (benzoato) (estrógeno sintético)	**Cronibest®**$_{(V)}$ • Frasco de 20 mℓ com 1 mg/mℓ **Estrogin®**$_{(V)}$ • Ampola de 5 mℓ e frasco-ampola de 100 mℓ a 1 mg/mℓ	0,5 a 1 mg/animal/dia IM ou VO durante 12 dias	–	–	–
Estradiol (cipionato) (estrógeno sintético)	**E.C.P.®**$_{(V)}$ • Frasco-ampola de 10 mℓ com 2 mg/mℓ	0,3 a 0,5 mg/kg/dia VO durante 30 dias 1 mg/kg/dia IM durante 7 dias (indutor da muda)	–	–	–
Etomidato (indutor anestésico)	**Hypnomidate®**$_{(H)}$ • Ampola com 20 mg/10 mℓ	–	1 a 2 mg/kg IV	1 a 2 mg/kg IV	1 mg/kg IV
Fembendazol (endoparasiticida)	**Panacur®**$_{(V)}$ • Blíster de 6 e 8 comp. de 500 mg	50 mg/kg VO a cada 24 h (3 a 5 administrações, repetir após 14 a 21 dias)	20 mg/kg VO a cada 24 h por 5 dias, repetir em 2 semanas	20 mg/kg VO a cada 24 h por 5 dias	25 a 50 mg/kg VO a cada 24 h por 3 dias, repetir em 2 semanas
Fenilbutazona (AINE não seletivo de COX-2)	**Butazolidina®**$_{(H)}$ • Caixa com 20 drágeas de 200 mg • Ampola de 600 mg/3 mℓ	10 a 20 mg/kg VO ou IV a cada 8 ou 12 h	–	–	–
Fenobarbital (barbitúrico anticonvulsivante)	**Gardenal®**$_{(H)}$ • Caixa com 20 comp. de 50 ou 100 mg • Gotas: frasco de 20 mℓ com 40 mg/mℓ = 2 mg/gota • Ampola de 200 mg/1 mℓ	2 a 5 mg/kg VO a cada 12 h 50 a 80 mg/ℓ de água de bebida	–	–	1 a 2 mg/kg VO a cada 8 ou 12 h
Fentanila (agonista opioide)	**Fentanila**$_{(H)}$ • Ampola de 2, 5 e 10 mℓ com 78,5 µg/mℓ	0,2 a 0,5 µg/kg/min IV 20 µg/kg IM ou SC	–	–	5 a 10 µg/kg IV 1,25 a 5 µg/kg/h em infusão IV contínua
Fentanila + droperidol (neuroleptoanalgesia)	**Nilperidol®**$_{(H)(assoc.)}$ • Ampola de 2 mℓ com fentanila 0,1 mg + droperidol 5 mg	–	0,2 a 0,3 mℓ/kg IM	–	0,15 mℓ/kg IM
Ferro dextrana (suplemento de ferro; hematínico)	**Ferrodex®**$_{(V)}$ • Frasco-ampola de 10 ou 50 mℓ com 100 mg/mℓ **Lectron® 20%**$_{(V)}$ • Frasco-ampola de 50 mℓ	10 mg/kg IM (pode repetir a cada 7 dias)	4 a 6 mg/kg IM, dose única	–	10 mg/kg IM (pode repetir a cada 7 dias)

(continua)

Capítulo 4 • Princípios Ativos, Apresentações e Doses para Aves, Coelhos, Hamsteres e Ferretes 393

Princípio ativo e classificação	Exemplo de nome comercial e apresentação	Aves	Coelhos	Hamsteres	Ferretes
Fipronil (ectoparasiticida)	Fiprolex® Drop Spot₍ᵥ₎ • Bisnagas de 0,67, 1,34, 2,68 ou 4,02 mℓ a 1% Frontline®₍ᵥ₎ • Spray: frasco de 100 ou 250 mℓ a 0,25% • Plus bisnagas de 0,5, 0,67, 1,34, 2,68 ou 4,02 mℓ a 1% + metropeno	7,5 mg/kg em spray ou pour-on, podendo ser aplicados a cada 30 dias	–	7,5 mg/kg em pour-on	0,2 a 0,4 mℓ/animal, pour-on, a cada 30 dias
Florfenicol (antibiótico bacteriostático)	Nuflor®₍ᵥ₎ • Frasco-ampola de 30 ou 100 mℓ com 300 mg/mℓ	–	30 mg/kg IM a cada 8 h	–	–
Flubendazol (endoparasiticida)	Flubendazol Gel Oral₍ᵥ₎ • Frasco de 10 ou 25 mℓ com 44 mg/mℓ	30 a 60 mg/kg VO na alimentação durante 7 dias	–	–	–
Flucitosina (antifúngico)	Ancotil®₍ₕ₎ • Vidro com 50 comp. de 500 mg	50 a 250 mg/kg VO a cada 12 h	–	–	–
Fluconazol (antifúngico)	Zoltec®₍ₕ₎ • Caixa com 8 cápsulas de 50 ou 100 mg • Embalagem com 1 cápsula de 150 mg • Solução IV: frasco de 100 mℓ com 2 mg/mℓ	5 a 15 mg/kg/dia VO	25 a 45 mg/kg VO ou IV lento a cada 12 h	–	–
Fludrocortisona (anti-inflamatório corticosteroide)	Florinefe®₍ₕ₎ • Frasco com 100 comp. de 0,1 mg	0,4 mg/ℓ de água de bebida	–	–	0,05 a 0,1 mg/kg VO a cada 12 ou 24 h
Flumazenil (antagonista benzodiazepínico)	Lanexat®₍ₕ₎ • Ampola de 0,5 mg/mℓ	0,02 a 0,05 mg/kg IV ou IM	0,01 a 0,1 mg/kg IV ou IM	–	–
Flunixina meglumina (AINE)	Banamine® 5 mg₍ᵥ₎ • Estojo com 10 comp. de 5 mg Banamine® 20 mg₍ᵥ₎ • Estojo com 10 comp. de 20 mg Banamine® Injetável 10 mg₍ᵥ₎ • Frasco de 10 mℓ com 10 mg/mℓ Banamine® Injetável₍ᵥ₎ • Frasco de 10 e 50 mℓ com 50 mg/mℓ	1 a 3 mg/kg IM ou SC a cada 24 h	0,3 a 1,1 mg/kg VO ou IM a cada 24 h, no máximo 3 dias	2,5 mg/kg IM a cada 12 h ou 24 h	0,3 a 2 mg/kg VO, IV ou IM profunda a cada 24 h, no máximo 3 doses
Fluoxetina (antidepressivo ISRS)	Prozac®₍ₕ₎ • Caixa com 7, 14, 28 cápsulas de 20 mg • Frasco de 70 mℓ com 20 mg/5 mℓ • Caixa com 14 e 28 comp. de 20 mg	0,4 a 1 mg/kg VO a cada 24 h 7 mg/ℓ de água de bebida	–	5 a 10 mg/kg VO a cada 24 h	–
Ftalilsulfatiazol (quimioterápico bacteriostático; sulfonamida)	Kaopek®₍ᵥ₎₍ₐₛₛₒc.₎ • Caixa com 10 envelopes de 10 g e envelope de 100 g	50 mg/kg VO a cada 6 h 100 mg/kg VO a cada 12 h	50 mg/kg VO a cada 6 h 100 mg/kg VO a cada 12 h	50 mg/kg VO a cada 6 h 100 mg/kg VO a cada 12 h	50 mg/kg VO a cada 6 h 100 mg/kg VO a cada 12 h
Furazolidona (quimioterápico antimicrobiano; nitrofurano)	Giarlam®₍ₕ₎ • Caixa com 14 comp. de 200 mg • Suspensão: frasco de 70 mℓ com 50 mg/5 mℓ	15 a 20 mg/kg VO a cada 24 h 100 a 200 mg/ℓ de água de bebida	5 mg/kg VO a cada 24 h 50 mg/kg no alimento	30 mg/kg VO a cada 24 h	–

(continua)

Princípio ativo e classificação	Exemplo de nome comercial e apresentação	Aves	Coelhos	Hamsteres	Ferretes
Furosemida (diurético de alça de alta potência)	**Lasix®**(H) • Caixa com 20 comp. de 40 mg • Ampola com 2 mℓ/10 mg **Zalix®**(H) • Frasco-ampola de 10 mℓ com 50 mg/mℓ	1 a 2 mg/kg VO ou SC a cada 12 ou 24 h 40 mg/ℓ de água de bebida	2 a 5 mg/kg VO, IM, IV ou SC a cada 12 h	2 a 5 mg/kg VO ou SC	1 a 4 mg/kg VO, SC, IM ou IV a cada 8 ou 12 h
Gabapentina (análogo do GABA)	**Gabapentina**(H) • Caixa com 10 cápsulas de 300 mg ou 30 cápsulas de 400 mg	10 mg/kg VO a cada 12 h (adjuvante no tratamento de automutilação)	–	–	3 a 5 mg/kg VO a cada 12 ou 24 h
Genfibrozila (agente hipolipemiante)	**Lopid®**(H) • Caixa com 24 comp. de 600 mg ou 12 comp. de 900 mg	30 mg/kg VO a cada 8 h	–	–	–
Gentamicina (antibiótico bactericida)	**Garamicina®**(H) • Ampola com 60 mg/1,5 mℓ; 80 mg/2 mℓ; 120 mg/1,5 mℓ; 160 mg/2 mℓ; 280 mg/2 mℓ **Gentocin®**(V) • Frasco-ampola de 10, 50 ou 100 mℓ com 40 mg/mℓ • *Pig pump*: frasco de 100 mℓ com 5 mg/mℓ	5 a 10 mg/kg IM a cada 72 h (4 aplicações)	5 a 8 mg/kg IM, IV ou SC a cada 12 ou 24 h	5 a 8 mg/kg IM, IV ou SC a cada 12 ou 24 h	4 a 8 mg/kg IM, SC ou IV a cada 12 ou 24 h
Glipizida (hipoglicemiante oral)	**Minidiab®**(H) • Caixa com 30 comp. de 5 mg	1,25 mg/kg/dia VO	–	–	–
Gliconato de cálcio (solução eletrolítica)	**Gliconato de cálcio**(H) • Solução a 10%	50 a 100 mg/kg IV lento SC, até o efeito desejado 3,3 g/ℓ de água de bebida. Na retenção de ovos, administrar 0,01 a 0,02 mℓ/g de solução a 1% IM. Em todas as formas de administração, reduzir a velocidade se ocorrer bradicardia	–	–	–
Gonadotropina humana (hormônio gonadotrófico humano)	**Choriomon-M®**(H) • Frasco-ampola com 5.000 UI/1 mℓ **Chorulon® 5000 UI**(V) • Frasco-ampola com 5.000 UI/5 mℓ	500 a 1.000 UI/kg IM repetidas após 3 dias se não houver resposta. Quando se observa redução na bicagem, pode ser administrado a cada 4 a 6 semanas, até que o quadro clínico se estabilize. Para a inibição de postura, usar 500 a 1.500 mg/kg IM a cada 14 dias	20 a 25 UI/animal IV	–	100 a 200 UI/animal IM ou SC, podendo ser repetidas após 2 semanas

(continua)

Princípio ativo e classificação	Exemplo de nome comercial e apresentação	Aves	Coelhos	Hamsteres	Ferretes
Griseofulvina (antifúngico)	Fulcin®(H) • Caixa com 20 comp. de 500 mg	35 a 50 mg/kg/dia VO	25 mg/kg/dia VO por 3 a 6 semanas	25 mg/kg/dia VO por 14 a 28 dias	25 mg/kg/dia VO por 3 a 6 semanas
Halotano (anestésico inalatório)	Tanohalo®(H) • Frasco de 100 ou 250 mℓ com 1 mg/mℓ	2% para pequenas aves ou 2,5 a 3% para aves grandes (indução) 0,5 a 1,5% (manutenção)	–	2 a 5% (indução) 0,25 a 3% (manutenção)	3 a 3,5% (indução) 0,5 a 2,5% (manutenção)
Heparina sódica (anticoagulante)	Liquemine® IV(H) • Frasco-ampola com 25.000 UI/5 mℓ Liquemine® SC(H) • Frasco-ampola com 5.000 UI/0,25 mℓ	2 UI/mℓ de sangue total	–	–	100 a 200 UI/animal a cada 12 ou 24 h
Hialuronidase (enzima)	Hyalozima®(H) • Frasco-ampola com 2.000 UI/5 mℓ ou 20.000 UI/5 mℓ	5 UI/kg IV a cada 12 h 75 a 150 UI/ℓ de fluido	–	–	–
Hidrocortisona (corticosteroide)	Solu-Cortef®(H) • Frasco-ampola com 100 mg/2 mℓ e 500 mg/4 mℓ	10 mg/kg IV ou IM a cada 24 h	–	–	25 a 40 mg/kg IV
Hidróxido de alumínio (antiácido)	Hidróxido de alumínio(H) • Suspensão: frasco de 240 mℓ com 300 mg/5 mℓ Pepsamar®(H) • Envelope com 10 comp. de 230 mg • Gel: frasco de 240 mℓ com 300 mg/5 mℓ	30 a 90 mg/kg VO a cada 12 h	30 a 60 mg/kg VO a cada 8 ou 12 h	–	–
Hidróxido de magnésio (antiácido; laxante)	Leite de Magnésia(H) • Frasco de 120 ou 350 mℓ com 400 mg/5 mℓ	0,25 a 1 g/kg VO a cada 24 h	–	–	–
Hidroxizina (anti-histamínico)	Hixizine®(H) • Caixa com 30 comp. de 25 mg • Xarope: frasco de 120 mℓ com 2 mg/mℓ	30 a 40 mg/ℓ de água de bebida 2 mg/kg VO a cada 8 ou 12 h	2 mg/kg VO a cada 8 a 12 h	–	2 mg/kg VO a cada 8 ou 12 h
Imidacloprida (ectoparasiticida)	Advantage®(V) • 1 bisnaga plástica de 0,4 mℓ para cães até 4 kg • 1 bisnaga plástica de 1 mℓ para cães entre 4 e 10 kg • 1 bisnaga plástica de 2,5 mℓ para cães entre 10 e 25 kg Advantage® Cães e Gatos(V) • 1 bisnaga plástica de 0,4 mℓ para cães e gatos até 4 kg	–	10 mg/kg a cada 30 dias, *spot-on*	20 mg/kg a cada 30 dias, *spot-on*	10 mg/kg a cada 30 dias, *spot-on*
Imidocarbe (hemoparasiticida)	Imizol®(V) • Frasco-ampola de 15 mℓ com 120 mg/mℓ	5 a 7 mg/kg IM (repetir em 7 dias)	–	–	–
Insulina regular (NPH) (hormônio pancreático hipoglicemiante)	Iolin® NPH(H) • Frasco-ampola de 10 mℓ com 100 UI/mℓ	0,5 a 2 UI/kg IM a cada 24 h	–	–	0,5 a 5 UI/kg SC ou IM a cada 12 h inicialmente

(*continua*)

Princípio ativo e classificação	Exemplo de nome comercial e apresentação	Aves	Coelhos	Hamsteres	Ferretes
Ioimbina (bloqueador alfa-2-adrenérgico)	Antisedan®(V) • Frasco-ampola de 10 mℓ com 5 mg/mℓ	0,1 a 0,2 mg/kg IV ou IM	0,2 mg/kg IV 0,5 mg/kg IM	0,2 mg/kg IV 0,5 mg/kg IM	0,2 mg/kg IV 0,5 mg/kg IM
Isoflurano (anestésico geral Inalatório)	Forane®(H) • Frasco de 100 ou 240 mℓ	4% (indução) 1,5 a 2% (manutenção)	3 a 5% (indução) 2 a 3% (manutenção)	2 a 5% (indução) 0,25 a 4% (manutenção)	5% (indução) 2 a 3% (manutenção)
Itraconazol (antifúngico; triazólico)	Itranax®(H) • Caixa com 4, 10 ou 15 cápsulas de 100 mg ITL®(V) • Caixa com 10 cápsulas de 25 ou 100 mg	5 a 10 mg/kg VO a cada 12 ou 24 h durante 4 a 5 semanas 200 mg/kg de alimento em tratamentos prolongados. Usar com cautela em papagaios africanos; reduzir a dosagem se aparecerem sinais neurológicos	20 a 40 mg/kg VO a cada 24 h	–	–
Ivermectina (endectocida)	Cardomec®(V) • Caixa com 6 tabletes de 68, 136 ou 272 μg de ivermectina associada ao pamoato de pirantel Ivomec®(V) • Frasco-ampola de 50, 200, 500 ou 1.000 mℓ com 10 mg/mℓ Mectimax®(V) • Caixa com 4 ou 20 comp. de 3 mg • Caixa com 4 ou 30 comp. de 12 mg • Injetável: frasco-ampola de 50, 100, 200, 500 e 1.000 mℓ a 1% Revectina®(H) • Caixa com 2 ou 4 comp. de 6 mg	0,2 a 0,4 mg/kg VO 1 mg/ℓ de água de bebida	200 a 400 μg/kg VO ou SC, dose única, repetir em 10 a 14 dias	200 a 400 μg/kg VO ou SC, dose única, repetir em 10 a 14 dias	200 a 400 μg/kg VO ou SC, dose única, repetir com 14 dias (endectocida) 6 μg/kg 1 vez/mês VO (controle da dirofilariose)
Josamicina (antibiótico bacteriostático; macrolídeo)	Aplucine® Pó Solúvel(V) • Balde de 5 kg a 9% Aplucine® Premix(V) • Balde de 5 kg a 9%	270 g/ton de ração ou 45 mg/ℓ de água de bebida	–	–	–
Lactulose (laxante)	Lactulona® Xarope(H) • Frasco de 120 mℓ com 667 mg/mℓ	0,3 a 1 mℓ/kg VO a cada 8 ou 12 h	–	0,5 mℓ/kg VO a cada 12 h	1,5 a 3 mℓ/kg VO a cada 12 h
Lasolocida (eimeriostático; ionóforo)	Avatec® Premix a 15%(V) • Sacos de 25 kg	65 a 125 mg/kg de alimento	120 mg/kg de ração	–	–

(continua)

Capítulo 4 • Princípios Ativos, Apresentações e Doses para Aves, Coelhos, Hamsteres e Ferretes

Princípio ativo e classificação	Exemplo de nome comercial e apresentação	Aves	Coelhos	Hamsteres	Ferretes
Leuprolida (análogo sintético do GnRH)	Lectrum®(H) • Frasco-ampola com 3,75 mg/1,5 mℓ; 7,5 mg/1,5 mℓ Lupron Depot®(H) • Frasco-ampola de 22,5 mg	0,25 a 0,5 mg/kg IM a cada 14 dias	–	–	0,1 a 0,2 mg/animal IM ou SC a cada 4 a 6 semanas (apresentação de depósito 30 dias) 2 mg/animal 16 semanas (apresentação de depósito 4 meses)
Levedura de cerveja (nutracêutico; suplemento de vitaminas do complexo B)	Levedura de cerveja(H) • Frasco com 100 comp. de 500 mg Leveglutan®(H) • Embalagem com 100 comp. de 500 mg	5 a 10 mg/kg de ração	–	–	3,5 a 7 g/animal VO a cada 24 h
Levotiroxina (T$_4$) (hormônio sintético T$_4$)	Synthroid®(H) • Caixa com 30 ou 100 comp. de 25, 50, 75, 88, 100, 112, 125, 150, 175 ou 200 µg	20 a 100 µg/kg VO a cada 12 ou 24 h 300 a 800 µg/ℓ de água de bebida	–	5 µg/kg VO a cada 12 h	–
Lidocaína (anestésico local)	Lidocaína(H) • Frasco-ampola de 20 mℓ a 0,5, 1 ou 2% Lidovet®(V) • Frasco-ampola de 20 ou 50 mℓ a 2%	1 a 3 mg/kg em infiltração local	1 a 2 mg/kg IV	1 a 2 mg/kg IV	1 a 2 mg/kg SC
Lincomicina (antibiótico bacteriostático)	Frademicina®(H) • Caixa com 12 cápsulas de 500 mg • Ampola com 300 mg/mℓ ou 600 mg/2 mℓ Linco-Spectin®(V) • Solução estéril: frasco-ampola de 10 ou 50 mℓ com 50 mg/mℓ	75 mg/kg VO a cada 12 h 100 a 200 mg/ℓ de água de bebida 250 mg/mℓ de água destilada em nebulização de 15 min	–	–	10 a 15 mg/kg VO a cada 8 h 10 mg/kg IM a cada 12 h
Lisina (aminoácido; nutracêutico)	Lysin Cat SF®(V)(assoc.) • Pó: frasco de 100	0,4 a 0,5 kg/ton (frangos de corte) 0,6 a 0,8 kg/ton de ração (aves de postura)	–	–	–
Lorazepam (benzodiazepínico; ansiolítico; anticonvulsivante)	Lorax®(H) • Caixa com 30 comp. de 1 ou 2 mg Lorazepam®(H) • Caixa com 30 comp. de 1 ou 2 mg	0,1 mg/kg VO a cada 12 h	–	–	–
Maduramicina (coccidiostático; ionóforo)	Cygro® Premix C(V)(assoc.) • Sacos de 25 kg a 1%	5 a 6 mg/kg de ração	–	–	–
Marbofloxacino (antimicrobiano bactericida; quinolona de 2ª geração)	Marbopet®(V) • Blíster com 10 comp. de 27,5 e 82,5 mg	2,5 a 5 mg/kg VO a cada 12 ou 24 h	4 mg/kg/dia VO	4 mg/kg/dia VO	–

(continua)

Princípio ativo e classificação	Exemplo de nome comercial e apresentação	Aves	Coelhos	Hamsteres	Ferretes
Mebendazol (endoparasiticida)	Mebendazol(H) • Suspensão: frasco de 30 mℓ com 20 mg/mℓ • Caixa com 6 comp. de 100 mg Pantelmin®(V) • Suspensão: frasco de 30 mℓ com 20 mg/mℓ • Caixa com 6 comp. de 100 mg	25 mg/kg VO a cada 12 h	10 mg/kg/dia VO durante 3 a 5 dias	40 mg/kg VO a cada 7 dias durante 3 semanas	50 mg/kg VO a cada 12 h durante 2 dias
Medetomidina (agonista alfa-2-adrenérgico)	Domitor®(V)(importado) • Frasco de 10 mℓ com 1 mg/mℓ	0,1 a 0,2 mg/kg IM 0,25 a 0,35 mg/kg VO	0,25 mg/kg IM	0,1 a 0,2 mg/kg SC	0,06 a 0,08 mg/kg IM ou SC
Medroxiprogesterona (progestágeno)	Promone-E®(V) • Frasco-ampola de 1 ou 5 mℓ com 50 mg/mℓ Repogen®(H) • Blíster com 28 comp. de 0,625 mg	Antipruriginoso e supressor da ovulação: 5 a 25 mg/kg IM durante 4 a 6 semanas Supressor da ovulação: 1.000 mg/kg de ração, uso contínuo	–	–	–
Megestrol (progestágeno sintético)	Preve-Gest®(V) • Caixa com 12 comp. de 20 mg • Caixa com 12 tabletes de 5 mg Singestar®(H) • Caixa com 8 comp. de 20 mg	2,5 mg/kg/dia VO 10 a 20 mg/ℓ de água de bebida, durante 7 dias, seguidos por administrações a cada 3 ou 7 dias	–	–	–
Melatonina (hormônio produzido pela glândula pineal)	Melatonin(H)(importado) • Frasco com 100 cápsulas de 3 ou 5 mg	10 mg/kg na ração (intervalo entre doses e duração do tratamento não informados na literatura consultada)	–	–	0,5 a 1 mg/animal VO 24 h
Meloxicam (AINE inibidor preferencial de COX-2)	Maxican®(V) • Blíster com 10 ou 15 comp. e frasco com 30, 40 e 60 comp. de 0,5 e 2 mg • Plus: cartucho com 8 de 0,5 mg com condroitina • Plus: 2 mg com condroítina Meloxivet®(V) • Cartucho com 10 e 120 comp. de 1, 2 e 6 mg Movatec®(H) • Caixa 10 comp. de 7,5 e 15 mg • Ampola de 1,5 mℓ com 15 mg	0,1 a 0,5 mg/kg VO, IM ou IV a cada 12 ou 24 h	0,2 a 0,3 mg/kg VO, IM ou SC a cada 24 h	0,2 mg/kg VO ou SC a cada 24 h	0,2 mg/kg VO, IM ou SC a cada 24 h
Meperidina (agonista opioides; hipnoanalgésico)	Dolosal®(H) • Ampola com 100 mg/2 mℓ	1 a 4 mg/kg IM	10 a 20 mg/kg IM, SC ou IV a cada 2 a 6 h	10 a 20 mg/kg SC ou IM	5 a 10 mg/kg IM, SC ou IV a cada 2 a 4 h, conforme necessidade

(continua)

Princípio ativo e classificação	Exemplo de nome comercial e apresentação	Aves	Coelhos	Hamsteres	Ferretes
Meropeném (antibiótico bactericida)	Meronem® IV(H) • Solução injetável: 500 mg e 1 g Meromax®(H) • Solução injetável: 2 g Meropeném(H) • Solução injetável: 500 mg e 1 g	175 mg/kg IM a cada 24 h (pombos)	–	–	–
Metformina (hipoglicemiante oral)	Glifage®(H) • Caixa com 30 comp. de 500 mg, 850 mg e 1 g	100 a 500 mg/ℓ de água de bebida	–	–	–
Metilprednisolona acetato (corticosteroide)	Depo-Medrol®(H) • Frasco-ampola de 2 mℓ com 40 mg/mℓ	0,5 a 1 mg/kg IM Avestruz adulto: 200 mg/ave IM Papagaio com síndrome da necrose podal: 60 mg em 7,5 mℓ de lactulose e administrar 1 gota/semana VO durante a fase aguda e 1 gota/mês no restante do ano	–	–	–
Metilprednisolona succinato (corticosteroide)	Solu-Medrol®(H) • Frasco-ampola com 40 mg/ 1 mℓ, 125 mg/2 mℓ, 500 mg/ 8 mℓ, 1 g/16 mℓ	10 a 30 mg/kg IM ou IV	–	–	–
Metoclopramida (antiemético)	Plasil®(H) • Caixa com 20 comp. de 10 mg • Solução oral: frasco de 100 mℓ com 1 mg/mℓ • Gotas: frasco de 10 mℓ com 4 mg/mℓ • Ampola com 10 mg/2 mℓ Vetol®(V) • Ampola de 2 mℓ com 10 mg/mℓ	0,5 mg/kg VO, IM ou IV a cada 8 ou 12 h	0,5 mg/kg VO ou SC a cada 8 h	0,2 a 1 mg/kg IM, SC ou VO a cada 12 h	0,2 a 1 mg/kg VO ou SC a cada 6 ou 8 h
Metronidazol (antibiótico bactericida; bactérias anaeróbicas; antiprotozoário)	Flagyl®(H) • Estojo com 20 comp. de 250 mg • Estojo com 24 comp. de 400 mg • Suspensão oral pediátrica: frasco de 100 mℓ com 40 mg/mℓ • Solução injetável: frasco e bolsa plástica de 100 mℓ a 0,5% • Ginecológico: tubo com 50 g de geleia • Tubo com 50 g de creme com nistatina + aplicador	30 a 50 mg/kg VO a cada 12 h, durante 5 a 10 dias 100 mg/ℓ de água de bebida ou kg de alimento úmido Ratitas: 20 a 25 mg/kg VO a cada 12 h	20 a 60 mg/kg VO a cada 12 h por 3 a 5 dias	20 a 60 mg/kg VO a cada 8 ou 12 h por 3 a 5 dias	10 a 20 mg/kg VO a cada 12 h

(continua)

Princípio ativo e classificação	Exemplo de nome comercial e apresentação	Aves	Coelhos	Hamsteres	Ferretes
Midazolam (benzodiazepínico; tranquilizante menor)	**Dormonid®**[H] • Caixa com 20 comp. de 7,5 ou 15 mg • Ampola com 5 mg/mℓ, 15 mg/3 mℓ e 50 mg/10 mℓ	0,3 a 0,4 mg/kg IV 2 a 6 mg/kg IM ou intranasal	0,5 a 2 mg/kg IM	1 a 2 mg/kg IM ou SC 5 mg/kg IP	0,5 a 2 mg/kg IM
Milbemicina oxima (lactona macrocíclica; endoparasiticida)	**Milbemax® C**[V][assoc.] • Milbexima oxima, praziquantel: 2,5 mg/25 mg, 2 ou 10 comp. até 5 kg; 12,5/125 mg, 2 ou 10 comp. de 5 a 25 kg **Milbemax® G**[V][assoc.] • Milbexima oxima, praziquantel: 4 mg/10 mg, 2 ou 10 comp. até 2 kg; 16 mg/40 mg, 2 ou 10 comp. de 2 a 8 kg **Program® Plus**[V][assoc.] • Caixa com 2 ou 6 comp. respectivamente de milbemicina oxima e lufenurona: com 2,3/46 mg 1 comp. VO até 4,5 kg; 5,75/115 mg 1 comp. VO de 5 a 11 kg; 11,5/230 mg 1 comp. VO de 12 a 22 mg/; ou 23/460 mg 1 comp. VO de 23 a 45 kg	2 mg/kg VO, podendo ser repetidos após 4 semanas	–	–	1,2 a 2,3 mg/kg VO a cada 30 dias (prevenção da dirofilariose)
Minociclina (antibiótico bacteriostático)	**Minomax®**[H] • Frasco com 9 ou 30 comp. de 100 mg	15 mg/kg VO a cada 12 h **Periquitos:** 0,5% na ração	6 mg/kg IV a cada 8 h	–	–
Mitotano (antineoplásico)	**Lisodren®**[H] • Frasco com 100 comp. de 500 mg	–	–	–	50 mg/dia VO por 7 dias, depois a cada 72 h pelo tempo necessário (neoplasia suprarrenal)
Monenzima (eimeriostático)	**Coban® 400**[V] • Sacos com 25 kg a 40% **Coban® 200**[V] • Sacos com 25 kg a 20%	100 mg/kg de ração durante 8 semanas	0,002 a 0,004% na ração	–	–
Morfina (agonista opioide; hipnoanalgésico)	**Dimorf®**[H] • Caixa com 50 comp. de 10 ou 30 mg • Solução oral: frasco de 60 mℓ com 10 mg/mℓ = 26 gotas • Embalagem com 60 cápsulas de liberação programada de 30, 60 ou 100 mg • Ampola com 2 mg/2 mℓ ou 10 mg/1 mℓ	2,5 a 3 mg/kg IM ou SC a cada 4 h	2 a 5 mg/kg IM ou SC a cada 4 h	–	0,1 mg/kg (anestesia epidural) 0,2 a 2 mg/kg IM ou SC a cada 2 a 6 h
Moxidectina (avermectina endectocida)	**Cydectin®**[V] • Frasco-ampola de 50, 200 ou 500 mℓ com 10 mg/mℓ **ProHeart® SR-12**[V] • Frasco de 8 mℓ de diluente com 889 mg de moxidectina	0,2 mg/kg IM ou VO	0,2 a 0,3 mg/kg SC ou VO, repetidos após 10 dias	–	0,2 mg/kg SC

(continua)

Capítulo 4 • Princípios Ativos, Apresentações e Doses para Aves, Coelhos, Hamsteres e Ferretes

Princípio ativo e classificação	Exemplo de nome comercial e apresentação	Aves	Coelhos	Hamsteres	Ferretes
Nalbufina (analgésico opioide)	Nubain®(H) • Ampola de 1 e 2 mℓ com 10 mg/mℓ	12,5 mg/kg VO a cada 12 h	1 a 2 mg/kg IV, IM ou SC a cada 4 h	4 a 8 mg/kg IM ou SC a cada 3 h	0,5 a 1 mg/kg IV ou IM a cada 2 ou 3 h
Naloxona (antagonista opioide)	Narcan®(H) • Ampola com 0,4 mg/1 mℓ • Pediátrico: ampola com 0,04 mg/2 mℓ	2 mg/kg IV Ratitas: 0,01 mg/kg IV	0,01 a 0,1 mg/kg SC ou IP	0,01 a 0,1 mg/kg SC ou IP	0,01 a 0,1 mg/kg IM, IV ou SC
Naltrexona (antagonista opioide)	Revia®(H), • Frasco com 30 cápsulas de 50 mg Uninaltrex®(H) • Frasco com 30 cápsulas de 50 mg	1,5 mg/kg VO a cada 8 ou 12 h	–	–	–
Nandrolona (esteroide anabolizante)	Deca-Durabolin®(H) • Ampola com 25 mg/1 mℓ ou 50 mg/1 mℓ	0,4 a 2 mg/kg IM, podendo ser repetidos a cada 3 semanas	2 mg/kg IM ou SC	–	1 a 5 mg/kg IM a cada 7 dias
Neomicina (antibiótico bactericida)	Neomin® S Pó Solúvel(V) • Balde de 5 kg a 40%	10 mg/kg VO a cada 8 ou 12 h 70 a 140 mg/ℓ de água de bebida ou kg de alimento úmido	10 a 30 mg/kg VO a cada 8 ou 12 h	0,44 mg/mℓ de água de beber	10 a 20 mg/kg VO a cada 6 ou 12 h
Nicarbazina (eimeriostático)	Nicarpac MC®(V) • Saco de 20 kg a 25% Nicamix®(V) • Saco de 20 kg a 25%	20 a 125 mg/kg de ração	–	–	–
Nistatina (antifúngico)	Micostatin®(H) • Caixa com 16 ou 30 drágeas de 500.000 UI • Suspensão oral: frasco de 50 ou 120 mℓ com 100.000 UI/mℓ	250.000 a 500.000 UI/kg VO a cada 8 ou 12 h 100.000 UI/ℓ de água de bebida 200.000 UI/kg de alimento úmido	–	–	–
Nitrofurazona (quimioterápico antimicrobiano; derivado do nitrofurano)	Furacin®(H), • Pomada: embalagem de 30 ou 500 g a 0,2% • Solução: frasco com 30 ou 500 mℓ a 0,2%	0,3 a 0,6 mℓ/ℓ de água de bebida (não usar em finches ou columbiformes)	–	–	–
Norfloxacino (antibiótico bactericida)	Floxacin®(H) • Frasco com 6 ou 14 comp. de 400 mg Norflomax®(V) • Frasco-ampola de 10 ou 50 mℓ com 150 mg/mℓ	10 mg/kg VO a cada 12 h 100 a 150 mg/ℓ de água de bebida	–	–	–
Nortriptilina (antidepressivo tricíclico)	Cloridrato de nortriptilina(H) • Caixa com 20 cápsulas de 10, 25, 50 ou 75 mg • Solução oral: frasco de 100 mℓ com 10 mg/5 mℓ Pamelor®(H) • Caixa com 30 cápsulas de 10, 25, 50 ou 75 mg • Solução oral: frasco de 100 mℓ com 2 mg/mℓ	16 mg/ℓ de água de bebida	–	–	–

(continua)

Princípio ativo e classificação	Exemplo de nome comercial e apresentação	Aves	Coelhos	Hamsteres	Ferretes
Ocitocina (estimulante uterino)	Syntocinon®(H) • Ampola de 5 UI/1 mℓ Orastina® Forte(V) • Frasco-ampola de 5 mℓ com 0,5 UI/mℓ • Frasco-ampola de 10 mℓ com 0,5 UI/mℓ	3 a 5 UI/kg IM, podendo ser repetidos a cada 30 min Ratitas: 20 a 30 UI/ave IM a cada 24 h	1 a 2 UI/kg SC ou IM	0,2 a 0,3 UI/kg SC ou IM	0,2 a 3 UI/kg SC ou IM
Octreotida (análogo sintético da somatostatina)	Sandostatin®(H) • Ampola de 0,05 mg/1 mℓ, 0,1 mg/1 mℓ ou 0,5 mg/1 mℓ	–	–	–	1 a 2 µg/animal SC a cada 8 a 12 h
Óleo de oliva (nutracêutico; fonte de ácidos graxos; laxante)	Azeite de oliva	Ratitas: 15 mℓ/ kg VO	–	–	–
Orbifloxacina (antibiótico bactericida)	Orbax®(V) • Frasco com 10 comp. de 22,7 mg	15 a 20 mg/kg VO a cada 24 h	–	–	–
Oxfendazol (endoparasiticida; benzimidazólico)	Oxfaden®(V) • Frasco de 250, 1.000 ou 5.000 mℓ com 22,5 mg/mℓ	10 a 30 mg/kg VO	–	–	–
Oxibendazol (endoparasiticida; benzimidazólico)	Equitac®(V) • Seringas com 22 g de pasta a 227 mg/g Oxyverm®(V) • Embalagem de 0,3 ou 10 kg com 100 mg/g	40 g/ton de ração, durante 10 dias	30 mg/kg VO a cada 24 h durante 7 a 14 dias, continuando com a metade da dose por mais 30 a 60 dias	–	–
Oxitetraciclina (antibiótico bacteriostático)	Terramicina ®(H) • Caixa com 8 cápsulas de 500 mg • Ampola de 100 mg/2 mℓ Terramicina LA®(V) • Frasco-ampola de 50 mℓ com 200 mg/mℓ	50 mg/kg VO a cada 8 ou 12 h 50 a 100 mg/kg, a cada 2 a 3 dias 150 a 250 mg/ℓ de água ou 300 mg/kg de ração Ratitas: 10 mg/ kg IM a cada 3 dias	15 mg/kg SC ou IM a cada 8 h	16 mg/kg SC a cada 24 h	20 mg/kg VO a cada 8 h
Pancurônio (bloqueador neuromuscular não despolarizante)	Brometo de pancurônio(H), Pancuron®(H) • Ampola com 4 mg/2 mℓ	–	0,1 mg/kg IV	–	–
Paracetamol (analgésico e antitérmico)	Tylenol®(H) • Envelope com 4 comp. de 500 ou 750 mg • Gotas: frasco de 15 mℓ com 200 mg/mℓ	5 mg/ℓ de água de bebida	1 a 2 mg/mℓ de água de bebida	1 a 2 mg/mℓ de água de bebida	–
Penicilina G benzatina (antibiótico bactericida)	Benzetacil®(H) • Frasco-ampola com 600.000 UI/4 mℓ ou 1.200.000 UI/4 mℓ Benzapen®(V) • Frasco-ampola com 10.000.000 UI/15 mℓ	40.000 UI/kg IM a cada 3 a 5 dias	47.000 a 84.000 UI/kg IM a cada 48 ou 72 h	–	40.000 UI/kg IM a cada 48 h
Penicilina G potássica (antibiótico bactericida)	Novapen®(V) • Frasco-ampola de 50 mℓ com penicilina G potássica 20.000.000 UI	20.000 UI/kg VO, IM ou SC a cada 6 h	–	–	40.000 UI/kg VO, IM ou SC a cada 24 h

(continua)

Princípio ativo e classificação	Exemplo de nome comercial e apresentação	Aves	Coelhos	Hamsteres	Ferretes
Penicilina G procaína (antibiótico bactericida)	**Benzilpenicilina Procaína**(H) • Frasco-ampola com 5.000.000 UI	–	40.000 a 60.000 UI/kg IM ou SC a cada 24 h	–	20.000 a 40.000 UI/kg IM a cada 24 h
Piperacilina (antibiótico bactericida; betalactâmico)	**Tazocin® 2,25 g**(H) • Frasco-ampola, dose única, com piperacilina 2 g + tazobactam 250 mg • Cada frasco-ampola de 2,25 g deve ser reconstituído com 10 mℓ de SF • Após a reconstituição, espera-se um volume final aproximado de 11,5 mℓ de Solução dentro do frasco **Tazocin® 4,5 g**(H) • Frasco-ampola de dose única com piperacilina 4 g + tazobactam 500 mg • Cada frasco-ampola de 2,25 g deve ser reconstituído com 20 mℓ de SF • Após a reconstituição, espera-se um volume final aproximado de 23 mℓ de solução dentro do frasco **Piperacilina sódica + Tazobactam sódico**(H), **Tazocin®** (H) • Frasco-ampola de 2,25 ou 4,5 g, com, respectivamente, 2 e 4 g de piperacilina e o restante de tazobactam sódico • Deve ser diluído em 10 a 50 mℓ de SF, água destilada ou glicose a 5% e administrado em um período de 20 a 30 min	100 mg/kg IV ou IM a cada 8 ou 12 h 10 mg/mℓ de SF em nebulização de 10 a 30 min a cada 6 a 12 h	–	–	–
Piperazina (endoparasiticida)	**Proverme®** (V) • Envelope de 28 g com 360 mg/g **Vermical®** (H) • Envelope de 10 ou 50 g	100 a 400 mg/kg VO, repetidos após 14 dias 1 a 2 g/ℓ de água de bebida ou 2 g/kg de alimento	500 mg/kg VO por 2 dias	3 a 5 mg/mℓ de água de bebida por 7 dias, descansar 7 dias e depois repetir o tratamento por mais 7 dias	50 a 100 mg/kg VO, dose única, repetir em 2 semanas
Pirimetamina (antiprotozoário)	**Daraprim®** (H) • Frasco com 100 comp. de 25 mg	0,5 a 1 mg/kg VO a cada 12 h 100 mg/kg de alimento durante 30 dias	–	–	–
Piroxicam (AINE inibidor não seletivo de COX-2)	**Feldene®** (H) • Caixa com 15 cápsulas de 20 mg • Caixa com 10 comp. solúveis de 20 mg • Injetável: ampola com 40 mg/2 mℓ	0,5 mg/kg VO a cada 12 h	0,2 mg/kg VO a cada 12 h	–	–
Polimixina B (antibiótico bactericida; polipeptídio)	**Sulfato de polimixina B**(H) • Frasco-ampola de 500.000 UI	5 mg/ℓ de água de bebida ou kg de alimento úmido	–	–	–

(continua)

Princípio ativo e classificação	Exemplo de nome comercial e apresentação	Aves	Coelhos	Hamsteres	Ferretes
Ponazurila (triazina protozoocida)	Ponazurila Oral Paste®(V)(Importado) • Tubo de 127 g de pasta com 150 mg/g	20 mg/kg/dia VO durante 7 dias	20 mg/kg/dia VO durante 7 dias	–	–
Praziquantel (endoparasiticida)	Cestox®(V) • Caixa com 12 comp. de 150 mg	10 a 20 mg/kg VO, repetir após 14 dias	5 a 10 mg/kg VO, repetir em 10 dias	5,1 a 11,4 mg/kg VO, repetir em 10 dias	12,5 mg VO, dose única, repetir em 2 semanas 5 a 10 mg/kg, dose única, repetir em 2 semanas
Prednisolona (corticosteroide)	Prednisolona® Solução Oral(H) • Solução oral: frasco de 60 ou 100 ml com 3 mg/ml Prelone®(H) • Cartucho com 10 ou 20 comp. de 5 mg • Cartucho com 10 comp. de 20 mg Dermacorten®(V) • Blíster com 10 comp. de 5 ou 20 mg Neo-Corticol®(V) • Frasco de 10 ml com 25 mg/ml	1 a 2 mg/kg VO, IV ou IM a cada 12 ou 24 h	0,5 a 2 mg/kg VO, IM ou SC a cada 24 h	0,5 a 2 mg/kg VO, IM ou SC a cada 24 h	0,5 a 1 mg/kg VO a cada 12 ou 24 h
Prednisona (corticosteroide)	Meticorten®(H) • Estojo com 20 comp. de 5 mg • Estojo com 10 comp. de 20 mg Meticorten® 5(V) • Blíster com 10 comp. de 5 mg Meticorten® 20(V) • Blíster com 10 comp. de 20 mg	1 a 2 mg/kg VO, IV ou IM a cada 12 ou 24 h	0,5 a 2 mg/kg VO a cada 24 h	0,5 a 2 mg/kg VO a cada 24 h	0,5 a 2 mg/kg VO ou IM a cada 24 h; reduzir o tempo e a frequência em terapia prolongada
Propofol (anestésico geral injetável)	Diprivan®(H) • Ampola com 20 ml • Frasco-ampola de 50 ou 100 ml com 10 mg/ml Propovet®(V) • Frasco de 50 ml com 10 mg/ml	5 mg/kg IV (indução) 0,5 mg/kg/min IV (manutenção) Ratitas: 3 mg/kg IV (indução) 0,2 mg/kg/min IV (manutenção)	10 mg/kg IV	–	2 a 8 mg/kg IV
Propranolol (bloqueador beta-adrenérgico; antiarrítmico)	Propranolol • Caixa com 30 comp. de 10, 40 e 80 mg	0,2 mg/kg IM 0,04 mg/kg IV lento	–	–	0,5 a 2 mg/kg VO ou SC a cada 12 ou 24 h
Rifampicina (antibiótico bactericida)	Rifampicina Cápsulas(H) • Caixa com 10 cápsulas de 300 mg	10 a 20 mg/kg VO a cada 12 ou 24 h	–	–	–
Secnidazol (protozoocida)	Secnidal®(H) • Caixa com 2 e 4 comp. revestidos de 1.000 mg • Frascos de 900 mg com 30 mg/ml para diluição em 30 ml de água + copo dosador	30 mg/kg (máx. 2 g) VO, repetidos em 7 dias **Protozooses hepáticas:** 30 mg/kg VO a cada 24 h durante 5 a 7 dias	30 mg/kg, (máx. 2 g) VO, repetidos em 7 dias ou **Protozooses hepáticas:** 30 mg/kg VO a cada 24 h durante 5 a 7 dias	–	–

(continua)

Capítulo 4 • Princípios Ativos, Apresentações e Doses para Aves, Coelhos, Hamsteres e Ferretes

Princípio ativo e classificação	Exemplo de nome comercial e apresentação	Aves	Coelhos	Hamsteres	Ferretes
Sevoflurano (anestésico geral inalatório)	Sevocris®(H) • Frasco de 100 e 250 mℓ Sevoflurano®(H) • Frasco de 100 e 250 mℓ	4% (indução) 2% (manutenção) Em aves, pode requerer concentrações de até 6%	4% (indução) 2% (manutenção)	4% (indução) 2% (manutenção)	4% (indução) 2% (manutenção)
Soro antiofídico (soro antiofídico)	Soro Antiofídico Polivalente Liofilizado Lema®(V) • Frasco-ampola com produto liofilizado. Seringa com 50 mℓ de diluente	Casos leves: 50 mℓ SC, dose única Casos médios: 100 mℓ, sendo 50 mℓ SC e 50 mℓ IV, dose única Casos graves: 200 mℓ, sendo 50 mℓ SC e 150 mℓ IV, dose única Em animais de pequeno porte: desprezar 30 mℓ do diluente na seringa, reconstituindo a fração liofilizada com o restante	Idem	Idem	Idem
Subsalicilato de bismuto (protetor de mucosa)	Pepto-Bismol®(H) • Suspensão oral: frasco de 100 mℓ com salicilato de bismuto monobásico 262,4 mg/15 mℓ Pepto-Zil®(H) • Suspensão oral: frasco de 120 mℓ com 17,46 mg/mℓ • Caixa com 20 comp. mastigáveis de 262 mg	40 mg/kg VO a cada 8 ou 12 h	–	–	17,5 mg/kg VO a cada 8 ou 12 h
Sucralfato (protetor de mucosa)	Sucralfim®(H) • Embalagem com 30 comp. de 1.000 mg • Suspensão oral: embalagem com 20 flaconetes com 2 g/10 mℓ	25 a 50 mg/kg VO a cada 8 ou 12 h	25 a 50 mg/kg VO a cada 8 ou 12 h	–	–
Sulfaclorpiridazina (quimioterápico bacteriostático; sulfonamida)	Coxulid® Plus 75%(V)(assoc.) • Sachê de 80 g. Em 100 g do produto: sulfaclorpiridazina 62,5 g + trimetoprima 12,5 g	250 a 500 mg/ℓ de água de bebida ou 250 mg/kg de ração	–	–	–
Sulfadiazina (quimioterápico bacteriostático; sulfonamida)	Ibatrin® Injetável(V) • Frasco-ampola de 15 mℓ com 400 mg/mℓ Ibatrin® Oral Aves e Suínos(V) • Frasco de 20 ou 200 mℓ com 400 mg/mℓ	30 mg/kg VO a cada 12 h	–	–	–
Sulfadimetoxina (quimioterápico bacteriostático; sulfonamida)	Dimetoprim® Injetável(V) • Frasco-ampola com 200 mg/mℓ Giardicid®(V)(assoc.) • Caixa com 10 comp. de 50 mg • Caixa com 5 e 10 comp. de 500 mg	25 a 50 mg/kg VO a cada 24 h 250 a 500 mg/ℓ de água de bebida 14 mg/mℓ de SF, em nebulizações de 15 min a cada 12 h	25 mg/kg VO a cada 24 h	10 a 15 mg/kg VO a cada 12 h	25 a 50 mg/kg VO a cada 24 h

(continua)

Princípio ativo e classificação	Exemplo de nome comercial e apresentação	Aves	Coelhos	Hamsteres	Ferretes
Sulfamerazina (quimioterápico bacteriostático; sulfonamida)	**Antidiarreico Vallée®**(V)(assoc.) • Embalagem de 10 g. Cada 100 g contém ftalilsulfatiazol 10 g + sulfamerazina 5 g + cloridrato de clortetraciclina 3 g + hidróxido de alumínio Gel seco 10 g + silicato de alumínio hidratado	100 mg/kg IV, IM ou VO a cada 6 h 150 mg/ℓ de água de bebida	100 mg/kg VO a cada 8 h	1.000 mg/ℓ de água de bebida	1.000 mg/ℓ de água de bebida
Sulfametazina (quimioterápico bacteriostático; sulfonamida)	**Rodissulfa®**(V) • Frasco-ampola de 100 mℓ com 333 mg/mℓ	50 a 100 mg/kg VO a cada 24 h 220 mg/ℓ de água de bebida	1.000 mg/ℓ de água de bebida. Pode ainda ser usada a dose de 100 mg/kg VO a cada 8/h	1.000 mg/ℓ de água de bebida	1.000 mg/ℓ de água de bebida
Sulfametoxazol (quimioterápico bacteriostático; sulfonamida)	**Trissulfin® SID**(V)(assoc.) • Caixa com 10 e 15 comp. de 400 mg • Caixa com 10 comp. de 1.600 mg	50 mg/kg IM ou VO a cada 12 h 400 a 500 mg/ℓ de água de bebida ou kg de alimento	15 a 30 mg/kg IV, IM, SC ou VO a cada 12 h	–	–
Sulfametoxazol + trimetoprima (quimioterápico antimicrobiano; sulfa potencializada)	**Bactrim®**(H) • Caixa com 20 comp. de trimetoprima 80 mg + sulfametoxazol 400 mg **Bactrim® F**(H) • Caixa com 4 ou 10 comp. de trimetoprima 160 mg + sulfametoxazol 800 mg **Bactrim® Suspensão Pediátrica**(H) • Frasco de 50 ou 100 mℓ. Cada 5 mℓ contém trimetoprima 40 mg + sulfametoxazol 200 mg **Bactrim® F Suspensão**(H) • Cada 5 mℓ contém trimetoprima 80 mg + sulfametoxazol 400 mg **Bactrim® IV Solução Injetável**(H) • Cada ampola de 5 mℓ contém trimetoprima 80 mg + sulfametoxazol 400 mg **Tribrissen® Injetável**(V) • Frasco de 15 mℓ com 400 mg/mℓ **Tribrissen® Suspensão Oral**(V) • Frasco de 100 mℓ com 400 mg/mℓ	15 a 30 mg/kg IM ou VO a cada 12 h	15 a 30 mg/kg VO ou SC a cada 12 ou 24 h	30 mg/kg/dia VO	15 a 30 mg/kg VO ou SC a cada 12 ou 24 h
Sulfaquinoxalina (quimioterápico bacteriostático; sulfonamida)	**Avitrin® Sulfa**(V) • Frasco de 15 mℓ com 250 mg/mℓ **Sulfabase®**(V) • Sacos de 500 g com 250 mg/g	250 a 500 mg/ℓ de água ou kg de ração	1.000 mg/ℓ de água de bebida	1.000 mg/ℓ de água de bebida	–
Sulfato de bário (contraste radiológico)	**BarioGel® 100%**(H) • Copo de 150 ou 200 mℓ com 1 g/mℓ	5 mℓ/kg VO	10 a 14 mℓ/kg VO	5 a 10 mℓ/kg VO (se necessário, diluir 1:1 em água)	5 a 15 mℓ/kg VO

(continua)

Capítulo 4 • Princípios Ativos, Apresentações e Doses para Aves, Coelhos, Hamsteres e Ferretes   407

Princípio ativo e classificação	Exemplo de nome comercial e apresentação	Aves	Coelhos	Hamsteres	Ferretes
Sulfato de magnésio (catártico salino, colagogo, anticonvulsivante e nutracêutico)	Magnoston®(H) • Ampola de 10 mℓ com 100 ou 500 mg/mℓ Sal Amargo(H) • Envelope de 15 g Purgante Salino(V) • Embalagem de 500 g com 800 mg/g	0,5 a 1 g/kg VO a cada 12 ou 24 h	–	–	–
Sulfato de sódio (catártico ou laxante salino)	Sal de Glauber®(H) Pacote de 20 g	0,5 a 2 g/kg VO ou 2 g/kg de alimento úmido durante 2 dias	–	–	–
Sulfato ferroso (nutracêutico e hematínico)	Avitrin Ferro®(V)(assoc.) • Frasco conta-gotas de 15 mℓ Sulfato Ferroso(H) • Frasco com 50 drágeas de 250 mg • Xarope: frasco de 100 mℓ com 125 mg/5 mℓ • Gotas: frasco de 30 mℓ a 25 mg/mℓ	5 gotas diluídas em 40 mℓ de água a cada 24 h	4 a 6 mg/kg VO a cada 24 h	–	–
Sulfisoxasol (quimioterápico bacteriostático; sulfonamidas)	Silmetrin®(V) • Embalagem de 100 g, 1 ou 12 kg com 85 mg/g	0,15 a 0,35 mg/ mℓ de água de bebida ou 0,25 a 0,35 mg/g de ração	–	–	50 mg/kg VO a cada 8 h
Tamoxifeno (antagonista; agonista do receptor de estrógeno)	Citrato de tamoxifeno(H) • Caixa com 30 comp. de 10 ou 20 mg	40 mg/kg IM	–	–	–
Teofilina (broncodilatador)	Teolong®(H) • Caixa com 30 cápsulas de 100, 200 e 300 mg	2 mg/kg VO a cada 12 h	–	–	4 mg/kg VO ou SC a cada 8 ou 12 h
Terbinafina (antifúngico)	Lamisil®(H) • Caixa com 14 comp. de 125 mg • Caixa com 7, 14 ou 28 comp. de 250 mg	–	8 a 20 mg/kg/ dia durante 3 a 4 semanas	–	–
Tetraciclina (antibiótico bacteriostático)	Talcin®(V) • Frasco com 16 cápsulas de 250 mg • Max: frasco-ampola de 10, 20 e 50 mℓ com oxitetraciclina 20 g + piroxicam 1,21 g/100 mℓ • Solução injetável: frasco-ampola de 15 mℓ com 1 g Tetrex®(H) • Caixa com 8 e 100 cápsulas de 500 mg	50 mg/kg VO a cada 8 h 100 a 200 mg/ℓ de água de bebida ou kg de alimento	50 mg/kg VO a cada 8 h	10 a 20 mg/kg VO a cada 8 h	25 mg/kg VO a cada 8 ou 12 h
Tiabendazol (endoparasiticida)	Helmiben®(H)(assoc.) • Suspensão: frasco de 30 mℓ com 20 mg/mℓ de mebendazol + 33,2 mg/mℓ de tiabendazol	100 mg/kg/dia VO 500 mg/kg de alimento durante 7 a 10 dias Ratitas: 50 mg/ kg VO, repetir com 10 dias	50 a 100 mg/ kg/dia durante 5 dias, repetir em 1 mês	100 mg/kg/dia durante 5 dias, repetir em 1 mês	–

(continua)

Princípio ativo e classificação	Exemplo de nome comercial e apresentação	Aves	Coelhos	Hamsteres	Ferretes
Tiacertasamida (tratamento de dirofilariose e hemobartonelose)	**Caparsolate®**(V) • Frasco-ampola de 50 ml com 10 mg/ml	–	–	–	2,2 mg/kg IV a cada 12 h por 2 dias
Tiamulina (antibiótico bacteriostático)	**Caliermutin® 10 Injetável**(V) • Frasco-ampola de 50 ou 100 ml com 100 mg/ml **Caliermutin® 20 Injetável**(V) • Frasco-ampola de 100 ml com 200 mg/ml	25 a 50 mg/kg VO a cada 24 h 225 a 250 mg/l de água de bebida 300 a 400 mg/kg de alimento	–	–	–
Tiletamina + zolazepam (associação de um anestésico dissociativo + benzodiazepínico)	**Zoletil®**(V) • Frasco-ampola de 5 ml com 50 mg/ml da associação	5 a 10 mg/kg IM	3 mg/kg IM	50 a 80 mg/kg IM	12 a 22 mg/kg IM
Tilmicosina (antibiótico bacteriostático; macrolídio)	**Pulmotil® AC**(V) • Frasco de 240 ou 960 ml com 250 mg/ml **Pulmotil® G 200 Premix**(V) • Sacos de 20 kg a 20% **Micotil® 300**(V) • Frasco-ampola de 10 ou 50 ml a 300 mg/ml	30 mg/kg VO a cada 24 h 100 a 500 mg/l de água de bebida	12,5 mg/kg VO a cada 24 h (7 dias) 25 mg/kg SC, repetidos após 3 dias	–	–
Tilosina (antibiótico bacteriostático)	**Tylan®**(V) • Frasco-ampola de 50 ml com 100 ou 200 mg/ml **Tylan® 250 Premix**(V) • Saco de 25 kg com 25 g/100 g do produto	20 a 30 mg/kg IM a cada 8 ou 12 h 50 mg/kg VO a cada 24 h 400 mg/l de água de bebida ou alimento úmido 10 a 20 mg/ml de SF em nebulização de 15 a 60 min a cada 12 h	10 mg/kg SC, VO ou IM a cada 12 h	2 a 8 mg/kg SC, VO ou IM a cada 12 h	10 mg/kg VO ou SC a cada 12 ou 24 h
Tinidazol (protozoocida)	**Pletil®**(H) • Caixa com 4 ou 8 comp. de 500 mg	50 mg/kg VO, dose única 200 a 400 mg/kg de ração	–	–	–
Tiopental (barbitúrico)	**Thiopentax®**(H) • Frasco-ampola com 500 ou 1.000 mg	–	15 a 20 mg/kg IV	40 mg/kg IP	–
Tobramicina (antibiótico bactericida; aminoglicosídio)	**Tobramina®**(H) • Frasco-ampola com 75 mg/1,5 ml	2,5 a 5 mg/kg IM a cada 12 h	–	–	–
Tolazolina (antagonista alfa-2-adrenérgico)	**Tolazine®**(H)(importado) • Frasco de 100 ml com 100 mg/ml	15 mg/kg IV **Ratitas:** 1 mg/kg IV	–	–	–

(continua)

Capítulo 4 • Princípios Ativos, Apresentações e Doses para Aves, Coelhos, Hamsteres e Ferretes

Princípio ativo e classificação	Exemplo de nome comercial e apresentação	Aves	Coelhos	Hamsteres	Ferretes
Toltrazurila (antiprotozoário; coccidiostático)	Baycox®(V) • Frasco de 1 ℓ com 25 mg/mℓ Isocox® Pig Doser(V) • Frasco de 100, 250 ou 1.000 mℓ com 50 mg/mℓ	10 a 15 mg/kg VO a cada 24 h durante 4 dias 75 mg/ℓ de água de bebida durante 5 dias	5 a 10 mg/kg VO a cada 24 h 15 a 50 mg/ℓ de água; administrar durante 2 dias e repetir o mesmo esquema após 5 dias	10 mg/kg VO a cada 24 h durante 3 dias, com 3 de descanso e outros 3 de administração	–
Tramadol (agonista opioide analgésico e antitussígeno)	Nulli®(V) • Frasco de 10 mℓ com 40 mg/mℓ Tramal®(H) • Caixa com 10 comp. de 100 mg • Caixa com 10 cápsulas de 50 mg • Solução oral: frasco de 10 mℓ com 100 mg/mℓ = 40 gotas • Ampola com 50 mg/1 mℓ ou 100 mg/1 mℓ Cronidor®(V) • Caixa com 10 comp. de 12, 40 e 80 mg • Injetável: frasco de 20 mℓ a 2% Dorless V®(V) • Caixa com 10 comp. de 12 mg	5 a 10 mg/kg VO ou IV a cada 12 h	5 a 10 mg/kg VO ou IV a cada 12 h	5 a 10 mg/kg VO ou IV a cada 12 h	5 mg/kg VO a cada 12 ou 24 h
Triancinolona (corticosteroide)	Triancil®(H) • Frasco-ampola de 5 mℓ com 20 mg/mℓ Retardoesteroide®(V) • Frasco-ampola de 50 mℓ com 20 mg/mℓ	0,1 a 0,5 mg/kg/dia IM	–	–	–
Verapamil (bloqueador de canal de cálcio; antiarrítmico)	Dilacoron®(H) • Caixa com 30 drágeas de 80 ou 120 mg • Ampola com 5 mg/2 mℓ	–	200 µg/kg na cirurgia e a cada 8 h em um total de 9 doses IV ou IP	–	–
Vincristina (antineoplásico; alcaloide de vinca)	Oncovin®(H) • Frasco-ampola de 10 mℓ com 1 mg Tecnocris®(H) • Frasco-ampola de 1 mℓ com 1 mg Vincizina® CS(H) • Frasco-ampola de 1 mℓ com 1 mg	0,1 mg/kg IV a cada 7 a 14 dias (3 administrações)	–	–	0,12 a 0,2 mg/kg IV a cada 7 ou 14 dias
Vitamina A (vitamina lipossolúvel)	Monovin® A(V) • Frasco-ampola de 20 mℓ com 100.000 UI/mℓ Arovit®(H) • Frasco de 20 mℓ com 5.000 UI/gota • Caixa com 30 drágeas de 50.000 UI • Ampola de 300.000 UI/1 mℓ	2.000 UI/kg/dia VO 20.000 UI IM a cada 7 dias	500 a 1.000 UI/kg IM	50 a 500 UI/kg IM	–

(continua)

Princípio ativo e classificação	Exemplo de nome comercial e apresentação	Aves	Coelhos	Hamsteres	Ferretes
Vitamina B₁ (vitamina hidrossolúvel)	Benerva® (H) • Caixa com 30 comp. de 300 mg Beum® (H) • Caixa com 30 comp. revestidos de 300 mg Monovin® B₁(V) • Frasco-ampola de 20 mℓ com 100 mg/mℓ Citoneurin® (H)(.) • Caixa com 20 drágeas de vitamina B₁ 100 mg + vitamina B₆ 100 mg + vitamina B₁₂ 5.000 µg Dexa-Citoneurin® (H)(assoc.) • Caixa com 20 comp. de vitamina B₁ 100 mg de + vitamina B₆ 100 mg + vitamina B₁₂ 5.000 µg + dexametasona 4 mg • Ampola de 1 mℓ com vitamina B₁ 100 mg + vitamina B₆ 100 mg + Ampola de 2 mℓ com vitamina B₁₂ 5.000 µg + dexametasona 4 mg	1 a 2 mg/kg VO a cada 24 h 30 mg/kg de alimento	–	1 mg/kg de alimento	–
Vitamina B₃ (vitamina hidrossolúvel)	Acinic® (H) • Caixa com 30 comp. de 500 mg • Caixa com 30 comp. de 750 mg	50 mg/kg VO a cada 8 h (psitacídeos)	–	–	–
Vitamina B₁₂ (vitamina hidrossolúvel)	Rubranova® (H) • Ampola com 5.000 µg/2 mℓ ou 15.000 µg/2 mℓ Monovin® B₁₂(V) • Frasco-ampola de 20 mℓ com 1.000 µg/mℓ	250 a 500 µg/kg IM a cada 7 dias	–	–	25 µg/kg VO a cada 7 dias
Vitamina C (ácido ascórbico; vitamina hidrossolúvel acidificante)	Cewin® (H) • Gotas: frasco de 20 mℓ com 200 mg/mℓ comp. efervescentes de 1 ou 2 g Monovin® C(V) • Frasco-ampola de 20 mℓ com 150 mg/mℓ	150 mg/kg VO a cada 24 h durante 7 dias	100 mg/kg VO a cada 12 h	–	50 a 100 mg/kg VO a cada 12 h
Vitamina D₃ (vitamina lipossolúvel)	Aderogil® D₃(H)(assoc.) • Frasco de 10 mℓ com vitamina D₃ 22.000 UI + vitamina A 55.000 UI Laviz® D₃(V) • Frasco de 50, 100, 200 ou 400 g com 80.000.000 UI/kg	3.300 UI/kg IM a cada 7 dias	–	200 a 400 mg/kg IM ou SC	–
Vitamina E (vitamina lipossolúvel)	Monovin® E(V) • Frasco de 20 mℓ com 2 g	5 mg/kg IM a cada 7 dias 100 mg/kg de ração	–	–	–

(continua)

Princípio ativo e classificação	Exemplo de nome comercial e apresentação	Aves	Coelhos	Hamsteres	Ferretes
Vitamina K (vitamina lipossolúvel; anti-hemorrágico)	Kanakion®[(H)] • Ampola com 10 mg/1 mℓ Monovin® K[(V)] • Frasco-ampola com 20 mℓ a 1,5 mg/mℓ	0,2 a 2,5 mg/kg IM a cada 6 ou 8 h 5 mg/kg de alimento	1 a 10 mg/kg IM	1 a 10 mg/kg IM	–
Voriconazol (antifúngico azólico)	Vfend®[(H)], • Caixa com 14 comp. revestidos de 50 ou 200 mg Vfend® IV[(H)] • Frasco-ampola com 200 mg/20 mℓ	10 mg/kg VO a cada 12 h 20 mg/kg VO a cada 24 h	–	–	–
Xilazina (agonista alfa-2-adrenérgico; sedativo e analgésico)	Kensol®[(V)] • Frasco-ampola de 10 mℓ com 20 mg/mℓ Rompun®[(V)] • Frasco-ampola de 10 mℓ com 20 mg/mℓ	1 a 2 mg/kg IV ou IM Ratitas: 0,2 a 1 mg/kg IM	1 a 5 mg/kg IV	5 mg/kg SC ou IP	0,1 a 0,5 mg/kg IM ou SC

Parte 2

Conversões

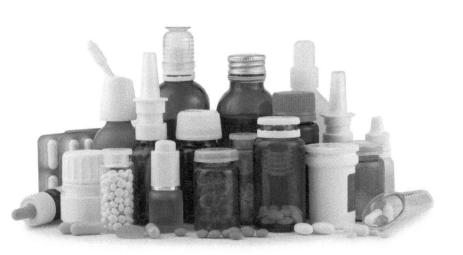

5 Volumes, Soluções, Pesos e Temperatura

Volumes

1 ℓ	1.000 mℓ 100 cℓ 10 dℓ
1 mℓ	0,001 ℓ 0,01 dℓ 0,1 cℓ 1,0 mℓ
1 gota (gt) 15 gotas (gts)	≅ 0,06 mℓ ≅ 1 μℓ

Soluções

1:1.000	0,1 g em 100 mℓ ou 1 mg em 1 mℓ
1%	1 g em 100 mℓ ou 10 mg/mℓ
10%	10 g em 100 mℓ ou 100 mg/mℓ

Pesos

1 g	0,001 kg 10 dg 100 cg 1.000 mg 1.000.000 mg
1 libra (lb)	453,6 g = 0,4536 kg = 16 oz
1 onça (oz)	28,35 g ≅ 30 g
1 kg (kg)	1.000 g = 2,2046 lb
1 parte por milhão (ppm)	1 mg/g ou 1 mg/kg

Temperatura

°Celsius para °Fahrenheit	$\dfrac{(°C) \times 9}{5} + 32°$
°Fahrenheit para °Celsius	$(°F - 32°) + \dfrac{5}{9}$

6 Peso em Quilogramas (kg) para Área de Superfície Corporal (m²)

Cães

kg	m²	kg	m²	kg	m²	kg	m²
0,5	0,06	13,0	0,55	26,0	0,88	39,0	1,15
1,0	0,10	14,0	0,58	27,0	0,90	40,0	1,17
2,0	0,15	15,0	0,60	28,0	0,92	41,0	1,19
3,0	0,20	16,0	0,63	29,0	0,94	42,0	1,21
4,0	0,25	17,0	0,66	30,0	0,96	43,0	1,23
5,0	0,29	18,0	0,69	31,0	0,99	44,0	1,25
6,0	0,33	19,0	0,71	32,0	1,01	45,0	1,26
7,0	0,36	20,0	0,74	33,0	1,03	46,0	1,28
8,0	0,40	21,0	0,76	34,0	1,05	47,0	1,30
9,0	0,43	22,0	0,78	35,0	1,07	48,0	1,32
10,0	0,46	23,0	0,81	36,0	1,09	49,0	1,34
11,0	0,49	24,0	0,83	37,0	1,11	50,0	1,36
12,0	0,52	25,0	0,85	38,0	1,13		

Gatos

kg	m²	kg	m²
0,5	0,06	5,5	0,29
1,0	0,10	6,0	0,31
1,5	0,12	6,5	0,33
2,0	0,15	7,0	0,34
2,5	0,17	7,5	0,36
3,0	0,20	8,0	0,38
3,5	0,22	8,5	0,39
4,0	0,24	9,0	0,41
4,5	0,26	9,5	0,42
5,0	0,28	10,0	0,44

Parte 3

Medicamentos Genéricos

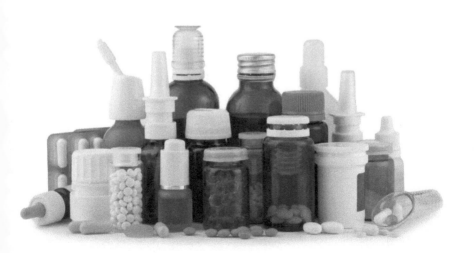

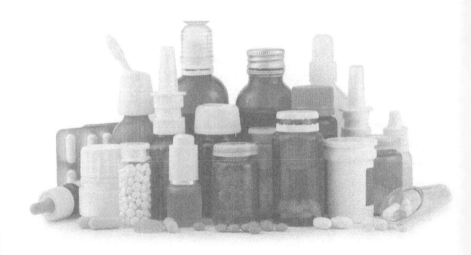

7 Principais Medicamentos Genéricos da Linha Humana Prescritos na Medicina Veterinária

Medicamento de referência	Medicamento genérico	Exemplos de alguns laboratórios	Forma farmacêutica	Tipo de receita
Acular®	Trometamina de cetorolaco	Cristália Germed Geolab	Solução oftálmica: 5 mg/mℓ	Comum
Adriblastina RD®	Cloridrato de doxorrubicina	Eurofarma Glenmark	Pó liofilizado para solução injetável: 10 mg, 50 mg	Comum
Advil®	Ibuprofeno	EMS Sigma Pharma Germed	Comp. revestido: 200 mg	Comum
Aeroflux®	Sulfato de salbutamol + guaifenesina	EMS Sigma Pharma Legrand	Solução oral: 0,48 mg/mℓ + 20 mg/mℓ	Comum
Aerolin®	Sulfato de salbutamol	Teuto EMS Sigma Pharma Cristália	Xarope: 0,48 mg/mℓ Solução oral: 0,4 mℓ	Comum
Aldactone®	Espironolactona	EMS Sigma Pharma Eurofarma	Comp.: 25 mg, 50 mg, 100 mg	Comum
Aldomet®	Metildopa	Biossintética EMS Sigma Pharma	Comp. revestido: 250 mg, 500 mg	Comum
Alphagan®	Brimonidina	Alcon	Solução oftálmica: 20 mg/mℓ	Comum
Aminofilina®	Aminofilina	Teuto Hipolabor	Solução injetável: 24 mg/mℓ Comp.: 100 mg, 200 mg Solução injetável: 24 mg/mℓ	Comum
Amoxil®	Amoxicilina	Eurofarma Medley Abbott EMS Sigma Pharma Medley	Pó para suspensão oral: 125 mg/5 mℓ, 250 mg/5 mℓ, 500 mg/5 mℓ Cápsula gelatinosa dura: 500 mg	2 vias

(continua)

422 Parte 3 • Medicamentos Genéricos

Medicamento de referência	Medicamento genérico	Exemplos de alguns laboratórios	Forma farmacêutica	Tipo de receita
Amplacilina®	Ampicilina	Abbott	Cápsula gelatinosa dura: 500 mg	2 vias
		Eurofarma		
		EMS Sigma Pharma	Comp.: 500 mg	
	Ampicilina sódica	Cellofarm	Pó para solução injetável: 500 mg, 1 g	
		Teuto		
Anafranil®	Cloridrato de clomipramida	EMS Sigma Pharma	Comp. revestido: 10 mg, 25 mg	2 vias
		Sigma Pharma		
Annita®	Nitazoxanida	Eurofarma	Pó para suspensão oral: 20 mg/mℓ	Comum
Antak®	Cloridrato de ranitidina	EMS Sigma Pharma	Comp. revestido: 150 mg, 300 mg	Comum
		Eurofarma		
		Medley	Xarope: 15 mg/mℓ	
		Hypofarma	Solução injetável: 25 mg/mℓ	
		Teuto		
Aprovel®	Irbesartana	Eurofarma	Comp.: 150 mg, 300 mg	Comum
Aprozide®	Irbesartana + Hidroclorotiazida	Eurofarma	150 mg + 12,5 mg, 300 mg + 12,5 mg	Comum
Aracytin®	Citarabina	Accord	Solução injetável: 100 mg/mℓ	Comum
Arava®	Leflunomida	Biossintética	Comp. revestido: 20 mg	Comum
		Aché		
Arcoxia®	Eterocoxibe	Schering-Plough	Comp. revestido: 60 mg, 90 mg	2 vias
Aropax®	Cloridrato de paroxetina	Arrow	Comp. revestido: 20 mg	2 vias
		Biossintética		
		Merck		
Asalit®	Mesalazina	EMS Sigma Pharma	Enema: 3 g	Comum
		Germed	Comp. revestido: 800 mg	
Ácido acetilsalicílico	Ácido acetilsalicílico	Cimed	Comp.: 100 mg, 500 mg	Comum
		EMS Sigma Pharma		
Atenolol®	Atenolol	Medley	Comp.: 25 mg, 50 mg, 100 mg	Comum
		Cristália		
		EMS Sigma Pharma		
Atrovent®	Brometo de ipratrópio	Neo Química	Solução para inalação: 0,25 mg/mℓ	Comum
		Teuto		
Avalox®	Cloridrato de moxifloxacino	EMS Sigma Pharma	Comp. revestido: 400 mg	2 vias
		Germed	Solução injetável: 1,6 mg/mℓ	
		Legrand		
Azeus®	Aztreonam	Biochimico	Pó para solução injetável: 1 g	2 vias
Azi®	Azitromicina	EMS Sigma Pharma	Comp. revestido: 500 mg, 1.000 mg	Comum
		Germed	Comp. revestido: 1.000 mg	
Bactrim® Bactrim® F	Sulfametoxazol + trimetoprima	Neo Química	Suspensão oral: 40 mg/mℓ + 8 mg/mℓ	Comum
		Teuto	Suspensão oral: 40 mg/mℓ + 8 mg/mℓ Comp.: 400 mg + 80 mg	

(continua)

Capítulo 7 • Principais Medicamentos Genéricos da Linha Humana Prescritos na Medicina Veterinária

Medicamento de referência	Medicamento genérico	Exemplos de alguns laboratórios	Forma farmacêutica	Tipo de receita
Benzetacil®	Benzilpenicilina benzatina	Eurofarma	Suspensão injetável: 150.000 U/mℓ, 300.000 U/mℓ	2 vias
Berlison®	Acetato de hidrocortisona	Ativus	Creme e pomada: 10 mg/g	Comum
Berotec®	Bromidrato de fenoterol	EMS Sigma Pharma Germed	Solução oral: 5 mg/mℓ Xarope: 0,25 mg/mℓ, 0,5 mg/mℓ	Comum
Betoptic®	Cloridrato de betaxolol	Alcon Cristália	Solução oftálmica: 5 mg/mℓ	Comum
Biamotil®	Cloridrato de ciprofloxacino	Alcon EMS Sigma Pharma	Solução oftálmica: 3 mg/mℓ	Comum
Biocarb®	Carboplatina	Glenmark	Pó para solução injetável: 150 mg	Comum
Bisolvon®	Cloridrato de bromexina	EMS Sigma Pharma	Xarope: 0,8 mg/mℓ	Comum
Bricanyl®	Sulfato de terbutalina	Medley Merck	Xarope: 0,3 mg/mℓ	Comum
Buscopan®	Butilbrometo de escopolamina	EMS Sigma Pharma Germed Hipolabor	Solução oral: 10 mg/mℓ	Comum
Calcort®	Deflazacorte	EMS Sigma Pharma	Comp.: 6 mg, 30 mg	Comum
Candicort®	Cetoconazol + dipropionato de betametasona	Teuto Globo Medley	20 mg/g + 0,5 mg/g	Comum
Canesten®	Clotrimazol	EMS Sigma Pharma Medley Sigma Pharma	Creme dermatológico: 10 mg/g	Comum
Capoten®	Captopril	Arrow Cristália EMS Sigma Pharma	Comp.: 12,5 mg, 25 mg, 50 mg	Comum
Cardizem®	Cloridrato de diltiazem	Biosintética EMS Sigma Pharma Sigma Pharma	Comp. revestido: 30 mg, 60 mg	Comum
Ceclor®	Cefaclor	EMS Sigma Pharma Sigma Pharma	Cápsula gelatinosa dura: 250 mg, 500 mg	Comum
Cedur®	Bezafibrato	Germed EMS Sigma Pharma	Comp. revestido: 200 mg	Comum
Cefamox®	Cefadroxila	EMS Sigma Pharma	Pó para suspensão oral: 50 mg/mℓ, 100 mg/mℓ Cápsula gelatinosa dura: 500 mg	Comum
Cefoxitina sódica	Cefoxitina sódica	Eurofarma	Pó para solução injetável: 1 g	Comum
Celebra®	Celecoxibe	Pfizer Teuto Wyeth	Comp.: 100 mg, 200 mg	2 vias

(continua)

424 Parte 3 • Medicamentos Genéricos

Medicamento de referência	Medicamento genérico	Exemplos de alguns laboratórios	Forma farmacêutica	Tipo de receita
Celestamine®	Maleato de dexclorfeniramina + betametasona	Cristália EMS Sigma Pharma Eurofarma	Xarope: 0,4 mg/mℓ + 0,05 mg/mℓ	Comum
Celestone®	Betametasona	EMS Sigma Pharma Sigma Pharma	Solução oral: 0,5 mg/mℓ Elixir: 0,1 mg/mℓ Comp. revestido: 0,5 mg, 2 mg	Comum
Cellcept®	Micofenolato mofetila	Eurofarma Cristália	Comp. revestido: 500 mg	Comum
Cialis®	Tadalafila	Biosintética Eurofarma Aché	Comp. revestido: 5 mg, 20 mg	Comum
Cipramil®	Bromidrato de citalopram	Sandoz Merck Eurofarma	Comp.s revestidos: 20 mg	2 vias
Cipro®	Ciprofloxacino	Eurofarma Halex Istar	Solução injetável: 2 mg/mℓ	Comum
	Cloridrato de ciprofloxacino	Arrow EMS Sigma Pharma Medley	Comp. revestido: 250 mg, 500 mg	Comum
Claforan®	Cefotaxima sódica	Ab Farmoquímica	Pó para solução injetável: 500 mg, 1 g	Comum
Claritin®	Loratadina	Cimed EMS Sigma Pharma Medley	Xarope: 1 mg/mℓ	Comum
		Novartis	Comp.: 10 mg	
		Merck	Comp. revestido: 10 mg	
Clavulin® Clavulin® IV	Amoxicilina + clavulanato de potássio	EMS Sigma Pharma Sandoz	Pó para suspensão oral: 25 mg/mℓ + 6,25 mg/mℓ, 50 mg/mℓ + 12,5 mg/mℓ	Comum
		Cellofarm	Pó para solução injetável: 500 mg + 100 mg, 1 g + 200 mg	
Clinagel®	Fosfato de clindamicina	EMS Sigma Pharma	Gel: 10 mg/g	Comum
Clorana®	Hidroclorotiazida	EMS Sigma Pharma	Comp.: 25 mg, 50 mg	Comum
Colchis®	Colchicina	Geolab Multilab	Comp.: 0,5 mg, 1 mg	Comum
Combigan®	Tartarato de brimonidina + maleato de timolol	União Química	Solução oftálmica: 2 mg/mℓ + 5 mg/mℓ	Comum
Co-Renitec®	Maleato de enalapril + hidroclorotiazida	EMS Sigma Pharma Medley	Comp.: 10 mg + 25 mg, 20 mg + 12,5 mg	Comum
Coreg®	Carvedilol	Biosintética	Comp.: 3,125 mg, 6,25 mg, 12,5 mg, 25 mg	Comum
Cosopt®	Cloridrato de dorzolamida + maleato de timolol	Biosintética	Solução oftálmica: 20 mg/mℓ + 5 mg/mℓ	Comum

(continua)

Capítulo 7 • Principais Medicamentos Genéricos da Linha Humana Prescritos na Medicina Veterinária

Medicamento de referência	Medicamento genérico	Exemplos de alguns laboratórios	Forma farmacêutica	Tipo de receita
Cozaar®	Losartana potássica	Biosintética	Comp. revestido: 50 mg	Comum
Cromolerg®	Cromoglicato dissódico	Brainfarma	Solução oftálmica: 2 e 4%	Comum
Dacarb®	Dacarbazina	Bergamo	Pó para solução injetável: 100 mg, 200 mg	Comum
Daforin®	Cloridrato de fluoxetina	Germed	Comp. revestido: 20 mg	2 vias
Daktarin®	Nitrato de miconazol	Cimed	Loção cremosa: 20 mg/g	Comum
		Cristália		
		EMS Sigma Pharma		
Dalacin® C	Fosfato de clindamicina	Hipolabor	Solução injetável: 150 mg/mℓ	2 vias
Daonil®	Glibenclamida	Germed	Comp.: 5 mg	Comum
DDAVP®	Acetato de desmopressina	Bergamo	Solução nasal sistêmica: 10 μg/dose; *spray* de dose controlada	Comum
Decadron®	Dexametasona	EMS Sigma Pharma	Elixir: 0,1 mg/mℓ Comp.: 0,5 mg, 0,75 mg, 4 mg	Comum
		Eurofarma	Elixir: 0,1 mg/mℓ	
		Medley		
		Teuto	Solução injetável: 2 mg/mℓ, 4 mg/mℓ	
Depakene®	Valproato de sódio	EMS Sigma Pharma	Xarope: 50 mg/mℓ	Comum
		Teuto		
Dexa-Citoneurin®	Cloridrato de piridoxina + cloridrato de tiamina + fosfato dissódico de dexametasona + cianocobalamina	Merck	Solução injetável: 100 mg + 100 mg + 5 mg + 4,37 mg	Comum
Digesan®	Bromoprida	Medley	Cápsula gelatinosa: 10 mg	Comum
		União Química	Solução injetável: 5 mg/mℓ	
		EMS Sigma Pharma	Solução oral: 1 mg/mℓ, 4 mg/mℓ	
		Medley		
Digoxina	Digoxina	Prati-Donaduzzi	Solução oral: 0,5 mg/mℓ Elixir: 0,05 mg/mℓ	Comum
Dilacoron®	Cloridrato de verapamil	Abbott	Comp. revestido: 80 mg, 120 mg, 240 mg	Comum
		Sandoz		
Dimorf®	Sulfato de morfina	EMS Sigma Pharma	Solução injetável: 0,2 mg/mℓ, 1 mg/mℓ, 10 mg/mℓ	A
		Sigma Pharma		
Diprivan®	Propofol	Eurofarma	Emulsão injetável: 10 mg/mℓ	2 vias
Diprospan®	Dipropionato de betametasona + fosfato dissódico de betametasona	Eurofarma	5 mg/mℓ + 2 mg/mℓ	Comum
Dobutrex®	Cloridrato de dobutamina	Abbott	Solução injetável: 250 mg	Comum
		Eurofarma		
		EMS Sigma Pharma	Solução injetável: 12,5 mg/mℓ	
		Hipolabor		

(continua)

Medicamento de referência	Medicamento genérico	Exemplos de alguns laboratórios	Forma farmacêutica	Tipo de receita
Dolantina®	Cloridrato de petidina	União Química	Solução injetável: 50 mg/mℓ	A
Dopacris®	Cloridrato de dopamina	Brainfarma	Solução injetável: 5 mg/mℓ	Comum
Dormonid®	Midazolam	União Química	Solução injetável: 5 mg/mℓ	B
	Cloridrato de midazolam	Mepha	Comp. revestido: 7,5 mg, 15 mg	
Dostinex®	Carbegolina	Cristália	Comp.: 0,5 mg	Comum
		EMS		
		Furp		
Elocom®	Furoato de mometasona	EMS Sigma Pharma	Creme e pomada dermatológica: 1 mg/g	Comum
		Germed		
Eritrex®	Estolato de eritromicina	Prati-Donaduzzi	Comp.: 500 mg Suspensão oral: 25 mg/mℓ, 50 mg/mℓ	2 vias
Esmeron®	Brometo de rocurônio	Eurofarma	Solução injetável: 10 mg/mℓ	Comum
Feldene®	Piroxicam	EMS Sigma Pharma	Cápsula dura: 20 mg Solução injetável: 20 mg/mℓ	Comum
		Germed		
		Geolab		
Fenergan®	Cloridrato de prometazina	Medley	Comp.: 25 mg Solução injetável: 50 mcg/mℓ	Comum
		Hipolabor		
		Teuto		
Fentanila	Citrato de fentanila	Eurofarma	Solução injetável: 50 mcg/mℓ	A
Flagyl®	Metronidazol	EMS Sigma Pharma	Suspensão oral: 40 mg/mℓ Gel vaginal: 100 mg/g Solução injetável: 5 mg/mℓ	2 vias
		Teuto		
		Equiplex		
		Halex Istar		
Floxacin®	Norfloxacino	EMS Sigma Pharma	Comp. revestido: 400 mg	Comum
		Medley		
		Teuto		
Floxtat®	Ofloxacino	Teuto	Solução injetável: 40 mg/mℓ	Comum
Fluimucil®	Acetilcisteína	EMS Sigma Pharma	Granulado: 100 mg, 200 mg, 600 mg Xarope: 20 mg/mℓ, 40 mg/mℓ	Comum
		Eurofarma	Solução injetável: 100 mg	
		União Química		
Foldan®	Tiabendazol	EMS Sigma Pharma	Pomada dermatológica: 50 mg/g Comp.: 500 mg	Comum
		Sigma Pharma		
Fortaz®	Ceftazidima	Eurofarma	Pó para solução injetável: 1 g	Comum
Fosamax®	Alendronato de sódio	Aché	Comp.: 70 mg Solução injetável: 300 mg/mℓ	Comum
		Teuto		
		Wyeth		
Frademicina®	Cloridrato de lincomicina	Neo Química	Solução injetável: 300 mg/mℓ	Comum
		Teuto		

(continua)

Capítulo 7 • Principais Medicamentos Genéricos da Linha Humana Prescritos na Medicina Veterinária 427

Medicamento de referência	Medicamento genérico	Exemplos de alguns laboratórios	Forma farmacêutica	Tipo de receita
Frontal®	Alprazolam	EMS Sigma Pharma Sigma Pharma	Comp.: 0,25 mg, 0,50 mg, 1 mg	B
Garamicina®	Sulfato de gentamicina	Hipolabor	Solução injetável: 40 mg/mℓ	Comum
Garasone®	Sulfato de gentamicina + Fosfato dissódico de betametasona	Germed	Solução oftálmica: 3 mg/mℓ + 1 mg/mℓ	2 vias
Gardenal®	Fenobarbital	Neo Química Teuto Sanval	Comp.: 100 mg Solução oral: 40 mg/mℓ	2 vias
Gemzar®	Cloridrato de gencitabina	Eurofarma	Pó para solução injetável: 200 mg, 1.000 mg	Comum
Glifage®	Cloridrato de metformina	Medley EMS Novaquímica	Comp. revestido: 500 mg, 850 mg, 1 g	Comum
Haldol®	Haloperidol	Teuto	Solução oral: 2 mg/mℓ Solução injetável: 5 mg/mℓ	2 vias
Helmiben NF®	Mebendazol + tiabendazol	EMS Germed	Comp. mastigável: 200 mg + 332 mg	Comum
Hidantal®	Fenitoína	Teuto	Comp.: 100 mg Solução injetável: 50 mg/mℓ	2 vias
Higroton®	Clortalidona	EMS Sigma Pharma Novartis	Comp.: 12,5 mg, 25 mg, 50 mg	Comum
Hypnomidate®	Etomidato	Cristália	Solução injetável: 2 mg/mℓ	2 vias
Icaden®	Nitrato de isoconazol	EMS Sigma Pharma	Creme vaginal: 10 mg/g Creme dermatológico: 10 mg/g	Comum
Imosec®	Cloridrato de loperamida	Sandoz	Comp.: 2 mg	Comum
Jumexil®	Cloridrato de selegilina	Biosintética	Comp.: 5 mg	2 vias
Kefazol®	Cefazolina sódica	Eurofarma União Química	Pó para solução injetável: 1 g	Comum
Keflex®	Cefalexina	Eurofarma EMS Sigma Pharma Sigma Pharma	Suspensão oral: 50 mg/mℓ Comp. revestido: 500 mg Comp. revestido: 1 g	Comum
Keflin Neutro®	Cefalotina sódica	EMS Sigma Pharma Teuto	Pó para solução injetável: 1 g	Comum
Klaricid®	Claritromicina	Abbott EMS Sigma Pharma	Granulado para suspensão oral: 25 mg/mℓ, 50 mg/mℓ Comp. revestido: 250 mg, 500 mg	Comum Comum
Kloren®	Cloreto de potássio	Prati-Donaduzzi	Solução oral: 60 mg/mℓ	
Kytril®	Cloridrato de granisetrona	Eurofarma	Solução injetável: 1 mg/mℓ	Comum
Lamisil®	Cloridrato de terbinafina	EMS Sigma Pharma	Creme dermatológico: 10 mg/g Solução tópica: 10 mg/g Comp.: 125 mg, 250 mg	Comum

(continua)

Medicamento de referência	Medicamento genérico	Exemplos de alguns laboratórios	Forma farmacêutica	Tipo de receita
Lanexat®	Flumazenil	Eurofarma	Solução injetável: 0,1 mg/mℓ	2 vias
Lasix®	Furosemida	Halex Istar	Solução injetável: 10 mg/mℓ	Comum
		Teuto	Comp.: 40 mg	
Leucovorin®	Folinato de cálcio	Eurofarma	Pó para solução injetável: 50 mg	Comum
Levaquin®	Levofloxacino	Halex Istar	Solução injetável: 5 mg/mℓ	2 vias
Lexapro®	Oxalato de escitalopram	Aché	Comp. revestido: 10 mg, 15 mg, 20 mg	2 vias
		Biosintética		
		Ranbaxy		
Lexotan®	Bromazepam	EMS Sigma Pharma	Solução oral: 2,5 mg/mℓ Comp.: 3 mg, 6 mg	B
Lopid®	Genfibrozila	Medley	Comp. revestido: 600 mg, 900 mg	Comum
Lopressor®	Tartarato de metoprolol	Biosintética	Comp. revestido: 100 mg	Comum
Lorax®	Lorazepam	EMS Sigma Pharma Medley	Comp.: 1 mg, 2 mg	B
Losec®	Omeprazol	Cristália	Pó para solução injetável: 40 mg	Comum
		EMS Sigma Pharma		
Lotensin®	Cloridrato de benazepril	Ranbaxy	Comp. revestido: 5 mg, 10 mg	Comum
Luftal®	Dimeticona	EMS Sigma Pharma Medley	Emulsão oral: 75 mg/mℓ Comp.: 40 mg Cápsula gelatinosa: 125 mg	Comum
Lumigan®	Bimatoprosta	Geolab	Solução oftálmica: 0,3 mg/mℓ	Comum
		Legrand		
Macrodantina®	Nitrofurantoína	Weith	Cápsula: 100 mg	2 vias
Marevan®	Varfarina sódica	União Química	Comp.: 5 mg	Comum
		Teuto		
Maxcef®	Cloridrato de cefepima	Novafarma	Pó para solução injetável: 1 g, 2 g	2 vias
		Biochimico		
		Teuto		
Maxitrol®	Dexametasona + sulfato de neomicina + sulfato de polimixina B	Geolab	Solução oftálmica: 1 mg/mℓ + 3,5 mg/mℓ + 6.000 UI/mℓ	2 vias
Meronem® IV	Meropeném	Eurofarma	Pó para solução injetável: 500 mg, 1 g	2 vias
		Biochimico		
		Novafarma		
Mesacol®	Mesalazina	Germed	Comp. revestido: 500 mg	Comum
		EMS		
		Brainfarma		
Meticorten®	Prednisona	Eurofarma	Comp.: 5 mg, 20 mg	Comum
		EMS Sigma Pharma		
		União Química		
Micostatin®	Nistatina	EMS Sigma Pharma	Suspensão oral: 100.000 UI/mℓ	Comum
		Sigma Pharma	Creme vaginal: 25.000 UI/g	

(continua)

Capítulo 7 • Principais Medicamentos Genéricos da Linha Humana Prescritos na Medicina Veterinária

Medicamento de referência	Medicamento genérico	Exemplos de alguns laboratórios	Forma farmacêutica	Tipo de receita
Moduretic®	Cloridrato de amilorida + hidroclorotiazida	EMS Germed	Comp.: 2,5 mg + 25 mg, 5 mg + 50 mg	Comum
Monocordil®	Isossorbida	Biosintética	Comp.: 20 mg, 40 mg	Comum
Motilium®	Domperidona	Germed Legrand EMS	Comp.: 10 mg	Comum
Movatec®	Meloxicam	Biosintética Medley Eurofarma	Comp.: 7,5 mg, 15 mg Solução injetável: 10 mg/mℓ	Comum
Mucolitic®	Carbocisteína	Biosintética	Xarope: 50 mg/mℓ, 20 mg/mℓ	Comum
Mucosolvan®	Cloridrato de ambroxol	Biosintética	Xarope: 3 mg/mℓ, 6 mg/mℓ	Comum
Myfortic®	Micofenolato de sódio	Furp EMS Germed	Comp. revestido: 180 mg, 360 mg	Comum
Narcan®	Cloridrato de naloxona	Hipolabor Novafarma	Solução injetável: 0,4 mg/mℓ	A
Naropin®	Cloridrato de ropivacaína	Teuto Wyeth	Solução injetável: 7,5 mg/mℓ, 10 mg/mℓ	Comum
Nebacetin®	Sulfato de neomicina + bacitracina	EMS Sigma Pharma	Pomada dermatológica: 5 mg/g + 250 UI/g	2 vias
Neurotin®	Gabapentina	EMS Sigma Pharma Sigma Pharma	Cápsula gelatinosa dura: 300 mg, 400 mg	Comum
Nisulid®	Nimesulida	EMS Sigma Pharma	Suspensão oral: 50 mg/mℓ Comp.: 100 mg Gel dermatológico: 20 mg/mℓ	Comum
Nizoral®	Cetoconazol	EMS Sigma Pharma Medley	Creme dermatológico: 20 mg/g Xampu: 20 mg/g Comp.: 200 mg	Comum
Norvasc®	Besilato de anlodipino	EMS Teuto	Comp.: 5 mg	Comum
Novacort®	Cetoconazol + dipropionato de betametasona + sulfato de neomicina	Medley EMS Germed	Creme e pomada dermatológica: 20 mg/g + 0,64 mg/g + 2,5 mg/g	2 vias
Novalgina®	Dipirona sódica	EMS Sigma Pharma Sigma Pharma Teuto	Comp.: 500 mg Solução oral: 50 e 500 mg/mℓ Solução injetável: 500 mg/mℓ	Comum
Nubain®	Cloridrato de nalbufina	Hipolabor	Solução injetável: 10 mg/mℓ	A
Oflox®	Ofloxacino	Aché Germed EMS	Solução oftálmica: 3 mg/mℓ	2 vias
Ogastro®	Lansoprazol	EMS Sigma Pharma	Cápsula dura para liberação lenta: 15 mg, 30 mg	Comum
Olcadil®	Cloxazolam	Novartis	Comp.: 1 mg, 2 mg, 4 mg	B

(continua)

430 Parte 3 • Medicamentos Genéricos

Medicamento de referência	Medicamento genérico	Exemplos de alguns laboratórios	Forma farmacêutica	Tipo de receita
Omcilon®-A "M"	Triancinolona acetonida + sulfato de neomicina + gramicidina + nistatina	EMS Germed Medley	Creme e pomada dermatológica: 1 mg + 2,5 mg + 0,25 mg + 100.000 U	2 vias
Omcilon®-A Orabase	Acetato de triancilonona	Germed EMS	Pomada bucal: 1 mg/g	Comum
Pantelmin®	Mebendazol	Abbott	Suspensão oral: 20 mg/mℓ	Comum
Pamelor®	Cloridrato de nortriptilina	Eurofarma Sandoz	Cápsula dura: 10 mg, 25 mg, 50 mg, 75 mg	2 vias
Pantozol®	Pantoprazol	EMS Sigma Pharma Medley	Comp. revestido: 20 mg, 40 mg	Comum
Parenzyme®	Cloridrato de tetraciclina	Medley	Cápsula dura: 500 mg	2 vias
Patanol®	Cloridrato de olopatadina	Brainfarma	Solução oftálmica: 1,11 mg/mℓ, 2,22 mg/mℓ	Comum
Pavulon®	Brometo de pancurônio	Novafarma	Solução injetável: 2 mg/mℓ	Comum
Paxil® CR	Cloridrato de paroxetina	GSK	Comp. revestido de liberação retardada: 12,5 mg, 25 mg	2 vias
Pen-Ve-Oral®	Fenoximetilpenicilina potássica	EMS	Pó para solução oral: 80.000 UI/mℓ	2 vias
		Teuto	Comp.: 500.000 UI	
Penicilina G potássica	Benzilpenicilina potássica	Eurofarma	Pó para solução injetável: 5.000.000 UI	Comum
		Prodotti	Pó para solução injetável: 1.000.000 UI, 10.000.000 UI	
Peprazol®	Omeprazol	Medley	Cápsula gelatinosa: 10 mg, 20 mg, 40 mg	Comum
Plamet®	Bromoprida	Prati-Donaduzzi	Comp.: 10 mg	Comum
Plasil®	Cloridrato de metoclopramida	EMS Sigma Pharma Teuto	Solução oral: 4 mg/mℓ Solução injetável: 5 mg/mℓ	Comum
Plavix®	Bissulfato de clopidogrel	Sandoz Medley Ranbaxy	Comp. revestido: 75 mg	Comum
Pletil®	Tinidazol	EMS	Comp. revestido: 500 mg	Comum
Polaramine®	Maleato de dexclorfeniramina	EMS Sigma Pharma	Comp.: 2 mg Solução oral: 0,4 mg/mℓ	Comum
Pred Forte®	Acetato de prednisolona	Germed Geolab	Suspensão oftálmica: 10 mg/mℓ Suspensão oftálmica: 10 mg/mℓ	Comum
Prelone®	Fosfato sódico de prednisolona	Germed Legrand	Solução oral: 3 mg/mℓ Comp.: 20 mg	Comum
Profenid®	Cetoprofeno	Biosintética EMS Sigma Cristália Medley	Gel: 25 mg/g Comp. revestido: 100 mg Cápsula gelatinosa dura: 50 mg Solução oral: 20 mg/mℓ Solução injetável: 50 mg/mℓ	Comum

(continua)

Medicamento de referência	Medicamento genérico	Exemplos de alguns laboratórios	Forma farmacêutica	Tipo de receita
Prograf®	Tacrolimo	EMS Sandoz	Cápsula dura: 1 mg, 5 mg	Comum
Propecia®	Finasterida	Germed	Comp. revestido: 1 mg	Comum
Propranolol®	Cloridrato de propranolol	Germed EMS	Comp.: 10 mg, 40 mg, 80 mg	Comum
Prozac®	Cloridrato de fluoxetina	EMS Sigma Pharma Medley Teuto	Cápsula gelatinosa: 20 mg	2 vias
Puran®	Levotiroxina sódica	Merck	Comp.: 25 mcg, 88 mcg, 112 µg, 50 µg, 100 µg, 150 µg, 75 µg, 125 µg, 175 µg, 200 µg	Comum
Pyloripac®	Lanzoprazol + claritromicina + amoxicilina	Teuto	Cápsula dura + Comp. revestido + cápsula dura: 30 mg + 500 mg + 500 mg	2 vias
Quadriderm®	Valerato de betametasona + sulfato de gentamicina + clioquinol + tolnaftato	EMS Sigma Pharma Medley	Creme dermatológico e pomada dermatológica: 0,5 mg + 1 mg + 10 mg + 10 mg	Comum
Remeron®	Mirtazapina	Sandoz	Comp. orodigerível: 15 mg, 30 mg, 45 mg	Comum
Renitec®	Maleato de enalapril	EMS Sigma Pharma Medley Teuto	Comp.: 5 mg, 10 mg, 20 mg	Comum
Retemic®	Cloridrato de oxibutinina	Germed	Xarope: 1 mg/mℓ	Comum
Revatio®	Citrato de sildenafila	Wyeth Medley	Comp. revestido: 20 mg	Comum
Revectina®	Ivermectina	Vitapan Brainfarma	Comp.: 20 mg	Comum
Revivan®	Cloridrato de dopamina	Hipolabor Teuto	Solução injetável: 5 mg/mℓ	Comum
Rifocina® Spray	Rifamicina	EMS Sigma Pharma Eurofarma	Solução tópica *spray:* 10 mg/mℓ	Comum
Rivotril®	Clonazepam	Ranbaxy	Comp.: 2 mg	B
		Medley	Comp.: 0,5 mg, 2 mg Solução oral: 2,5 mg/mℓ	
Roacutan®	Isotretinoína	Legrand	Cápsula mole: 10 mg, 20 mg	2 vias
Rocefin®	Ceftriaxona sódica	EMS Sigma Pharma	Pó para solução injetável: 250 mg, 500 mg, 1 g	Comum
		Ranbaxy	Pó para solução injetável: 1 g	
Sandimmun Neoral®	Ciclosporina	Germed	Cápsula mole: 25 mg, 50 mg, 100 mg	Comum
Secnidal®	Secnidazol	Sanofi-Aventis	Comp. revestido: 500 mg, 1.000 mg	Comum
		Germed	Pó para suspensão oral: 30 mg/mℓ	

(continua)

Medicamento de referência	Medicamento genérico	Exemplos de alguns laboratórios	Forma farmacêutica	Tipo de receita
Selozok®	Succinato de metoprolol	Aztrazeneca	Comp. revestido de liberação prolongada: 25 mg, 50 mg, 100 mg	Comum
Singulair®	Montelucaste de sódio	Eurofarma	Comp. mastigável: 4 mg, 5 mg	Comum
Sirdalud®	Tizanidina	Ranbaxy	Comp.: 2 mg	Comum
Solumedrol®	Succinato sódico de metilprednisolona	Novafarma	Pó para solução injetável: 125 mg, 500 mg, 1.000 mg	Comum
Sotacor®	Cloridrato de sotalol	Biosintética	Comp.: 120 mg, 160 mg	Comum
Sporanox®	Itraconazol	Mepha Ranbaxy	Cápsula gelatinosa dura: 100 mg	Comum
Staficilin-N®	Oxacilina sódica	Teuto	Pó para solução injetável: 500 mg	2 vias
Stugeron®	Cinarizina	Ranbaxy	Comp.: 25 mg, 75 mg	Comum
Syntocinon®	Ocitocina	Blau	Solução injetável: 5 UI/mℓ	Comum
Tagamet®	Cimetidina	Teuto	Comp. revestido: 200 mg, 400 mg Solução injetável: 150 mg/mℓ	Comum
Talsutin®	Cloridrato de tetraciclina + anfotericina B	Cristália EMS Sigma Pharma	Creme vaginal: 25 mg/g + 12,5 mg/g	Comum
Targocid®	Teicoplanina	Biochimico	Pó para solução injetável: 200 mg, 400 mg	2 vias
Tavanic®	Levofloxacino	Sandoz Zydus	Comp.: 250 mg, 500 mg	2 vias
Taxol®	Paclitaxel	Eurofarma Glenmark	Solução injetável: 6 mg/mℓ	Comum
Tazocin®	Piperacilina sódica + tazobactam sódico	Eurofarma	Pó para solução injetável: 2 g + 250 mg, 4 g + 500 mg	2 vias
Tecnocarb®	Carboplatina	Glenmark	Pó para solução injetável: 450 mg	Comum
Tecnocris®	Sulfato de vincristina	Accord	Pó para solução injetável: 1 mg/mℓ	Comum
Tegretol®	Carbamazepina	Abbott Medley	Comp.: 200 mg, 400 mg Suspensão oral: 20 mg/mℓ Comp.: 200 mg, 400 mg	Comum
Tenoretic®	Atenolol + clortalidona	EMS	Comp. revestido: 50 mg + 12,5 mg, 100 mg + 25 mg	Comum
Tetmosol®	Sulfiram	Sanval	Solução tópica: 250 mg/mℓ	Comum
Tienam®	Imipeném + cilastatina	Biochimico	Pó para solução injetável: 500 mg + 500 mg	2 vias
Timoptol®	Maleato de timolol	Allergan Biosintética	Solução oftálmica: 5 mg/mℓ	Comum
Tobradex®	Tobramicina + dexametasona	Alcon Allergan	Suspensão oftálmica: 3 mg/mℓ + 1 mg/mℓ	2 vias
Tobrex®	Tobramicina	Alcon Biosintética	Suspensão oftálmica: 3 mg/mℓ	2 vias
Topamax®	Topiramato	EMS	Comp. revestido: 25 mg, 50 mg, 100 mg	2 vias

(continua)

Capítulo 7 • Principais Medicamentos Genéricos da Linha Humana Prescritos na Medicina Veterinária

Medicamento de referência	Medicamento genérico	Exemplos de alguns laboratórios	Forma farmacêutica	Tipo de receita
Tracrium®	Besilato de atracúrio	Abbott	Solução injetável: 10 mg/mℓ	Comum
Tramal®	Cloridrato de tramadol	EMS Sigma Pharma Sigma Pharma	Cápsula gelatinosa dura: 50 mg Solução injetável: 50 mg/mℓ Solução oral: 50 mg/mℓ	2 vias
Transamin®	Ácido tranexâmico	Germed	Comp.: 250 mg	Comum
		Ariston	Solução injetável: 50 mg/mℓ	Comum
Travatan®	Travoprosta	Legrand	Solução oftálmica: 0,04 mg/mℓ	Comum
Trental®	Pentoxifilina	EMS Sigma Pharma	Comp. revestido: 400 mg	Comum
Triatec®	Ramipril	Ranbaxy Medley	Comp. revestido: 2,5 mg, 5 mg	Comum
Trofodermim®	Acetato de clostebol + sulfato de neomicina	Medley	Creme dermatológico e creme vaginal: 5 mg/g + 5 mg/g	Comum
Trusopt®	Cloridrato de dorzolamida	Legrand Medley Sanofi-Aventis	Solução oftálmica: 20 mg/mℓ	Comum
Tryptanol®	Cloridrato de amitriptilina	Ranbaxy Medley	Comp. revestido: 25 mg, 75 mg	2 vias
Tussiflex D®	Dropropizina	Medley	Xarope: 1,5 mg/mℓ, 3 mg/mℓ	Comum
Tylenol®	Paracetamol	EMS Sigma Pharma	Solução oral: 200 mg/mℓ	Comum
		Medley		
		EMS Sigma Pharma	Suspensão oral: 32 e 100 mg/mℓ	
		Teuto	Solução oral: 200 mg/mℓ Comp.: 500 mg, 700 mg	
Unasyn®	Sulbactam sódico + ampicilina	Eurofarma	Pó para solução injetável: 0,5 g + 1 g, 1 g + 2 g	Comum
Ursacol®	Ácido ursodesoxicólico	Zambon	Comp.: 50 mg, 150 mg, 300 mg	Comum
Valium®	Diazepam	Teuto União Química EMS Sigma Pharma Ranbaxy	Solução injetável: 5 mg/mℓ Comp.: 5 mg, 10 mg	B
Vancocina®	Vancomicina	Ariston	Pó para solução injetável: 500 mg	2 vias
Verutex®	Ácido fusídico	Brainfarma	Creme: 20 mg/g	2 vias
Verutex® B	Ácido fusídico + valerato de betametasona	EMS	Creme: 20 mg/g + 1 mg/g	2 vias
VFend®	Voriconazol	Wyeth	Comp. revestido: 50 mg Pó para solução injetável: 200 mg	Comum
Viagra®	Citrato de sildenafila	EMS	Comp. revestido: 25 mg, 50 mg, 100 mg	Comum
Vibral®	Dropropizina	Aché	Xarope: 1,5 mg/mℓ, 3 mg/mℓ	Comum
Vibramicina®	Cloridrato de doxiciclina	EMS Sigma Pharma Sigma Pharma	Comp. revestido: 100 mg	Comum

(continua)

Medicamento de referência	Medicamento genérico	Exemplos de alguns laboratórios	Forma farmacêutica	Tipo de receita
Vodol®	Nitrato de miconazol	Germed	Creme dermatológico: 20 mg/g	Comum
Xalacom®	Latanoprosta + maleato de timolol	Germed	Solução oftálmica: 0,05 mg/mℓ + 5 mg/mℓ	Comum
Xalatam®	Latanoprosta	EMS	Solução oftálmica: 0,05 mg/mℓ	Comum
Xarope Vick®	Guaifenesina	Brainfarma	Xarope: 13,33 mg/mℓ, 16 mg/mℓ	Comum
Xylocaína®	Cloridrato de lidocaína	EMS Sigma Pharma	Gel tópico: 2%	Comum
		Abbott	Solução injetável: 20 mg/mℓ	
Xylocaína® Pesada	Cloridrato de lidocaína + glicose	Abbott	Solução injetável: 50 mg/mℓ + 75 mg/mℓ	Comum
Zaditen®	Fumarato de cetotifeno	EMS Sigma Pharma	Xarope: 0,2 mg/mℓ	Comum
		Teuto	Colírio: 0,25 mg/mℓ	
Zentel®	Albendazol	EMS Sigma Pharma	Suspensão oral: 40 mg/mℓ	Comum
		Medley	Comp. mastigável: 200 mg, 400 mg	
Zestril®	Lisinopril	Medley	Comp.: 5 mg, 10 mg, 20 mg	Comum
		Teuto		
Zitromax®	Azitromicina	Teuto	Comp. revestido: 500 mg	2 vias
Zocor®	Sinvastatina	Brainfarma	Comp. revestido: 5 mg, 10 mg, 20 mg, 40 mg, 80 mg	Comum
Zofran®	Cloridrato de ondansetrona	Germed	Solução injetável: 2 mg/mℓ	Comum
		Hypofarma	Comp. revestido: 4 mg, 8 mg	
		EMS Sigma Pharma	Comp. revestido: 50 mg, 100 mg	
Zoloft®	Cloridrato de sertralina	Germed	Comp. revestido: 50 mg, 100 mg	2 vias
Zoltec®	Fluconazol	EMS Sigma Pharma	Cápsula gelatinosa dura: 150 mg	Comum
		Medley		
		Teuto		
		Ranbaxy	Cápsula gelatinosa dura: 50 mg, 100 mg, 150 mg	
Zovirax®	Aciclovir	Merck	Comp.: 200 mg, 400 mg	Comum
		Pharlab	Creme dermatológico: 50 mg/g Pomada oftálmica: 30 mg/g	
Zyloric®	Alopurinol	Sandoz	Comp.: 300 mg	Comum
Zyrtec®	Dicloridrato de cetirizina	Prati-Donaduzzi	Comp.: 10 mg	
Zyvox®	Linezolida	Wyeth	Comp. revestido: 600 mg Solução injetável: 2 mg/mℓ Suspensão oral: 20 mg/mℓ	2 vias
		Eurofarma	Solução injetável: 2 mg/mℓ	

Tabela adaptada de Agência Nacional de Vigilância Sanitária (Anvisa). Lista atualizada até 3/8/2016, publicada no Diário Oficial da União.

Parte 4

Medicamentos de Uso Oftálmico

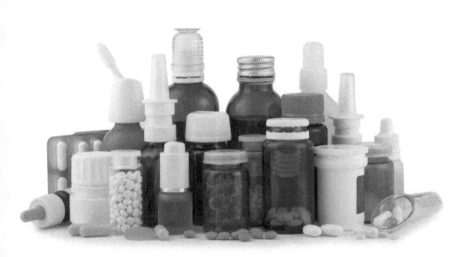

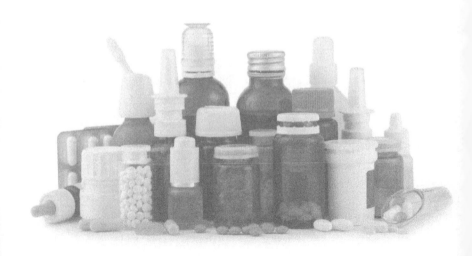

8 Medicamentos de Uso Oftálmico e Conceitos Básicos da Farmacologia Ocular

Anti-inflamatórios não esteroides

Classificação	Nome comercial	Princípio ativo	Apresentação
Anti-inflamatórios não esteroides	Acular® (H)	Cetorolaco de trometamina 0,4% colírio	Frasco com 5 mℓ
	Acular® (H)	Cetorolaco de trometamina 0,4% colírio	Frasco com 10 mℓ
	Acular® (H)	Cetorolaco de trometamina 0,5% colírio	Frasco com 5 mℓ
	Cetorolaco de trometamina (H)(G)	Cetorolaco de trometamina 0,5% colírio	Frasco com 5 mℓ
	Cetrolac® (H)	Cetorolaco de trometamina 0,5% colírio	Frasco com 5 mℓ
	Elipa® (H)	Cetorolaco de trometamina 0,5% colírio	Frasco com 10 mℓ
	Optilar® (H)	Cetorolaco de trometamina 0,5% colírio	Frasco com 5 mℓ
	Diclogenom® (H)	Diclofenaco sódico 0,1% colírio	Frasco com 5 mℓ
	Diclofenaco Sódico Colírio (H)(G)	Diclofenaco sódico 0,1% colírio	Frasco com 5 mℓ
	Dicloftal® Colírio (H)	Diclofenaco sódico 0,1% colírio	Frasco unidose com 30 UI
	Maxilerg (H)	Diclofenaco sódico 0,1% colírio	Frasco com 5 mℓ
	Still® Colírio (H)	Diclofenaco sódico 0,1% colírio	Frasco com 5 mℓ
	Still® Pomada Oftálmica (H)	Diclofenaco sódico 0,1% pomada oftálmica	Tubo com 3,5 g
	Voltaren® Colírio (H)	Diclofenaco sódico 0,1% colírio	Frasco com 5 mℓ
	Edolfene® (H)	Flurbiprofeno 0,03% colírio	Frasco com 5 mℓ
	Ocufen® (H)	Flurbiprofeno 0,03% colírio	Frasco com 5 mℓ
	Nevanac® (H)	Nepafenaco 0,1% colírio	Frasco com 5 mℓ
	Difen® (H)	Pranoprofeno 0,1% colírio	Frasco com 5 mℓ

Anti-inflamatórios esteroides

Classificação	Nome comercial	Princípio ativo	Apresentação
Anti-inflamatórios esteroides	Acetato de prednisolona (H)	Acetato de predinisolona 1% colírio	Frasco com 5 mℓ
	Alrex® (H)	Etabonato de loteprednol colírio	Frasco com 5 mℓ
	Decadron® (H)	Fosfato de dexametasona 0,10 % colírio	Frasco com 5 mℓ
	Dexaminor® Colírio (H)	Fosfato de dexametasona 0,05% colírio	Frasco com 5 mℓ
	Dexaminor® Pomada (H)	Fosfato de dexametasona 0,05% pomada oftálmica	Tubo com 3,5 g

(continua)

Classificação	Nome comercial	Princípio ativo	Apresentação
Anti-inflamatórios esteroides	Dexazona®(H)	Fosfato de dexametasona 0,05% colírio	Frasco com 5 mℓ
	Droptison®(H)	17-bismuto de blobetasona	Frasco com 5 mℓ
	Florate®(H)	Acetato de fluormetolona 0,1% colírio	Frasco com 5 mℓ
	Flumex®(H)	Fluormetolona 0,1% colírio	Frasco com 10 mℓ
	Flutinol®(H)	Acetato de fluormetolona 0,1% colírio	Frasco com 5 mℓ
	Loteprol®(H)	Etabonato de loteprednol	Frasco com 5 mg/mℓ – 5 mℓ
	Maxidex®(H)	Dexametasona + hipromelose	Frasco com 5 mℓ
	Maxidex® Pomada(H)	Dexametasona 0,1% pomada oftálmica	Tubo com 3,5 g
	Minidex®(H)	Dexametasona 0,1% + hipromelose colírio	Frasco com 5 mℓ
	Oftpred®(H)	Acetato de prednisolona 1% colírio	Frasco com 5 mℓ
	Pred Fort®(H)	Acetato de prednisolona 1% colírio	Frasco com 5 ou 10 mℓ
	Pred Mild®(H)	Acetato de prednisolona 0,12% colírio	Frasco com 5 ou 10 mℓ
	Prednisolona Colírio(H)	Acetato de prednisolona 1% colírio	Frasco com 5 mℓ
	Ster®(H)	Acetato de prednisolona 1% colírio	Frasco com 5 mℓ

Imunossupressores

Classificação	Nome comercial	Princípio ativo	Apresentação
Imunossupressores	Ciclosporina (manipulação)	Ciclosporina A 0,2% colírio	Frasco com 5 mℓ
	Ciclosporina (manipulação)	Ciclosporina A 0,2% pomada oftálmica	Tubo com 3,5 g
	Ciclosporina (manipulação)	Ciclosporina A 0,5% colírio	Frasco com 5 mℓ
	Ciclosporina (manipulação)	Ciclosporina A 0,5% pomada	Tubo com 3,5 g
	Ciclosporina (manipulação)	Ciclosporina A 1% colírio	Frasco com 5 mℓ
	Ciclosporina (manipulação)	Ciclosporina A 1% pomada oftálmica	Tubo com 3,5 g
	Ciclosporina (manipulação)	Ciclosporina A 2% colírio	Frasco com 5 mℓ
	Ciclosporina (manipulação)	Ciclosporina A 2% pomada oftálmica	Tubo com 3,5 g
	Optimmune®(V)	Ciclosporina A 0,2% pomada oftálmica	Tubo com 3,5 g
	Restasis®(H)	Ciclosporina A 0,05%	Embalagem com 30 flaconetes de 0,4 mℓ cada
	Tacrolimus (manipulação)	Tacrolimus 0,03% colírio	Frasco com 5 mℓ
	Tacrolimus (manipulação)	Tacrolimus 0,03% pomada oftálmica	Tubo com 3,5 g

Antifúngicos

Classificação	Nome comercial	Princípio ativo	Apresentação
Antifúngicos (manipulação)	Anfotericina B	Anfotericina B 0,1% colírio	Frasco com 10 mℓ
	Anfotericina B	Anfotericina B 0,5% colírio	Frasco com 10 mℓ
	Anfotericina B	Anfotericina B 1% colírio	Frasco com 10 mℓ
	Cetoconazol	Cetoconazol 1 a 5% colírio	Frasco com 10 mℓ
	Clotrimazol	Clotrimazol 1% colírio	Frasco com 10 mℓ
	Flucitosina	Flucitosina 1% colírio	Frasco com 10 mℓ
	Fluconazol	Fluconazol 0,2 a 0,3% colírio	Frasco com 10 mℓ
	Itraconazol	Itraconazol 1% colírio	Frasco com 10 mℓ

(continua)

Capítulo 8 • Medicamentos de Uso Oftálmico e Conceitos Básicos da Farmacologia Ocular 439

Classificação	Nome comercial	Princípio ativo	Apresentação
Antifúngicos (manipulação)	Miconazol	Miconazol 1% colírio ou pomada oftálmica	Frasco com 10 mℓ ou tubo com 3,5 g
	Nistatina	Nistatina 50.000 a 100.000 UI/g colírio ou pomada oftálmica	Frasco com 10 mℓ ou tubo com 3,5 g
	Pimaricina (natamicina)	Pimaricina 1 a 5 % colírio ou pomada oftálmica	Frasco com 10 mℓ ou tubo com 3,5 g
	Tiabendazol	Tiabendazol 4 a 10% colírio ou pomada oftálmica	Frasco com 10 mℓ ou tubo com 3,5 g

Antibióticos

Classificação	Nome comercial	Princípio ativo	Apresentação
Antibióticos e associações	Bialudex® (H)	Cloridrato de ciprofloxacino 0,35% e dexametasona 0,1% colírio	Frasco com 4 mℓ
Antibiótico	Biamotil® (H)	Ciprofloxacino 0,35% colírio	Frasco com 5 mℓ
Antibiótico	Biamotil® (H)	Ciprofloxacino 0,35%	Pomada, tubo com 3,5 g
Antibióticos e associações	Biamotil® D (H)	Ciprofloxacino 0,35% e Dexametasona 0,1% colírio	Frasco com 5 mℓ
Antibióticos e associações	Biamotil® D (H)	Ciprofloxacino 0,35% e Dexametasona 0,1% pomada oftálmica	Tubo com 3,5 g
Antibiótico	Chibroxin® (H)	Norfloxacino 0,3% colírio	Frasco com 5 mℓ
Antibióticos e associações	Cilodex® (H)	Ciprofloxacino 0,35% e dexametasona 0,1% colírio	Frasco com 5 mℓ
Antibióticos e associações	Cilodex® (H)	Ciprofloxacino 0,35% e dexametasona 0,1% pomada	Tubo com 3,5 g
Antibiótico	Ciloxan® (H)	Ciprofloxacino 0,3% colírio	Frasco com 5 mℓ
Antibiótico	Ciloxan® (H)	Ciprofloxacino 0,3% pomada oftálmica	Tubo com 3,5 g
Antibiótico	Ciprofloxacino 0,35%(H)	Cloridrato de ciprofloxacino 0,35% colírio	Frasco com 5 mℓ
Antibiótico	Cipronom® (H)	Ciprofloxacino 0,35% colírio	Frasco com 5 mℓ
Antibióticos e associações	Ciprovet® (V)	Ciprofloxacino 0,3% e sulfato de condroitina A 20% colírio	Frasco com 5 mℓ
Antibiótico	Cloranfenicol(H)	Cloranfenicol 0,4% colírio	Frasco com 10 mℓ
Antibióticos e associações	Corciclen® (H)	Cortisona 0,2%, clortetraciclina 0,5%, bismuto 5% pomada oftálmica	Tubo com 3,5 g
Antibióticos e associações	Cylocort® (H)	Ciprofloxacino 0,35% e dexametasona 0,1% colírio	Frasco com 5 mℓ
Antibióticos e associações	Cylocort® (H)	Ciprofloxacino 0,35% e dexametasona 0,1% pomada oftálmica	Tubo com 3,5 g
Antibióticos e associações	Decadron® (H)	Dexametasona 0,1% e neomicina 0,35% colírio	Frasco com 5 mℓ
Antibióticos e associações	Dexafenicol® (H)	Cloranfenicol 0,5% e dexametasona 0,1 % colírio	Frasco com 5 mℓ
Antibiótico	Dexamytrex® (H)	Gentamicina 0.5% pomada	Tubo com 3 g
Antibióticos e associações	Epitezan® (H)	Cloranfenicol 0,5%, retinol 10.000 UI, metionina 0,5%, aminoácidos 2,5% pomada oftálmica	Tubo com 3,5 g
Antibióticos e associações	Fenidex® (H)	Dexametasona 0,005%, cloranfenicol 0,5%, tetrizolina 0,025% colírio	Frasco com 5 mℓ
Antibióticos e associações	Flumex® N(H)	Fluormetalona 0,1%, neomicina 0,5%, álcool polivinílico 1,4% colírio	Frasco com 10 mℓ

(continua)

Parte 4 • Medicamentos de Uso Oftálmico

Classificação	Nome comercial	Princípio ativo	Apresentação
Antibióticos e associações	Fluo Vaso® (H)	Neomicina 0,7%, nafazolina 0,05%, zinco 0,4%, fluocinolona 0,025% colírio	Frasco com 5 ml
Antibióticos e associações	Garasone® (H)	Betametasona 0,1%, gentamicina 0,3% colírio	Frasco com 10 ml
Antibiótico	Genoxacin® (H)	Ofloxacino 0,3% colírio	Frasco com 5 ml
Antibióticos e associações	Gentacort® (H)	Betametasona 0,1%, gentamicina 0,3% colírio	Frasco com 5 ml
Antibióticos e associações	Gentacort® (H)	Betametasona 0,1%, gentamicina 0,3% pomada oftálmica	Tubo com 3,5 g
Antibiótico	Gentagran® (H)	Sulfato de gentamicina 0,3% pomada	Tubo com 3 g
Antibiótico	Gentamicina (H)	Sulfato de gentamicina 0,3% colírio	Frasco com 5 ml
Antibiótico	Gentamicina (H)	Sulfato de gentamicina 0,3% pomada	Tubo com 3,5 g
Antibióticos e associações	Keravit® (V)	Gentamicina 0,3%, hidrocortisona 1%, vitamina A 5.000 UI, vitamina D 625 UI pomada oftálmica	Tubo com 5 g
Antibiótico	Maxiflox® (H)	Cloridrato de ciprofloxacino 0,3% colírio	Frasco com 5 ml
Antibióticos e associações	Maxiflox® (H)	Cloridrato de ciprofloxacino 0,3% pomada	Tubo com 3,5 g
Antibióticos e associações	Maxiflox-D® (H)	Ciprofloxacino 0,3%, dexametasona 0,1% colírio	Frasco com 5 ml
Antibióticos e associações	Maxiflox-D® (H)	Ciprofloxacino 0,3%, dexametasona 0,1% pomada oftálmica	Tubo com 3,5 g
Antibióticos e associações	Maxinom® (H)	Dexametasona 0,1%, neomicina 0,5%, polimixina B 6.000 UI colírio	Frasco com 5 ml
Antibióticos e associações	Maxinom® (H)	Dexametasona 0,1%, neomicina 0,5%, polimixina B 6.000 UI pomada oftálmica	Tubo com 3,5 g
Antibióticos e associações	Maxitrol® (H)	Dexametasona 0,1%, neomicina 0,5%, polimixina B 6.000 UI colírio	Frasco com 5 ml
Antibióticos e associações	Maxitrol® (H)	Dexametasona 0,1%, neomicina 0,5%, polimixina B 6.000 UI pomada oftálmica	Tubo com 3,5 g
Antibióticos e associações	Nepodex® (H)	Dexametasona 0,1%, neomicina 0,5%, polimixina B 6.000 UI colírio	Frasco com 5 ml
Antibióticos e associações	Nepodex® (H)	Dexametasona 0,1%, neomicina 0,5%, polimixina B 6.000 UI pomada oftálmica	Tubo com 3,5 g
Antibiótico	Nostil® (H)	Ofloxacina 0,3% colírio	Frasco com 5 ml
Antibiótico	Oflox® (H)	Ofloxacina 0,3% colírio	Frasco com 5 ml
Antibiótico	Ofloxacino 0,3% (H)	Ofloxacina 0,3% colírio	Frasco com 5 ml
Antibiótico	Okacin® (H)	Lomefloxacino 0,3% colírio	Frasco com 5 ml
Antibióticos e associações	Pertrim® (H)	Polimixina B 10.000 UI, trimetoprima 0,1% colírio	Frasco com 5 ml
Antibióticos e associações	Pertrim® (H)	Polimixina B 10.000 UI, trimetoprima 0,1% pomada oftálmica	Tubo com 3,5 g
Antibióticos e associações	Polipred® (H)	Prednisolona 0,5%, neomicina 0,5%, polimixina B 10.000 UI colírio	Frasco com 5 ml
Antibióticos e associações	Regencel® (H)	Cloranfenicol 0,5%, retinol 10.000 UI, metionina 0,5%, aminoácidos 2,5% pomada oftálmica	Tubo com 3,5 g
Antibióticos e associações	Regenom® (H)	Cloranfenicol 0,5%, retinol 10.000 UI, metionina 0,5%, aminoácidos 2,5% pomada oftálmica	0,5%(a), 10.000 UI(b), 0,5%(c), 2,5%(d) pomada 3,5 g
Antibióticos e associações	Sulnil® (H)	Cloranfenicol 0,5%, sulfacetamida sódica 1%	Frasco com 5 ml

(continua)

Capítulo 8 • Medicamentos de Uso Oftálmico e Conceitos Básicos da Farmacologia Ocular   441

Classificação	Nome comercial	Princípio ativo	Apresentação
Antibióticos e associações	Sulnil®(H)	Cloranfenicol 0,5%, sulfacetamida sódica 1% pomada oftálmica	Tubo com 3,5 g
Antibióticos e associações	Terramicina e Polimixina(H)	Oxitetracilclina 0,5%, polimixina B 10.000 UI pomada oftálmica	Tubo com 3,5 g
Antibióticos e associações	Terramicina e Polimixina(H)	Oxitetracilclina 0,5%, polimixina B 10.000 UI pomada oftálmica	Tubo com 15 g
Antibiótico	Tobracin®(H)	Tobramicina 0,3% colírio	Frasco com 5 mℓ
Antibiótico	Tobracin®(H)	Tobramicina 0,3% pomada	Tubo com 3,5 g
Antibióticos e associações	Tobracin-D®(H)	Tobramicina 0,3%, Dexametasona 0,1% colírio	Frasco com 5 mℓ
Antibióticos e associações	Tobracin-D®(H)	Tobramicina 0,3%, Dexametasona 0,1% pomada	Tubo com 3,5 g
Antibióticos e associações	Tobracort®(H)	Tobramicina 0,3%, dexametasona 0,1% colírio	Frasco com 5 mℓ
Antibióticos e associações	Tobracort®(H)	Tobramicina 0,3%, dexametasona 0,1% pomada	Tubo com 3,5 g
Antibiótico	Tobracular®(H)	Tobramicina 0,3% colírio	Frasco com 5 mℓ
Antibióticos e associações	Tobradex®(H)	Tobramicina 0,3%, dexametasona 0,1% colírio	Frasco com 5 mℓ
Antibióticos e associações	Tobradex®(H)	Tobramicina 0,3%, dexametasona 0,1% pomada	Tubo com 3,5 g
Antibiótico	Tobragan®(H)	Tobramicina 0,3% colírio	Frasco com 5 mℓ
Antibiótico	Tobralox®(H)	Tobramicina 0,3% colírio	Frasco com 5 mℓ
Antibiótico	Tobra M®(H)	Tobramicina 0,3% colírio	Frasco com 5 mℓ
Antibióticos e associações	Tobramax®(H)	Tobramicina 0,3%, sulfato de condroitina A 10% colírio	Frasco com 5 mℓ
Antibiótico	Tobramicina(H)	Tobramicina 0,3% colírio	Frasco com 5 mℓ
Antibiótico	Tobramicina 0,3%(H)	Tobramicina 0,3% colírio	Frasco com 5 mℓ
Antibióticos e associações	Tobramicina/Dexametasona(H)	Tobramicina 0,3%, dexametasona 0,1% colírio	Frasco com 5 mℓ
Antibióticos e associações	Tobranom®(H)	Tobramicina 0,3%, dexametasona 0,1% colírio	Frasco com 5 mℓ
Antibióticos e associações	Tobranom®(H)	Tobramicina 0,3%, dexametasona 0,1% pomada oftálmica	Tubo com 3,5 g
Antibiótico	Tobrex®(H)	Tobramicina 0,3% colírio	Frasco com 5 mℓ
Antibiótico	Tobrex®(H)	Tobramicina 0,3% pomada oftálmica	Tubo com 3,5 g
Antibiótico	Toflamixina®(H)	Tobramicina 0,3% colírio	Frasco com 5 mℓ
Antibiótico	Unifenicol®(H)	Cloranfenicol 0,5% colírio	Frasco com 10 mℓ
Antibiótico	Vigadexa®(H)	Moxifloxacino 0,5%, dexametasona 0,1% colírio	Frasco com 5 mℓ
Antibiótico	Vigamox®(H)	Moxifloxacino 0,5% colírio	Frasco com 5 mℓ
Antibiótico	Visalmin®(H)	Cloranfenicol 0,5% colírio	Frasco com 10 mℓ
Antibiótico	Zymar®(H)	Gatifloxacino 0,3% colírio	Frasco com 5 mℓ
Antibióticos e associações	Zypred®(H)	Gatifloxacino 0,3%, prednisolona 1% colírio	Frasco com 3 mℓ
Antibióticos e associações	Zypred®(H)	Gatifloxacino 0,3%, prednisolona 1% colírio	Frasco com 6 mℓ
Antibióticos e associações	Zylet®(H)	Loteprednol 0,5%, tobramicina 0,3%	Frasco com 5 mℓ

(continua)

Antivirais

Classificação	Nome comercial	Princípio ativo	Apresentação
Antiviral	Aciclovir 3% (manipulação)	Aciclovir 3% colírio ou pomada oftálmica	Frasco com 5 mℓ ou tubo com 3,5 g
	Idoxuridina 0,1% (manipulação)	Idoxuridina 0,1% colírio, gel ou pomada	Frasco com 5 mℓ ou tubo com 3,5 g
	Ganciclovir 0,15% (manipulação)	Ganciclovir 0,15% colírio	Frasco com 10 mℓ
	Zovirax® Pomada Oftálmica(H)	Aciclovir 3% pomada oftálmica	Bisnaga de 4,5 g

Anestésicos locais

Classificação	Nome comercial	Princípio ativo	Apresentação
Anestésicos locais	Anestalcon®(H)	Cloridrato de proximetacaína 0,5% colírio	Frasco com 10 mℓ
	Anestésico®(H)	Tetracaína + fenilefrina (10 mg/mℓ+1 mg/mℓ) colírio	Frasco com 10 mℓ
	Anestésico Oculum®(H)	Tetracaína + fenilefrina (10 mg+1 mg/mℓ) colírio	Frasco com 10 mℓ
	Visionest®(H)	Cloridrato de proximetacaína 0,5% colírio	Frasco com 10 mℓ
	Oxinest®(H)	Cloridrato de oxibuprocaína 0,4% colírio	Frasco com 10 mℓ

Midriáticos

Classificação	Nome comercial	Princípio ativo	Apresentação
Midriáticos	Mydriacyl®(H)	Tropicamida 1% colírio	Frasco com 10 mℓ
	Ciclomidrin®(H)	Tropicamida 1% colírio	Frasco com 10 mℓ
	Ciclolato® Colírio(H)	Cloridrato de ciclopentolato 1% colírio	Frasco com 10 mℓ
	Colírio Cicloplégico Oculum®(H)	Cloridrato de ciclopentolato 1% colírio	Frasco com 10 mℓ
	Fenilefrina 10% Colírio(H)	Fenilefrina 10% colírio	Frasco com 10 mℓ
	Atropina 0,5% Colírio(H)	Sulfato de atropina 0,5% colírio	Frasco com 10 mℓ
	Atropina 1% Colírio(H)	Sulfato de atropina 1% colírio	Frasco com 10 mℓ

Parassimpatomiméticos

Classificação	Nome comercial	Princípio ativo	Apresentação
Mióticos	Pilocarpina® 1%(H)	Pilocarpina 1% colírio	Frasco com 10 mℓ
	Pilocarpina® 2%(H)	Pilocarpina 2% colírio	Frasco com 10 mℓ
	Pilocarpina® 4%(H)	Pilocarpina 4% colírio	Frasco com 10 mℓ
	Isopto® Carpine(H)	Cloridrato de pilocarpina 2% colírio	Frasco com 10 mℓ
	Isopto® Carpine(H)	Cloridrato de pilocarpina 4% colírio	Frasco com 10 mℓ
	Pilocan® 2%(H)	Cloridrato de pilocarpina 2% colírio	Frasco com 10 mℓ
	Pilocan® 4%(H)	Cloridrato de pilocarpina 4% colírio	Frasco com 10 mℓ
	Pilosol® 1%(H)	Cloridrato de pilocarpina 1% colírio	Frasco com 10 mℓ
	Pilosol® 2%(H)	Cloridrato de pilocarpina 2% colírio	Frasco com 10 mℓ
	Pilosol® 3%(H)	Cloridrato de pilocarpina 3% colírio	Frasco com 10 mℓ
	Pilosol® 5%(H)	Cloridrato de pilocarpina 5% colírio	Frasco com 10 mℓ
	Echothiophate Iodide 0,0625%(H)(importado)	Ecotiofato de iodina 0,0625% colírio	Frasco com 10 mℓ
	Echothiophate Iodide 0,125%(H)(importado)	Ecotiofato de iodina 0,125% colírio	Frasco com 10 mℓ

(continua)

Capítulo 8 • Medicamentos de Uso Oftálmico e Conceitos Básicos da Farmacologia Ocular 443

Classificação	Nome comercial	Princípio ativo	Apresentação
Mióticos	Ophtcol® Cloreto Carbacol₍H₎	Carbacol 0,01%	Frasco com 2 mℓ (0,1 mg/mℓ)
	Miostat®₍H₎	Carbacol 0,01%	Ampola 1,5 mℓ a 0,01%
	Carbastat®₍H₎	Carbacol 0,01%	Ampola 1,5 mℓ a 0,01%

Hipotensores			
Classificação	Nome comercial	Princípio ativo	Apresentação
Agonistas alfa-2-adrenérgicos	Glaub®₍H₎	Tartarato de brimonidina 0,2% colírio	Frasco com 5 mℓ
	Alphagan®₍H₎	Tartarato de brimonidina 0,2% colírio	Frasco com 5 mℓ
	Alphagan®₍H₎	Tartarato de brimonidina 0,2% colírio	Frasco com 10 mℓ
	Alphagan® P₍H₎	Tartarato de brimonidina 0,15% colírio	Frasco com 5 mℓ
	Alphagan® Z₍H₎	Tartarato de brimonidina 0,1% colírio	Frasco com 5 mℓ
	Tartarato de brimonidina 0,15%₍H₎	Tartarato de brimonidina 0,15% colírio	Frasco com 5 mℓ
	Tartarato de brimonidina 0,2%₍H₎	Tartarato de brimonidina 0,2% colírio	Frasco com 5 mℓ
Betabloqueadores	Presmin®₍H₎	Cloridrato de betaxolol 0,5% colírio	Frasco com 5 mℓ
	Betoptic®₍H₎	Cloridrato de betaxolol 0,5% colírio	Frasco com 5 mℓ
	Betoptic® S₍H₎	Cloridrato de betaxolol 0,25% colírio	Frasco com 5 mℓ
	Cloridrato de betaxolol 0,5%₍H₎₍G₎	Cloridrato de betaxolol 0,5% colírio	Frasco com 5 mℓ
	Betagan®₍H₎	Cloridrato de levobunolol 0,5% colírio	Frasco com 5 mℓ
	Betagan®₍H₎	Cloridrato de levobunolol 0,5% colírio	Frasco com 5 mℓ
	B-Tablock®₍H₎	Cloridrato de levobunolol 0,5% colírio	Frasco com 5 mℓ
	B-Tablock®₍H₎	Cloridrato de levobunolol 0,5% colírio	Frasco com 10 mℓ
	Glaucotrat®₍H₎	Maleato de timolol 0,5% colírio	Frasco com 5 mℓ
	Glautimol 0,5%®₍H₎	Maleato de timolol 0,5% colírio	Frasco com 5 mℓ
	Maleato de timolol₍H₎₍G₎	Maleato de timolol 0,25% colírio	Frasco com 5 mℓ
	Maleato de timolol₍H₎₍G₎	Maleato de timolol 0,5% colírio	Frasco com 5 mℓ
	Maleato de timolol₍H₎₍G₎	Maleato de timolol 0,5% colírio	Frasco com 10 mℓ
	Nyolol®₍H₎	Maleato de timolol 1,37 mg gel oftálmico	Frasco com 5 mℓ
	Timoptol®₍H₎	Maleato de timolol 0,5% colírio	Frasco com 5 mℓ
	Timoptol-Xe®₍H₎	Maleato de timolol 0,5% colírio	Frasco com 5 mℓ
	Beta-Ophtiole®₍H₎	Metipranolol 0,3% colírio	Frasco com 5 mℓ
Inibidores da anidrase carbônica	Azopt®₍H₎	Brinzolamida 10 mg/mℓ	Frasco com 5 mℓ
	Cloridrato de dorzolamida₍H₎	Cloridrato de dorzolamida 2% colírio	Frasco com 5 mℓ
	Trusopt®₍H₎	Cloridrato de dorzolamida 2% colírio	Frasco com 5 mℓ
	Ocupress®₍H₎	Cloridrato de dorzolamida 2% colírio	Frasco com 5 mℓ
Mióticos	Pilocan® 2%₍H₎	Cloridrato de pilocarpina 2% colírio	Frasco com 5 mℓ
	Pilocarpina 1%₍H₎	Cloridrato de pilocarpina 1% colírio	Frasco com 10 mℓ
	Pilocarpina 2%₍H₎	Cloridrato de pilocarpina 2% colírio	Frasco com 10 mℓ
	Pilocarpina 4%₍H₎	Cloridrato de pilocarpina 4% colírio	Frasco com 10 mℓ

(continua)

Parte 4 • Medicamentos de Uso Oftálmico

Classificação	Nome comercial	Princípio ativo	Apresentação
Prostaglandinas	Bimatoprosta 0,03%(H)(G)	Bimatoprosta 0,03% colírio	Frasco com 3 mℓ
	Latanoprosta 0,05 mg/mℓ(H)(G)	Latanoprosta 0,05 mg/mℓ colírio	Frasco com 2,5 mℓ
	Lumigan®(H)	Bimatoprosta 0,03% colírio	Frasco com 3 mℓ
	Lumigan®(H)	Bimatoprosta 0,03% colírio	Frasco com 5 mℓ
	Xalatan®(H)	Latanoprosta 0,05 mg/mℓ colírio	Frasco com 2,5 mℓ
	Travoprosta(H)	Travoprosta 0,004% colírio	Frasco com 2,5 mℓ
	Saflutan®(H)	Tafluprosta 15 µg/mℓ colírio	30 flaconetes de dose única de 0,3 mℓ
	Travatan®(H)	Travoprosta 0,004% colírio	Frasco com 2,5 mℓ
	Drenatan®(H)	Latanoprosta 50 µg/mℓ colírio	Frasco com 2,5 mℓ
Associações de antiglaucomatosos	Cosopt®(H)	Dorzolamida 2%, timolol 0,5% colírio	Frasco com 5 ou 10 mℓ
	Cloridrato de dorzolamida + maleato de timolol(H)(G)	Dorzolamida 2%, timolol 0,5% colírio	Frasco com 5 ou 10 mℓ
	Combigan®(H)	Brimonidina 2%, timolol 0,5% colírio	Frasco com 5 ou 10 mℓ
	Tartarato de brimonidina + maleato de timolol(H)(G)	Brimonidina 2%, timolol 0,5% colírio	Frasco com 5 ou 10 mℓ
	Duo-Travatan®(H)	Travoprosta 0,04%, timolol 0,5% colírio	Frasco com 2,5 mℓ
	Azorga®(H)	Brinzolamida 1%, timolol 0,5% colírio	Frasco com 5 mℓ colírio
	Xalacon®(H)	Latanoprosta 0,005%, Timolol 0,5% colírio	Frasco com 2,5 mℓ colírio
	Latanoprosta + timolol(H)(G)	Latanoprosta 0,005%, timolol 0,5% colírio	Frasco com 2,5 mℓ colírio

Lubrificantes; lágrimas artificiais			
Classificação	Nome comercial	Princípio ativo	Apresentação
Ácido hialurônico	Adaptis® Fresh 0,4%(H)	Ácido hialurônico 0,4% colírio	Frasco com 10 mℓ
Ácido poliacrílico	Refresh® Gel 0,3%(H)	Ácido poliacrílico 0,3% gel	Tubo com 10 g
	Vidisic® Gel(H)	Ácido poliacrílico 2 mg/g gel	Tubo com 10 g
	Viscotears® Gel Líquido(H)	Ácido poliacrílico 2 mg/g gel	Tubo com 10 g
Álcool povinílico	Lacril®(H)	Álcool povinílico a 1,4%, clobutanol colírio	Frasco com 15 mℓ
	Refresh®(H)	Álcool polivinílico a 1,4%, povidona	Embalagem com 30 flaconetes de 0,4 mℓ cada
Celulose e derivados	Artelac®(H)	Hidroxipropilmetilcelulose (hipromelose) 0,5% colírio	Frasco com 10 mℓ
	Cellufresh®(H)	Carboximetilcelulose sódica (carmelose)	Embalagem com 10 flaconetes de 0,4 mℓ cada
	Ecofilm®(H)	Carboximetilcelulose sódica (carmelose) 0,5% colírio	Frasco com 5 mℓ
			Frasco com 15 mℓ
	Fresh Tears®(H)	Carboximetilcelulose sódica (carmelose) 0,5% colírio	Frasco com 5 mℓ
			Frasco com 15 mℓ
	Fresh® Tears Liquigel(H)	Carboximetilcelulose sódica (carmelose) 1% gel	Frasco com 15 mℓ
	Filmcel®(H)	Hidroxipropilmetilcelulose (hipromelose) 0,5% colírio	Frasco com 10 mℓ
	Genteal®(H)	Hidroxipropilmetilcelulose (hipromelose) 3 mg/mℓ colírio e gel	Frasco com 10 mℓ
			Tubo com 10 g
	Lacrifilm®(H)	Carboximetilcelulose sódica 0,5% colírio	Frasco com 15 mℓ

(continua)

Capítulo 8 • Medicamentos de Uso Oftálmico e Conceitos Básicos da Farmacologia Ocular

Classificação	Nome comercial	Princípio ativo	Apresentação
Dextrana 70	Lacribell®(H)	Dextrana 70 0,1% + hipromelose 0,3% colírio	Frasco com 15 mℓ
	Lacrima® Plus(H)	Dextrana 70 0,1% + hipromelose 0,3% colírio	Frasco com 15 mℓ
	Trisorb®(H)	Dextrana 70 0,1% + hipromelose 0,3% colírio	Frasco com 15 mℓ
Glicerina	Endura®(H)	Glicerina 9 mg/mℓ + polissorbato	Embalagem com 30 flaconetes de 0,4 mℓ
	Optive®(H)	Glicerina 9 mg/mℓ + carmelose 5 mg/mℓ colírio	Frasco com 15 mℓ
	Optive® UD(H)	Glicerina + carboximetilcelulose	Embalagem com 30 flaconetes de 0,4 mℓ
Hialuranato de sódio	Hyabac®(H)	Hialuranato de sódio 0,15%	Frasco com 10 mℓ
Palmitato de retinol	Lacrigel™ A(H)	Palmitato de retinol 10 mg/g	Tubo com 10 g de gel
Polividona (polivinilpirrolidona)	Hypotears® Plus(H)	Polividona 50 mg/g	Frasco com 10 mℓ
	Hypotears® Plus DU(H)	Polividona 50 mg/g	Embalagem com 20 flaconetes de 0,4 mℓ
Sulfato de condroitina	Dunason®(H)	Sulfato de condroitina 0,03 mg/mℓ	Frasco com 15 mℓ
	Tears®(V)	Sulfato de condroitina 200 mg/mℓ	Solução em frasco de 8 mℓ
Propilenoglicol	Oftane®(H)	Cloreto de sódio, bórico (ácido ou derivado), propilenoglicol, polietilenoglicol 400	Frasco com 15 mℓ
			Frasco com 10 mℓ
	Systane® UL(H)	Propilenoglicol, ácido bórico	Frasco com 10 mℓ
	Mirugell®(H)	Propilenoglicol, poletilenoglicol 400, hidroxipropilguar	Frasco com 5 e 15 mℓ

Antialérgicos

Classificação	Nome comercial	Princípio ativo	Apresentação
Inibidor da degranulação de mastócitos	Cromolerg® 2%(H)	Cromoglicato dissódico 2% colírio	Frasco com 5 mℓ
	Cromolerg® 4%(H)	Cromoglicato dissódico 4% colírio	Frasco com 5 mℓ
	Maxicrom® 2%(H)	Cromoglicato dissódico 2% colírio	Frasco com 5 mℓ
	Maxicrom® 4%(H)	Cromoglicato dissódico 4% colírio	Frasco com 5 mℓ
	Cromoglicato dissódico 2%(H)(G)	Cromoglicato dissódico 2% colírio	Frasco com 5 mℓ
	Cromoglicato dissódico 4%(H)(G)	Cromoglicato dissódico 4% colírio	Frasco com 5 mℓ
Anti-histamínicos	Octifen®(H)	Fumarato de cetotifeno 0,25 mg/mℓ colírio	Frasco com 5 mℓ
	Zaditen®(H)	Fumarato de cetotifeno 0,25 mg/mℓ colírio	Frasco com 5 mℓ
	Emadine®(H)	Emedastina 0,05% colírio	Frasco com 5 mℓ
	Patanol®(H)	Olopatadina 0,1% colírio	Frasco com 5 mℓ
	Fumarato de cetotifeno 0,25 mg/mℓ(H)(G)	Fumarato de cetotifeno 0,25 mg/mℓ colírio	Frasco com 5 mℓ
	Olopatadina 0,1%(H)(G)	Olopatadina 0,1% colírio	Frasco com 5 mℓ

Agentes anticolagenases

Classificação	Nome comercial	Princípio ativo	Apresentação
Agentes anticolagenase (manipulação)	EDTA dissódico 0,35%	EDTA dissódico 0,35% colírio	Frasco com 5 mℓ
	Acetilcisteína 5%	Acetilcisteína 5% colírio	Frasco com 5 mℓ
	Acetilcisteína 10%	Acetilcisteína 10% colírio	Frasco com 5 mℓ

(continua)

Agentes quelantes

Classificação	Nome comercial	Princípio ativo	Apresentação
Agente quelante de cálcio (manipulação)	EDTA dissódico 0,35%	EDTA dissódico 0,35% colírio	Frasco com 5 mℓ
Agente quelante de ferro (manipulação)	Deferoxamina 10%	Deferoxamina 10% colírio	Frasco com 5 mℓ

Agentes hiperosmóticos

Classificação	Nome comercial	Princípio ativo	Apresentação
Cloreto de sódio (manipulação)	Cloreto de sódio colírio, gel ou pomada	Cloreto de sódio colírio (2-3-4 a 5%) Cloreto de sódio gel ou pomada oftálmica (5%)	Frasco com 5 mℓ Tubo com 3,5 g
Glicose 40% (manipulação)	Glicose 40%	Glicose 40% colírio Glicose 40% gel ou pomada oftálmica	Frasco com 5 mℓ Tubo com 3,5 g

Agentes para uso cirúrgico

Classificação	Nome comercial	Princípio ativo	Apresentação
Corantes de cápsula para capsulorrexe (manipulação)	Azul de tripan 0,1%	Azul de tripan 0,1%	Frasco-ampola de 1 mℓ
	Indocianina verde 0,5% IO	Indocianina verde 0,5%	Frasco-ampola de 1 mℓ
Viscoelásticos (manipulação)	Metilcelulose (HPMC) intraocular 2 a 4%	Metilcelulose 2 a 4%	Frasco-ampola de 2 mℓ ou seringa de 1,5 mℓ
Substitutos do vítreo (manipulação)	Perfluoroctano	Perfluoroctano	Frasco-ampola de 5 mℓ
	Óleo de silicone intravítreo	Óleo de silicone intravítreo 1.000 cápsulas e 5.000 cápsulas	Frasco-ampola de 8 mℓ
Ativador de plasminogênio tecidual (manipulação)	TPA/alteplase	TPA 25 µg/0,1 mℓ	Frasco-ampola de 0,3 mℓ

Vitaminas

Classificação	Nome comercial	Princípio ativo	Apresentação
Vitaminas A e D	Epitezan® Pomada Oftálmica(H)	Cada g de pomada oftálmica estéril contém: 10.000 UI de acetato de retinol, 25 mg de aminoácidos, 5 mg de metionina e 5 mg de cloranfenicol	Tubo com 3,5 g
Vitamina C (manipulação)	Vitamina C 2% colírio	Ácido ascórbico 2% colírio	Frasco com 10 ml

Conceitos básicos da farmacologia ocular

Apresentação	
	Pomada/unguento: Veículo viscoso com efeito de alívio e lubrificação maior 5 mm no saco conjuntival Pomadas/unguentos permanecem por um período mais longo (em média 15 min). No mínimo, 3 a 4 h para a próxima administração Ideal para administração noturna Atrapalha a visão (embaça) e a cicatrização da córnea Administração mais difícil e maior incidência de irritações
	Soluções e suspensões: 1 gota (30 a 50 mℓ). O fórnice de cães e gatos tem aproximadamente 16 mℓ, portanto, 1 gota para cães e gatos e 2 gotas para grandes animais são suficientes O ideal é instilar no canto medial ou nasal ocular A duração média do colírio em solução é de 5 min e em suspensão, de 7 a 10 min, quando são viscosos, como base de lágrimas artificiais Intervalo de instilação entre um colírio e outro é de, no mínimo, de 5 a 10 min Não atrapalha a visão e a cicatrização da córnea

(continua)

Capítulo 8 • Medicamentos de Uso Oftálmico e Conceitos Básicos da Farmacologia Ocular

Conceitos básicos da farmacologia ocular

Frequência	Depende do tipo de apresentação (colírio ou pomada), do grupo farmacológico (antibiótico, anti-inflamatório etc.) e da patologia a ser tratada. Por exemplo: • Colírio antibiótico ou antifúngico: – 3 a 4 vezes/dia (infecção leve) – 4 a 6 vezes/dia (infecção moderada) – 6 a 8 vezes/dia (infecção grave) ou a cada 1 ou 2 h no 1º dia ou em até 2 a 3 dias em processos muito graves • Pomada antibiótica ou antifúngica: 2 a 4 vezes/dia • Antivirais: 4 a 6 vezes/dia • Lubrificantes oculares: 2 a 6 vezes/dia • Imunossupressores lacrimoestimulantes tópicos: 2 a 3 vezes/dia • Hipotensores tópicos: 2 a 3 vezes/dia; prostaglandinas 1 a 2 vezes/dia (de preferência, 1 vez/noite) • Antialérgicos tópicos: 2 a 4 vezes/dia • Cicloplégicos – atropina colírio: 1 a 2 vezes/dia, em média de 5 a 7 dias (tratamentos prolongados podem induzir ceratoconjuntivite seca) • Agentes anticolagenases: 4 a 6 vezes/dia (a cada 1 ou 2 h nos primeiros dias em casos graves) • Agentes quelantes de cálcio: 4 vezes/dia • Agentes hiperosmóticos: 4 a 6 vezes/dia (colírio), 2 a 4 vezes/dia (pomada ou gel) • Vitaminas tópicas: 2 a 4 vezes/dia (colírio), 2 a 3 vezes/dia (pomada)
Tempo	Depende da patologia: • Uso contínuo. Por exemplo: glaucoma e ceratoconjuntivite seca • Específico. Por exemplo: processos bacterianos por, no mínimo, 7 a 10 dias; processos fúngicos por, no mínimo, 21 a 30 dias
Anti-inflamatórios esteroides	Os corticosteroides são amplamente utilizados na terapêutica oftálmica, têm efeito estabilizador de membrana e são potentes anti-inflamatórios e imunossupressores Nunca utilizá-los sem instilar fluoresceína previamente para detectar úlceras corneais, porque retardam a cicatrização Evitar em pacientes com glaucoma, diabetes e síndrome de Cushing Os mais utilizados na oftalmologia são prednisona, prednisolona, dexametasona e fluormetolona Tópico (segmento anterior) e sistêmico (pálpebras, segmento posterior, nervo óptico ou órbita)
Anti-inflamatórios não esteroides	São muito úteis na oftalmologia pela eficácia anti-inflamatória e analgésica e por interferir menos na epitelização da córnea, porém, em altas doses ou tempo prolongado, podem aumentar as metaloproteases e retardar a cicatrização da córnea, além de aumentar o tempo de sangramento Nunca exceder o uso tópico de mais de 3 vezes/dia (principalmente em úlceras de córnea; o uso requer cautela e deve ser avaliado e supervisionado criteriosamente). Nunca associar a corticosteroide Tópico (diclofenaco, nepafenaco, cetorolaco, flurbiprofeno, indometacina) e sistêmico (flunixino meglumina, meloxicam, carprofeno, firocoxibe, ácido acetilsalicílico)

Parte 5

Medicamentos de Uso Dermatológico e Otológico

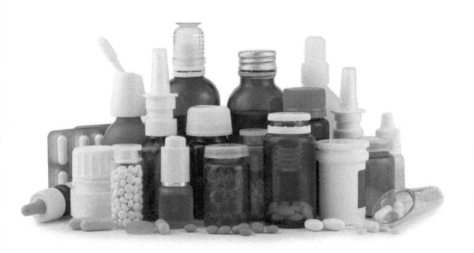

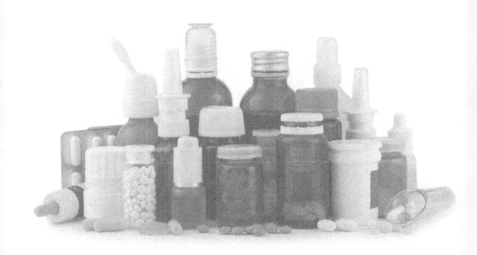

9 Formulações e Manipulações de Uso Tópico

Uso dermatológico

Grupo farmacológico	Formulação
Dessensibilizante (para pele sensível)	Texapon .... 30 ml Comperlan KD .... 2 ml Água q.s.p .... 100 ml **Indicação:** higienização de peles sensíveis **Modo de usar:** aplicar sob a forma de banhos, deixar agir por alguns minutos e enxaguar
	Lauril sulfossuccinato sódico .... 3% Alfabisabolol .... 0,5% Extrato glicólico de *aloe vera* .... 3% **Indicação:** higienização de peles sensíveis **Modo de usar:** aplicar sob a forma de banhos, deixar agir por alguns minutos e enxaguar
	Alfabisabolol .... 0,5% Extrato glicólico de *aloe vera* .... 3% Extrato glicólico de calêndula .... 3% Glicerina .... 5% Xampu q.s.p .... 100 ml **Indicação:** higienização de peles sensíveis **Modo de usar:** aplicar sob a forma de banhos, deixar agir por alguns minutos e enxaguar
	Ácido hialurônico .... 1% Alfabisabolol .... 0,5% Extrato glicólico de calêndula .... 3% Óleo de macadâmia .... 1% Veículo siliconado q.s.p .... 100 ml **Indicação:** dessensibilizante para peles sensíveis **Modo de usar:** aplicar sob a forma de *spray* na região afetada 2 a 3 vezes/dia
Antifúngico Antibacteriano Antisseborreico	Cetoconazol .... 3% Clorexidina digliconato .... 3% Extrato glicólico de *aloe vera* .... 3% Hidroviton .... 2% Xampu q.s.p .... 100 ml **Indicação:** antifúngico, antibacteriano e hidratante **Modo de usar:** aplicar sob a forma de banhos semanais, deixar agir por alguns minutos e enxaguar
	Miconazol .... 2% Clorexidina digliconato .... 3% Extrato glicólico de calêndula .... 3% Xampu q.s.p .... 100 ml **Indicação:** antifúngico, antibacteriano e hidratante **Modo de usar:** aplicar sob a forma de banhos semanais, deixar agir por alguns minutos e enxaguar

(continua)

Grupo farmacológico	Formulação
Antifúngico Antibacteriano Antisseborreico	Cetoconazol... 3% Alfabisabolol...0,5% Extrato glicólico de calêndula.. 3% Extrato glicólico de *aloe vera*... 3% Glicerina... 5% Xampu q.s.p..100 mℓ **Indicação:** antifúngico e hidratante para peles muito ressecadas **Modo de usar:** aplicar sob a forma de banhos semanais, deixar agir por alguns minutos e enxaguar
	Miconazol.. 2% Gentamicina..0,2% Desonida..0,1% Óleo de amêndoas... 3% Creme q.s.p.. 50 g **Indicação:** antifúngico e antibacteriano **Modo de usar:** aplicar o creme no local 2 a 3 vezes/dia
	Peróxido de benzoíla...2,5% Xampu q.s.p..100 mℓ **Indicação:** seborreia oleosa, acne canina, hiperplasia do órgão da cauda e dermatose marginal da orelha. Evitar o uso em felinos **Modo de usar:** aplicar sob a forma de banhos semanais, deixar agir por alguns minutos e enxaguar
	Peróxido de benzoíla...2,5% Extrato glicólico de *aloe vera*... 3% Glicerina... 1% Xampu q.s.p..100 mℓ **Indicação:** seborreia oleosa, acne canina, desengordurante, queratolítico, comedolítico. Evitar o uso em felinos **Modo de usar:** aplicar sob a forma de banhos semanais, deixar agir por alguns minutos e enxaguar
Uso dermatológico	Sulfato de selênio... 2% Ureia... 5% Xampu q.s.p..100 mℓ **Indicação:** seborreia oleosa. Não usar em felinos **Modo de usar:** aplicar sob a forma de banhos semanais, deixar agir por alguns minutos e enxaguar. O sulfato de selênio pode causar amarelamento temporário de pelos e pele em animais de pelagem clara
	Ácido salicílico... 2% Biosulphur (enxofre líquido)... 2% Extrato glicólico de *aloe vera*... 2% Tintura de hamamélis.. 2% Xampu q.s.p..100 mℓ **Indicação:** seborreia seca. Não usar em felinos **Modo de usar:** aplicar sob a forma de banhos semanais, deixar agir por alguns minutos e enxaguar
	Piritionato de zinco... 2% Extrato glicólico de *aloe vera*... 2% Tintura de hamamélis.. 2% Triclosana..0,5% Xampu q.s.p..100 mℓ **Indicação:** seborreia seca **Modo de usar:** aplicar sob a forma de banhos semanais, deixar agir por alguns minutos e enxaguar
	Ciclopirox olamina... 1% Extrato glicólico de calêndula.. 3% Xampu q.s.p..100 mℓ **Indicação:** malassezíase cutânea e dermatofitose **Modo de usar:** aplicar sob a forma de banhos semanais, deixar agir por alguns minutos e enxaguar

(continua)

Capítulo 9 • Formulações e Manipulações de Uso Tópico 453

Grupo farmacológico	Formulação
Antifúngico Antibacteriano Antisseborreico	Nistatina ....0,15 g Creme q.s.p ....30 g **Indicação:** creme para candidíase e dermatofitose **Modo de usar:** aplicar na região afetada 2 a 3 vezes/dia

Clorexidina digliconato 3%
Ciprofloxacino 0,35%
Loção q.s.p .... 100 ml
Indicação: loção para acne, antisséptica e antibacteriana
Modo de usar: aplicar na região mentoniana e perilabial 1 a 2 vezes/dia

Clorexidina digliconato 3%
Loção q.s.p .... 100 ml
Indicação: loção para acne e antisséptica
Modo de usar: aplicar na região mentoniana e perilabial 1 a 2 vezes/dia

Peróxido de benzoíla 3%
Clindamicina 2%
Gel q.s.p .... 100 ml
Indicação: gel para acne e piodermite mentoniana
Modo de usar: aplicar na região afetada 2 vezes/dia

Extrato glicólico de camomila 3%
Óleo de melaleuca 4%
Óleo de silicone..3%
Tintura de barbatimão 10%
Tintura de camomila 10%
Tintura de confrei 10%
Tintura de própolis 4%
Veículo q.s.p .... 100 ml
Indicação: *spray* fungicida
Modo de usar: aplicar no local 2 a 3 vezes/dia

Cetoconazol 2%
Tintura de barbatimão 3%
Gel q.s.p ....50 g
Indicação: gel fungicida
Modo de usar: aplicar no local 2 a 3 vezes/dia

Clotrimazol 1%
Óleo de melaleuca 4%
Creme q.s.p ....50 g
Indicação: creme fungicida
Modo de usar: aplicar no local 2 a 3 vezes/dia

Timol 2%
Ácido salicílico 2%
Solução q.s.p ....30 ml
Indicação: loção para onimicose
Modo de usar: aplicar no local 2 a 3 vezes/dia

Ureia 30%
Ácido salicílico 4%
Creme com óleo de uva q.s.p .... 100 g
Indicação: creme para queratose dos pontos de apoio, queratose seborreica. Efeito: ceratolítico, redutor, descamante
Modo de usar: aplicar 1 a 2 vezes/ao dia, sendo uma das aplicações no período noturno, nos pontos de apoio (articulações umerorradioulnares, tarsotibiofibulares etc.)

Alantoína 1%
Sulfato de neomicina 0,5%
Óxido de zinco 5%
Pomada q.s.p ....50 g
Indicação: pomada para infecções bacterianas cutâneas localizadas
Modo de usar: aplicar no local afetado 2 a 3 vezes/dia

Uso dermatológico

(continua)

Grupo farmacológico	Formulação
Antifúngico Antibacteriano Antisseborreico	Alantoína .... 1% Dexametasona .... 0,1% Tobramicina .... 0,3% Pomada q.s.p .... 50 g **Indicação:** pomada para infecções bacterianas cutâneas localizadas **Modo de usar:** aplicar no local afetado 2 a 3 vezes/dia
Anti-inflamatório Antipruriginoso Cicatrizante	D-pantenol .... 2% Alantoína .... 2% Azuleno .... 0,05% Extrato glicólico de *aloe vera* .... 2% Creme q.s.p .... 50 g **Indicação:** creme anti-inflamatório, hidratante e cicatrizante **Modo de usar:** aplicar no local afetado 2 a 3 vezes/dia
Uso dermatológico	Alantoína .... 1% Clorexidina digliconato .... 1% Óxido de zinco .... 2% Óleo de citronela .... 2% Óleo de silicone .... 2% Creme q.s.p .... 50 g **Indicação:** creme cicatrizante e repelente **Modo de usar:** aplicar no local afetado 2 a 3 vezes/dia
	Óxido de zinco .... 5% Ácido bórico .... 3% Triancinolona .... 0,05% Vitamina A .... 1% Pomada q.s.p .... 50 g **Indicação:** pomada cicatrizante e anti-inflamatória **Modo de usar:** aplicar no local afetado 2 a 3 vezes/dia
	Extrato glicólico de *aloe vera* .... 2% Óleo de girassol .... 2% Óxido de zinco .... 5% Sulfadiazina de prata .... 1% Vitamina A .... 1% Vitamina E .... 1% Pomada q.s.p .... 50 g **Indicação:** pomada cicatrizante, antimicótica e antisséptica **Modo de usar:** aplicar no local afetado 2 a 3 vezes/dia
	Betametasona .... 0,1% D-pantenol .... 1% Glicerina .... 1% Hidroviton .... 2% Tintura de alecrim .... 3% Tintura de camomila .... 3% Xampu q.s.p .... 100 ml **Indicação:** dermatite alérgica e atopia. Ação anti-inflamatória, antipruriginosa e hidratante **Modo de usar:** aplicar sob a forma de banhos semanais, deixar agir por alguns minutos e enxaguar
	Betametasona .... 0,1% Cetoconazol .... 3% Clorexidina digliconato .... 3% D-pantenol .... 1% Alfabisabolol .... 0,5% Extrato glicólico de *aloe vera* .... 3% Xampu q.s.p .... 100 ml **Indicação:** dermatite alérgica e atopia. Ação anti-inflamatória, antipruriginosa, antifúngica, antisséptica e hidratante **Modo de usar:** aplicar sob a forma de banhos semanais, deixar agir por alguns minutos e enxaguar

(continua)

Grupo farmacológico	Formulação
Anti-inflamatório Antipruriginoso Cicatrizante	Dexametasona .... 0,1% Extrato glicólico de camomila .... 3% Óleo de macadâmia .... 2% Tintura de confrei .... 2% Xampu q.s.p .... 100 mℓ **Indicação:** dermatite alérgica e atopia. Ação anti-inflamatória, antipruriginosa e hidratante **Modo de usar:** aplicar sob a forma de banhos semanais, deixar agir por alguns minutos e enxaguar
	Clorexidina .... 3% Aveia coloidal (ou betaglucana) .... 2,7% Xampu q.s.p .... 100 mℓ **Indicação:** dermatite atópica em peles muito sensíveis. Antifúngico e calmante da pele **Modo de usar:** aplicar sob a forma de banhos semanais, deixar agir por alguns minutos e enxaguar
	Ceramidas .... 1% Aveia coloidal (ou betaglucana) .... 1,5% Xampu q.s.p .... 100 mℓ **Indicação:** dermatite atópica em peles muito sensíveis. Xampu de limpeza e difusão que permite a eliminação dos alergênicos da superfície da pele, preserva a integridade cutânea e a função da barreira epidérmica **Modo de usar:** aplicar sob a forma de banhos semanais, deixar agir por alguns minutos e enxaguar
	Dimetilsulfóxido (DMSO) .... 20% Lidocaína .... 1% Prednisolona .... 0,2% Tintura de arnica .... 5% Gel q.s.p .... 100 g **Indicação:** gel para alívio de inflamações e dores articulares, distensões, displasia e edemas pós-cirúrgicos ou traumáticos **Modo de usar:** aplicar no local afetado com auxílio de luva de proteção, 1 a 2 vezes/dia
Hidratante	Lactato de amônio .... 5% Óleo de germe de trigo .... 3% Óleo de semente de uva .... 3% Silicone volátil .... 3,5% Ureia .... 20% Creme hidratante q.s.p .... 50 g **Indicação:** creme hidratante para calos, hiperqueratose ou pele muito ressecada **Modo de usar:** aplicar no local afetado 1 a 2 vezes/dia
	D-pantenol .... 1% Extrato glicólico de *aloe vera* .... 3% Glicerina .... 1% Hidroviton .... 2% Vitamina E .... 1% Xampu q.s.p .... 100 mℓ **Indicação:** xampu hidratante para pele e pelos muito ressecados **Modo de usar:** uso semanal ou conforme a necessidade, deixar agir por alguns minutos e enxaguar
	D-pantenol .... 1% Extrato glicólico de *aloe vera* .... 3% Glicerina .... 1% Hidroviton .... 2% Vitamina E .... 1% Veículo *spray* q.s.p .... 100 mℓ **Indicação:** *spray* hidratante para pele e pelos muito ressecados **Modo de usar:** aplicar no local afetado de 2 a 3 vezes/dia

(continua)

Grupo farmacológico	Formulação
Ectoparasiticida	Fipronil ....10% Veículo tópico adesivo q.s.p ....4 ml **Indicação:** prevenção e controle de infestação por pulgas e carrapatos **Modo de usar:** aplicar no dorso do animal 48 h antes ou após do banho da seguinte maneira: • Cães até 10 kg: 1 ml • Cães de 10 a 20 kg: 1,5 ml • Cães de 20 a 40 kg: 3 ml • Cães acima de 40 kg: 4 ml • Gatos: 0,5 ml
	Óleo de neem ....10% Veículo tópico adesivo q.s.p ....4 ml **Indicação:** prevenção e controle de infestação por pulgas e carrapatos **Modo de usar:** aplicar no dorso do animal 48 h antes ou após do banho da seguinte maneira: • Cães até 10 kg: 1 ml • Cães de 10 a 20 kg: 1,5 ml • Cães de 20 a 40 kg: 3 ml • Cães acima de 40 kg: 4 ml • Gatos: 0,5 ml
	Óleo de neem .... 3% Tintura de alecrim .... 5% Xampu q.s.p .... 100 ml **Indicação:** prevenção e controle de infestação por pulgas **Modo de usar:** aplicar em forma de banhos, deixar agir por alguns minutos e enxaguar. Reaplicar a cada 15 dias
	Tiabendazol .... 3% Hidroviton .... 1% Tintura de alecrim .... 5% Tintura de própolis .... 2% Xampu q.s.p .... 100 ml **Indicação:** escabicida e acaricida **Modo de usar:** aplicar em forma de banhos, deixar agir por alguns minutos e enxaguar. Reaplicar a cada 15 dias
Fotoprotetor	Filtro solar FPS 30 *spray* ou gel q.s.p ....50 g **Indicação:** animais albinos, despigmentados, de pele clara, com pouca cobertura pilosa, especialmente nas regiões mais sensíveis, como focinho e ponta de orelha. Efeito fotoprotetor **Modo de usar:** aplicar nas áreas despigmentadas ou com rarefação pilosa e lesada. Caso haja exposição prolongada ao sol, reaplicar o produto de 2 a 3 vezes/dia
	Hidroviton .... 2% Filtro solar FPS 30 *spray* ou gel q.s.p ....50 g **Indicação:** animais albinos, despigmentados, de pele clara, com pouca cobertura pilosa, especialmente nas regiões mais sensíveis, como focinho e ponta de orelha. Efeito fotoprotetor e hidratante **Modo de usar:** aplicar nas áreas despigmentadas ou com rarefação pilosa e lesada. Caso haja exposição prolongada ao sol, reaplicar o produto de 2 a 3 vezes/dia
	Extrato glicólico de *aloe vera*.. 2% D-pantenol... 2% Filtro solar FPS 30 *spray* ou gel q.s.p ....50 g **Indicação:** animais albinos, despigmentados, de pele clara, com pouca cobertura pilosa, especialmente nas regiões mais sensíveis, como focinho e ponta de orelha. Efeito fotoprotetor e hidrante profundo **Modo de usar:** aplicar nas áreas despigmentadas ou com rarefação pilosa e lesada. Caso haja exposição prolongada ao sol, reaplicar o produto de 2 a 3 vezes/dia

(continua)

Capítulo 9 • Formulações e Manipulações de Uso Tópico 457

Grupo farmacológico	Formulação
Fotoprotetor	Filtro solar .... Fator 30 Extrato glicólico de *aloe vera* .... 2% Vitamina E .... 1% *Spray* ou gel q.s.p .... 50 g **Indicação:** animais albinos, despigmentados, de pele clara, com pouca cobertura pilosa, especialmente nas regiões mais sensíveis, como focinho e ponta de orelha. Efeito fotoprotetor, hidratante e antienvelhecimento precoce da pele **Modo de usar:** aplicar nas áreas despigmentadas ou com rarefação pilosa e lesada. Caso haja exposição prolongada ao sol, reaplicar o produto de 2 a 3 vezes/dia
	Eusolex (fator 15 proteção UV) .... 7% Oxibenzona .... 3% Óxido de titânio .... 5% Creme com óleo de uva q.s.p .... 100 g **Indicação:** dermatite actínica com ação fotoprotetora **Modo de usar:** aplicar nas áreas despigmentadas ou com rarefação pilosa e lesada 1 a 3 vezes/dia

Uso Otológico

Grupo farmacológico	Formulação
Ectoparasiticida	Diazinona .... 10% Pimaricina .... 3% Neomicina .... 3% Dexametasona .... 0,1% Veículo q.s.p .... 30 mℓ **Indicação:** otocaríase, otites por infecções fúngicas ou bacterianas **Modo de usar:** 3 a 5 gotas no ouvido 2 vezes/dia
	Tiabendazol .... 3% Miconazol .... 2% Neomicina .... 3% Dexametasona .... 0,1% Veículo q.s.p .... 30 mℓ **Indicação:** otocaríase, otites por infecções fúngicas ou bacterianas **Modo de usar:** 3 a 5 gotas no ouvido 2 vezes/dia
Antibiótico Antifúngico	Gentamicina .... 0,3% Betametasona .... 0,1% Clotrimazol .... 1% Veículo q.s.p .... 30 mℓ **Indicação:** otites por infecções fúngicas ou bacterianas **Modo de usar:** 3 a 5 gotas no ouvido 2 vezes/dia
	Nistatina .... 1% Neomicina .... 3% Hidrocortisona .... 1% Veículo q.s.p .... 30 mℓ **Indicação:** otites por infecções fúngicas ou bacterianas **Modo de usar:** 3 a 5 gotas no ouvido 2 vezes/dia
	Tobramicina .... 0,3% Triancinolona .... 0,5% Miconazol .... 2% Veículo q.s.p .... 30 mℓ **Indicação:** otites por infecções fúngicas ou bacterianas **Modo de usar:** 3 a 5 gotas no ouvido 2 vezes/dia
	Ciprofloxacino .... 0,3% Hidrocortisona .... 1% Cetoconazol .... 3% Clorexidina .... 0,2% Veículo q.s.p .... 30 mℓ **Indicação:** otites por infecções fúngicas ou bacterianas **Modo de usar:** 3 a 5 gotas no ouvido 2 vezes/dia

(continua)

Grupo farmacológico	Formulação
Ceruminolítico	Ácido lático .... 2,5% Ácido salicílico .... 0,01% Veículo q.s.p .... 30 mℓ **Indicação:** solução de limpeza auricular **Modo de usar:** 3 a 5 gotas no ouvido 2 a 3 vezes/dia Glicerina .... 5% Clorexidina .... 0,2% Veículo q.s.p .... 30 mℓ **Indicação:** solução de limpeza auricular **Modo de usar:** 3 a 5 gotas no ouvido 2 a 3 vezes/dia

Uso otológico

Parte 6

Tratamentos

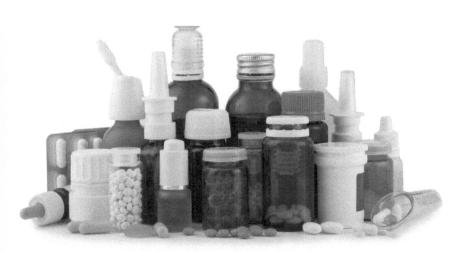

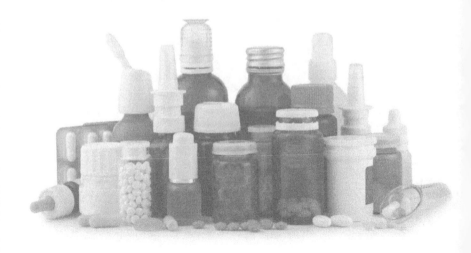

10 Fluidoterapia e Transfusão Sanguínea

As Tabelas 10.1 a 10.4 apresentam a sequência de etapas básicas para a aplicação da fluidoterapia em pequenos animais.

Tabela 10.1 Passo 1 | Avaliar o tipo de desidratação e se há desequilíbrio acidobásico.

Tipos de desidratação	
Hipotônica	Hiponatremia, Ht e PPT ↑
Hipertônica	Hipernatremia, Ht e PPT ↓, normais ou pouco alterados
Isotônica	Normonatremia, Ht e PPT normais ou pouco alterados
Equilíbrio acidobásico e o papel do Cl- no distúrbio	
Avaliar	pH, PCO_2, HCO_3^-, Na^+, K^+, Cl^-, albumina e fósforo
Calcular	IA, razão [Cl-] / [Na^+], $DIF_{clínico}$: [Na^+] – [Cl-]

Tabela 10.2 Passo 2 | Tipo de fluido e aditivo a ser administrado.

Ocorrência	Distúrbio	Solução
Vômito	Alcalose	SF 0,9%, SF 0,9% + KCl ou lactato de Ringer
Diarreia	Acidose	lactato de Ringer ou SF 0,9% + bicarbonato
Vômito + diarreia	Acidose	lactato de Ringer, SF 0,9% + bicarbonato, SF 0,9% + bicarbonato + KCl
Hepatopatia	Acidose	SF 0,9% + bicarbonato ou lactato de Ringer (com massa muscular adequada sem caquexia) ou solução glicofisiológica
Nefropatia	–	Lactato de Ringer
	Hipernatremia	SF 0,45% + solução glicosada 2,5%
	Acidose	Lactato de Ringer ou SF 0,9% + bicarbonato
Cardiopatia	Hipernatremia	SF 0,45% + solução glicosada 2,5%
	Acidose	Lactato de Ringer ou SF 0,9% + bicarbonato
Choque	Acidose	Lactato de Ringer ou SF 0,9% + bicarbonato
Anorexia com pouca desidratação	–	Lactato de Ringer ou solução glicosada 5% suplementar K se mantido por vários dias no fluido

Tabela 10.3 Passo 3 | Cálculo do volume a ser administrado.

Reposição (em até 12 h)	
Peso × grau de desidratação × 10	
Manutenção	
40 mℓ/kg/dia	Vômito
50 mℓ/kg/dia	Diarreia
60 mℓ/kg/dia	Vômito + diarreia
Ou peso × grau de desidratação × 10	

Tabela 10.4 Passo 4 | Cálculo da velocidade a ser administrada.

Equipo	Quantidade
Macrogotas ou macrométricos	0,1 mℓ/gota (× 10)
Microgotas ou micrométricos	0,01 mℓ/gota (× 25)
	0,02 mℓ/gota (× 50)

Por exemplo, se um animal precisa receber 600 mℓ de fluido em 24 h:

- Horas: 600 mℓ/24 h = 25 mℓ/h
- Minutos: 25 mℓ/60 min = 0,4 mℓ/min; se 1 gota = 0,1 mℓ (macrogotas), logo, 4 gotas/min
- Segundos: 4 gotas/min = 4 gotas/60 s = 1 gota/15 s.

Observação: no equipo, microgotas seria 1 gota = 0,02 mℓ

- 20 gotas/min = 20 gotas/60 s = 1 gota/3 s.

As Tabelas 10.5 e 10.6 apresentam a avaliação do grau e do tipo de desidratação.

Tabela 10.5 Avaliação do grau de desidratação.

Grau de desidratação (% de peso vivo)	Elasticidade da pele	Mucosas e TPC	Outros sinais
4 a 5% (leve)	Levemente diminuída	Normais ou levemente ressecadas TPC normal	–
6 a 8% (moderada)	Diminuída	Congestas e secas TPC > 1 s	Retração do globo ocular Urina concentrada
9 a 10% (grave)	Muito diminuída	Pálidas, secas e anêmicas TPC muito aumentado	Aumento de FC, pulso fraco e filiforme Extremidades frias
> 10% (choque)	Severamente diminuída	Pálidas, secas e anêmicas ou cianóticas TPC muito aumentado	Morte iminente

Tabela 10.6 Avaliação do tipo de desidratação.

Tipo de desidratação	Causas	Consequências
Hipotônica Perda de eletrólitos maior do que a perda de água	Diuréticos, pancreatite, peritonite, uroabdome (perda de fluido hipertônico), diarreia, hemorragia, hiperadrenocorticismo (perda de fluido isotônico com reposição de água)	Hiponatremia, Ht e PPT↑
Hipertônica Perda de água sem perda de eletrólitos significativa	Patologias renais, cardíacas, hepáticas, queimaduras (perda de fluido hipotônico), febre, diabetes insípido, diminuição da ingestão de água (perda de água)	Hipernatremia, Ht e PPT↓, normais ou pouco alterados
Isotônica Perdas simultâneas de água e eletrólitos em proporções semelhantes	Vômito, diarreia, hemorragias, hipoadrenocorticismo	Normonatremia, Ht e PPT normais ou pouco alterados

As Tabelas 10.7 a 10.9 tratam da avaliação do desequilíbrio acidobásico e apresentam seus principais distúrbios.

Tabela 10.7 Avaliação do desequilíbrio acidobásico.

Método	Parâmetros medidos	Tipo de distúrbio	Parâmetro anormal	Acidose	Alcalose
Tradicional: Henderson-Hasselbalch (distúrbio acidobásico simples)	pH pCO_2 HCO_3^-, BE Anion gap (Na^+, K^+, Cl^-)	Respiratório Metabólico	pH pCO_2 pH HCO_3^- BE	↓pH ↑pCO_2 ↓pH ↓HCO_3^- BE < -3	↑pH ↓pCO_2 ↑pH ↑HCO_3^- BE > +3
Recente: Stewart (distúrbio acidobásico misto)	pH pCO_2 Na^+ K^+ Cl^- Albumina Globulina Lactato Fosfato	Respiratório Metabólico (SID ou DIF) Metabólica (A_{TOT})	pCO_2 SID/DIF A_{TOT}	↑pCO_2 ↓SID ↑fosfato	↓pCO_2 ↑SID ↓albumina

Tabela 10.8 Principais tipos de distúrbios simples de equilíbrio acidobásico.

Acidose metabólica	Alcalose metabólica	Acidose respiratória	Alcalose respiratória
Diarreia, diabetes melito, insuficiência renal, hipoadrenocorticismo, choque ↑IA normoclorêmica: cetoacidose diabética, acidose urêmica, acidose lática, intoxicação por aspiração e etilenoglicol IA normal hiperclorêmica: diarreia, acidose tubular renal, excesso de solução salina, inibidores da anidrase carbônica	Vômito, hiperadrenocorticismo, diuréticos, póshipercapnia, altas doses de penicilina, severa deficiência de potássio ou magnésio	Aspiração, neoplasia, abscesso, colapso traqueal, DPOC, asma, laringoespasmo, barbitúricos, anestesia inalatória, trauma encefálico ou cervical, miastenia grave, tétano, botulismo, polirradiculoneurite, hipopotassemia, bloqueadores neuromusculares, hérnia diafragmática, pneumotórax, efusão pleural, trauma pulmonar	Pneumonia, tromboembolismo, edema ou fibrose pulmonar, severa anemia ou hipotensão, hiperadrenocorticismo, aminofilina, corticosteroides, salicilatos, progesterona, neoplasia, doenças neurológicas, recuperação da acidose metabólica

Tabela 10.9 Principais tipos de distúrbios mistos de equilíbrio acidobásico.

Acidose metabólica + acidose respiratória	Alcalose metabólica + alcalose respiratória	Acidose metabólica ou alcalose metabólica + acidose respiratória	Acidose metabólica ou alcalose metabólica + alcalose respiratória
Síndrome dilatação-vólvulo gástrica, edema pulmonar severo, trauma torácico com choque, síndrome aguda de lise tumoral, envenenamento por escorpião, venenos neurotóxicos	Síndrome dilatação-vólvulo gástrica, hiperadrenocorticismo com tromboembolismo pulmonar, insuficiência cardíaca congestiva e diuréticos, doença hepática e diuréticos, babesiose severa, parvovirose com sepse	Síndrome dilatação-vólvulo gástrica, falência cardíaca com edema pulmonar e diuréticos	Síndrome dilatação-vólvulo gástrica, falência cardíaca com edema pulmonar e diuréticos, babesiose severa, parvovirose com sepse

As Tabelas 10.10 e 10.11 apresentam cristaloides e coloides e seus respectivos usos clínicos.

Tabela 10.10 Tipos de cristaloides.

Solução	Tonicidade	Uso clínico
Lactato de Ringer	Isotônica	Alcalinizante Reposição eletrolítica
Ringer	Isotônica	Acidificante Reposição eletrolítica
SF 0,9%	Isotônica	Acidificante Reposição eletrolítica
SF 0,45%	Isotônica	Desidratação hipertônica Hipernatremia
Glicose a 5%	Isotônica	Reposição de água Desidratação hipertônica Hipernatremia
Glicose a 2,5%	Isotônica	Desidratação hipertônica Hipernatremia

Tabela 10.11 Tipos de coloides.

Coloide	Substância	Nome comercial	Uso clínico
Natural	Plasma	–	Coagulopatias (plasma fresco), hipoproteinemia
Sintético	Albumina	Albuminar® 20%, Blaubimax®	Hipoproteinemia
	Hidroxietilamido	Voluven®, Plasmin®	Choque hipovolêmico
	Polímeros de gelatina	Gelafundim®	Hipoproteinemia severa Queimaduras Hemorragias Obstruções
	Dextrana	Dextrana 40	

A Tabela 10.12 apresenta os principais tipos de fluidos aditivos, sua tonicidade e seu uso clínico.

Tabela 10.12 Principais tipos de aditivos.

Aditivo	Tonicidade	Uso clínico
Glicose a 10 e 25%	Hipertônico	Diurese osmótica Combate da hipoglicemia
Glicose a 50%	Hipertônico	Diurese osmótica Emergência no traumatismo craniano
Bicarbonato de sódio a 8,4%	Hipertônico	Alcalinizante
KCl a 19,1%	Hipertônico	Acidificante Correção das deficiências de K⁺
Gluconato de cálcio a 10%	Hipertônico	Combate da hipocalcemia
Cloreto de amônio a 1 mEq/mℓ	Hipertônico	Acidificante

A Tabela 10.13 apresenta a incompatibilidade de alguns medicamentos nas soluções intravenosas.

Tabela 10.13 Incompatibilidade de medicamentos adicionados a soluções intravenosas.

Aditivo	Medicamentos incompatíveis
Albumina	Hidrolisado de proteínas
Cloreto de K⁺	Hidrolisado de aminoácidos

(continua)

Capítulo 10 • Fluidoterapia e Transfusão Sanguínea   465

Tabela 10.13 *(Continuação)* Incompatibilidade de medicamentos adicionados a soluções intravenosas.

Aditivo	Medicamentos incompatíveis
Dextrose e glicose	Canamicina, fenitoína, varfarina, novobiocina, vitamina B_{12}, digoxina, digitoxina, morfina, meperidina
Gluconato de cálcio	Cefalotina, nitrofurantoína, bicarbonato de sódio, tetraciclinas, sulfato de magnésio, estreptomicina
Lactato de Ringer	Bicarbonato de sódio, anfotericina B, cefalotina, sulfadiazina, tetraciclina, tiopental, varfarina, digoxina, digitoxina, morfina, meperidina
Ringer	Anfotericina B, bicarbonato de sódio, tiopental
Sangue total	Nenhum medicamento deve ser adicionado na transfusão

As Tabelas 10.14 a 10.17 apresentam as regras básicas para a utilização de bicarbonato de sódio (IV), cloreto de potássio (IV e VO) e coloide em cães e gatos.

Tabela 10.14 Regras básicas para o uso de bicarbonato de sódio intravenoso – 1 mℓ de $NaHCO_3$, ampola a 8,4% (10 mℓ) igual a 1 mEq.

Hemogasometria	Utilização
Sim	Quando o pH estiver abaixo da normalidade e/ou a concentração sérica de bicarbonato estiver abaixo de 15 mEq/ℓ ou ainda BE⁻ (déficit de base)
	HCO_3^- = (15 – bicarbonato medido) × 0,3 × peso ou HCO_3^- = 0,3 × peso × BE
Não	1 a 2 mEq/kg

Tabela 10.15 Regras básicas para o uso de cloreto de potássio intravenoso em cães e gatos – 1 mℓ de KCl, ampola a 19,1% (10 mℓ), igual a 2,56 mEq.

Hemogasometria	Utilização		
		Concentração sérica de potássio (mEq/ℓ)	Quantidade de KCl a 19,1% a ser adicionado em 500 m/ de lactato de Ringer, glicose 5% ou SF a 0,9%
Com o exame de hemogasometria Observação: nunca exceder 0,5 mEq/kg/h Se diluir o KCl em 250 mℓ de fluido ÷ 2; em 1.000 mℓ × 2		< 2	40 mEq (14,5 mℓ)
		2,1 a 2,5	30 mEq (11 mℓ)
		2,6 a 3	20 mEq (7 mℓ)
		3,1 a 3,5	15 mEq (5 mℓ)
		3,6 a 5	10 mEq (3 mℓ)
Sem o exame de hemogasometria		0,5 mEq/kg/h	

Tabela 10.16 Regras básicas para o uso de cloreto de potássio oral em cães e gatos – 50 a 100 mg/kg, a cada 12 h, KCl, VO.

Nome comercial e laboratório	Apresentação
Xarope de cloreto de potássio₍H₎ *(Prati-Donaduzzi)*	Frasco com 100 e 150 mℓ de solução de KCl a 900 mg/15 mℓ (60 mg/mℓ)
Clotássio®₍H₎ *(Bunker)*	Frasco com 100 mℓ de solução de KCl a 900 mg/15 mℓ (60 mg/mℓ)
Slow-K®₍H₎ *(Novartis)*	Embalagem com 20 cápsulas de 600 mg

Tabela 10.17 Regras básicas para o uso de coloide em cães e gatos. Uso emergencial em queimaduras, hemorragias, obstruções, hipoproteinemia grave ou quando houver necessidade de expansão rápida de volume.

Hidroxietilamido	Apresentação	Dose
Duração de expansão de volume de 12 a 48 h	Voluven® 6% *(Fresenius)*: bolsa de PVC de 500 mℓ Plasmin® 450/0,7 a 6% *(Halex Istar)*: frasco plástico, vidro ou bolsa plástica de 250 e 500 mℓ	Cães: 10 a 20 mℓ/kg IV* Gatos: 10 a 15 mℓ/kg IV*

* Em 2 a 4 h de administração contínua.

A Tabela 10.18 apresenta a avaliação das alterações do hematócrito e das proteínas plasmáticas.

Tabela 10.18 Avaliação das alterações do hematócrito e proteínas plasmáticas.

Hematócrito (Ht ou VG)	PPT	Possível causa	Observações
↑	↑	Desidratação Hiperproteinemia	Causas de hipoproteinemia: • Perda de proteína: diarreia severa, peritonite, torção gástrica • Diminuição da produção de albumina (insuficiência hepática)
↑	↓	Desidratação Hipoproteinemia	Causas de hiperproteinemia: • Desidratação e hiperglobulinemia (aumento da resposta imunológica)
↓	↓	Anemia Hipoproteinemia	
↓	↑	Anemia Hiperproteinemia	Causas de anemia: • Hemorragias, diminuição na produção de glóbulos vermelhos, hemólise, dieta

A Tabela 10.19 apresenta os valores e as indicações que requerem a transfusão de sangue ou derivados em cães e gatos. Já a Tabela 10.20 apresenta o cálculo e os procedimentos de coleta para a transfusão.

Tabela 10.19 Valores hematológicos e indicações clínicas que requerem transfusão de sangue ou derivados em cães e gatos.

Tipo, armazenamento e anticoagulante	Indicação clínica	Valores hematológicos	Dose
Sangue total fresco CPDA-1	Anemia hipovolêmica Anemia com alterações hemostáticas (trombocitopenia e coagulopatia)	Ht < 28% e PPT < 5 g/dℓ Ht entre 28 e 40% e PPT < 5 g/dℓ Ht > 28% e hemácias < 3 × 10⁶/mm³	Sem exame de sangue: 20 mℓ/kg Com exame de sangue: 1 a 2 mℓ/kg, elevar o Ht em 1%
Sangue total estocado 21 dias a 4°C – CPDA-1	Anemia hipovolêmica	Ht < 28% e PPT < 5 g/dℓ Ht entre 28 e 40% e PPT < 5 g/dℓ Hemácias < 3 × 10⁶/mm³	Sem exame de sangue: 20 mℓ/kg Com exame de sangue: 1 a 2 mℓ/kg, elevar o Ht em 1%
Concentrado ou papa de hemácias 20 dias a 4°C – CPDA-1	Anemia em pacientes normovolêmicos Anemia autoimune (pacientes com hemorragia crônica, eritropoese ineficiente e hemólise)	Hb < 7g/dℓ	Com exame de sangue: 1 a 2 mℓ/kg, elevar o Ht em 1%
Concentrado de plaquetas 3 a 5 dias a 23°C (em constante agitação) ou 2 h a 4°C – CPDA-1	Trombocitopenia grave	Plaquetas < 50.000 U/ℓ Plaquetas < 100.000 U/ℓ (paciente cirúrgico)	1 UI/10 kg (velocidade de 2 mℓ/min)
Plasma rico em plaquetas 3 a 5 dias a 23°C (em constante agitação) ou 2 h a 4°C – CPDA-1	Trombocitopenia grave	Plaquetas < 50.000 U/ℓ Plaquetas < 100.000 U/ℓ (paciente cirúrgico)	1 UI/10 kg (velocidade de 2 mℓ/min)
Plasma fresco congelado 1 ano a -30°C – CPDA-1	Coagulopatias hereditárias e adquiridas (CIVD, sepse, hepatopatia, neoplasia, coagulopatia dilucional, dicumarínicos) Pancreatite aguda Expansor de volume (segunda opção) Hipoproteinemia Hipoglobulinemia	Perfil de coagulação muito baixo (coagulapatias) PPT < 5 g/dℓ e/ou albumina < 1 g/dℓ	10 mℓ/kg (velocidade de 4 a 10 mℓ/min entre 3 e 6 h de infusão)

(continua)

Tabela 10.19 (Continuação) Valores hematológicos e indicações clínicas que requerem transfusão de sangue ou derivados em cães e gatos.

Tipo, armazenamento e anticoagulante	Indicação clínica	Valores hematológicos	Dose
Plasma congelado 3 meses a -18°C – CPDA-1	Hipoproteinemia Hipoglobulinemia	PPT < 5 g/dℓ e/ou albumina < 1 g/dℓ	10 mℓ/kg (velocidade de 4 a 10 mℓ/min entre 3 e 6 h de infusão)
Crioprecipitado 1 ano a -30°C – CPDA-1	Deficiências de fatores congênitos (hemofilia, doença de Von Willebrand)	Perfil de coagulação muito baixo	1UI/10 kg (repetir se necessário e, em casos de cirurgia, administrar 30 min antes)

Tabela 10.20 Cálculos e procedimentos de coletas para a transfusão de sangue.

Etapas	Orientações
Doador	A regra básica para retirada de sangue de um doador é: • 8% do peso (kg) = volemia sanguínea (ℓ) • Portanto, pode-se retirar de 20 a 25% da volemia sanguínea Exemplo: um cão de 15 kg pode ser um doador de sangue? 15 × 0,08 = 1,2 ℓ ou 1.200 mℓ 1.200 × 0,25 = 300 mℓ Resposta: não, pois não completaria uma bolsa de 500 mℓ de sangue. Um doador ideal deve pesar acima de 25 kg para cães e acima de 4 kg para gatos, ter idade entre 1 e 8 anos, ser saudável e isento de hemoparasitoses, não ter recebido transfusão e não ter doado sangue com menos de 21 dias (o ideal é acima de 30 dias)
Coleta de sangue em gatos	• Utilizar seringas de 10 ou 20 mℓ contendo heparina na proporção de 1:9 (heparinizar a seringa) • Sedar preferencialmente tanto o animal doador quanto o receptor • Um gato de 4 kg pode doar até 80 mℓ de sangue (4 × 0,08 = 0,32 ℓ ou 320 mℓ,320 × 0,25 = 80 mℓ). Em geral, coleta-se no máximo 20 mℓ, pela praticidade • Transfundir com auxílio de um equipo ou *scalp* lentamente
Coleta de sangue em grandes animais	• Bolsa de sangue comercial (450 a 500 mℓ) pode ser substituída por frascos de vidros esterilizados (1 a 5 ℓ) • Utiliza-se 5 UI de heparina/mℓ de sangue • Fazer imediatamente a transfusão na veia jugular após a coleta do sangue • Não há necessidade de calcular a velocidade de infusão
Receptor	Sem exame laboratorial: 20 mℓ/kg Com exame laboratorial: • Sem conhecer o Ht do doador: 1 a 2 mℓ/kg, elevar o Ht em 1%. Por exemplo: cão de 10 kg com Ht de 10%: 37 – 10 = 27 × 10 (1 mℓ/kg) = 270 mℓ de sangue • Conhecendo o Ht do doador: VT = HtDes – HtR ÷ HtDoador × 80 mℓ/kg (cão) ou 60 mℓ/kg (gato). Por exemplo: cão de 10 kg com Ht de 10% e doador com Ht de 40%: VT = 37 – 10 ÷ 40 × 800 = 540 mℓ do sangue
Materiais necessários	• Equipo de coleta de sangue • Equipo de transfusão com filtro • Pequenos animais: escalpe 21 ou 23 G, cateter 18 ou 20 G • Grandes animais: escalpe 19 G, cateter 12 ou 14 G
Cuidados básicos	• O sangue transfundido deve estar entre 22 e 37°C • Usar sempre equipo de transfusão. Se for realizada fluidoterapia simultânea, utilizar outra veia de acesso • A transfusão deve ser realizada no máximo em 4 h, portanto, calcular a velocidade de infusão geralmente no intervalo de 1 a 4 h, dependendo do volume a ser transfundido • Nos primeiros 30 min, fazer infusão lenta (metade da velocidade calculada) • Observar se não ocorre reação anafilática (edema de focinho, pálpebras, respiração ofegante etc). Caso haja reação, entrar com corticosteroide de ação rápida, anti-histamínico e adrenalina, se necessário

As Tabelas 10.21 e 10.22 apresentam os valores de referência de sangue arterial e venoso para cães e gatos e de sangue arterial para equinos e bovinos.

Tabela 10.21 Valores de referência do sangue arterial e venoso de cães e gatos.

Parâmetro	Sangue arterial		Sangue venoso	
	Cães	Gatos	Cães	Gatos
pH	7,34 a 7,45	7,31 a 7,44	7,33 a 7,45	7,27 a 7,40
PCO_2 (mmHg)	31 a 43	25 a 36	36 a 48	32 a 45
PO_2 (mmHg)	81 a 105	95 a 118	40 a 50	48 a 60
Na^+ (mEq/ℓ)	140 a 150	150 a 160	141 a 152	150 a 160
K^+ (mEq/ℓ)	3,5 a 5,5	3,5 a 5,5	3,8 a 5,4	3,9 a 6,3
HCO_3^- (mEq/ℓ)	18 a 26	15 a 22	17 a 25	18 a 23
Cl^- (mEq/ℓ)	105 a 115	115 a 125	108 a 121	117 a 128
DIF (mmol/ℓ)	38 a 40	32 a 36	–	–
A_{TOT} (mmol/ℓ)	17,4 ± 8,6	24,6 ± 4,6	–	–

Tabela 10.22 Valores de referência do sangue arterial de equinos e bovinos.

Parâmetro	Valores de referência do sangue arterial	
	Equinos	Bovinos
pH	7,38 a 7,46	7,32 a 7,45
PCO_2 (mmHg)	35 a 45	34 a 44
PO_2 (mmHg)	67 a 96	90 a 100
Na^+ (mEq/ℓ)	135 a 145	135 a 145
K^+ (mEq/ℓ)	3 a 4	3 a 5
HCO_3^- (mEq/ℓ)	22 a 30	23 a 31
Cl^- (mEq/ℓ)	95 a 105	95 a 105
DIF (mmol/ℓ)	38 a 44	38 a 44
A_{TOT} (mmol/ℓ)	14,9 ± 0,8	23,1 ± 1,5

As Tabelas 10.23 e 10.24 apresentam os valores de referências de hemograma e de exame bioquímico em cães, gatos, equinos e bovinos adultos.

Tabela 10.23 Valores de referência de hemograma de caninos, felinos, equinos e bovinos adultos.

Parâmetro	Caninos	Felinos	Equinos	Bovinos
Hemácias (10^6/$\mu\ell$)	5,5 a 8,5	5 a 10	6,5 a 12,5	5 a 10
Hemoglobina (g/dℓ)	12 a 18	8 a 15	11 a 19	8 a 15
Hematócrito (%)	37 a 55	25 a 45	32 a 52	24 a 46
VCM (fl)	60 a 77	39 a 55	36 a 50	14,4 a 18,6
HCM	19,5 a 24,5	12,5 a 17,5	13,3	40 a 60
CHCM (%)	30 a 36	30 a 36	31 a 37	30 a 36
Proteína total (g/dℓ)	6 a 8	6 a 8	6 a 8	7 a 8,5
Leucócitos ($\times 10^3$/$\mu\ell$)	6.000 a 17.000	5.500 a 19.500	5.500 a 12.500	4.000 a 12.000
Bastonetes (%)	0 a 300	0 a 300	0 a 100	0 a 2
Segmentados (%)	3.000 a 11.500	2.500 a 12.500	2.700 a 6.700	15 a 45

(continua)

Tabela 10.23 (*Continuação*) Valores de referência de hemograma de caninos, felinos, equinos e bovinos adultos.

Parâmetro	Caninos	Felinos	Equinos	Bovinos
Eosinófilos (%)	100 a 1.250	0 a 1.500	0 a 11	2 a 20
Linfócitos (%)	1.000 a 4.800	1.500 a 7.000	25 a 70	45 a 75
Basófilos (%)	Raros	Raros	0 a 3	0 a 2
Monócitos (%)	150 a 1.350	0 a 850	1 a 7	2 a 7
Plaquetas ($\times 10^3/\mu\ell$)	175 a 500	230 a 680	100 a 260	100 a 800

Tabela 10.24 Valores de referência de exame bioquímico de caninos, felinos, equinos e bovinos adultos.

Parâmetro	Caninos	Felinos	Equinos	Bovinos
Ácidos biliares (µmol/ℓ)	0 a 5	0 a 5	5 a 28	20 a 80
Ácido úrico (mg/dℓ) (mmol/ℓ)	0 a 2 0 a 119	0 a 1 0 a 59,9	0,9 a 1,1 53,5 a 65,4	0 a 2 0 a 119
Albumina (g/dℓ)	2,6 a 3,3	2,1 a 3,3	2,6 a 3,7	3 a 3,6
Amilase (U/ℓ)	185 a 700	< 500	75 a 150	–
ALT (TGP) (U/ℓ)	21 a 102	6 a 83	3 a 23	11 a 40
AST (TGO) (U/ℓ)	23 a 66	26 a 43	226 a 366	78 a 132
Bilirrubina direta (mg/dℓ)	0,06 a 0,12	–	0 a 0,4	20 a 80
Bilirrubina indireta (mg/dℓ)	0,01 a 0,49	–	0,2 a 2	0,01 a 0,03
Bilirrubina total (mg/dℓ)	0,1 a 0,5	0,15 a 0,5	1 a 2	0,01 a 0,5
Cálcio (mg/dℓ)	9 a 11,3	6,2 a 10,2	11,2 a 13,6	9,7 a 12,4
Cloretos (mmol/ℓ)	105 a 115	117 a 123	99 a 109	97 a 111
Colesterol (mg/dℓ)	135 a 270	95 a 130	75 a 150	80 a 120
Creatinoquinase total (U/ℓ)	1,15 a 28,4	7,2 a 28,2	2,4 a 23,4	4,8 a 12,1
Creatinina (mg/dℓ)	0,5 a 1,5	0,8 a 1,8	1,2 a 1,9	1 a 2
Ferro (µg/dℓ) (µmol/ℓ)	30 a 180 5,37 a 32,2	68 a 215 12,2 a 38,5	73 a 140 13,1 a 25,1	57 a 162 10,2 a 29
Fibrinogênio (mg/dℓ)	200 a 400	50 a 300	100 a 400	300 a 700
Fosfatase alcalina (U/ℓ)	20 a 156	25 a 93	143 a 395	0 a 488
Fósforo (mg/dℓ)	2,6 a 6,2	4,5 a 8,1	3,1 a 5,6	5,6 a 6,5
Frutosamina (mmol/ℓ) (µmol/ℓ)	1,70 a 3,38 170 a 338	2,19 a 3,47 219 a 347	– –	– –
GGT (U/ℓ)	1,2 a 6,4	1,3 a 5,1	4,3 a 13,4	6,1 a 17,4
Glicose (mg/dℓ)	65 a 118	73 a 134	75 a 115	45 a 75
Globulina (g/dℓ)	2,7 a 4,4	2,6 a 5,1	2,6 a 4	3 a 3,5
Lactato (mg/dℓ)	2 a 13	–	10 a 16	5 a 20
LDH (U/ℓ)	45 a 233	63 a 273	162 a 412	692 a 1445
Lipase (U/ℓ)	13 a 200	0 a 83	–	–
Magnésio (mg/dℓ)	1,8 a 2,4	1,4 a 3,1	2,2 a 2,8	1,8 a 2,3
Proteínas totais séricas (g/dℓ)	5,4 a 7,1	5,4 a 7,8	5,2 a 7,9	6,7 a 7,4

(*continua*)

Tabela 10.24 (*Continuação*) Valores de referência de exame bioquímico de caninos, felinos, equinos e bovinos adultos.

Parâmetro	Caninos	Felinos	Equinos	Bovinos
Potássio (mmol/ℓ)	4,37 a 5,35	4 a 4,5	2,4 a 4,7	3,9 a 5,8
Sódio (mmol/ℓ)	141 a 152	147 a 156	132 a 146	132 a 152
Triglicerídios (mg/dℓ)	20 a 112	50 a 100	4 a 44	0 a 14
Ureia (mg/dℓ)	21 a 59,9	42,8 a 64,2	21 a 51	23 a 58
Relação albumina: globulina (índice)	0,59 a 1,11	0,45 a 1,19	6,2 a 14,6	8,4 a 9,4

Bibliografia

Adams HR. Farmacologia e terapêutica em veterinária. 8. ed. Rio de Janeiro: Guanabara Koogan; 2003.
Allen DA, Dowling PM, Smith DA, Pasloske K, Woods P. Handbook of Veterinary Drugs. 3. ed. Philadelphia: Lippincott Williams & Williams; 2005.
Andrade SF. Manual de Terapêutica Veterinária. 3. ed. São Paulo: Roca; 2008.
Andrade SF, Oliveira LC, Sanches JC, Barbour LF, Luizari FC, Hadadde RG. Normas de segurança para o uso de vincristina no tratamento de tumor venéreo transmissível em cães. Clínica Veterinária. 1999;3:2-3.
Andrade SF, Rodrigues AS. Regras básicas para o uso de ivermectina na clínica de pequenos animais. A Hora Veterinária. 2002;21:53-7.
Andrade SF, Sakate M. The comparative efficacy of yohimbine and atipamezol to treat amitraz intoxication in dogs. Vet Hum Toxicol. 2003;45(3):124-7.
Andrade SF, Sanchez OC, Gervazoni ER, Lapa FAS, Kaneko VM. Comparação entre dois protocolos de tratamento do tumor venéreo transmissível em cães. Clínica Veterinária. 2009;14:56-62.
Andrade SF, Silva DA, Vilella GTA. Infusão intravenosa de fenitoína sódica a 5% em uma cadela em *status epilepticus* refratário ao tratamento com diazepam – relato de caso. Acta Veterinaria Brasilica. 2013;7(Supl.1):389-91.
Andrade SF, Tostes RA, Barbosa RR, Reis CM. Estudo clínico e histopatológico do uso de anti-inflamatório inibidor seletivo COX-2 (meloxicam) em cães. A Hora Veterinária. 2001;44-5.
Ávila L. Índice terapêutico veterinário – ITV. 5. ed. São Paulo: EPUB; 2015.
Bartges J, Polzin D. Nephrology and urology of small animals. Iowa: Willey-Blackwell; 2011.
Boorin-Crivellenti S, Boorin-Crivellenti LZ. Bulário médico-veterinário: cães e gatos. São Paulo: MedVet; 2013.
Compêndio Veterinário – Dicionário brasileiro de medicamentos veterinários. 36. ed. São Paulo: Andrei; 2014.
Carpenter JW. Formulário de animais exóticos. 3. ed. São Paulo: Medvet; 2010.
Cubas ZS, Silva JCR, Catão-Dias JL. Tratado de animais selvagens. 2. ed. São Paulo: Roca; 2014.
Daleck CR, De Nardi AB, Rodaski S. Oncologia em cães e gatos. 2. ed. São Paulo: Roca; 2016.
Di-Bartola SP. Fluid, electrolyte, and acid-base disorders in small animal practice. 4. ed. St Louis: Saunders Elsevier; 2012.
EPUC. Dicionário de Especialidades Farmacêuticas – DEF 2016. 44. ed. Rio de Janeiro: EPUC; 2015.
Fantoni DT, Cortopassi, SRG. Anestesia em cães e gatos. 2. ed. São Paulo: Roca; 2009.
Gelatt KN, Gilger BC, Kern TJ. Veterinary ophthalmology. 5. ed. Iowa: Willey-Blackwell; 2013.
Groth AD, Contreras MT, Kado-Fong HK, Nguyen KQ, Thomasy SM, Maggs DJ. *In vitro* cytotoxicity and antiviral efficacy against feline herpesvirus type 1 of fanciclovir and its metabolites. Vet Ophthalmol. 2014;17(4):268-74.
Kaneko JJ. Clinical biochemistry of domestic animals. 6. ed. St Louis: Saunders Elsevier; 2008.
Lapa FAS, Andrade SF, Gervazoni ER, Kaneko VM, Sanches OC, Gabriel Filho LRA. Histopathological and cytological analysis of transmissible venereal tumor in dogs after two treatment protocols. Colloquium Agrariae. 2012;8:36-45.
Lima Filho AAS, Batistuzzo JAO. Formulações magistrais em oftalmologia. Rio de Janeiro: Cultura Médica; 2006.
Maggs DJ, Miller PE, Ofri R. Slatter's fundamentals of veterinary ophthalmology. 5. ed. St Louis: Elsevier; 2013.
Maddison JE, Page S, David C. Farmacologia clínica de pequenos animais. São Paulo: Elsevier; 2010.
Marafon CM, Delfim CIG, Valadão CAA, Menotti R, Andrade SF. Analysis of amitraz in cats by gas chromatography. J Vet Pharmacol Therap. 2010;33:411-14.
Motta DA, Yamazaki L, Sanches O, Giuffrida R, Candido ER, Pereira CSG *et al*. Comparação entre dois protocolos de tratamento de ceratoconjutivite seca experimentalmente induzida em coelhos. Arq Bras Med Vet Zootec. 2014;66:47-54.
Neves ML, Yamasaki L, Sanches OC, do Amaral MS, Stevanin H, Giuffrida R *et al*. Use of linseed oil to treat experimentally induced keratoconjuctivitis sicca in rabbits. J Ophthalmic Inflamm Infect. 2013;3(1):4.
Nogueira RMB, Andrade SF. Manual de toxicologia veterinária. São Paulo: Roca; 2011.
Palermo-Neto J, Spinosa HS, Górniak SL. Farmacologia aplicada à avicultura. São Paulo: Roca; 2005.
Papich MG. Saunders handbook of veterinary drugs. 4. ed. St Louis: Saunders Elsevier; 2016.
Parrilha LR, Nai GA, Giuffrida R, Barbero RC, Padovani LD, Pereira RH *et al*. Comparison of 1% cyclosporine eye drops in olive oil and in linseed oil to treat experimentally-induced keratoconjuctivitis sicca in rabbits. Arq Bras Oftalmol. 2015;78(5):295-9.

Plumb DC. Plumb's veterinary drug handbook. 8. ed. Iowa: Willey-Blackwell; 2015.
Rodaski S, De Nardi AB. Quimioterapia antineoplásica de cães e gatos. São Paulo: MedVet; 2008.
Salesse C, Jorge EB, Santos AB, Smerdel JPS, Andrade SF. Comparative study of the effects of medetomidine and xylazine in cats and reversal with atipamezol. Colloquium Agrariae. 2011;7:52-60.
SINDAN. Compêndio de produtos veterinários – Sindan 2013-2014. São Paulo: Medvet; 2013.
Sgrignoli MR, Yamazaki L, Sanches OC, Giuffrida R, Ricci CL, Santos GC et al. Comparison of topical 0.03% tacrolimus in almond and linseed oil to treat experimentally induced keratoconjunctivitis sicca in rabbits. Internat J Ophthalmic Pathol. 2013;2:1-5.
Spinosa HS, Górniak SL, Bernardi MM. Farmacologia aplicada à medicina veterinária. 6. ed. Rio de Janeiro: Guanabara Koogan; 2017.
Stampfli HR, Misiaszek S, Lumsden JH, Carlson GP, Helgenhauser GJF. Weak acid-concentration A_{tot} and dissociation constant K, of plasma proteins in racehorses. Equine Vet J. 1999;30:438-42.
Thomasy SM, Covert JC, Stanley SD, Maggs DJ. Pharmacokinetics of fanciclovir and penciclovir in tears following oral administration of fanciclovir to cats: a pilot study. Vet Ophthalmol. 2012;15(5):299-306.
Tomiazzi JS, Silva JN, Santos TM, Ceresini TP, Silva GRX, Andrade SF. Investigação da ocorrência de reações adversas com uso de coleira impregnada por deltametrina a 4% em cães. Colloquium Agrariae. 2016;12:32-8.
Viana FAB. Guia terapêutico veterinário. 3. ed. Lagoa Santa: CEM; 2014.
Webster CRL. Farmacologia clínica em medicina veterinária. São Paulo: Roca; 2005.
Weiss DJ, Wardrop KJ. Schalm's veterinary hematology. 6. ed. Iowa: Willey-Blackwell; 2010.

Índice Alfabético

A
Abamectina, 3, 329
Acarbose, 3
Acepromazina, 4, 261, 329, 381
Acetazolamida, 4, 261, 329
Acetilcisteína, 5, 261, 329, 426
Acetilmetionina, 158
Acetiltributila acetato, 5, 329
Aciclovir, 5, 261, 330, 434
Ácido
-acético, 6, 330
-acetilsalicílico, 6, 262, 330, 381, 422, 447
-ascórbico, 7, 276, 327, 330, 378, 410
-clavulânico, 238
-épsilon-aminicapróico, 7, 262, 330
-fólico, 7, 262, 330
-hialurônico, 119, 444
-mefenâmico, 8, 262, 331
-nalidíxico, 8, 331, 381
-poliacrílico, 444
-povinílico, 444
-tranexâmico, 8, 262, 381, 433
- ursodesoxicólico, 9, 262, 381, 433
-valproico, 9, 262
Actinomicina D, 9, 262
Ademetionina, 10, 262
Afoxolaner, 10, 263
Aglepristona, 10, 263
Agentes
-anticolagenase, 445
-hiperosmóticos, 446
-para uso cirúrgico, 446
-quelante
--de cálcio, 446
--de ferro, 446
Agonistas alfa-2-adrenérgicos, 443

Água oxigenada, 11, 263, 331, 381
Albendazol, 11, 263, 331, 382, 434
Albumina humana, 12, 263
Alendronato de sódio, 12, 263, 426
Alfentanila, 12, 263
Alopurinol, 13, 263, 331, 382, 434
Alprazolam, 13, 264, 427
Alteplase, 13, 263
Altrenogeste, 14, 263, 332
Amantadina, 14, 263
Amicacina, 14, 263, 332, 382
Aminoácidos essenciais, 47
Aminofilina, 15, 263, 332, 382, 421
Amiodarona, 15, 264, 332
Amitraz, 15, 264, 332, 382
Amitriptilina, 16, 264, 433
Amoxicilina, 16, 17, 265, 332, 382, 421
Ampicilina, 17, 18, 264, 332, 333, 382, 422
Amprólio, 18, 265, 333, 382
Anestésicos locais, 442
Anfotericina B, 18, 266, 333, 383, 438
Anlodipino, 19, 266, 429
Antialérgicos, 445
Antibióticos, 439
Antifúngicos, 438
Anti-inflamatórios
-esteroides, 437
-não esteroides, 437
Antivirais, 442
Apramicina, 19, 333, 383
Aprepitanto, 20, 266
Asparaginase, 20, 266
Atenolol, 20, 266, 422
Atipamezole, 21, 266, 334, 383
Atracúrio, 21, 266, 334, 383, 433
Atropina, 21, 267, 334, 383

474 Índice Alfabético

Auranofina, 22, 267
Azaperona, 22, 334
Azatioprina, 22, 23, 267
Azitromicina, 23, 267, 335, 383, 422
Aztreonam, 23, 267, 422
Azul de metileno, 24, 267

B

Bacitracina, 24, 383
Benazepril, 25, 267
Benzidamina, 25, 268
Benzoato, 93
Betabloqueadores, 443
Betametasona, 25, 268, 335, 454
Betanecol, 26, 268, 335
Bezafibrato, 26, 268, 423
Bicarbonato de sódio, 26, 268, 335, 383
Bimatoprosta, 27, 428, 444
Bisacodil, 27, 268
Bismuto, 27
Bleomicina, 28, 268
Boldenona, 28, 335
Brimonidina, 29, 421
Brinzolamida, 29
Brometo
-de potássio, 29, 268, 335
-de sódio, 29, 335
-de ipratrópio, 422
-de pancurônio, 402
Bromexina, 30, 269, 335, 384, 423
Bromocriptina, 30, 269, 336
Bromoprida, 30, 269, 425
Buclizina, 31
Budesonida, 31, 269
Bupivacaína, 31, 269, 384
Buprenorfina, 32, 269, 384
Buspirona, 32, 269
Buserrelina, 32, 384
Bussulfano, 33, 269
Butorfanol, 33, 270, 337, 384

C

Cabergolina, 34, 270
Cálcio, 34
-agente quelante de, 446
-antagonista do canal de, 389
-bloqueador do canal de, 265
-gliconato de, 270, 352, 394
-folinato de, 428
Calcitonina, 34, 270, 337
Calcitriol, 35, 270
Cambedazol, 35
Canamicina, 35, 270, 337, 384
Captopril, 36, 270, 423

Carbacol, 36, 337
Carbamicolina, 36, 337
Carbamazepina, 36
Carbocisteína, 37, 429
Carbonato
-de cálcio, 37, 270
- de lítio, 37, 270
Carboplatina, 38, 270, 423
Carmustina, 38, 270
Carnitina, 39, 270, 337
Carprofeno, 39, 270, 384
Carvão ativado, 39, 271
Carvedilol, 40, 271, 424
Cáscara sagrada, 40, 337
Caulim, 40, 271, 384
Cefaclor, 41, 271, 338, 423
Cefadroxila, 41, 271, 338, 385, 423
Cefalexina, 41, 271, 338, 385, 427
Cefalotina, 271, 338, 385,
-sódica, 42, 427
Cefazolina, 272, 338
-sódica, 42, 427
Cefepima, 43, 272, 338, 428
Cefotaxima, 43, 272, 338, 424
Cefovecina, 272
-sódica, 43
Cefoxitina, 272, 338
-sódica, 44, 423
Ceftazidima, 44, 272, 338, 426
Ceftiofur, 272, 339
-sódico, 44, 385
Ceftriaxona, 272, 339
-sódica, 45, 431
Cefuroxima, 272
-axetil, 45
-sódica, 45, 339
Celecoxibe, 46, 272, 385, 423
Cetamina, 46, 272, 339, 385
Cetirizina, 47, 272, 339
Cetoconazol, 47, 272, 339, 385, 423, 438
Cetoprofeno, 48, 273, 339, 386, 430
Cetorolaco de trometamina, 48, 437
Ciclofosfamida, 49, 273, 340, 386
Ciclopentolato, 49,
Ciclosporina, 49, 273, 431, 438
Cilastatina, 126
Cimetidina, 50, 273, 340, 386, 432
Cinarizina, 50, 273, 432
Cipermetrina, 51
Cipionato, 93
Cipro-heptadina, 51
Ciprofloxacino, 51, 273, 423, 424, 439
Cisplatina, 52, 273, 340, 386
Citalopram, 52

Citarabina, 53, 274, 340, 422
Claritromicina, 53, 274, 340, 427
Clavulanato de potássio, 17, 264, 424
Clemastina, 53, 274
Clembuterol, 54, 341
Clindamicina, 54, 274
-fosfato de, 424
Clofazimina, 55
Clomipramida, 55
-cloridrato de, 422
Clonazepam, 55, 274, 431
Clonidina, 56
Clopidogrel, 56, 274, 341, 430
Cloprostenol, 56, 275, 341
Clorambucila, 57, 275, 341, 386
Cloranfenicol, 57, 275, 341, 386, 439
Clorazepato, 58, 275
Clordiazepóxido, 58
Cloreto
-de potássio, 58, 275, 341, 387, 427
-de sódio, 59, 275, 341, 387, 446
Clorexidina, 59, 387
Clorfeniramina, 59, 275
-maleato de, 424
Clorobutanol, 60, 341
Clorpromazina, 60, 275, 341
Clorpropamida, 61, 275
Clortalidona, 61, 275, 427
Clortetraciclina, 61, 342, 387
Closantel, 62, 342
Cloxacilina, 62, 342
Codeína, 62, 276
Colchicina, 63, 276, 387, 424
Condroitina, 63, 276, 342
Corticotropina, 64, 276
Cromo, 64, 277
Cromoglicato dissódico, 64, 425, 445

D

Dacarbazina, 65, 277, 425
Dalteparina, 65, 277, 342
Danazol, 65, 277
Danofloxacino, 66, 342
Dantroleno, 66, 277, 343
Dapsona, 67, 277, 343
Deferoxamina, 67, 277, 387
Deflazacorte, 68, 423
Deslorrelina, 68
Desmopressina, 68, 277, 343
-acetato de, 425
Detomidina, 69, 343
Dexametasona, 69, 278, 343, 387, 425
Dexclorfeniramina, 70, 278
-maleato de, 424

Dexmedetomidina, 70, 278
Dexrazoxano, 71, 278
Dextrana, 71, 278, 343, 445
Dextrometorfano, 72, 278, 344
Diaceturato diminazeno, 72, 278, 344
Diazoaminodibenzamidina, 72, 278, 344
Diazepam, 72, 279, 344, 388, 433
Diazinom, 73, 344
Diazóxido, 73, 279, 388
Dicicloverina, 74, 279
Diclazurila, 74, 344, 388
Diclofenaco sódico, 74, 344, 388
Dietilestilbestrol, 75, 279, 344, 388
Difenidramina, 75, 279, 345, 388
Difenil-hidantoína, 99, 279
Difenoxilato, 76, 279, 388
Diflubenzurona, 76, 345
Digoxina, 76, 279, 345, 388, 425
Di-hidroestreptomicina, 77, 279, 345, 389
Diltiazem, 77, 280, 389
Dimenidrato, 77, 280
Dimercaprol, 78, 280, 345, 389
Dimeticona, 78, 280, 428
Dimetilsulfóxido, 78, 280, 345, 389
Dinoprosta, 79, 280, 345, 389
Dipiridamol, 79, 280
Dipirona, 79, 280, 345, 389
Disofenol, 80, 280, 345
Dobutamina, 80, 280, 346, 389
Dolasetrona, 81, 280
Domperidona, 81, 281, 346, 429
Dopamina, 81, 281, 346, 390
Doramectina, 82 281, 346, 390
Dorzolamida, 82
Doxapram, 83, 281, 346, 390
Doxiciclina, 83, 281, 346, 390
Doxorrubicina, 84, 281, 390
Droperidol, 84, 281, 346, 392
Dropropizina, 85, 281, 433

E

Ebastina, 85, 281
EDTA, 85, 281, 346, 390
Efedrina, 86, 282, 346
Elixir paregórico, 86, 282
Embutramida, 86, 282
Enalapril, 87, 282, 390
Enilconazol, 87, 282, 390
Enoxaparina sódica, 88, 283, 347
Enrofloxacino, 88
Epirrubicina, 89, 283
Epoetina, 90
Eprinomectina, 89, 347
Ergometrina, 90, 283, 347, 391

Eritromicina, 90, 283, 347, 391
Eritropoetina, 90, 283
Ertapeném, 91, 283
Escitalopram, 91, 284
Escopolamina, 123
Esmolol, 92, 284
Espinosade, 92, 284
Espiramicina, 92, 284, 392
Espironolactona, 93, 284, 421
Estradiol, 93, 285, 348, 392
Estreptomicina, 94, 285, 348
Estreptoquinase, 94, 285, 348
Estriol, 95, 285
Etodolaco, 95, 285, 348
Etomidato, 95, 285, 392, 427
Etoricoxibe, 96, 285

F

Famotidina, 96, 285, 348
Fanciclovir, 97, 285
Febantel, 97
Fembendazol, 97, 285, 348, 392
Fempiridina, 98, 285, 349
Fenazopiridina, 98, 285, 349
Fenilbutazona, 98, 285, 349, 392
Fenilefrina, 98, 349
Fenitoína, 99, 279, 286, 349, 427
Fenobarbital, 99, 286, 349, 392, 427
Fenoterol, 100, 286
Fentanil, 100, 286, 349, 392, 426
Fentiona, 100, 349
Ferro, 101, 350
Fertirelina, 101
Filgrastim, 101, 287
Finasterida, 102, 287, 431
Fipronil, 102, 287, 350, 393
Firocoxibe, 102, 287, 350
Florfenicol, 103, 287, 350, 393
Fluazurona, 103, 350
Flubiprofeno, 104
Flucitosina, 104, 288
Fluconazol, 104, 288, 351, 393, 434, 438
Fludrocortisona, 105, 288, 393
Flumazenil, 105, 288, 351, 393, 428
Flumetasona, 106, 288, 351
Flumetrina, 106, 351
Flunarizina, 106, 288
Flunitrazepam, 106, 288
Flunixina meglumina, 107, 289, 351, 393
Fluoruracila, 107, 289
Fluoxetina, 108, 289, 393
Fluralaner, 108, 289
Flurazepam, 108, 289
Flutamida, 109, 289

Fluticasona, 109, 289, 351
Fluvoxamina, 109, 289
Fosfomicina trometamol, 110, 289
Ftalilsulfatiazol, 110, 351, 393
Furazolidona, 110, 290, 393
Furosemida, 111, 290, 351, 394, 428

G

Gabapentina, 111, 290, 351, 394, 429
Gatifloxacino, 112
Gencitabina, 112, 290
Genfibrozila, 112, 290, 394, 428
Gentamicina, 112, 290, 351, 394, 440
Glibencamida, 113, 290
Gliburida, 113, 290
Glicerina, 113, 290, 352, 445
Gliconato de cálcio, 113, 290, 352, 394
Glicosamina, 114 , 291, 352
Glipizida, 114, 291, 394
Glucagon, 115, 291, 352
Gonadorrelina, 115, 292
Gonadotrofina
-coriônica equina, 115
- coriônica humana, 116
Granisetrona, 116, 292, 427
Griseofulvina, 116, 353, 395
Guaifenesina, 117, 292, 354

H

Haloperidol, 117, 292, 427
Halotano, 118, 292, 354, 395
Hemoglobina glutamer, 118, 292
Heparina sódica, 119, 292, 354, 395
Hialuronato de sódio, 119, 293, 331
Hialuronidase, 119, 395
Hidralazina, 120, 293, 354
Hidrato de cloral, 120, 354
Hidroclorotiazida, 120, 293, 354, 424
Hidrocortisona, 293, 354, 395
Hidróxido
-de alumínio, 121, 293, 395
-de magnésio, 122, 293, 354, 395
Hidroxietilamido, 122
Hidroxiureia, 122, 293
Hidroxizina, 123, 293, 354, 395
Hioscina, 123 , 293, 355
Hipotensores, 443
Hipromelose, 123
Hormônio luteinizante, 124

I

Ibuprofeno, 124, 294, 355, 421
Idarrubicina, 124, 294
Idoxuridina, 125

Ifosfamida, 125, 294
Imidacloprida, 125, 294, 395
Imidocarbe, 126, 355, 395
Imipeném, 126, 294, 355
Imipramina, 127, 294, 355
Imunoglobulina
-G, 294
-humana, 127
Imunossupressores, 438
Indoxacarbe, 128, 294
Inibidores da anidrase carbônica, 443
Insulina
-ação curta, 128
-ação intermediária, 128
-ação lenta, 128
-recombinante humana, 128
-regular, 395
Interferona, 129
Iodeto
-de sódio, 130, 356
-de potássio, 130, 295, 356
Ioimbina, 130, 295, 356, 396
Ipeca, 131, 295
Ipratrópio, 131, 356
Irbesartana, 131, 295, 422
Isoflurano, 132, 295, 356, 396
Isoflupredona, 132, 356
Isoniazida, 132, 295, 356
Isossorbida, 133, 296, 429
Isotretinoína, 133, 296, 431
Isoxsuprina, 133, 296, 357
Itraconazol, 134, 296, 357, 396, 432
Ivermectina, 134, 296, 357, 396, 431

J
Josamicina, 135, 357, 396

K
Ketanserina, 136, 296, 357

L
L-asparaginase, 20
L-carnitina, 39
L-lisina, 143
Lactato de cálcio, 136, 296
Lactobacillus acidophilus, 136, 296, 357
Lactulose, 137, 296, 357, 396
Lágrimas artificiais, 444
Lansoprazol, 137, 297, 429
Lasolocida, 137, 358, 396
Latanoprosta, 138, 434
Leflunomida, 138, 297, 422
Leucovorina cálcica, 139, 297
Leuprolida, 139, 397

Levamisol, 139, 297, 358
Levedura de cerveja, 140, 297, 397
Levobunolol, 140
Levodropropizina, 85
Levofloxacino, 141, 297, 428
Levotiroxina, 297, 358, 397
-sódica, 141, 431
Lidocaína, 142, 298, 358, 397
Lincomicina, 142, 298, 358, 397
Linezolida, 143, 298, 434
Lisina, 143, 298, 358, 397
Lisinopril, 144, 298, 434
Lítio, 144, 298
Lomustina, 144, 298
Loperamida, 145, 298
Loratadina, 145, 298, 424
Lorazepam, 145, 298, 397, 428
Losartana, 146, 299
Lovastatina, 146, 299
Lubrificantes, 444
Lufenurona, 146, 299

M
Maduramicina, 147, 397
Manitol, 147, 299, 358
Marbofloxacino, 148, 299, 397
Maropitant, 148, 299
Mavacoxib, 148, 299
Mebendazol, 150, 300, 358, 398, 427, 430
Meclizina, 150, 300
Medetomidina, 150, 300, 398
Medroxiprogesterona, 151, 300, 398
Megestrol, 151, 300, 359, 398
Melarsomina, 151, 300
Melatonina, 152, 300, 398
Melengestrol, 152, 359
Melfalana, 152, 300
Meloxicam, 153, 301, 359, 398, 429
Meperidina, 153, 301, 359, 398
Mepivacaína, 154, 301, 359
Mercaptopurina, 154, 301
Meropeném, 155, 301, 399, 428
Mesalazina, 155, 301, 422
Metadona, 155, 301, 359
Metaraminol, 156, 301
Metenamina, 156, 301
Metergolina, 156, 302
Metformina, 157, 302, 399
Metilergometrina, 90
Metilprednisolona
-acetato, 157, 302, 359, 399
- succinato, 157, 302, 359, 399
Metimazol, 157, 302
Metionina, 158, 302, 360

Metoclopramida, 158, 302, 360, 399
Metoprolol, 303
- succinato, 159
- tartarato, 159
Metotrexato, 159, 303
Metrifonato, 160, 360
Metronidazol, 160, 303, 360, 399, 426
Mexiletina, 160, 303
Micofenolato de mofetila, 161, 303, 424
Midazolam, 161, 303, 360, 400, 426
Midriáticos, 442
Milbemicina oxima, 162, 303, 400
Milrinona, 162, 303, 360
Miltefosina, 162, 303
Minociclina, 163, 304, 400
Mióticos, 442, 443
Mirtazapina, 163, 304, 431
Misoprostol, 164, 304
Mitotano, 164, 304, 400
Mitoxantrona, 164, 304
Mometasona, 165, 304
Monenzima, 165, 400
Monossulfiram, 165
Montelucaste sódico, 166, 304, 432
Morfina, 166, 304, 361, 400
Moxidectina, 167, 304, 361, 400
Moxifloxacino, 167, 305, 361

N

Nadolol, 168, 305
Nafazolina, 168
Nalbufina, 169, 305, 401
Naloxona, 169, 305, 361, 401
Naltrexona, 169, 305, 361, 401
Nandrolona, 170, 305, 401
Naproxeno, 170, 305, 362
Neomicina, 170, 305, 362, 401
Neostigmina, 171, 305, 362
Nepafenaco, 171
Nicarbazina, 171, 401
Niclosamida, 172, 305
Nifedipino, 172, 306
Nimesulida, 172, 306, 429
Nistatina, 173, 306, 362, 401, 428, 439
Nitazoxanida, 173, 306, 362, 422
Nitempiram, 173, 306
Nitrofurantoína, 174, 306, 362, 428
Nitrofurazona, 174, 401
Nitroglicerina, 174, 306
Nitroprusseto de sódio, 175, 306
Nitroscanato, 175, 306
Nitroxinila, 176, 362
Nizatidina, 176, 306, 362
Norfloxacino, 176, 307, 362, 401, 426

Norgestometo, 177, 362
Nortriptilina, 177, 307, 401
Novobiocina sódica, 177, 363

O

Ocitocina, 178, 307, 363, 402, 432
Oclacitinib, 178, 307
Octreotida, 179, 307, 402
Oestriol, 179, 307
Ofloxacino, 179, 307, 426, 429
Óleo
- de fígado de bacalhau, 180, 308, 363
- de linhaça, 180, 308
- de oliva, 180, 308, 363, 402
- de peixe, 181, 308
- de rícino, 182, 308
- mineral, 182, 308, 363
- TCM, 182, 309
Olopatadina, 183
Olsalazina, 183, 309
Ômega 3, 181
Omeprazol, 183, 309, 363, 428
Ondansetrona, 184, 309
Orbifloxacina, 184, 309, 363, 402
Oseltamivir, 184, 309, 363
Oxacilina, 309
-sódica, 185, 432
Oxfendazol, 185, 363, 402
Oxibendazol, 185, 364, 402
Oxibutinina, 186, 309
Oximetolona, 186, 309
Oxitetraciclina, 187, 309, 364, 402

P

Paclitaxel, 187, 310, 432
Pamidronato, 188, 310
Pancreatina, 188, 310
Pancurônio, 188, 310, 364, 402
Pantoprazol, 189, 310, 364, 430
Paracetamol, 189, 310, 364, 402, 433
Parassimpatomiméticos, 442
Paroxetina, 189, 310
Pectina, 40
Penicilamina, 190, 311, 364
Penicilina, 190, 311, 364, 402, 403, 430
Pentoxifilina, 191, 311, 365, 433
Permanganato de potássio, 192
Permetrina, 192, 311
Peróxido
-de benzoíla, 192, 311
- de hidrogênio, 193, 312, 365
Picolinato de cromo, 193
Pilocarpina, 194, 365
Pimecrolimo, 194

Pimobendana, 194, 312
Pindolol, 195, 312
Piperacilina, 195, 312, 365, 403
Piperazina, 196, 312, 365, 403
Piracetam, 196, 312
Pirantel, 196, 313, 365
Pirenoxina, 197
Piridostigmina, 197, 313
Piridoxina, 256
Pirimetamina, 197, 313, 366, 403
Piriprol, 198, 313
Piriproxifeno, 198, 313
Piroxicam, 198, 314, 366, 403, 426
Polimixina B, 199, 314, 366, 403,
Ponazurila, 199, 314, 366, 404
Posaconazol, 200, 314
Praziquantel, 200, 314, 366, 404
Prazosina, 200, 314
Prednisolona, 201, 314, 367, 404
Prednisona, 201, 314, 367, 404, 428
Pregabalina, 202, 314
Prilocaína, 203
Primidona, 203, 314, 367
Procainamida, 204, 314
Progesterona, 204, 315
Proligestona, 204, 315
Prometazina, 205, 315, 367
Propafenona, 205, 315, 368
Propiltiuracila, 205, 315
Propofol, 206, 315, 368, 404, 425
Propoxur, 206, 315, 368
Propranolol, 207, 315, 368, 404
Prostaglandinas, 444
-F2-alfa, 207, 316
Protamina, 207, 316, 368
Proximetacaína, 208
Pseudoefedrina, 208, 316
Psílio, 208, 316, 368
PVPI, 209
Pyriproxyfen, 209

Q

Quaternário de amônio, 209
Quetamina, 46, 272, 339, 385
Quimiotripsina, 210, 316, 368
Quinidina, 210, 316, 368
Quitosamina, 210
Quitosana, 210

R

Ractopamina, 211, 369
Ramipiril, 212, 369, 433
Ranitidina, 212, 316, 369
Remifentanila, 212, 316

Ribaverina, 213, 316
Riboflavina, 255
Rifamicina, 213, 316, 431
Rifampicina, 213, 316, 369, 404
Robenacoxibe, 214, 317
Rocurônio, 214, 317, 369
Romifidina, 214, 369
Ropivacaína, 215, 317

S

S-adenosilmetionina, 215, 317
Salbutamol, 216, 317, 369
Sangue, 317
Sarolaner, 216, 317
Secnidazol, 217, 318, 370, 404, 431
Selamectina, 217, 318
Selegelina, 217, 318
Sene, 218, 318
Sertralina, 218, 318
Sevoflurano, 218, 318, 370, 405
Sildenafila, 219, 318
Silicone, 219, 370
Silimarina, 220, 318
Sinvastatina, 220, 319, 434
Somatotropina, 220, 319
-bovina recombinante, 221, 370
Sorbitol, 221, 319, 370
Soro
-anticinomose, 221, 319
-antiofídico, 222, 319, 370, 405
-antitetânico, 222, 319, 370
Sotalol, 222, 319
Spinosad, 222, 284
Subsalicilato de bismuto, 223, 319, 370, 405
Succinilcolina, 223, 320, 370
Sucralfato, 224, 320, 370, 405
Sufentanila, 224, 320
Sulbactam, 18, 265
Sulfacetamida, 224, 370
Sulfaclorpiridazina, 225, 370, 405
Sulfadiazina, 225, 320, 370, 405
Sulfadimetoxina, 226
Sulfadoxina, 226, 320, 372
Sulfaguanidina, 226, 321, 372
Sulfaisoxasol, 227
Sulfamerazina, 227, 372, 406
Sulfametazina, 227, 372, 406
Sulfametoxazol, 228, 321, 372, 406, 422
Sulfaquinoxalina, 228, 406
Sulfassalazina, 229, 321
Sulfatiazol, 110, 229
Sulfato
-de bário, 229, 321, 406
-de condroitina, 114, 291

-de magnésio, 230, 321, 373, 407
- de sódio, 230, 321, 373, 407
- ferroso, 230, 321, 373, 407
Suxametônio, 223, 320, 371

T

Tacrolimo, 231, 431
Tadalafila, 232, 322, 424
Tamoxifeno, 232, 322, 407
Taurina, 232, 322
Teicoplanina, 233, 322, 432
Teofilina, 233, 322, 373, 407
Tepoxalina, 234, 322
Terbinafina, 234, 322, 407
Terbutalina, 234, 322, 373
Testosterona, 235, 322, 373
Tetraciclina, 235, 322, 373, 407
Tetraetiltiuram, 236, 322
Tiabendazol, 236, 323, 374, 407, 426
Tiacertasamida, 236, 323, 408
Tiamazol, 157, 302
Tiamina, 254, 323
Tiamulina, 237, 374, 408
Tianfenicol, 237, 323
Tiaprosta, 237, 374
Ticarcilina, 238, 323, 374
Tiletamina, 238, 323, 408
Tilmicosina, 239, 374, 408
Tilosina, 239, 323, 374, 408
Tiludronato dissódico, 239, 374
Timolol, 240
Tinidazol, 240, 323, 374, 408, 430
Timomodulina, 240, 323
Tiocolchicosídeo, 241
Tioconazol, 241
Tioguanina, 242, 323
Tiopental sódico, 242, 324, 375, 408
Tioridazina, 242, 432
Tirotricina, 243
Tizanidina, 243, 324, 432
Tobramicina, 243, 324, 375, 408, 432
Toceranibe, 244, 324
Tolazolina, 244, 324, 375, 408
Toltrazurila, 244, 375, 409
Topiramato, 245, 324, 432
Tramadol, 245, 324, 375, 409
Travaprosta, 246
Trazodona, 246, 324
Triancilonona, 246, 325

Triantereno, 247, 325
Triclorfon, 247
Triclormetiazida, 248, 376
Triglicerídios de cadeia média, 248
Trilostano, 249, 325, 376
Tripicolinato de cromo, 193
Tropicamida, 249
Trometamol, 48
Tulatromicina, 249, 376

U

Urofolitropina, 250, 376

V

Valnemulina, 250, 376
Valproato de sódio, 9, 325, 425
Vanádio, 251, 325
Vancomicina, 251, 325, 376, 433
Varfarina sódica, 251, 325, 377, 428
Vasopressina, 252, 325
Vecurônio, 252, 326
Vedaprofeno, 253, 326, 377
Verapamil, 253, 326, 377, 409
Vimblastina, 253, 326
Vincristina, 254, 326, 377, 409
Vinorelbina, 254, 326
Vitamina
-A, 254, 326, 377, 409
-B$_1$, 255, 326, 378, 410
-B$_2$, 255, 327, 378
-B$_3$, 255, 327, 378, 410
-B$_6$, 256, 327, 378
-B$_{12}$, 256, 327, 378, 410
-C, 257, 327, 378, 410
-D$_2$, 257, 327
-D$_3$, 257, 327, 410
-E, 258, 327, 379, 410
-K, 328, 379, 411
-K$_1$, 258
-K$_3$, 258
Voriconazol, 259, 328, 379, 411, 433

X

Xilazina, 259, 328, 379, 411

Z

Zafirlucaste, 260, 328
Zinco, 260, 328
Zolazepam, 238